Kuchta / Rauwald / Rausch / Royer

# Lehrbuch der Koreanischen Medizin

## Arzneidrogen und Rezepturen

Dr. Kenny Kuchta, Göttingen
Prof. Dr. Hans Wilhelm Rauwald, Leipzig
Hans Rausch, Neu-Ulm
Dr. Raimund Royer, Seoul

Mit 125 Abbildungen

Deutscher
Apotheker Verlag

**Zuschriften an**
lektorat@dav-medien.de

**Anschriften der Autoren**

Dr. Kenny Kuchta
Prof. h. c. am Zhejiang Institute of TCM and Natural Medicine, Hangzhou, China
Forschungsstelle für fernöstliche Medizin
Abteilung für Vegetationsanalyse und Phytodiversität
Albrecht-von-Haller-Institut für Pflanzenwissenschaften
Georg-August-Universität Göttingen
Untere Karspüle 2
37073 Göttingen

Prof. Dr. Hans Wilhelm Rauwald
Lehrstuhlinhaber (emerit.)
Pharmazeutische Biologie
Universität Leipzig
Johannisallee 21–23
04103 Leipzig

Hans Rausch
Phytochem Referenzsubstanzen GbRmbH
Reuttier Str. 56
89231 Neu-Ulm

Dr. Raimund Royer, KMD, PhD
Jaseng Hospital of Korean Medicine
142-3, Nonhyeon-dong
Gangnam-gu, Seoul

**Hinweis:** Um die Lesbarkeit des Buches zu verbessern, verzichten wir auf die gleichzeitige Nennung männlicher und weiblicher Sprachformen. Alle personenbezogenen Begriffe beziehen sich unterschiedslos auf Menschen jeden Geschlechts.



Bibliografische Information der Deutschen Nationalbibliothek
Die Deutsche Nationalbibliothek verzeichnet diese Publikation in der Deutschen Nationalbibliografie; detaillierte bibliografische Daten sind im Internet unter https://portal.dnb.de abrufbar.



1. Auflage 2023
ISBN 978-3-7692-7929-0 (Print)
ISBN 978-3-7692-8204-7 (E-Book, PDF)


Birkenwaldstraße 44, 70191 Stuttgart
www.deutscher-apotheker-verlag.de
Printed in Germany

Satz: primustype Hurler GmbH, Notzingen
Druck und Bindung: CPI books GmbH, Leck
Umschlagabbildung: odyphoto/istock
Umschlaggestaltung: deblik, Berlin

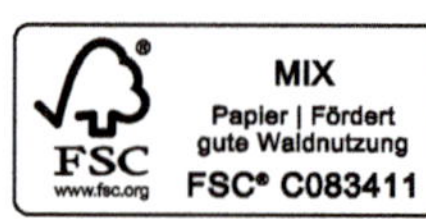


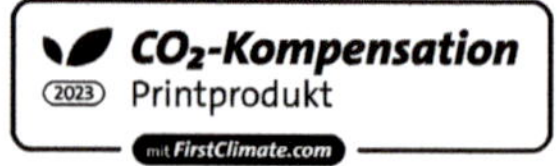

Kuchta / Rauwald / Rausch / Royer
Lehrbuch der Koreanischen Medizin

# Inhaltsverzeichnis

## Vorwort Prof. Kwon

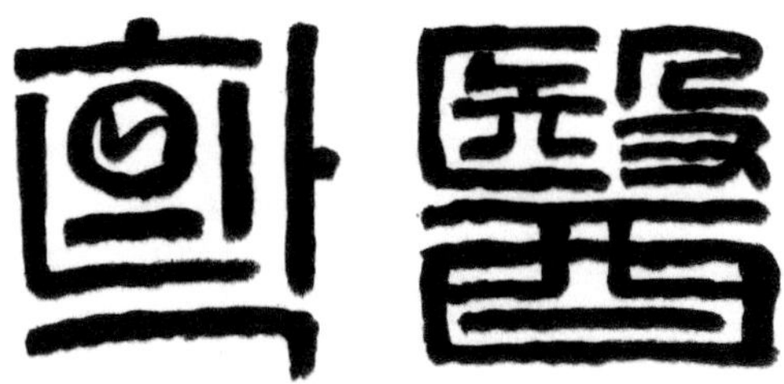

한의학 입문 출간을 축하드립니다
동아시아 한자문화권의 전통의학이
弘益精神을 바탕으로
인류건강에 기여하길 바라면서

이천이십년 입동절
부산대학교
한의학 전문대학원
원장 권영규

I sincerely congratulate on the publication of Lehrbuch der Koreanischen Medizin. Through the publication of this book, I wish the East Asian traditional medicine will contribute to worldwide human health (人類 建康) based on the spirit of Hong-Ik In-Gan (弘益人間).

Hong-Ik In-Gan means “To broadly Benefit Humanity/Devotion to Human Welfare”. It is the national motto of South Korea since the birth of the ancient kingdom “Go-Joseon” (15th Century, 108 B. C.).

Summer in the year of 2022

Kwon Young-Gyu
Dean, Pusan National University School of Korean Medicine

## Vorwort Prof. Shin

서문

한의학(Korean Medicine)이 현재까지 주로 영어권 국가를 중심으로 전파되어 독일어권에서는 아직 덜 알려진 측면이 있습니다. 이번 첫 독일어 한의약 교재 출판을 계기로 독일어권 의학계와 환자에게도 그 우수성이 널리 알려지기를 기대합니다.

보완대체의학(CAM, complementary and alternative medicine) 중 중의학(TCM, traditional Chinese medicine)이 세계적으로 주로 알려져 있는 가운데, 한국의 한의학도 근거중심의 임상 효과가 검증된 차별화된 치료법을 바탕으로 많은 주목을 받고 있습니다.

한의학의 대표적 유산으로는 약 400년 전에 출판된 '동의보감'이 있으며, 이는 당시 중국에서도 높이 평가 받았던 손꼽히는 체계화된 임상지침서로서, 그 가치를 전세계적으로 인정받아 2009년 유네스코 세계기록유산에 등재됐습니다. 400년 전의 의서가 현재까지도 널리 사용된다는 것은 그 만큼 시대의 궤를 함께하며 사람과 질병에 대한 깊이 있는 이해를 바탕으로 치료하는 높은 완성도를 지니고 있음의 반증이라 할 수 있겠습니다.

19세기 들어서는 이제마 선생이 '사상의학'이란 새로운 패러다임을 창안했는데 그 핵심은 네 가지 체질로 사람을 분류하여 장부 기능 차이와 성격을 바탕으로 각 체질의 취약점과 근본적인 치료와 한약 처방을 제안하는, 당시로서 상당히 파격적인 혁명적 이론의 임상지침입니다. 이는 현대 한의학을 통해 수술 일변도의 척추관절치료를 비수술 치료로 패러다임을 바꾼 제 노력과도 일맥상통한다 할 수 있겠습니다.

현대 한의학의 약침 역시 혁신적인 의료기술입니다. 한약과 침을 결합하여 병소에 직접 주입해 치료효과를 높인 치료법으로, 20세기 초 처음 소개되어 1960년대 들어서 본격적으로 상용되기 시작했습니다. 다양한 한약재와 처방을 정제하여 혈자리에 투약하는 방법으로 현재 제약회사 수준의 시설에서 조제 되어, 검증된 안전성과 유효성을 바탕으로 임상에서 널리 활용되고 있습니다.

제가 정립한 추나요법 또한 한국 한의학의 자랑입니다. 한국 추나는 한국 고유의 교정기법을 바탕으로 Chiropractic, Tuina, Osteopathic의 장점만 뽑아냈으며, 국민건강보험에 진입함으로써 제도권 의학에 안착하여 세계 의학계로부터 뜨거운 관심을 받고 있습니다.

이러한 뛰어난 한의학 유산이 아직 비교적 인지도가 낮은 이유는 언어의 장벽 때문입니다. 대표적인 의서 '동의보감'도 2012년에야 영문 번역본이 출간되었습니다. 이러한 가운데 독일 괴팅겐 국립대학교 동양의학연구소 소속 Kuchta 박사와 동양의약 ISO/TC 249 표준화 사무소 소속인 생화학 전문가이신 Mr. Rausch 그리고 라입직 국립대학교 생물약학과 소속 Rauwald 교수 비롯한 생약 전문가, 그리고 한국에서 서양인으로서 최초로 한의학을 공부해 한의사 면허와 박사학위까지 취득한 Royer박사의 노력으로 첫 독일어 한의약 교재의 발간은 한의계 전체를 위해 참으로 고무적인 일입니다.

본 교재의 주 내용으로는 한국에서 사용되고 있는 한약재와 한약 처방 소개, 각 처방의 효능과 적응증, 그리고 임상에서의 사용 근거를 뒷받침하는 연구논문을 제시하고 있습니다. 다만 임상에서의 실사용 처방이 워낙 방대하여 이번 교재에서는 건강보험에 포함된 30여 종의 엑기스제를 위주로 기술했습니다.

서양의 약학은 약제의 화학적 구성을 분석하여 주 약효성분을 규명하고 동물 및 임상시험을 통해 식약처의 허가를 받는 절차를 통해 시판되는데, 이에 반해 한약은 맞춤식 의학으로 여러 한약재를 배합해 처방하며 이는 수 천 년의 임상경험을 기반으로 추가적 연구를 통해 그 효과와 안전성을 검증하고 있습니다.

한약의 사용이 단일 약재 성분의 단일 치료목표가 아니라 복합성분의 복합적, 전인적 작용으로 치료하다 보니 연구로 모든 효과를 확인하기 어려운 점이 있습니다. 하지만 이번 교재에서 단방뿐만 아니라 복합처방의 구성과 동의보감 등의 기존 의서부터 논문 데이터까지 총망라해 효능과 임상 적응증 그리고 약리학적 감별기준까지 통합적으로 정리하고 있습니다.

따라서 이번 교재는 한의학의 기본 철학과 이론을 바탕으로 임상적으로 유효성이 검증되어 바로 적용 가능한 한약 처방을 정리함으로써 기초부터 임상까지(의료진 처방부터 약사/연구자 약재 감별에까지 두루 활용 가능) 응용할 수 있게 준비하여 한국 한의학을 세계에 알리는데 중요한 이정표가 될 것입니다. 감사합니다.

신 준 식, KMD, Ph. D., S. D.
대한한방병원협회 회장
척추신경추나의학회 창립자
자생의료재단 설립자

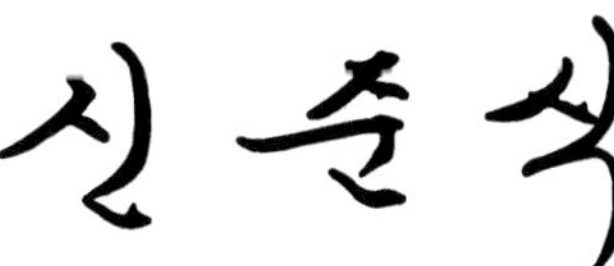

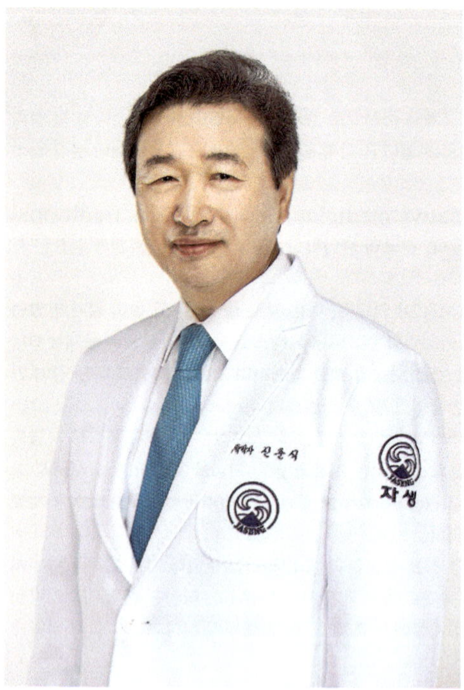


Die Koreanische Medizin hat in den letzten Jahren zwar im englischsprachigen Raum einen gewissen Bekanntheitsgrad erworben, war im deutschsprachigen Raum bis dato aber eher unbekannt.

Mit der erstmaligen Publikation eines deutschsprachigen Lehrbuchs der Koreanischen Medizin wird sich dieser Umstand grundlegend ändern und es besteht die Hoffnung, dass diese hochentwickelte und ausgereifte medizinische Anwendungsform auch in deutschsprachigen Medizinerfachkreisen Anerkennung finden wird.

Über die letzten Jahrzehnte war es vor allem die Traditionelle Chinesische Medizin (TCM), die in der komplementären und alternativen Medizinsparte international eine Führungsrolle innehatte, aber durch konsequente und evidenzbasierte Entwicklung in vielen klinischen Anwendungsbereichen konnte die Koreanische Medizin international ihren Stellenwert verbessern.

Bei genauerer Betrachtung der Koreanischen Medizin fällt unser Blick zuerst auf eines der wichtigsten medizinischen Bücher in Korea, den „Donguibogam" (DB), ein vor etwa 400 Jahren zusammengestelltes, klinisches Anwendungslexikon, das zu jener Zeit selbst von China höchste Anerkennung genoss und das im Jahr 2009 ins „UNESCO's Memory of the World"-Register aufgenommen wurde. Dieses Werk, das selbst nach 400 Jahren noch von vielen Ärzten in Korea als Handbuch bei der Rezepterstellung Anwendung findet, gibt ein Zeugnis darüber, dass das Verständnis von Natur und menschlichen Krankheitsbildern damals schon auf einem Niveau eingestuft werden konnte, das selbst in der modernen industrialisierten Welt noch immer aktuell und klinisch anwendbar bleibt.

Später im 19. Jahrhundert erschien ein neues und für die damalige Zeit fast revolutionäres Medizinisches Werk, zusammengefasst als Vier-Konstitutionen-Medizin, entwickelt von Dr. Lee Je-ma, dessen bahnbrechende Theorie darin besteht, jeden Menschen von

Geburt an als zugehörig zu einer von vier Grundkonstitutionstypen zu verstehen, wobei jeder Typus von mehr oder weniger gut ausgeprägten Organfunktionen der Organgruppen Lunge, Leber, Milz und Niere bestimmt wird und diese Organfunktionsunterschiede selbst auf den Charakter des Individuums Einfluss nehmen. Bei der Zusammenstellung der Medikamentenrezepte werden demnach nicht nur die sichtbaren Symptome, sondern auch die konstitutionellen Organschwächen des Patienten mit einbezogen. Diese Vorgehensweise wird unter anderem auch in den gegenwärtigen nichtoperativen Therapien von degenerativen Spinal- und Gelenkserkrankungen angewandt.

Unter den modernen und sehr innovativen Therapieformen der Koreanischen Medizin ist auch die Pharmakopunktur (Kräuterinjektionen) zu erwähnen. Es handelt sich hierbei um eine Fusion von Kräutermedikamenten und Akupunktur mit dem Ziel, durch die Injektion von Kräuterextrakten in Problembereiche oder Meridianpunkte eine Verstärkung und Verlängerung der Wirkung zu erzielen. Die Anfänge dieser Behandlungsmethode reichen bis zum Beginn des 20. Jahrhundert zurück, wobei aber erst ab den 1960er-Jahren die Kräutermedikamente nach modernen pharmakologischen Gesichtspunkten entwickelt wurden und zum weitverbreiteten klinischen Einsatz kamen. Mittlerweile wird eine ganze Reihe von verschiedenen Pharmakopunktur-Medikamenten in klinischen Studien auf Wirksamkeit und Sicherheit untersucht und in Pharmazeutischen Unternehmen hergestellt.

Abschließend wäre noch die Koreanische Chuna-Manipulationstechnik zu erwähnen, bei deren Entwicklung auch ich einen federführenden Beitrag leisten konnte. Die Koreanische Chuna-Manipulation basiert auf traditionellen Manipulationstechniken, die aber mit Techniken aus den Bereichen Chiropraktik, Tuina und Osteopathie erweitert und verfeinert wurden. Die Chuna-Therapie wurde 2019 in das gesetzliche koreanische Krankenversicherungspaket aufgenommen und wird mittlerweile auch international hoch geschätzt.

Eine Ursache, weshalb der Koreanischen Medizin international noch wenig Aufmerksamkeit zuteilgeworden ist, ist sicherlich die noch immer bestehende Sprachbarriere. Selbst das bekannteste medizinische Werk, das **Donguibogam**, wurde erst 2012 ins Englische übersetzt.

Insofern kann man diese Herkulesaufgabe, ein deutschsprachiges Lehrbuch der Koreanischen Medizin zu verfassen, nicht genug anerkennen. Dieses Projekt entstand aus einer internationalen Kooperation zwischen einem deutschen Expertenteam unter der Leitung von Herrn Dr. Kuchta, Forschungsstelle für fernöstliche Medizin der Universität Göttingen, unter Mitarbeit von Herrn Prof. Dr. Rauwald, Lehrstuhlinhaber (emerit.) für Pharmazeutische Biologie der Universität Leipzig und Herrn Rausch, Phytochemiker und Mitglied des ISO/TC249-Sekretariats zur Standardisierung pflanzlicher Arzneidrogen der fernöstlichen Medizin sowie insbesondere dem ersten „westlichen" Arzt der Koreanischen Medizin, Herrn Dr. Royer, der in Korea sowohl die Arztlizenz als auch den PhD erworben hat. Ich möchte diese Gelegenheit wahrnehmen, auch im Namen der koreanischen Ärzteschaft ein herzliches Dankeschön an alle mitwirkenden Personen zum Ausdruck zu bringen.

Inhaltlich wurde in diesem Lehrbuch der Schwerpunkt auf die Kräutermedikamente gelegt, die in Korea verschrieben werden, wobei nicht nur die traditionellen, klinischen Anwendungskriterien der verschiedenen komplexen Rezepte und der Einzeldrogen, sondern auch die modernen wissenschaftlichen Erkenntnisse zu allen Drogen erläutert werden.

Man musste jedoch, aufgrund der großen Anzahl der sich in klinischer Anwendung befindlichen Rezepte, einen Kompromiss bei der Auswahl finden, weshalb man sich in diesem Lehrbuch für die knapp 30 Rezepte entschieden hat, die als Granulatmedikamente von der gesetzlichen koreanischen Krankenversicherung übernommen werden.

Während Medikamente der „westlichen" Medizin durch einen Prozess der chemischen Analyse von Wirkstoffen, über Tierversuche und klinische Studien und daraus resultierenden Daten über Risiko und Nutzen von der Arzneimittelbehörde zugelassen werden, werden Rezepte in der Koreanischen Medizin meist individuell aufgrund der unterschiedlichen Krankheitsbilder zusammengestellt, wobei dieses Wissen auf über viele Generationen zusammengetragenen klinischen Erfahrungen basiert. Dieses klinische Erfahrungswissen wird nun seit einigen Jahrzehnten durch wissenschaftliche Studien auf Wirksamkeit und Sicherheit geprüft.

Da koreanische Rezepte nicht aus Einzeldrogen, sondern aus einer Kombination von mehreren Einzeldrogen zusammengesetzt sind, ist die Evidenzsicherstellung mit den modernen, standardisierten, wissenschaftlich-analytischen Werkzeugen sehr schwierig.

In diesem Lehrbuch werden aber nicht nur Einzeldrogen, sondern auch komplexe Rezepte sowohl durch überliefertes, klinisches Erfahrungswissen aus dem Donguibogam etc. als auch mit wissenschaftlichen Studienfakten hinsichtlich Wirkung und Anwendungskriterien erklärt und darüber hinaus auch die pharmakologischen Besonderheiten der einzelnen Drogen vorgestellt.

Zusammenfassend kann behauptet werden, dass in diesem Lehrbuch ein weites Feld der Koreanischen Medizin abgesteckt wurde, das sowohl Einblick in die theoretisch-philosophischen Grundlagen gibt als auch als Vorlage für die klinische Anwendung bei Rezeptverschreibungen durch Ärzte und selbst als fachkundiges Nachschlagwerk für Apotheker oder Forscher wertvolle Dienste erweisen kann. Dieses Buch wird auch sicherlich seinen Beitrag dazu leisten, die internationale Anerkennung der Koreanischen Medizin zu forcieren.

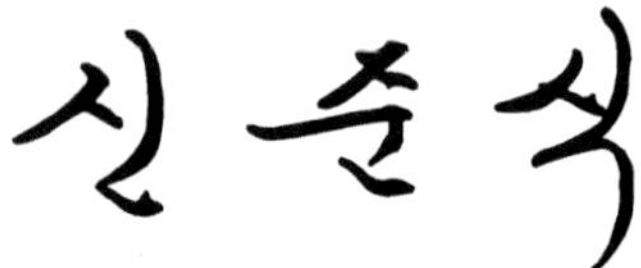

Seoul,
im Dezember 2020

Joon-Shik SHIN, KMD, MS, PHD, SD
President of Korean Medicine Hospitals Association
Founder & Chairman of Korean Society of Chuna Manual Medicine for Spine & Nerves Founder & Chairman of Jaseng Medical Group

## Danksagung

Ohne die ideelle und finanzielle Unterstützung des Förderkreises der Forschungsstelle für fernöstliche Medizin e. V., insbesondere Priv.-Doz. Dr. med. Silke Cameron M. A. und Dr. jur. Dr. Ing. Ruprecht Vondran, wäre die Herausgabe dieses Buches nicht möglich gewesen. Die Einbindung in das Albrecht-von-Haller-Institut für Pflanzenwissenschaften der Universität Göttingen und der Austausch mit den Kollegen am Alten Botanischen Garten, insbesondere mit Prof. Dr. Erwin Bergmeier, waren für uns von großem Wert. Herr Marius Konrad hat im Labor von Hans Rausch die in diesem Werk vorgestellten phytochemischen Analysenmethoden experimentell optimiert und die Schnittdrogen auf dem deutschen Markt fotografiert. Dr. Inhyo Park, Fakultät für Koreanische Medizin der Pusan National University, hat geholfen, koreanische Fachtermini im Deutschen präzise zu erfassen. Weiterhin gilt unser Dank Prof. Dr. Sanjae Lee für seine Unterstützung bei der Verhandlung um die Nutzung der Bilder mit dem Heo Jun Museum und dem KIOM. Ihnen allen gilt unser herzlichster Dank!

Göttingen, Leipzig, Neu-Ulm, Seoul,
im Frühjahr 2023

Dr. Kenny Kuchta
Prof. Dr. Hans Wilhelm Rauwald
Hans Rausch
Dr. Raimund Royer

# Abkürzungsverzeichnis

| | |
|---|---|
| BMS | Burning Mouth Syndrom |
| CPKM | Current Practice of Korean Medicine. ISBN 979-11-88027-01-9 |
| DB | Donguibogam (kostbarer Spiegel der östlichen Medizin), 23-bändiges Standardwerk der Koreanischen Medizin; publiziert vom königlichen Hofarzt Heo Jun im Jahr 1613 |
| DB 4.1.23. F10, 1–2 | Donguibogam **4.** Band **1.** Teil **23.** Kapitel Vers/Absatz **10**, Satz **1–2** (Beispiel) |
| KIOM | Korean Institute of Oriental Medicine |
| KM | Koreanische Medizin |
| KMCSFP | Korean Medicine: Current Status and Future Prospects. ISBN 978-89-969318-7-4 |
| Lsg. | Lösung |
| NIKOM | National Institute of Korean Medicine |
| Ph. Eur. | Europäisches Arzneibuch |
| TCM | Traditionelle Chinesische Medizin |

# 1 Historische Entwicklung der Traditionellen Koreanischen Medizin



Aufgrund archäologischer Ausgrabungen kann davon ausgegangen werden, dass in Korea neben pflanzlichen Nahrungsmitteln auch gezielt Heilpflanzen, z. B. Knoblauch, Wermut oder Storchschnabelgewächse (Geranium), schon etwa 3000 v. Chr. zur Therapie eingesetzt wurden. Daneben sind Funde von Stein- und Knochennadeln bekannt, die oft als primitive Wurzeln der modernen Akupunktur angesehen werden.

## 1.1 Geschichtliche Entwicklung vom Altertum bis zur Prämoderne

Im 2. Jahrhundert v. Chr. kam es zur ersten dokumentierten Berührung koreanischer Therapien mit den damals üblichen Formen der Traditionellen Chinesischen Medizin, da das Gebiet der koreanischen Dynastien an das Gebiet der chinesischen Han-Dynastie angrenzte. Seit dieser Zeit gilt das koreanische Gesundheitswesen als stark chinesisch beeinflusst.

Der Buddhismus wurde im späten 4. Jahrhundert n. Chr. während der dort herrschenden „Zeit der drei Königreiche“ Goguryeo, Baekje und Silla (57 v. Chr. bis 668 n. Chr.) von Mönchen eingeführt. In diesem Zuge wurde neben philosophischen und religiösen Grundsätzen auch die buddhistische Medizin aus China importiert.



Diese wurde dort sukzessive in die einheimische Medizintradition integriert. Nach der von der chinesischen Tang-Dynastie unterstützten Eroberung der gesamten koreanischen Halbinsel durch das Königreich Silla unter der sogenannten „Vereinten Silla-Dynastie“ (668 bis 935 n. Chr.) dominierte die Chinesische Medizin massiv die Koreanische Medizin. Unter diesem Einfluss wurde 692 n. Chr. eine erste staatliche medizinische Ausbildungseinrichtung „Uihak“ gegründet. Da bald darauf auf dem Gebiet der heutigen Mandschurei und der Region Primorje von Anhängern der ehemaligen Goguryeo Regierung das Königreich Balhae (698 bis 926 n. Chr.) gegründet wurde, spricht die moderne koreanische Geschichtsschreibung auch von der “Zeit der Nord- und Südstaaten”.

In der Folge, hauptsächlich während der sogenannten „Goryeo-Dynastie“ (918 bis 1392 n. Chr.), waren in solchen staatlichen Lehranstalten amtlich eingesetzte Ärzte tätig und für die notwendigen staatlichen Prüfungen hauptsächlich Angehörige der Herrscherfamilie und Staatsbeamte zuständig. In ländlichen Gebieten spielten vor allem in den unteren sozialen Schichten volkstümliche Heiler neben buddhistischen Mönchen und konfuzianischen Gelehrten eine wichtige Rolle. In dieser Zeit wurden zahlreiche medizinische Texte aus China übernommen und von Gelehrten der Koreanischen Medizin und Ärzten entsprechend ihrer Erfahrungen interpretiert.

Hier wurden erstmals einheimische koreanische Heilpflanzen für therapeutische Zwecke systematisch untersucht. Den Großteil stellten aber chinesische Arzneidrogen dar, da die Verfügbarkeit koreanischer Heilpflanzen relativ beschränkt blieb. Während dieses Zeitfensters wurden über die chinesischen Medizinschriften das Prinzip von Yin und Yang sowie die Theorie der fünf Wandlungsphasen von koreanischen Gelehrten übernommen und in die klinische Praxis integriert. Aufgrund der beschränkten Verfügbarkeit mancher chinesischer Drogen wurde die Notwendigkeit, in Korea natürlich vorkommende Heilpflanzen einzusetzen, zur Triebfeder für die systematische Erforschung koreanischer Heilpflanzen („Hyangyak“).

In der Zeit der sogenannten Joseon-Dynastie (1398 bis 1910) wurden diese Forschungsanstrengungen noch verstärkt, da zur Erzielung einer höheren Steuerlast und der Bereitstellung von Soldaten die medizinische Versorgung der Bauern und der unteren Schichten in ländlichen Gegenden einen höheren Stellenwert erhielt. Das staatliche Gesundheitswesen sollte diese Basis des physiokratischen konfuzianischen Staates stabilisieren. Gleichzeitig bemühte man sich, auch andere alte und neue medizinische Theorien aus ganz Ostasien einzubinden und daraus klinische Techniken zu entwickeln. Diese basierten primär auf zwei Säulen: der Verwendung einheimischer und importierter Heilpflanzen und dem Einsatz der ursprünglich in Korea entwickelten Akupunktur.

Diese Bemühungen fanden 1613 in der Veröffentlichung des Hofarztes Heo Jun (1539 bis 1615, siehe Abbildung), der in der königlichen Klinik „Naeuiwon" praktizierte, unter dem Namen Donguibogam (Kostbarer Spiegel der östlichen Medizin) ihren Niederschlag. Dieser Text gilt als erfolgreiche Integration verschiedenster ostasiatischer Medizinsysteme, denen die Theorien von Yin und Yang und den fünf Wandlungsphasen zugrunde liegen. Sie basieren u. a. auf dem traditionellen medizinischen Werk „Huangdi Neijing" (Innerer Klassiker des gelben Kaisers).

Das Donguibogam gilt als wichtigster Beweis dafür, dass die Koreanische Medizin als eigenständiges Medizinsystem zu betrachten ist. Laut historischer Quellen bemühte sich Korea bereits seit dieser Zeit, die Inhalte des Donguibogam zu internationalisieren und neben der dominierenden Chinesischen Medizin zu emanzipieren. Dieses Werk gilt somit als Ausgangspunkt einer Entwicklung, aus der sich die Koreanische Medizin neben der Traditionellen Japanischen und Vietnamesischen Medizin in der heutigen Form herausbildete. Als Charakteristika dieser Medizin gelten hier die im 17. Jahrhundert entstandene sogenannte „Sa-am-Akupunktur" („Sa-am Chim-beop") und die im 19. Jahrhundert etablierte „Sasang-Konstitutionsmedizin" („Sasang Uihak"; wörtlich: Medizinlehre der vier Erscheinungsformen). Diese gelten als typische Abgrenzungscharakteristika zu anderen ostasiatischen Medizintraditionen.

In der späten Joseon-Dynastie wurden von konfuzianischen Gelehrten zudem mittelalterliche, aber auch moderne westliche Medizintheorien und Techniken in Korea integriert und adaptiert. Diese westlichen Einflüsse sind jedoch eher als spärlich zu betrachten, weil sie bis ins späte 19. Jahrhundert in der Phase der sog. „Öffnung der Häfen" durch das Herrscherhaus von der offiziellen Koreanischen Medizin nicht anerkannt waren.

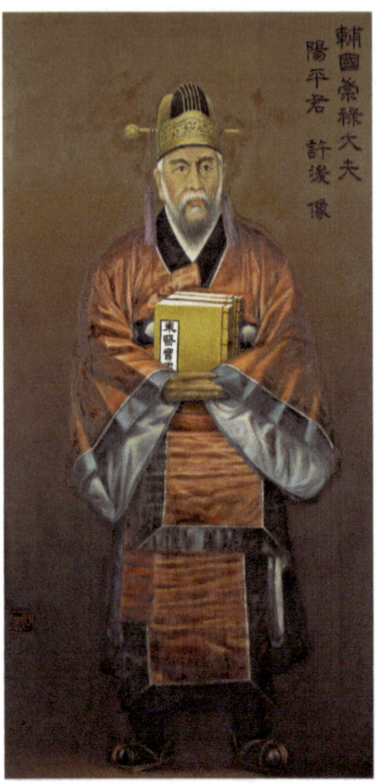


Heo Jun (1539–1615), königlicher Hofarzt und Autor des Donguibogam

## 1.2 Westliche Medizin und ihre Auswirkungen auf die Traditionelle Medizin (1876–1945)

Durch militärischen Druck ausländischer Großmächte wurden im späten 19. Jahrhundert die koreanischen Häfen für Japan (1876), die USA (1882) sowie Großbritannien und Deutschland (1883) geöffnet. Damit gelangte die westliche Medizin zum ersten Mal in größerem Maßstab durch japanische Militärärzte und US-amerikanische Missionsärzte ins Land. Angesichts der scheinbaren Überlegenheit der westlichen Medizin, vor allem auf dem Gebiet der Chirurgie, bei der Versorgung Verwundeter in den Kriegen (erster japanisch-chinesischer Krieg 1894/95 und russisch-japanischer Krieg, 1904/05) und der Erfolge von Quarantäne und Hygienemaßnahmen, unternahm die noch herrschende Joseon-Dynastie intensive Bemühungen, die westliche Medizin „zur Förderung des nationalen Wohlstands und der Wehrfähigkeit" in Korea zu übernehmen. So wurde 1885 in Seoul das erste offizielle westliche Krankenhaus („Jejungwon") eröffnet. 1899 entstand die erste moderne staatliche medizinische Lehranstalt („Uihakgyo"), die sich vorwiegend mit westlicher Medizin befasste. Mit einer 1900 erlassenen Ärzte-Ordnung („Uisa Gyuchick") wurde ein neues medizinisches Zulassungssystem entwickelt, das auf staatlichen Prüfungen und auf einer modernen medizinischen Ausbildung basierte.

Trotzdem spielten landesweit auch die traditionellen Ärzte weiterhin eine wichtige Rolle, da die Anzahl westlich ausgebildeter Ärzte nur begrenzt war. Um aber das traditionelle Wissen zu erhalten, gründete im Jahr 1904 eine Gruppe traditioneller Ärzte zusätzlich zum staatlichen System eine eigenständige neue Ausbildungseinrichtung für Traditionelle Koreanische Medizin („Dongje Uihakgyo"), die sich aber an den westlichen Ausbildungssystemen orientierte. In dieser Lehranstalt wurde zwar vorwiegend die Traditionelle Medizin unterrichtet, es wurden aber auch Grundkenntnisse westlicher Medizin und Naturwissenschaften vermittelt. Dadurch gelang es, eine staatliche Anerkennung traditioneller Ärzte neben den westlichen Ärzten durchzusetzen.

Nach dem japanischen Sieg über Russland verlor Korea seine Souveränität (1905) und wurde im Jahr 1910 von Japan vollständig annektiert. Im Zuge dieser Annexion Koreas wurde das Gleichgewicht zugunsten der westlichen Medizin verschoben. In diesem Zusammenhang versuchte Japan – das die Zulassung traditioneller Ärzte im Rahmen seiner eigenen Modernisierungsbestrebungen bereits 1883 abgeschafft hatte – sein bereits auf westlicher Medizin basierendes Gesundheitssystem in Korea zu etablieren. So wurden von 1914 an in der neuen Ärzteordnung („Uisa Gyuchick") traditionelle Ärzte nicht mehr als reguläre Ärzte angesehen. Aufgrund des großen Mangels an westlichen Ärzten und Krankenhäusern duldete die japanische Verwaltung trotzdem den Einsatz dieser traditionellen Ärzte („Uisaeng"). Sie durften ihre traditionellen Behandlungsmethoden anwenden und wurden, im Zuge staatlicher Gesundheitsprogramme, vor allem auf dem Land zur Verbesserung der hygienischen Zustände und zur Bekämpfung von Epidemien eingesetzt. So überlebte die Traditionelle Koreanische Medizin während der japanischen Herrschaft (1910–1945) aus praktischen Gründen, obwohl sie nur als „Medizin zweiter Klasse" und daher als mangelhaft angesehen wurde. In dieser Zeit waren die zu „Uisaeng" degradierten traditionellen Therapeuten bestrebt, ihre gesellschaftliche Stellung zu verbessern, indem sie versuchten, das traditionelle Gesundheitssystem zu modernisieren. Sie bildeten eigene Berufsverbände, aber auch akademische Gesellschaften, die Fachzeitschriften für Traditionelle Medizin veröffentlichen und die Schaffung neuer Ausbildungseinrichtungen für Traditionelle Medizin zum Ziel hatten.

## 1.3 Reaktivierung der Traditionellen Koreanischen Medizin (seit 1945)

Nach dem Ende des zweiten Weltkriegs und der Kapitulation Japans wurde von den Siegermächten die koreanische Halbinsel in Nord- und Südkorea aufgeteilt. Im kalten Krieg und im Korea-Krieg (1950–1953) wurde diese Spaltung Koreas weiterhin dauerhaft zementiert. In der südkoreanischen Gesundheitspolitik lag dabei das Hauptgewicht in medizinischen Einrichtungen und Ausbildungsstätten bei der westlichen Medizin. Nach jahrelangen Bemühungen um Modernisierung der Traditionellen Medizin wurden nun die traditionellen Ärzte wieder offiziell als sog. „asiatische Ärzte" („Han-uisa") anerkannt und 1951 rechtlich den westlichen Ärzten und Zahnärzten gleichgestellt. Der Titel „Han-uisa" wurde ursprünglich auf Basis der chinesischen Schriftzeichen „한(漢)의사(醫師)" interpretiert und bedeutete „fernöstlicher Arzt" oder auch „chinesischer Arzt". Da sich viele „Han-uisa" in den folgenden Jahrzehnten der kulturellen Unterschiede zwischen Koreanischer und Chinesischer Medizin immer mehr bewusst wurden, wurde der Titel 1986, auf den Schriftzeichen „한(韓)의사(醫師)" mit identischer Aussprache basierend, als unzweifelhaft „koreanischer Arzt" uminterpretiert.

Im Zuge dieser Aufwertung der traditionellen Ärzte kam es zu Neugründungen entsprechender Ausbildungseinrichtungen ab 1964, Krankenhäuser ab 1970 sowie der Integration traditioneller Therapien in die gesetzliche Krankenversicherung ab 1987. Dadurch entwickelte sich die Traditionelle Koreanische Medizin zur zweiten wichtigen Säule des koreanischen Gesundheitssystems. Die Tabelle aus dem Jahr 2014 stellt die beiden Säulen in Zahlen dar:

| Parameter | Westliche Medizin | Traditionelle Medizin | Gesamt |
|---|---|---|---|
| Anzahl der Ärzte | 112 478 (83,6 %) | 22 074 (16,4 %) | 134 552 |
| Anzahl medizinischer Einrichtungen | 33 750 (71,6 %) | 13 369 (28,4 %) | 47 119 |
| Krankenhäuser | 3061 (92,9 %) | 234 (7,1 %) | 3.295 |
| Kliniken | 30 689 (70,0 %) | 13 135 (30,0 %) | 43 824 |
| Medizinische Ausbildungsstätten | 41 (77,4 %) | 12 (22,6 %) | 53 |
| Nationale Gesundheitsausgaben | 92,86 Milliarden USD (95,5 %) | 4,33 Milliarden USD (4,5 %) | 97,19 Milliarden USD |

Wie in der Tabelle zu erkennen ist, dominiert die moderne Medizin heute stark. Die Erstattung von traditionellen Diagnosen und Therapien durch die gesetzliche Krankenversicherung (NHI) erfolgt nicht umfänglich, sondern wird durch den Erstattungsplan nur bei bestimmten Krankheitsmustern abgedeckt. Hier liegen die Schwerpunkte auf Erkrankungen des Bewegungsapparats und des Bindegewebes, Verletzungen und Vergiftungen, Erkrankungen des Nervensystems und Erkrankungen des Verdauungsapparats. Die Rolle der Traditionellen Koreanischen Medizin im südkoreanischen Gesundheitswesen wird jedoch von staatlicher Seite weiter ausgebaut, sodass die Zahl öffentlicher Krankenhäuser mit wenigstens einer Abteilung für Traditionelle Medizin ständig zunimmt.

Seit 2003 wird die Traditionelle Koreanische Medizin über eine staatliche Verordnung gefördert und 2006 wurde ein sogenanntes „Fünfjahresprojekt zur Förderung der nun als Koreanische Medizin (KM) bezeichneten Traditionellen Medizin und deren Pharmazeutika“ initiiert. Im Rahmen der Globalisierung der KM unter dem Motto „wissenschaftliche und industrielle Entwicklung“ sollen nun auch ausländische Patienten gewonnen und Einführungsprogramme im Ausland entwickelt werden. Dies mündet auch in entsprechenden Veranstaltungen, die unter anderem auch in Deutschland abgehalten werden.

## 1.4 Traditionelle Koreanische Medizin in der Neuzeit

Die einzige westliche Forschungsuniversität der japanischen Besatzung war die „Gyeongseong Imperial University" (1924), die jedoch von Japan hauptsächlich gegründet wurde, um Verwaltungspersonal vor Ort auszubilden. Erst nachdem Korea unabhängig wurde, konnten sich die privaten Fachschulen zu echten Universitäten entwickeln. Nach der Unabhängigkeit wurde die Gyeongseong Imperial University mit einigen Fachschulen in Seoul zusammengeführt und so die Seoul National University gegründet. Danach erhielten die privaten Fachschulen auch die Akkreditierung als Universitäten. Der Hochschulbereich entwickelte sich rasch, sodass es im Jahr 1965 schon 14 staatliche und 56 private Universitäten gab. Nach dem Stand von 2015 gibt es insgesamt 226 Universitäten, wovon etwa 80 % privat (179) und 20 % staatlich (46) sind.

## 1.5 Titeldiskussion

Die Bezeichnung Traditionelle Koreanische Medizin (TKM) bzw. Koreanische Orientalische Medizin (KOM) gilt neuerdings in Südkorea als nicht mehr adäquat. Seit 2012 wird von staatlicher Seite die Spezifizierung „traditionell“ als irreführend angesehen und somit die Begrifflichkeit Koreanische Medizin (KM) bevorzugt. Dabei soll auch der Wille zur Modernisierung signalisiert werden. Auch die alternative Bezeichnung Koreanische Orientalische Medizin ist fast gänzlich aus der koreanischen Literatur verschwunden, da diese ebenfalls politisch nicht gewünscht ist.

Während die koreanischen Begriffe „Han-uihak“ (한(韓, koreanisch) 의학; 醫學, Medizin) für das Medizinsystem und „Han-uisa“ für die Therapeuten seit 1986 fest etabliert waren, stellte sich im Rahmen der Globalisierung im vergangenen Jahrzehnt die Frage nach einer offiziellen englischsprachigen Bezeichnung. Da sich in den vergangenen Jahrzehnen eine Reihe von Innovationen ergeben hatte, beschloss der „Han-uisa“-Verband, den bisher gebräuchlichen Englischen Begriff „Traditional Korean Medicine“ zugunsten von „Korean Medicine“ zu verwerfen. Dies führte zu einem jahrelangen Rechtsstreit mit Verbänden koreanischer Ärzte der westlichen Medizin, der sich bis vor das Verfassungsgericht zog. 2015 wurde hier schließlich der letzte Einspruch der koreanischen westlichen Mediziner mit der Begründung abgewiesen, dass der Englische Begriff „Korean Medicine“ schlicht eine wortwörtliche Übersetzung des seit 1986 allgemein etablierten „Han-uihak“, 한 (韓, Korean) 의학 (醫學, medicine) ist.

Die große Mehrheit der Ärzte der Koreanischen Medizin zieht diese Bezeichnung mit Verweis auf ihre eigene Innovationsfähigkeit auch innerhalb des Rahmens des traditionellen Erfahrungswissens klar vor. Aufgrund der Verwechslungsgefahr mit der in Korea angewandten westlichen Medizin, hat sich diese neue Begrifflichkeit in der internationalen Literatur jedoch noch nicht ganz durchsetzen können.

1

# 2 Theoretische Grundlagen der Koreanischen Medizin



Neben der in Ostasien dominierenden Traditionellen Chinesischen Medizin haben sich weitere traditionelle Phytotherapiesysteme entwickelt. Eines davon ist die Koreanische Medizin (die auch über lange Zeit die Bezeichnung „Korean Oriental Medicine" trug). Die in Korea verantwortliche Organisation für die Erhaltung und Modernisierung knüpft an diese Bezeichnungstradition an, da sie bis heute den Namen „Korean Institute of Oriental Medicine (KIOM)" trägt.

Das KIOM ist auf Grundlagenforschung ausgerichtet und ähnelt somit grob den deutschen Max-Planck-Instituten. Die zweite große, staatliche Forschungsinstitution zur Koreanischen Medizin in Südkorea, das NIKOM (National Institute of Korean Medicine), ist stark anwendungsorientiert, ähnlich den deutschen Fraunhofer-Instituten.

Um die Spezifika der KM verstehen zu können, ist es notwendig, die philosophischen Grundlagen und die grundsätzlichen Theorien der KM kurz darzustellen. Diese basieren auf Grundlagen, die bereits im Jahr 8 n. Chr. bei der Implementierung dieser Theorien aus der Traditionellen Chinesischen Medizin (TCM) vermutlich vorhanden waren.

Als Einstieg kann hier das Konzept von Yin und Yang sowie von den fünf Elementen, in der KM auch als Phasen bezeichnet, angesehen werden. Daneben ist auch das Qi als starke Ähnlichkeit anzusehen. Als Abgrenzung können die Theorien zu den fünf Eingeweiden, sechs Därmen und zwölf spezifischen Hauptmeridianen, die als Hauptkanäle des gesamten Meridiansystems anzusehen sind, beschrieben werden.

## 2.1 Das Grundkonzept von Yin und Yang in der KM

Yin symbolisiert die negativen, aber auch passiven Aspekte wie Dunkelheit, Erde, Mond sowie das Nichts, während unter dem Yang sowohl positive als auch aktive Aspekte wie Helligkeit, Himmel und Sonne verstanden werden.

Yin und Yang gelten als zwei gegensätzliche kosmische Kräfte, die in allen Objekten und natürlichen Phänomenen vorhanden sind. Als Beispiele können hier u.a. genannt werden:

| Yin | Yang |
|---|---|
| • Mond | • Sonne |
| • unten | • oben |
| • innen | • außen |
| • Winter | • Sommer |
| • Norden | • Süden |
| • Frau | • Mann |
| • kalt | • heiß |
| • statisch | • dynamisch |
| • langsam | • schnell |

Das Konzept von Yin und Yang wird verwendet, um jegliche natürliche Phänomene zu erklären und stellt damit auch die Grundlage der KM-Theorie dar. Yin und Yang sind wie die zwei Seiten einer Münze – das eine kann nicht ohne das andere existieren. Daraus ergibt sich, dass alle Gegenstände, aber auch alle Phänomene gegensätzliche Aspekte in Form von Yin und Yang besitzen. So existieren immer entweder zwei gegensätzliche Gegenstände oder aber ein Gegenstand ist durch entgegengesetzte Züge von Yin und Yang charakterisiert. Yin und Yang sind nicht voneinander trennbar, da die Existenz des einen die Voraussetzung für die Existenz des jeweils anderen ist. Yin und Yang können nicht als statisch betrachtet werden, stattdessen sind sie in ständigem Fluss und nehmen zu bzw. ab. In der gängigen Theorie verändern sich beide immer permanent und zeigen eine deutliche Dynamik.

Yin und Yang verzehren sich gegenseitig, können sich aber auch gegenseitig erzeugen bzw. sich ineinander umwandeln. Wenn also Yin stärker wird, wird gleichzeitig das Yang verbraucht bzw. geschwächt. Andererseits wird das Yin geschwächt, wenn das Yang erstarkt. Es ist somit von einer permanenten gegenseitigen Umwandlung von Yin und Yang zu sprechen. Diese Umwandlung erfolgt dann, wenn ein imaginärer bzw. immaterieller Punkt erreicht wird.

Ein weiteres Kernprinzip von Yin und Yang stellt die unendliche Teilbarkeit dar. Geht man von diesem Prinzip der Teilung aus, kann alle existierende Materie im Universum (charakterisiert durch ihr individuelles Yin und Yang) in immer kleinere Bestandteile aufgeteilt werden, bis sie die kleinstmögliche Einheit darstellen, welche wiederum ebenfalls in Yin und Yang unterteilt werden können. Deswegen kann von einem Prinzip der endlosen Teilung von Yin und Yang gesprochen werden.

Die Theorie von Yin und Yang stellt das fundamentale Konzept der KM dar. Aus diesem Grund kategorisiert die KM jegliche Bestandteile, aber auch Funktionen des menschlichen Organismus in spezifische Yin- und Yang-Strukturen. Somit wird diese Kategorisierung in allen Bereichen der Medizin angewandt, z. B. Pathologie, Diagnose oder Therapie. Der immaterielle Geist gilt nach dieser Theorie als Yang, während der greifbare Körper als Yin anzusehen ist.

In diesem Zusammenhang sind auch die sogenannten „sechs Därme", die bei Bedarf aktiv werden und vielerlei Veränderungen durchlaufen, unter dem Vorzeichen von Yang anzusehen, während die sogenannten „fünf Eingeweide" oder „fünf Organe", die als ständig mobil angesehen werden und durch weniger Veränderungen charakterisiert sind, als Yin-Anteil betrachtet werden.

Auch das oben kurz erwähnte einerseits aktive, aber auch formlose Qi ist dem Yang und das weniger aktive, aber dafür greifbare Blut dem Yin zuzuordnen.

Die Meridiane, aber auch die sogenannten „Kollateralen", die zu den sechs Därmen gehören, sind dem Yang und diejenigen, die zu den fünf Eingeweiden gehören, dem Yin zuzuordnen. Somit muss in der KM das Prinzip von Yin und Yang auf sämtliche medizinische Interventionen angewandt werden.

Eine wichtige Säule der Basistheorie der KM stellt das Grundkonzept der sog. fünf „Elemente" (auch „Phasen" genannt) dar. Es handelt sich hier in Analogie bzw. in Abgrenzung zu anderen asiatischen Philosophiekonzepten speziell um die Elemente: Holz, Feuer, Erde, Metall und Wasser.

Bei genauerer Betrachtung kann man auch das zugrundeliegende Energiekonzept durch die Konkretisierung als Holz-Energie, Feuer-Energie, Erd-Energie, aber auch als Metall-Energie und Wasser-Energie verdeutlichen.

| **Holz** | |
|---|---|
| Attribut | • mächtige und äußere Bewegung<br>• Generation |
| Verbildlichung | • Holz<br>• aus dem Boden schießende junge Triebe und Sprosse |
| Jahreszeit | • Frühling |

| **Feuer** | |
|---|---|
| Attribut | • Wachstum, Bewegung<br>• nach oben gerichtet<br>• zeigt Dynamik der Aufspaltung und Zerstreuung |
| Verbildlichung | • loderndes Feuer<br>• Flackern |
| Jahreszeit | • Sommer |

| **Erde** | |
|---|---|
| Attribut | • die Mitte<br>• beendet die Dynamik<br>• Reifung und Entwicklung<br>• vermittelnde Generation, Wachstum, Konvergenz und Lagerung |
| Verbildlichung | • feuchte Jahreszeit<br>• zerbricht in Holz und Feuer<br>• führt zu Metall und Wasser<br>• verbindendes, unspezifisches Element |
| Jahreszeit | • Theorie 1: Wechsel der jeweiligen Jahreszeiten<br>• Theorie 2: Regenzeit im späten Juni des Mondkalenders als Zeit zwischen Sommer und Herbst |

| **Metall** | |
|---|---|
| Attribut | • Solidität<br>• Härte<br>• Kälte<br>• aber auch Fruchtbarkeit<br>• Ende des äußeren Wachstums<br>• Beginn der inneren Reifung, Konvergenz<br>• Verwirklichung |
| Verbildlichung | • abfallende, auffällig bunte Blätter der Bäume<br>• Reife bei Früchten<br>• Verhärtung der Rinde |
| Jahreszeit | • Herbst |

| **Wasser** | |
|---|---|
| Attribut | • Lagerung<br>• speichert alles<br>• bereitet den Frühling vor |
| Verbildlichung | • fallender Schnee und gefrierendes Eis<br>• Schnee und Eis decken alles zu |
| Jahreszeit | • Winter |

Alles Werden und Vergehen, alles Materielle und alles Leben resultiert aus dem Zusammenspiel der oben konkretisierten fünf Elemente, die sich gegenseitig bedingen und als Phasen ineinander übergehen.

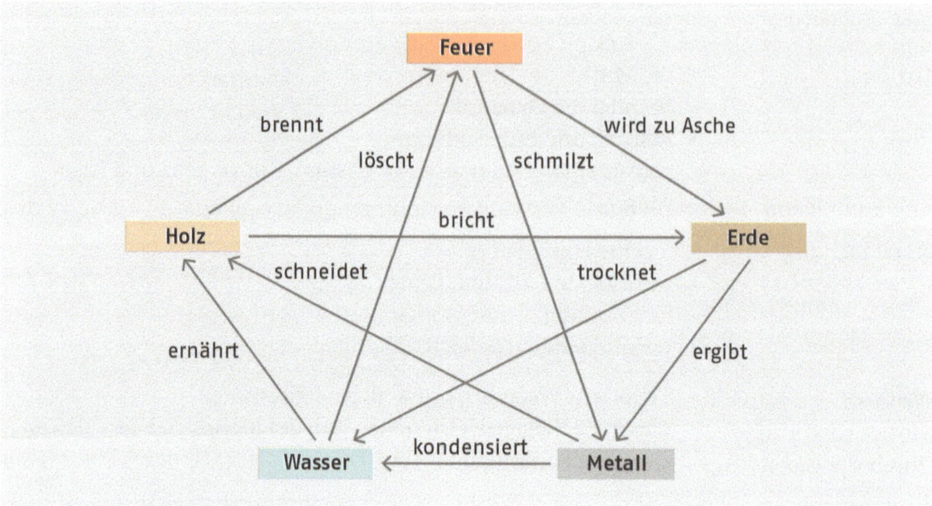


Die gegenseitigen Abhängigkeiten zeigen sich in den folgenden kausalen Zusammenhängen:

- Holz erzeugt bzw. brennt Feuer,
- Feuer erzeugt bzw. wird zu Asche Erde,
- Erde erzeugt Metall,
- Metall erzeugt bzw. kondensiert Wasser,
- Wasser erzeugt bzw. ernährt Holz.

Holz bedeutet Entwicklung und stellt die Voraussetzung für Wachstum dar. Feuer bedeutet Wachstum, das eine Voraussetzung für Veränderung darstellt. Erde bedeutet Veränderung, dies ist wiederum eine Voraussetzung für den Zusammenfluss bzw. die Konvergenz. Metall bedeutet Konvergenz, was wiederum eine Voraussetzung für die Speicherung ist. Wasser bedeutet Speicherung und ist somit wiederum Voraussetzung für die Entwicklung.

Werden die fünf Elemente auf die vier Jahreszeiten angewandt, würde das gegenseitige Erzeugen im Zyklus der Jahreszeiten den Sommer bedeuten, der auf den Frühling folgt. Auf den Sommer folgt die Regenzeit Ende Juni des Mondkalenders, die dann in den Herbst übergeht und später vom Winter abgelöst wird. Um den Zyklus zu schließen, folgt darauf wieder der Frühling nach dem Winter. Zusammenfassend kann festgestellt werden, dass sich die oben genannten fünf Elemente einerseits hemmen, andererseits aber auch fördern können. Die Sequenzen der gegenseitigen Hemmung unter den fünf Elementen können wie folgt beschrieben werden:

- Holz hemmt bzw. bricht die Erde,
- Erde trocknet das Wasser,
- Wasser hemmt bzw. löscht das Feuer,
- Feuer schmilzt Metall,
- Metall schneidet Holz.

Um diese Zusammenhänge besser darstellen zu können, kann man auf das Bild der Entwicklung eines Baumes zurückgreifen:

- Wenn ein Baum Früchte trägt, verändern sich seine Zweige durch Energieschwund (Metall schneidet Holz).

- Solange sich die Blätter entwickeln, sind die Früchte noch unreif (Feuer schmilzt Metall).
- Im Winter fallen die Blätter ab (Wasser hemmt bzw. löscht Feuer).
- Wachsen die Äste schneller, entstehen kaum Blüten (Holz hemmt bzw. bricht die Erde).
- Wenn Blüten entstehen, wird das Wachstum der Wurzeln eingeschränkt (Erde trocknet Wasser).

Alternativ kann zur Verdeutlichung dieser Zusammenhänge auch der Jahreszyklus betrachtet werden:
- Beim Übergang vom Frühling zum Sommer nehmen die Tagestemperaturen stetig zu, bis es wieder kälter wird.
- Der Winter erscheint uns eiskalt, bis das Eis wieder taut.



Wenn in der Natur das Prinzip der gegenseitigen Erzeugung bzw. Verstärkung gelten würde, so würde es im Sommer immer heißer und im Winter immer kälter werden. Durch die gegenseitige Hemmung wird der Sommer auf seinem Höhepunkt durch eine unsichtbare „Winterenergie“ eingeschränkt. Gleichzeitig wird der Winter auf seinem Höhepunkt durch die unsichtbare „Sommerenergie“ eingeschränkt.

| **Element** | **Holz** | **Feuer** | **Erde** | **Metall** | **Wasser** |
|---|---|---|---|---|---|
| Farbe | Blau/Grün | Rot | Gelb | Weiß | Schwarz |
| Jahreszeiten | Frühling | Sommer | Regenzeit | Herbst | Winter |
| Tageszeit | Morgen | Mittag | Nachmittag | Abend | Nacht |
| Richtung | Osten | Süden | Zentrum | Westen | Norden |
| Fünf Eingeweide | Leber | Herz | Milz/Pankreas | Lunge | Nieren |
| Sechs Därme | Gallenblase | Dünndarm, Dreifacher Erwärmer | Magen | Dickdarm | Blase |
| Gesichtspartien | Auge | Zunge | Mund/Lippen | Nase | Ohr |
| Geschmack | Sauer | Bitter | Süß | Scharf | Salzig |
| Emotionen | Wut | Freude | Nachdenklich | Sorge | Schock |
| Wandel | Geburt | Körperliche Entwicklung | Entwicklung abgeschlossen | Reifung | Zerfall |
| Lebensabschnitt | Kindheit | Jugend | Volljährigkeit | Erwachsen | Alter |
| Energie | Windenergie | Hitze/Feuer | Feuchtigkeit | Trockenheit | Kälte |
| Yin und Yang | Yang überwiegt dem Yin | Dominantes Yang | Yin- und Yang-Gleichgewicht | Yin überwiegt dem Yang | Dominantes Yin |
| Körper | Muskel | Blutgefäße | Fleisch | Haut | Knochen |

Das Universum kann nicht nur in Yin und Yang klassifiziert werden, sondern muss auch durch die fünf Elemente erweitert werden. Wie in der obigen Tabelle gezeigt, wird die Theorie der fünf Elemente wie auch das Prinzip von Yin und Yang in vielen Bereichen, wie bei der Struktur des menschlichen Körpers, physiologischen Aktivitäten, pathologischen Veränderungen, Diagnostik, aber auch bei der Therapie mittels der KM, angewandt.

Zur weiteren Erklärung sind neben den oben erwähnten Kriterien noch zwei weitere körperliche Aspekte zu berücksichtigen. Es handelt sich hierbei um den Komplex der Eingeweide bzw. Organe einerseits und der Därme andererseits. In der KM werden physiologische Funktionen und pathologische Veränderungen als Folgen der Zusammenhänge der fünf Eingeweide und sechs Därme angesehen. In Abgrenzung zur westlichen Medizin, die sich selektiv auf Einzelorgane konzentriert, achtet die KM auf ihr interaktives System und die Reaktion auf äußere Symptome.

## 2.2 Die Organe

Die **fünf Organe** sind Leber, Herz, Milz/Pankreas, Lunge und Nieren.

### 2.2.1 Leber

Die Leber reguliert einen freien Fluss, indem sie die freie Bewegung des Qi sicherstellt und gleichzeitig eine Stagnation des Qi verhindert. Ihre Hauptfunktion besteht darin, einen reibungslosen Fluss sowie eine reibungslose Nahrungsaufnahme und Ausscheidung zu gewährleisten. Sie beeinflusst zudem die Emotionen. Ein zufriedenstellender Fluss des Leber-Qi beruhigt emotionale Aktivitäten, während Leber-Qi-Fehlfunktionen für wütende und depressive Stimmungen sorgen. Umgekehrt kann auch übermäßiger Ärger und Niedergeschlagenheit die Leberaktivitäten beeinflussen. Die Leber beeinflusst außerdem die Verdauungsfunktion. Ein normaler Fluss des Leber-Qi sorgt für eine ausgewogene Funktion des Milz-Pankreas-Komplexes sowie des Metabolismus und sorgt damit für eine koordinierte Freisetzung der Galle und normale Ausscheidungen. Leberprobleme führen zu Verdauungsproblemen, die sich wiederum in einer „schweren Brust", Aufstoßen, Durchfall oder Verstopfungen äußern. Das Leber-Qi betrifft auch das Schmerzempfinden. Ein unkontrolliertes Leber-Qi verursacht Störungen im Kreislauf von Qi und Blut und erzeugt somit vor allem seitlich Schmerzen, da die Seiten von der Leber bestimmt werden. Sie beeinflusst auch die Menstruation. Es gibt unterschiedliche Gründe für Menstruationsstörungen, wobei aber eine Fehlfunktion der Leber Menstruationsstörungen durch gesteigerte Nervosität verursacht.

Die Leber speichert Blut und passt die Menge der Blutzirkulation an.

Sie reguliert Zu- und Abfuhr. Das Leber-Qi neigt dazu, sich nach oben zu bewegen und überzuschwappen. Da die Leber dem Holz unter den fünf Elementen sowie dem Frühling unter den Jahreszeiten entspricht, besitzt sie die Tendenz, sich wie eine blühende Pflanze nach der Keimung nach oben zu bewegen und zu wachsen. Eine überaktive Leberfunktion kann aber zu Kopfschmerzen, Schwindel, Reizbarkeit und Wut führen.

Die Leber zeigt sich in den Augen. Sie besitzt eine physiopathologische Korrelation mit dem Auge sowie mit Muskeln und Fingernägeln. Eine geregelte Blutversorgung über die Leber ist für eine geordnete Muskelfunktion verantwortlich, wogegen eine mangelhafte Blutversorgung verlangsamte Bewegungen verursacht. Bei einem schweren Blut-Mangel schrumpfen die Muskeln und die Funktion der Gliedmaßen wird reduziert. Andererseits erzeugt zu viel Hitze in der Leber Krämpfe in den Gliedern. Auch Finger- und Zehennägel werden weitgehend von ihr beeinflusst, da sie als Teil der Muskeln angesehen werden. Ein vernünftiger Blutfluss über die Leber stärkt die Muskulatur und erzeugt starke, flexible und glänzende Nägel. Ist der Blutfluss hingegen ungenügend, macht sich dies auch in weichen, dünnen und verfärbten Nägeln bemerkbar.

### 2.2.2 Herz

Das Herz regiert einen hellen und wachen Geist. Es steht in Verbindung mit allen Aktivitäten des menschlichen Lebens einschließlich Verstand, Wille und Denkfähigkeit. Es ist bis zu einem gewissen Grad mit geistigen und bewussten Aktivitäten verbunden. Ein ausreichendes Qi und genug Blut im Herzen geben einer Person einen brillanten Geist und schnellen Verstand. Bei einer Erkrankung des Herzens bekommt die Person Herzklopfen, ist schreckhaft, hat Schlafschwierigkeiten, spricht im Fieber, wirkt verwirrt, ist deprimiert und verliert leicht ihre Fassung.

Das Herz reguliert die Gefäße, in denen das Blut zirkuliert. Blutgefäße gelten als Wege für das Qi und das Blut. Das Herz kontrolliert somit die Blutzirkulation im menschlichen Körper.

Das Herz ist mit der Zunge verbunden. Die pathologischen Phänomene am Herzen lassen sich in der Zunge wiederfinden.

Es reguliert die Sprache und den Schweiß.

### 2.2.3 Milz/Pankreas, Verdauungsfunktionen

Die Koreanische Medizin verwendet „Milz“ als Oberbegriff für Verdauung, Metabolismus und Qi-Transport. Sie ist somit nicht identisch mit der Funktion der schulmedizinischen Milz, sondern beinhaltet auch Funktionen des Pankreas, weshalb man beide Organfunktionen kombiniert und auch von einem Milz/Pankreas-Komplex spricht.

Die Milz reguliert die Transportfunktionen und den Metabolismus. Sie absorbiert Nährstoffe, die nach klassischer Vorstellung jedem Organ und Gewebe im menschlichen Körper zugeführt werden. Sie sorgt für einen ausgewogenen Wasserstoffwechsel durch die Verbesserung der Zirkulation und Ausscheidung der Körperflüssigkeiten.

Die Milz reguliert die Glieder und steht in einer engen physiopathologischen Beziehung zu Armen und Beinen. Wird die Milz geschwächt, können die Nährstoffe nicht mehr normal verteilt werden, was wiederum zu geschwächten Gliedern, abgemagerten oder geschwollenen Armen und Beinen sowie kalten Händen und Füßen führen wird.

Die Milz beherrscht das Fleisch. Eine geschwächte Milz kann zu Gewichtsverlust, schwachem Puls, Müdigkeit und Trägheit führen oder Appetitlosigkeit verursachen.

Die Milz kontrolliert das Blut. Diese Kontrolle bedeutet Verteilung und Drosselung. Sie sorgt für eine ordnungsgemäße Zirkulation des Blutes in den Blutgefäßen.

Die Milz ist mit dem Mund und mit den Lippen korreliert. Der Geschmack des Essens und der Appetit wird auf den geregelten Transport und die Funktion der Milz zurückgeführt. Eine gesunde Milz sorgt für einen gesunden Appetit, der wiederum durch rote und glänzende Lippen charakterisiert ist. Im Gegensatz dazu reduziert eine schwache Milz den Appetit, was wiederum zu trockenen, gelblichen und stumpfen Lippen führt.

### 2.2.4 Lungenflügel

Die Lunge regelt das Qi. Sie regelt die Atmung durch Einatmen frischer Luft und Ausatmen verbrauchter Luft. Das Qi gilt als Grundelement des menschlichen Körpers.

Die Lunge regelt Abwärtsbewegungen und das Lungen-Qi reguliert die Reinigung als Gegenpart zu ihrer diffundierenden Wirkung. Sie reinigt somit auch das Qi und sendet das Qi nach unten.

Die Lunge reguliert den Wasserstoffwechsel, beschleunigt den Stoffwechsel der Körperflüssigkeiten und sorgt für Ausgeglichenheit.

Die Lunge ist mit Haut und Haaren korreliert und öffnet sich in die Nase.

### 2.2.5 Nieren

Die Nieren speichern die sogenannte Essenz. Diese besteht nach klassischer Vorstellung aus dem angeborenen Wesen (der sogenannten Essenz mit Fortpflanzungsfunktion) und einem erworbenen Wesen (dessen wesentliche Substanz aus der Nahrung durch Verdauung und Absorption gewonnen wurde, um die lebenswichtigen Aktivitäten bzw. den Körperstoffwechsel zu erhalten). Die Nieren regulieren das gesamte Wesen. Die Nieren regulieren die Knochen. Sie regulieren den Wasserhaushalt und kontrollieren die Körperflüssigkeiten. Die Nieren korrelieren mit den Ohren.

## 2.3 Die Därme

Die **sechs Därme** beziehen sich auf die „Organe“, die die Nahrung verdauen, Nährstoffe aufnehmen und die Abfälle ausscheiden (Gallenblase, Dünndarm, Dickdarm, Magen, Harnblase, Pericardium). Wie bereits erwähnt, erklärt die KM den menschlichen Körper auf der Basis des Fünf-Phasen/Element-Systems. Die Prinzipien von Yin und Yang zeigen, dass jegliche Materie im Universum ihre Gegenspieler besitzt. Die sechs Därme sind die entsprechenden Organe zu den fünf Eingeweiden. Eingeweide und Därme besitzen jeweils ihre eigenen Funktionen, arbeiten aber auch zusammen und beeinflussen sich gegenseitig.

■ **MERKE** Aus der Perspektive von Yin und Yang entsprechen die sechs Därme dem Yang.

Die sechs Därme sind Verdauungsorgane, deren Hauptfunktion die Kontrolle von Körperflüssigkeiten darstellt, die sie durch Aufnahme und Verdauung von Nahrung, Absorbieren von Nährstoffen und Ausscheiden von Abfallstoffen realisieren. Deshalb sind sie nicht immer aktiv. Sie werden nur dann aktiv, wenn es nötig ist, gehen dann aber mehr Veränderungen ein als die fünf Eingeweide. Eingeweide gelten als Yin-Organe.

### 2.3.1 Gallenblase

Die Gallenblase unterstützt die Nahrungsverdauung. Die primäre physiologische Funktion der Gallenblase wird traditionell darin gesehen, dass durch die Freisetzung von Galle die Nahrungsverdauung beschleunigt wird. Dies gleicht dem westlichen medizinischen Konzept zu Funktion der Gallenblase.

Die Gallenblase kontrolliert die Urteilsfähigkeit. Sie gilt als teilweise verantwortlich für geistige Aktivitäten und trifft Entscheidungen wie Richtig und Falsch. Da der Status des Gallenblasen-Qi mit Mut bzw. Feigheit zusammenhängt, betrachten traditionelle Ärzte immer die Gallenblase, wenn sie einen Patienten behandeln, der unter deutlichen geistigen Veränderungen aber auch plötzlichem Herzklopfen, Schlaflosigkeit bzw. einer hohen Traumaktivität leidet.

Die Gallenblase und die Leber stellen die beiden Seiten einer Sache dar. Dies bedeutet, dass eine Korrelation zwischen den fünf Eingeweiden und den sechs Därmen nach dem Prinzip von Yin und Yang vorliegt. Die Leber und die Gallenblase gelten als Organe mit Holzenergie, sodass die Leber in einer engen physiopathologischen Beziehung mit der Gallenblase steht.

### 2.3.2 Dünndarm

Nach klassischer Vorstellung unterscheidet der Dünndarm zwischen dem Klaren und dem Trüben. Da der Dünndarm mit dem Pylorus am Anfang (oben) und dem Dickdarm am Ende (unten) verbunden ist, stellt nach klassischer Vorstellung die wichtigste physiogische Funktion des Dünndarms die Abtrennung von Verunreinigungen dar.

Der Dünndarm steht im Zusammenhang mit dem Urin.

Der Dünndarm und das Herz stellen die beiden Seiten derselben Sache dar. Der Dünndarm steht in enger physiopathologischer Beziehung mit dem Herzen. Übermäßiges Feuer-Qi im Herzen kann den Dünndarm beeinflussen, was wiederum zu einer geringen Urinmenge, rot gefärbtem Urin und auch Dysurie führt.

### 2.3.3 Magen

Nach klassischer Vorstellung nimmt der Magen die Nahrung auf und verdaut sie.

Der Magen kontrolliert das Absteigen und das Magen-Qi kontrolliert alle Prozesse der Lebensmittelverdauung und der Nährstoffabsorption sowie der Ausscheidung, bei der das Essen nach unten bewegt wird.

Wenn das Magen-Qi nicht absteigt, wird das Essen nicht hinuntertransportiert, sondern bleibt im Magen, was wiederum Blähungen, Bauchschmerzen und Verstopfungen verursacht.

Wenn das Magen-Qi nach oben gerichtet ist, sind Aufstoßen, Schluckbeschwerden und Erbrechen die Folge.

Der Magen bevorzugt Feuchtigkeit und ist der Trockenheit abgeneigt.



### 2.3.4 Dickdarm

Der Dickdarm absorbiert Wasser und scheidet gleichzeitig den übrig gebliebenen Abfall aus.

Die Lunge und der Dickdarm stellen die beiden Seiten der gleichen Sache dar. Somit steht der Dickdarm in enger physiopathologischer Beziehung zur Lunge.

### 2.3.5 Harnblase

Die Harnblase speichert den Urin und gibt ihn ab.

Die Nieren und die Harnblase gelten als die beiden Seiten derselben Sache, somit befindet sich die Harnblase in enger physiopathologischer Beziehung mit den Nieren.

### 2.3.6 Pericardium und Dreifacher Erwärmer

Es wurde festgestellt, dass die fünf Eingeweide mit den sechs Därmen nicht direkt gepaart werden können, da die Zahlen nicht übereinstimmen.

In der KM wird deshalb neben Leber, Herz, Milz, Lunge und den Nieren ein weiteres Organ eingeführt, das mit der Metall-Aktivität verbunden ist und als Pericardium bezeichnet wird.

Daraus ergeben sich sechs Eingeweide.

Der Dreifache Erwärmer ist ein Yang-Organ, das mit dem Pericardium korreliert und ein einzigartiges Konzept in der KM darstellt.

Der Dreifache Erwärmer regelt die Wechselwirkungen zwischen Yin- und Yang-Organen bis zu einem gewissen Grad und besteht aus dem oberen, mittleren und unteren Erwärmer.

Der Dreifache Erwärmer repräsentiert die drei Teile des Körpers:

- die obere Energiequelle umfasst das Herz und die Lunge,
- die mittlere Energiequelle umfasst Milz und Magen,
- die untere Energiequelle umfasst Nieren und Leber,

Die Funktion des Dreifachen Erwärmers:

- die obere Energiequelle regelt die Atmung, kontrolliert die Blutgefäße, liefert Nährstoffe an alle Körperteile und erwärmt Haut, Muskeln und Knochen,
- die mittlere Energiequelle erleichtert die Verdauung und Aufnahme von Lebensmitteln und verwandelt die Nährstoffe in Energie und Blut,
- die untere Energiequelle unterscheidet zwischen reinem und unreinem Qi und scheidet Lebensmittelabfälle, aber auch metabolisierte Flüssigkeiten aus.

## 2.4 Die Meridiane und Kollaterale

Als Meridiane und Kollaterale gelten „Wege“, die einen Akupunkturpunkt mit einem anderen verbinden, um die Zirkulation des Qi und des Blutes im biologischen Reaktionssystem zu verknüpfen. Die Meridiane sind mit den fünf Eingeweiden und den sechs Därmen intern sowie mit der Haut nach außen korreliert. Sie gelten als pathologische Antwortwege entlang denen, die Energie, das Yang, Qi und das Blut zirkulieren. Die Meridiantheorie beschreibt die physiologischen Funktionen des Meridiansystems sowie ihre pathologischen Veränderungen und befasst sich auch mit den Beziehungen der Meridiane zu den Yin- und Yang-Organen.

■ **MERKE** Der Meridian-Begriff ist die Übersetzung des koreanischen Worts Gyeong-Rak.



**Gyeong**

- Der Begriff bedeutet „Straßen“,
- bezeichnet die größeren Wege und wichtigsten Bahnen im Meridiansystem, die vertikal durch den menschlichen Körper zirkulieren,
- und wird auch als Meridian-Gefäß bezeichnet, welches durch tiefe Körperteile zirkuliert.

**Rak**

- Der Begriff steht für die Komplexität der Netzwerke und Bahnen,
- stellt die kleineren Wege im Meridiansystem dar und erreicht alle Teile des Körpers durch seine netzartige Struktur,
- wird auch als Kollateralgefäß bezeichnet, welches durch die oberflächlichen Körperregionen zirkuliert,
- und ist analog zu den Blutkapillargefäßen in der westlichen Medizin.

Die Meridiane werden als die Reaktionswege für Qi und Blut im menschlichen Körper angesehen. Alle Teile des menschlichen Körpers sind durch diese Leitungen miteinander in engem Kontakt. Die Meridiane können folgenderweise versinnbildlicht werden: Befindet man sich in den Bergen, sieht man Täler, und in diesen Tälern befinden sich Flüsse. Die Meridiane können mit diesen Flüssen in den Tälern verglichen werden, da sie zwischen oder manchmal in und aus menschlichen Körperteilen fließen. An einigen Abschnitten der Meridiane sammelt sich die Energie. Diese Stellen nennen sich Akupunkturpunkte (welche übliche Angriffspunkte der Akupunkturbehandlung sind). Die Meridiane beinhalten zwölf Standard- bzw. Hauptmeridiane, acht Zusatzmeridiane, 15 Kollateralgefäße, zwölf Meridianabzweigungen, zwölf Meridiansehnen und tertiäre Kollateralgefäße.

Die zwölf Standardmeridiane stellen die „Hauptkanäle“ des Meridiansystems dar. Diese entsprechen den fünf Eingeweiden und sechs Därmen sowie dem Pericardium (also den zwölf „Innereien“). Sie fließen in drei Körperareale – den Kopf, den Rumpf und die Gliedmaßen. Sie sind in folgende Gruppen einzuteilen:

- Hand-Meridiane,

- Fuß-Meridiane,
- Yang-Meridiane (die den Därmen zugeordnet sind und entlang der Seiten- und Rückenbereichen der Glieder lokalisiert sind),
- Yin-Meridiane (die den Eingeweiden bzw. Organen zugeordnet sind und im Zentrum der Gliedmaßen lokalisiert sind).

Die zwölf Standardmeridiane (also die zwölf Hauptkanäle) regeln die Zirkulation von Qi und Blut im menschlichen Organismus. Sie beinhalten unter anderem:
- den „Größeren Yin-Lungen-Meridian der Hand" (手太陰肺經; „Lungen-Meridian"),
- den „Glänzenden Yang-Dickdarm-Meridian der Hand" (手陽明大腸經; „Dickdarm-Meridian"),
- den „Glänzenden Yang-Magen-Meridian des Fußes" (足陽明胃經; „Magen-Meridian"),
- den „Größeren Yin-Milz-Meridian des Fußes" (足太陰脾經; „Milz-Meridian"),
- den „Kleineren Yin-Herz-Meridian der Hand" (手少陰心經; „Herz-Meridian"),
- den „Größeren Yang-Dünndarm-Meridian der Hand" (手太陽小臟經; „Dünndarm-Meridian"),
- den „Größeren Yang-Blasen-Meridian des Fußes" (足太陽膀胱經; „Blasen-Meridian"),
- den „Kleineren Yin-Nieren-Meridian des Fußes" (足少陰腎經; „Nieren-Meridian"),
- den „Rückfließende Yin-Perikard-Meridian der Hand" (手厥陰心包經; „Perikard-Meridian"),
- den „Kleinen Yang-Dreifacher-Erwärmer-Meridian der Hand" (手少陽三焦經; „Dreifacher-Erwärmer-Meridian"),
- den „Kleinen Yang Gallenblasen-Meridian des Fußes" (足少陽膽經; „Gallenblasen-Meridian"),
- den „Rückfließenden Yin-Leber-Meridian des Fußes" (足厥陰肝經; „Leber-Meridian").

Unter diesen zwölf Meridianen werden der Lungen-Meridian, der Perikard-Meridian und der Herz-Meridian als die drei Yin-Meridiane der Hand bezeichnet, die von der Brust zum Arm fließen und zu den Yang-Meridianen des Fußes führen.

Der Dickdarm-Meridian, der Dreifacher-Erwärmer-Meridian und der Dünndarm-Meridian gelten als die drei Yang-Meridiane der Hand, die vom Arm zum Kopf fließen und zu den Yang-Meridianen des Beines führen.

Der Magen-Meridian, der Gallenblasen-Meridian und der Harnblasen-Meridian gelten als Yang-Meridiane des Fußes, die vom Kopf aus zu den Beinen fließen und somit zu den Yin-Meridianen des Beines führen.

Der Milz-Meridian, der Leber-Meridian und der Nieren-Meridian werden als Yin-Meridiane des Fußes bezeichnet, die vom Bein zum Bauch fließen und zu den Yin-Meridianen des Armes führen.

---

**Die zwölf Standardmeridiane zirkulieren in folgender Reihenfolge:**

Lunge → Dickdarm → Magen → Milz → Herz → Dünndarm → Harnblase → Nieren → Perikard → Dreifacher Erwärmer → Gallenblase → Leber.

Meridiane befinden sich an unterschiedlichen Stellen des Körpers und haben unterschiedliche Aufgaben. Mögliche Störungen, sowohl physisch als auch psychisch, können das System negativ beeinflussen.

### 2.4.1 Lungen-Meridian

**Anzahl der Akupunkturpunkte**
11

**Räumliche Orientierung**
Entspringt in der Region knapp oberhalb des Nabels, verläuft unterhalb des Schlüsselbeines und führt entlang der **medialen Seite** bis zur Daumenspitze.

**Therapeutische Anwendung**
Atemwegserkrankungen; Krankheiten in Kehlkopf, Brust und Lunge; Husten, Schmerzen in Brust, Schultern und Armen.



| Funktion | Beschreibung |
|---|---|
| Physisch | • schützt gegen Kälte, Trockenheit, Wind oder Hitze<br>• beeinflusst die körpereigenen Abwehrkräfte<br>• beherrscht Haut und Körperhaare<br>• kontrolliert die Oberfläche des Körpers |
| Psychisch | • Herr des Qi<br>• Fähigkeit, sich öffnen zu können<br>• animiert zum kommunikativen Austausch<br>• sucht Kontakt zu anderen Menschen<br>• Fähigkeit, sich bei Gefahr abgrenzen zu können |
| **Funktionsstörung** | **Beschreibung** |
| Physisch | • Atemwegserkrankungen wie leichte Erkältungen, Husten, Kurzatmigkeit, Bronchitis, Infektionen der oberen Luftwege, Asthma<br>• Lungenentzündung<br>• trockener Hals, Verlust der Stimme<br>• schwierige Sauerstoffversorgung<br>• Hautprobleme<br>• Durchblutungsstörungen<br>• schwitzende Hände<br>• Zahnfleischbluten<br>• Harndrang<br>• Schulter- und Rückenschmerzen<br>• blasse Gesichtsfarbe<br>• trockene Haare |
| Psychisch | • Melancholie<br>• Depression<br>• unfähig zu trauern oder versinkt im Trauerprozess |

## 2.4.2 Dickdarm-Meridian

**Anzahl der Akupunkturpunkte**
20

**Räumliche Orientierung**
Entspringt an der Spitze des Zeigefingers, durchquert den Schnittpunkt des ersten und zweiten Mittelhandknochens, steigt entlang der **Radialseite des Daumens**, überquert die Schulter und kreuzt das Schlüsselbein, führt weiter nach unten zum Dickdarm, während der zugehörige Zweigkanal nach oben zum Hals weist, um den Mund herumläuft und an der Seite der Nase endet.

**Therapeutische Anwendung**
Bauchkrankheiten; neuropsychiatrische Krankheiten; Fieber, Erkrankungen von Augen, Mund, Zähnen, Nase und Rachen sowie Bauchbeschwerden, Magenknurren, Durchfall, Verstopfungen, Darmentzündungen, aber auch Schmerzen in Händen und Armen.

| Funktion | Beschreibung |
|---|---|
| Physisch | • Nahrungsreste ausscheiden<br>• öffnen und schließen<br>• ausdehnen und zusammenziehen<br>• grober Schmutzableiter |
| Psychisch | • Kraft und Kompetenz<br>• leben und leben lassen<br>• die Grenzen wahrnehmen und wahren |
| **Funktionsstörung** | **Beschreibung** |
| Physisch | • Durchfall<br>• Zittern und Kältegefühl<br>• verstopfte Nase<br>• Zahnschmerzen<br>• Verstopfung<br>• Blähungen<br>• Schulter- und Rückenschmerzen<br>• trockener Mund<br>• Mundgeruch |
| Psychisch | • schwaches Gedächtnis<br>• kann Trauer und Verlust nicht leben<br>• Festhalten am Alten |

## 2.4.3 Magen-Meridian

**Anzahl der Akupunkturpunkte**
45

**Räumliche Orientierung**
Beginnt an der Seite der Nase, verläuft in die Mundwinkel und geht weiter zum Kinn. Im weiteren Verlauf zur Brustwarze, entlang der vorderen Seite des Oberschenkels, zur Kniescheibe und zum Schienbein. Von dort über die Knöchel zur Spitze des zweiten Zehs. Es gibt mehrere Zweigkanäle, von denen einer zum Unterkiefer verläuft, zum Ohr aufsteigt, dem vorderen Haaransatz folgt und an der Stirn endet. In der Brust folgt der Meridian dem Brustbein und dem Magen.

**Therapeutische Anwendung**
Krankheiten im Verdauungssystem, Neuropsychiatrie, den Atemwegen und im Kreislaufsystem; Magenschmerzen, Erbrechen, Magenknurren, Bauchwassersucht, Fazialislähmung, Nasenbluten.
Magenprobleme resultieren oft in Form von Schmerzen im Brustbein, auf beiden Seiten der Stirn, rote pickelartige Flecken um den Mund.

| Funktion | Beschreibung |
|---|---|
| Physisch | • Nahrung in verdaubare Form zu bringen, sie zu entgiften, damit sie von den Därmen weiterverarbeitet werden kann<br>• Aufbereitung der Milch in der Schwangerschaft und Stillzeit |
| Psychisch | • Annehmen und Aufnehmen emotionaler Nahrung<br>• hilft, die Tatsachen verarbeiten zu können<br>• Sitz der alltäglichen (nicht der tief empfundenen) Gefühle |

| Funktionsstörungen | Beschreibung |
|---|---|
| Physisch | • Magenbeschwerden<br>• Entzündungen im Magen und der Magenschleimhaut<br>• Verdauungsstörungen<br>• Übelkeit und Erbrechen<br>• Blähbauch<br>• Verstopfung oder Durchfall<br>• Nahrungsmittelallergien<br>• Probleme mit den Speicheldrüsen<br>• Entzündung der Brustdrüsen<br>• Mundwinkelfissuren<br>• Nasenverstopfung<br>• Kopfschmerzen<br>• schmerzende Hals- und Gesichtsmuskulatur |
| Psychisch | • Das Symptombild ähnelt dem des Dickdarms, allerdings stehen hier psychogene Störungen wie Appetitlosigkeit, ständiges Grübeln und sich Sorgen zu machen im Vordergrund. |

### 2.4.4 Milz-Meridian

**Anzahl der Akupunkturpunkte**
21

**Räumliche Orientierung**
Beginnt an der Spitze des großen Zehs, geht zum Knöchel und führt medial des Beines aufwärts zum Schnittpunkt mit dem Magen-Meridian. Im weiteren Verlauf seitlich zur Mittellinie der Rippenzwischenräume und führt zum Herz-Meridian. Nebenkanäle befinden sich auch im Kiefer.

**Therapeutische Anwendung**
Krankheiten im Verdauungs- und Urogenitalsystem; Magenschmerzen, Aufstoßen, Erbrechen, Gelbsucht, Wassersucht sowie Lethargie, aber auch Schmerzen der unteren Extremitäten.

| Funktion | Beschreibung |
|---|---|
| Physisch | • Transformation und Transport von Nahrung<br>• hält das Blut in den Bahnen und die Organe an ihrem Platz<br>• reguliert die Bauchspeicheldrüse (Produktion von Insulin)<br>• reguliert den Blutzuckerspiegel<br>• sondert Gallensaft und Speichel ab |
| Psychisch | • stärkt das Selbstbewusstsein<br>• nährt unsere Mitte |
| **Funktionsstörungen** | **Beschreibung** |
| Physisch | • Verdauungsprobleme<br>• Appetitlosigkeit<br>• Mangel an Speichel und Magensäure<br>• Übersäuerung<br>• Über- oder Unterzuckerung<br>• Übergewicht<br>• dünner, wässriger Stuhl (Durchfall)<br>• Blähungen des Bauchs<br>• Übergeben<br>• Aufstoßen<br>• Schluckauf<br>• Müdigkeit<br>• Muskelschwäche<br>• schwere Glieder und Unruhe in den Beinen<br>• unterschiedlich hohe Schulterblätter<br>• entzündeter oder deformierter Nagel des großen Zehs<br>• Störungen des Immunsystems<br>• Menstruationsbeschwerden<br>• schwere Zunge<br>• Venenentzündungen (Krampfadern) |

| Funktionsstörungen | Beschreibung |
|---|---|
| Psychisch | • körperliche und geistige Schwere<br>• Gemütserkrankungen<br>• Vergesslichkeit<br>• mangelnde Konzentrationsfähigkeit<br>• Kummer und Sorgen, ständiges Grübeln<br>• mangelnde Fähigkeit zu vertrauen<br>• Heißhunger nach Süßigkeiten<br>• Überessen |



## 2.4.5 Herz-Meridian

**Anzahl der Akupunkturpunkte**
9

**Räumliche Orientierung**
Beginnt im Bauchnabel, führt über Brust und Brustbein zur Achselhöhle und trifft dort den Milz-Meridian. Im Weiteren verläuft er entlang des medialen Aspektes des Armes und endet in der Spitze des kleinen Fingers. Seine Nebenkanäle steigen in das Gesicht. An folgenden Regionen des Gesichts lässt sich die Verfassung des Herzens ablesen:
- die Gesichtspartie, die sich beim Lachen bewegt,
- dort, wo sich oft Pickel bilden,
- die üblichen Stellen von Pockennarben,
- dort, wo man Rouge aufträgt,
- dort, wo schwindsüchtige Patienten erröten.

**Therapeutische Anwendung**
Brustschmerzen; Krankheiten in Kreislauf- und neuropsychiatrischen Systemen; Herzschmerzen, Herzklopfen, Schlaflosigkeit sowie Schmerzen in den Seiten.

| Funktion | Beschreibung |
|---|---|
| Physisch | • bewegt das Blut<br>• kontrolliert die Schweißbildung<br>• pumpt das Blut durch den menschlichen Organismus |
| Psychisch | • Sitz der die Persönlichkeit prägenden Kraft<br>• sorgt für innere Festigkeit und emotionales Gleichgewicht<br>• regiert und beheimatet den Geist „Shen“ |

| Funktionsstörung | Beschreibung |
|---|---|
| Physisch | • alle Erkrankungen des Herzens<br>• Störungen des vegetativen Nervensystems<br>• Schmerzen in der Brust<br>• Störungen im Blutkreislauf<br>• Hitze- oder Kältegefühle, Schweißausbrüche<br>• blasser, matter Teint oder hochrot<br>• Schwindel |
| Psychisch | • geistige und emotionale Unruhe, Nervosität, Reizbarkeit<br>• Schlaflosigkeit<br>• Müdigkeit bis hin zur Lethargie<br>• Stottern, unklare Sprache<br>• Übereifer, übertriebene Freude |

### 2.4.6 Dünndarm-Meridian

**Anzahl der Akupunkturpunkte**
19

**Räumliche Orientierung**
Entspringt der Spitze des kleinen Fingers, führt zur Schulter und schneidet den Harnblasen-Meridian in der Nähe der Wirbel. Im Weiteren verläuft er entlang des Halses bis zum Gesicht und endet vor dem Tragus des Ohrs.
Beim Passieren der Schulter steigt einer der Zweigäste ins Gesicht zu den Augen, während der andere zum Bauch fließt.

**Therapeutische Anwendung**
Dünndarmprobleme; Fieber; nervöse Krankheiten sowie Taubheit, blutunterlaufene Augen und Halsschmerzen.

| Funktion | Beschreibung |
|---|---|
| Physisch | • nimmt die vom Magen verdaute Nahrung auf und trennt reine Anteile von unreinen<br>• Weiterleitung gereinigter Nahrung an die Milz<br>• Weiterleitung fester Abfallprodukte an den Dickdarm und flüssige an die Blase |
| Psychisch | • Assistent des Herzens, hilft einen klaren Geist zu bewahren<br>• kontrolliert die Aufnahme der Gedanken<br>• integrieren und verstehen<br>• Probleme denkend bewältigen können |

| Funktionsstörung | Beschreibung |
|---|---|
| Physisch | • Schmerzen, Taubheit oder Steifheit im Schulterblattbereich<br>• Handgelenk, Ellbogen oder Nacken<br>• Kniebeschwerden (Knacken im Knie)<br>• Ohrenschmerzen<br>• entzündliche, gerötete Augen, Gerstenkorn<br>• geschwollene Wangen<br>• Erkrankungen der Mundhöhle und des Rachenraums<br>• Durchfall |
| Psychisch | • Psychosen<br>• unklare Gedanken, geistige Verwirrtheit<br>• Überempfindlichkeit und Ängstlichkeit<br>• Überforderung in der Familie und bei der Arbeit<br>• Epilepsie |

2

## 2.4.7 Harnblasen-Meridian

**Anzahl der Akupunkturpunkte**
67

**Räumliche Orientierung**
Ist mit dem Dünndarm-Meridian verbunden. Entspringt dem inneren Lidwinkel des Auges, fließt über den Scheitel bis zum Nacken, wo er sich in zwei Äste teilt. Der eine erreicht die Schläfen, während der andere ins Gehirn gelangt. Letzterer verläuft entlang des hinteren Teils des Halses und verzweigt sich erneut in zwei Äste, welche entlang des Rückens seitlich herabfließen. Einer verläuft neben dem Steißbein zur Gesäßregion, die beiden treffen sich in der Kniekehle, verlaufen weiter auf der hinteren Seite der Wadenmuskulatur zum Knöchel und an der lateralen, hinteren Seite der kleinen Zehe.

**Therapeutische Anwendung**
Erkrankungen des Urogenital- und Atmungssystems wie Dysurie, Enurese und Dysenterie; Augenschmerzen, verstopfte Nase, aber auch Hexenschuss.

| Funktion | Beschreibung |
|---|---|
| Physisch | • reguliert die Ausscheidung des von den Nieren produzierten Urins und stimuliert die Nierenfunktion<br>• steht in enger Beziehung mit dem Hormonhaushalt und dem vegetativen Nervensystem<br>• sorgt fürs Gleichgewicht der Körperflüssigkeiten |
| Psychisch | • hilft dem Körper sich zu organisieren<br>• ist zuständig für die Selbstkontrolle und Selbstdisziplin<br>• hilft dem Körper sich aufrecht zu halten<br>• reguliert seelische und körperliche Spannungszustände |

| Funktionsstörung | Beschreibung |
|---|---|
| Physisch | • Blasenschwäche<br>• Harndrang- und Harnentleerungsstörungen<br>• Entzündungen oder Schmerzen im Bereich der Prostata<br>• Kopfschmerzen<br>• Rückenschmerzen<br>• rheumaartige Beschwerden im Bereich der Wirbelsäule, Schultern, Nacken<br>• Ischiasbeschwerden<br>• schwache Knöchel<br>• Fersenschmerzen<br>• Kälteempfindlichkeit<br>• Wadenkrämpfe<br>• Spannungen im Oberkiefer<br>• tränende Augen und laufende Nase<br>• Störungen des Gleichgewichts |
| Psychisch | • Konzentrationsschwäche<br>• Impotenz und Frigidität<br>• reagiert auf großen seelischen Druck<br>• Überempfindlichkeit<br>• Schreckhaftigkeit<br>• Angst und Nervosität<br>• wirre Träume<br>• Ablehnung von Selbstverantwortung (die anderen sind schuld) |

### 2.4.8 Nieren-Meridian

**Anzahl der Akupunkturpunkte**
27

**Räumliche Orientierung**
Beginnt unter der kleinen Zehe, verläuft in der Mitte der Sohle, hinter dem Knöchel (umfließt ihn), steigt weiter auf der medialen Seite des Beines zur Schambeinfuge und endet im Schlüsselbein.

**Therapeutische Anwendung**
Krankheiten des Urogenital- und Verdauungssystems sowie der Atemwege, außerdem Tinnitus, Hexenschuss und unregelmäßige Menstruation.

| Funktion | Beschreibung |
|---|---|
| Physisch | • Bereitstellen von Energie (Energiedepot)<br>• hilft Körper und Geist, sich selbst zu kontrollieren<br>• steht in enger Beziehung mit dem Hormonhaushalt und kontrolliert deren Sekretion<br>• nimmt Einfluss auf das vegetative Nervensystem<br>• produziert Geschlechtsflüssigkeiten und stellt die Energie für die sexuelle Aktivität bereit<br>• sorgt für das Gleichgewicht der Körperflüssigkeiten<br>• reinigt das Blut und gibt den Urin an die Blase ab |
| Psychisch | • hilft Körper und Geist, sich selbst zu kontrollieren<br>• ist zuständig für die Selbstkontrolle und Selbstdisziplin<br>• sorgt für eine aufrechte Körperhaltung = Lebenshaltung |

| Funktionsstörung | Beschreibung |
|---|---|
| Physisch | • allgemeine Körperschwäche<br>• schnelle Erschöpfung<br>• Abmagerung<br>• Probleme beim Treppensteigen<br>• Hormonstörungen<br>• Menstruationsstörungen<br>• Bildung von Nierensteinen<br>• Herzschwäche<br>• plötzliche Schweißausbrüche<br>• nachts auf die Toilette müssen<br>• niedriger Blutdruck<br>• Schmerzen in den Geschlechtsorganen<br>• brennend heiße oder kalte Füße<br>• Durchfall<br>• Kreislaufschwäche<br>• trockene Zunge |
| Psychisch | • Stress<br>• Mangel an Entschlusskraft (Lustlosigkeit)<br>• zu starkes oder zu schwaches sexuelles Verlagen<br>• pessimistische Einstellung<br>• Lebensangst oder übertriebener Hang zum Risiko<br>• Rast- und Ruhelosigkeit<br>• nicht weinen können<br>• Rechthaberei<br>• Schlaflosigkeit<br>• Bettnässen<br>• Ablehnung von Selbstverantwortung für sich und sein Leben (die anderen sind schuld) |

2

### 2.4.9 Perikard-Meridian

**Anzahl der Akupunkturpunkte**
9

**Räumliche Orientierung**
Entspringt in der Brust, wo er mit dem Nieren-Meridian verbunden ist, geht durch die vordere Seite der Schulter entlang der medialen Seite des Armes, über die Handfläche zur Spitze des Mittelfingers.

**Therapeutische Anwendung**
Kreislauferkrankungen, z. B. Herzklopfen, Herzschmerzen, Herzschwäche und Angina pectoris; neuropsychiatrische Störungen wie Geisteskrankheiten.

| **Funktion** | **Beschreibung** |
|---|---|
| Physisch | • schützt das Herz<br>• wehrt Hitzeattacken aus der Umwelt ab<br>• zerstreut Hitze<br>• steuert den Kreislauf |
| Psychisch | • Botschafter und Beschützer des Herzens<br>• hält die Emotionen im Gleichgewicht<br>• bewahrt vor Zusammenbrüchen, Kummer und Leid |
| **Funktionsstörung** | |
| Physisch | • Herzschmerzen und starkes Herzklopfen<br>• Angina pectoris<br>• Kreislaufprobleme<br>• Erkrankung der Geschlechtsorgane<br>• Schlaflosigkeit<br>• Übelkeit und Erbrechen<br>• Epilepsie<br>• gerötete Augen |
| Psychisch | • sexuelle Störungen, Impotenz<br>• erhöhte Reizbarkeit, Unruhe, Nervosität<br>• Depression<br>• schwierige Themen, die zu Herzen gehen |

## 2.4.10 Dreifacher-Erwärmer-Meridian

**Anzahl der Akupunkturpunkte**
23

**Räumliche Orientierung**
Beginnt auf der ulnaren Spitze des Ringfingers, verläuft seitlich am Oberarm bis zur Schulter, führt weiter am linken Rand des Ohrs und endet am äußeren Rand der Augenbraue. Der Zweigkanal kreuzt die Schulter und fließt weiter zur Brust.

**Therapeutische Anwendung**
Kardiopulmonale Erkrankungen, Erkrankungen von Hals, Augen und Ohren wie Tinnitus, Taubheit und blutunterlaufene Augen.



| Funktion | Beschreibung |
|---|---|
| Psychisch | • stützt das Selbstbewusstsein<br>• sensibilisiert die Kritikfähigkeit und innere Beweglichkeit |
| Physisch | • der obere Erwärmer beeinflusst die Atmung<br>• der mittlere Erwärmer lenkt die Verdauung<br>• der untere Erwärmer kontrolliert die Ausscheidungen<br>• Transportweg für das Nieren-Qi, um die Organe zu versorgen<br>• sammelt und reguliert die Körperenergie<br>• unterstützt das Lymphsystem und den Stoffwechsel<br>• kontrolliert die Körpertemperatur |

| Funktionsstörung | Beschreibung |
|---|---|
| Physisch | • ähnliche Symptome wie beim Dünndarm-Meridian<br>• Schmerzen und Entzündungen im Nacken, Schulter- und Armbereich<br>• Schilddrüsenprobleme<br>• Spannungsgefühl in den Zähnen<br>• Neigung zu Allergien, Hauterkrankungen und Infektionen<br>• Rückgrat-Probleme im Halsbereich<br>• Schwindelgefühlen im Kopf<br>• Schlafstörungen<br>• Verdauungsstörungen und Appetitlosigkeit<br>• Erkrankungen der Urogenitalorgane<br>• Kälteempfindlichkeit, Erkältungen<br>• Unverträglichkeit gegenüber Wind und Feuchtigkeit<br>• Schwerhörigkeit<br>• Erkrankungen der Atemwege<br>• Augenschmerzen<br>• Verdauungsschwierigkeiten<br>• allgemeine Krämpfe<br>• organische Potenz, Libidoverlust |

| Funktionsstörung | Beschreibung |
| --- | --- |
| Psychisch | • Probleme mit Zärtlichkeit<br>• übertriebene Vorsicht<br>• nervöse Übererregung<br>• Zwangsvorstellungen |

## 2.4.11 Gallenblasen-Meridian

**Anzahl der Akupunkturpunkte**
44

**Räumliche Orientierung**
Beginnt am äußeren Lidwinkel, steigt hinauf zur Stirn, verläuft am Kopf hinter dem Ohr zur Schulteroberseite und von dort weiter zur Achselhöhle. Nach dem Eintreten in die Brust verläuft er seitlich nach unten zur Vorderseite des Knöchels und endet an der Außenseite der vierten Zehenspitze.

**Therapeutische Anwendung**
Leber-, Gallenblasen-, Brust-, Rippen- und Mittelohrerkrankungen, bitterer Geschmack im Mund, Erbrechen, Schwindel, Migräne, Schläfen- und Augenschmerzen.

| Funktion | Beschreibung |
| --- | --- |
| Physisch | • speichert Gallensaft und sondert diesen zur Verdauung ab, um im Besonderen Fette aufzuspalten<br>• beeinflusst die Körperseiten |
| Psychisch | • entscheidet, ob und wie die Pläne der Leberenergie umgesetzt werden sollen<br>• sorgt für geistige Präsenz, Klarheit, vernünftiges Handeln |

| Funktionsstörung | Beschreibung |
| --- | --- |
| Physisch | • Kopfschmerzen im Schläfenbereich<br>• Migräne<br>• Augenbeschwerden<br>• Schmerzen in den Schultern und im Brustkorb<br>• vergrößerte Schilddrüse<br>• trockene Haut<br>• bitterer pappiger Geschmack im Mund (meistens morgens)<br>• Aufstoßen<br>• halbseitige Schmerzen<br>• Bildung von Gallensteinen<br>• Jucken und Tränen der Augen<br>• Zahnfleischprobleme (Parodontose)<br>• Völlegefühl nach Essen<br>• Stoffwechselprobleme |

| Funktionsstörung | Beschreibung |
|---|---|
| Psychisch | • Gefühl der Unruhe<br>• Ziellosigkeit<br>• cholerische Ausbrüche<br>• Sturheit |

### 2.4.12 Leber-Meridian

**Anzahl der Akupunkturpunkte**
14

**Räumliche Orientierung**
Beginnt an der Außenseite des großen Zehs, verläuft zum vorderen Teil des Knöchels und steigt an der Innenseite des Beines entlang hinauf, verläuft über den Bauch und die Brust und weiter zum Kopf, bevor er um das Auge endet.

**Therapeutische Anwendung**
Leber- und Gallenblasenerkrankungen; urogenitale Probleme sowie Augenschmerzen, Hexenschuss, Übelkeit und Dysurie.

| Funktion | Beschreibung |
|---|---|
| Physisch | • verteilt die Energie und sorgt für den reibungslosen Ablauf aller Körperfunktionen<br>• kontrolliert die Sehnen und Bänder<br>• nährt die Augen<br>• Entgiftungsstation des Körpers (Abfallbeseitigung)<br>• speichert Blut und sorgt für die Blutgerinnung<br>• produziert Gallensaft<br>• regelt den Stoffwechsel und die Menstruation |
| Psychisch | • Beherbergt die Wanderseele „Hun". Nach traditionellen Vorstellungen stellt die Leber die Verbindung zum Universellen oder Göttlichen her und ist ein wesentlicher Träger spirituellen Wachstums.<br>• Über diesen Seelenaspekt wird unsere Fantasie und Vorstellungskraft genährt, eine der Wurzeln unserer Kreativität. Träume und gelebte Emotionen sind die Verbindung zum Unterbewusstsein, dem Ursprung unser Kraft und unseres Muts.<br>• Eine Vision zu entwickeln oder die Fähigkeit, etwas Zukünftiges zu erträumen, ist Ausdruck einer kraftvollen Leberenergie. |

2

| Funktionsstörung | Beschreibung |
|---|---|
| Physisch | • trockener Hals, Engegefühl im Rachen<br>• Asthma<br>• Gesichts- und Nackenröte<br>• Probleme, den Oberkörper nach vorne oder rückwärts zu biegen<br>• Muskel- und Sehnenverhärtungen<br>• Muskelkrämpfe<br>• Neigung zu Fieber ohne erkennbare Ursachen<br>• Entzündungen<br>• Schmerzen oder Schwellung der Genitalien<br>• Prostataerkrankungen<br>• Menstruationsstörungen und Schmerzen<br>• Schmerzen am Schädelscheitel<br>• Schwindel und Sehstörungen<br>• Versteifung und Verengung der Brust<br>• aufgeblähter Bauch |
| Psychisch | • starke Gemütsschwankungen<br>• Gereiztheit, unkontrollierte Zorn- und Wutausbrüche<br>• Frustration und Eifersucht<br>• Hass<br>• Orientierungslosigkeit |

Neben dem Meridiansystem sind auch nichtstoffliche, nicht lokalisierbare Strukturen existentiell für die Gesundheit des Menschen.

## 2.5 Weitere wichtige Elemente der KM: Essenz, Qi und Geist

Die Essenz, das Qi und der Geist, stellen neben Blut, Körpersäften und anderen Flüssigkeiten die Grundbestandteile des Lebens in der KM dar.

- Die Essenz (精, 정) stellt die fundamentale Basis dar, die die physikalische Struktur aufbaut und die körperliche Funktion gewährleistet.
- Das Qi (氣, 기) stellt die Lebensenergie dar, die sowohl im menschlichen Körper fließt als auch für alle funktionalen Aktivitäten verantwortlich ist.
- Der Geist (神, 신) gilt als eine lebensreinigende Kraft.

Das Blut (血, 혈) stellt die komplexe Zusammensetzung biologischer Substanzen dar, die in dieser roten Flüssigkeit durch die Blutgefäße zirkuliert und den ganzen Körper nährt und befeuchtet.

Der Körpersaft und andere Flüssigkeiten (津液) stellen die Zusammenfassung aller Arten normaler Flüssigkeiten im menschlichen Körper dar, ausschließlich des Blutes.

2

### 2.5.1 Die Essenz (精, 정)

Die KM betrachtet die Essenz als den Grundbaustein des menschlichen Körpers und gleichzeitig als die treibende Kraft des Lebens. Die angeborene Essenz bezieht sich auf das von den Eltern bei der Geburt Vererbte, während die erworbene Essenz alle notwendigen Nährstoffe umfasst, die verdaut und vom Körper aus der Nahrung absorbiert werden. Deshalb ist die Essenz für den Menschen von fundamentaler Bedeutung, um überhaupt ein menschliches Leben führen zu können.

#### Funktionen der Essenz in der koreanischen Vorstellung

Die Essenz regelt sowohl Reproduktion als auch Wachstum. In der Entwicklung des Menschen wird die Essenz der Eltern als Grundlage der eigenen Essenz weitergegeben. Basierend auf dieser Essenz und den Nährstoffen aus dem Körper der Mutter beginnt im Fötus die Bildung von Gehirn, Knochen, Muskeln und Fleisch sowie Haut und Haaren.

Als Grundlage kann ein Auszug des Hwangjenaegyeongsomun (黃帝內經素問) gelten, ein chinesischer Medizintext, der auch innerer Kanon des gelben Kaisers genannt wird.

#### Weibliches Geschlecht

Das Leben des weiblichen Geschlechts lässt sich in Stadien einteilen, die jeweils den Faktor 7 als Grundbasis enthalten:

| Alter | | Charakteristika |
|---|---|---|
| 7 Jahre | 7 × 1 | Die Milchzähne werden ersetzt, das Haar wächst kräftig, wenn das Nieren-Qi gedeiht. |
| 14 Jahre | 7 × 2 | Beginn der Menstruation und die Reproduktionsfähigkeit wird erlangt. |
| 21 Jahre | 7 × 3 | Das Wachstum erreicht seinen Höhepunkt. |

| Alter | | Charakteristika |
|---|---|---|
| 28 Jahre | 7 × 4 | Knochen und Sehnen verfestigen sich, das Haarwachstum erreicht seinen Höhepunkt. |
| Frauen im Alter zwischen 21 und 28 Jahren gelten als optimal heiratsfähig, da sie sich im gesündesten Zustand befinden. | | |
| 35 Jahre | 7 × 5 | Der Teint büßt einen Teil seines Glanzes ein und die Haarpracht beginnt zu schwinden. |
| 42 Jahre | 7 × 6 | Der Teint verliert seinen kompletten Glanz und das Haar ergraut. |
| 49 Jahre | 7 × 7 | Die Menstruation stellt sich ein und die Fortpflanzungsfähigkeit geht verloren. |

## Männliches Geschlecht

Das Leben des männlichen Geschlechts lässt sich in Stadien einteilen, die jeweils den Faktor 8 als Grundbasis enthalten:

| Alter | | Charakteristika |
|---|---|---|
| 8 Jahre | 8 × 1 | Die Milchzähne werden ersetzt, das Haar wächst kräftig, wenn das Nieren-Qi gedeiht. |
| 16 Jahre | 8 × 2 | Beginn der feuchten Träume, folglich tritt essenzielles Qi aus dem Körper aus. Wenn das Gleichgewicht von Yin und Yang erreicht ist, wird der junge Mann potent. |
| 24 Jahre | 8 × 3 | Knochen und Sehnen verfestigen sich, das Wachstum erreicht seinen Höhepunkt. |
| 32 Jahre | 8 × 4 | Muskeln und Sehnen sind am stärksten und das Wachstum des Gewebes erreicht seinen Höhepunkt. |
| Männer im Alter zwischen24 und 32 Jahren gelten als optimal heiratsfähig, da sie sich im gesündesten Zustand befinden. | | |
| 40 Jahre | 8 × 5 | Das Nieren-Qi wird schwächer, die Haare beginnen auszufallen und die Zähne werden schwächer. |
| 48 Jahre | 8 × 6 | Der Teint verliert einen Teil seiner Ausstrahlung und das Haar beginnt zu ergrauen, da das Yang-Qi geschwächt ist. |
| 56 Jahre | 8 × 7 | Durch den Verlust von Essenz werden Muskeln und Körper geschwächt. |
| 64 Jahre | 8 × 8 | Zähne und Haare fallen aus. |

■ **MERKE** Zusammengefasst spielt die Essenz eine wichtige Rolle für das Wachstum und die Entwicklung des Menschen.

Die Essenz belebt das Gehirn, was sich neben der physischen Konstitution in der geistigen Aktivität des Menschen zeigt.

Die Essenz ist mit den präventiven Fähigkeiten des menschlichen Körpers gegenüber Krankheiten verbunden.

Die Essenz ist für die Vitalität verantwortlich und stellt Vitalfunktionen sicher. Sie dient als Prävention gegen pathogenes Qi, das Krankheiten verursacht.

Ein Mangel an Essenz schwächt die Vitalität und Anpassungsfähigkeit des menschlichen Organismus, was dem pathogenen Qi die Möglichkeit eröffnet, in den Körper zu gelangen, was kausal zum häufigeren Auftreten von Krankheiten führt.

### 2.5.2 Das Qi (氣, 기) – Klassifizierung des Qi in der KM

#### Ahnen-Qi

Das Ahnen-Qi ist in der Brust gespeichert und dient als dynamische Kraft der Blutzirkulation, der Atmung und der Körperbewegungen sowie der Stimme. Es wird auch als Brust-Qi bezeichnet.

#### Verteidigungs-Qi

Das defensive Qi bewegt sich außerhalb der Gefäße, schützt die Körperoberfläche und schirmt den Körper gegen äußere Pathogene ab.

#### Nährstoff-Qi

Das ernährende Qi bewegt sich innerhalb der Gefäße und nährt alle Organe und Gewebe.

#### Eingeweide- und Darm-Qi

Das Eingeweide- und Darm-Qi ermöglicht den Eingeweiden und Därmen, ihre Aktivitäten zu entfalten. Dieses Qi wird in die viszeralen und Darm-Qi untergliedert, z. B. das Leber-Qi, das Herz-Qi, das Milz-Qi, das Magen-Qi und das Gallenblasen-Qi.

#### Mittleres Qi

Das mittlere Qi bezieht sich auf das Qi des Dreifachen Erwärmers.

#### Meridian-Qi

Das Meridian-Qi fließt durch die Meridiane und wird auch als das Qi der Kollaterale bezeichnet.

#### Pathogenes Qi

Das pathogene Qi führt zu Erkrankungen des menschlichen Körpers. Es wird weiter klassifiziert z. B. in:

- kaltes Qi
- feuchtes Qi
- heißes Qi
- Feuer-Qi
- trockenes Qi

### Gesundes Qi

Das gesunde Qi ist eine Kombination aus dem angeborenen Qi und dem erworbenen Qi und dient einerseits als physikalisches Substrat und andererseits als dynamische Kraft aller lebenswichtiger Funktionen.

### Funktionen des Qi

#### Förderung

Die Qi-Förderung bezieht sich auf die Funktion, welche die aktive, lebenswichtige Essenz für das Wachstum und die Entwicklung des menschlichen Körpers ausübt und die physiologischen Funktionen der Organe, Meridiane und Gewebe unterstützt. Darüber hinaus fördert das Qi die Bildung und Zirkulation des Blutes und unterstützt jeglichen Stoffwechsel anderer Körperflüssigkeiten. Ein Qi-Mangel schwächt seine fördernden Funktionen.

#### Verteidigung

Das Qi verhindert den Eintritt von pathogenem Qi in den Körper und erhält somit die gesunden, physiologischen Funktionen des Organismus.

#### Erhaltung

Das Qi stärkt den Organismus, sorgt für einen Strukturerhalt und sorgt für die Organe des Körpers, um sie in ihrer richtigen räumlichen Umgebung funktionsfähig zu erhalten. Das Qi kontrolliert weiterhin das Blut und sorgt für seine vernünftige Verteilung. Es kontrolliert auch Urin, Schweiß und die Samenflüssigkeit und sorgt für ihre geregelte Ausscheidung.

#### Erwärmung

Das Qi erhält die Körperwärme, erwärmt den Körper und sorgt für eine konstante Temperatur, um die normalen physiologischen Funktionen aufrechterhalten zu können.

#### Umwandlung

Das Qi besitzt auch eine Umwandlungsfunktion, die für den Stoffwechsel im Organismus existentiell ist. Es verwandelt Substanzen im Körper in Essenz oder Lebensenergie. Bestimmte Aktionen des Qi können beispielsweise dazu führen, dass Nahrung in Lebensmittelessenz verwandelt wird, die wiederum in verschiedene Arten von Qi und Blut verwandelt wird. Schlechtes Essen und Abfälle werden somit von Qi in Urin und Stuhl für ihre Ausscheidung umgewandelt.

Je nach Herkunft, Ort und Funktion wird das jeweilige Qi anders benannt. Unabhängig von der Bezeichnung sind sie alle eng miteinander verknüpft oder kombiniert und ergänzen sich gegenseitig.

## 2.5.3 Der Geist (神, 신)

Im engeren Sinne bezieht sich Geist auf alle geistigen Aktivitäten, die sich einerseits in der Mentalität, im Bewusstsein, Denken und Fühlen, andererseits aber auch in einer metaphysischen Seele, dem Geist, der Vorstellungskraft sowie einer körperlichen Seele und dem Willen manifestieren.

Im weitesten Sinne bezieht sich der Geist auf alle lebenswichtigen Prozesse, einschließlich der Regulation physiologischer Voraussetzungen im menschlichen Körper.

Der Geist ist für die visuelle Untersuchung sehr wichtig und stellt somit eines der Hauptkriterien für die medizinische Diagnose dar. Ein starker Geist stellt eine günstige Grundvorrausetzung für die Funktion der fünf Eingeweide dar, während ein zerstreuter Geist durch den Mangel an Energie in den Eingeweiden für ungünstige Verhältnisse sorgt.

## 2.6 Krankheiten und ihre Ursachen

### 2.6.1 Sechs äußerliche Ursachen und sieben Gefühle

In der KM werden **sechs äußerliche Ursachen** betrachtet:

- Wind
- Kälte
- Sommerhitze
- Feuchtigkeit
- Trockenheit
- Feuer

Sie beziehen sich sowohl auf die Jahreszeiten als auch auf das Lebensumfeld.

Im Allgemeinen sind „Wind-Krankheiten“ im Zusammenhang mit dem Frühling, „Sommer-Hitze-Erkrankungen“ mit dem Sommer, „Feuchte-Krankheiten“ mit dem Spätsommer und frühem Herbst, „Trockene-Krankheiten“ mit Herbst und „Kälte-Krankheiten“ mit Winter zu sehen.

Darüber hinaus neigen Menschen, die lange Zeit in einer feuchten Umgebung leben, eher dazu, von pathogener Feuchtigkeit angegriffen zu werden, und diejenigen, die lange in einer Umgebung mit hoher Außentemperatur leben, neigen dazu, eher von pathogener, trockener Hitze bzw. von pathogenem Feuer befallen zu werden.

Ergänzend stellen die **sieben Gefühle** ebenfalls ursächliche Faktoren für Krankheiten in der KM dar:

- Freude
- Wut
- Furcht
- Nachdenklichkeit
- Trauer
- Angst
- Schrecken

In der KM wird die Korrelation bestimmter **Organe mit emotionalen Aktivitäten** als Grundlage der Medizintheorie angesehen:

- das Herz ist mit der Freude verbunden,
- die Leber mit dem Zorn,
- die Milz mit der Nachdenklichkeit,
- die Lunge mit der Angst,
- die Nieren mit der Furcht.

Nicht zu unterschätzende **Faktoren** in der KM für Krankheiten sind:

- Nahrung
- Ermüdung
- traumatische Verletzungen
- Parasiten
- Zurückhaltung von Schleim
- statisches Blut

### 2.6.2 Beispiele für Erkrankungen durch äußerliche Ursachen

#### Wind

Pathogener Wind führt zu verschiedenen Arten von Krankheiten.

Der Grad, mit dem pathogener Wind zu Krankheiten führt, ist so groß, dass er im Körper auch die Infiltration von pathogenem Qi ermöglicht. Der Wind weht immer um uns herum, unabhängig vom Wetter. Wind beschädigt die obere Körperhälfte. Wind gilt als aufwärtsgerichtet und stellt einen yangpathogenen Faktor dar. Er verursacht Kopfschmerzen, Schwindel und sorgt für die Öffnung von Poren in der Haut für die Schweißbildung sowie für eine Abneigung des Menschen gegen Wind.

Wind-Krankheiten in der KM gelten nicht als lokal, sondern als mobil.

Krankheiten, die durch pathogenen Wind verursacht werden, sind nach gängiger Vorstellung nicht ortsgebunden, sondern bewegen sich im Körper. Der pathogene Wind zeichnet sich durch eine hohe Dynamik aus und führt zu einer „Wanderung" von Schmerzen und somit variablen Symptomen. Das Auftreten rheumatischer Gelenkschmerzen wird mit pathogenem Wind verknüpft.

Pathogener Wind gilt auch als hoch flexibel. Deshalb treten auch Hautausschläge wie Röteln plötzlich und unkalkulierbar auf. Analog dazu sind Windstöße durch einen plötzlichen Beginn und flexible Dauer gekennzeichnet.

2

#### Kälte

Die Kälte stellt ein pathogenes Yin dar, das gewöhnlich das Yang-Qi des Körpers verletzt. Kälte besitzt die Funktion eines Gegenparts in der Kontrolle des Yang. Ist Yin viel stärker als Yang, kann es Körperkälte und Kälte in den Gliedern mangels des Yang-Qi erzeugen. Kälte ist durch Stagnation und Erstarrung gekennzeichnet. Wenn Kälte im Körper stecken bleibt, wird der Fluss des Qi blockiert, was dazu führt, dass das Blut erstarrt und häufige Schmerzen auftreten. Bildlich gesehen wird die Kälte mit der Bildung von Eis aus Wasser verglichen. Kälte sorgt für Schrumpfung und Kontraktion. Wenn pathogene Kälte in den Körper eindringt, produziert sie Muskelkrämpfe und Schmerzen in Knochen und Gelenken durch die Kontraktion und Reduktion der Qi-Zirkulation. Pathogene Kälte sorgt auf Haut und Haaren für die Kontraktion der Poren und verursacht Fieber, Taubheit, Lähmung (durch Kälte in Muskeln und Meridianen), das Ausbleiben von Schweiß und eine mentale Abneigung gegen die Kälte.

#### Sommerhitze

Die Sommerhitze gehört zu den Yang-Übeln und ist heiß wie Feuer. Sie ist somit ein pathogenes Yang, das im Körper Krankheiten verursacht und sich in einer Symptomatik mit meist hohem Fieber, Durst und hoher Schweißrate äußert. Pathogene Sommerhitze vermischt sich oft mit pathogener Feuchtigkeit. Die Sommerhitze ist im Sommer, besonders in der Regenzeit, mit starker Feuchtigkeit verbunden. Die Sommerhitze verdrängt Qi und greift negativ in den Flüssigkeitsstoffwechsel ein, d. h. pathogene Sommerhitze ist durch einen Aufstieg und eine Ausbreitung gekennzeichnet und kann somit wichtiges Qi verbrauchen und die Körperflüssigkeiten negativ beeinträchtigen.

#### Feuchtigkeit

Pathogene Feuchtigkeit ist schwer und trüb. Menschen, die durch sie erkranken, entwickeln körperliche Symptome und sind durch Lethargie gekennzeichnet. Ursache hierfür ist, dass beim Vorhandensein pathogener Feuchtigkeit das klare Yang nicht aufsteigt und somit ein schweres Gefühl im Kopf, Mattigkeit im Körper und Taubheit sowie Schmerzen in den Gliedern erzeugen. Menschen mit Erkrankungen, die von pathogener Feuchtigkeit verursacht wurden, entwickeln Symptome die in der KM als schmutzig und trübe gelten (z. B. dunkler Teint, verklebte Augen, Durchfälle, trüber Urin, nässende Pickel). Feuchtigkeit steht für Klebrigkeit und Stagnation. Krankheiten, die durch Feuchtigkeit entstanden sind, gelten in der Heilung als schwierig und langwierig. Feuchtigkeit gehört zum pathogenen Yin und neigt dazu, den Fluss des Qi zu blockieren und das Yang-Qi zu schwächen und sorgt somit für eine schlechte Zirkulation des Qi.

#### Trockenheit

Die Trockenheit neigt dazu, die Lunge zu beschädigen. Lungen bevorzugen Helligkeit und Glanz, sind aber Feuchtigkeit und Trockenheit gegenüber abgeneigt. Pathogene Trockenheit tritt in der Nase oder im Mund auf und schädigt leicht die Lunge. Wenn die Lunge durch Austrocknung ihren Glanz verliert, zeigen sich Symptome eines trockenen schweren Hustens, Atemnot, Brustschmerzen bis hin zu Blut im Sputum. Pathogene Trockenheit beeinträchtigt somit den Flüssigkeitshaushalt im Körper. Die pathogene Trockenheit stellt ein klares und trockenes Qi dar und kann somit bei Übermaß Flüssigkeiten verbrauchen, was sich wiederum in Symptomen wie trockene Nase und Mund, trockenem Hals, Durst, Verstopfung, aber auch heftigem Wasserlassen und trockener, „verdorrter“ oder faltiger Haut äußert.

#### Feuer

Feuer neigt dazu, den Körper als ein pathogenes Yang zu entflammen, das meist mobil ist und sich nach oben hin orientiert. Durch pathogenes Feuer verursachte Krankheiten zeigen sich in Symptomen wie hohem Fieber, trockenem Mund, reichlichem Schwitzen, aber auch einer mentalen Abneigung gegen Hitze. Es neigt dazu, Flüssigkeit zu verbrauchen, was sich in Durst und trockenem Stuhl, Gelüsten nach kalten Speisen und Getränken sowie geringen Urinmengen äußert. Übermäßiges Feuer verursacht Hitze und übermäßige Hitze verursacht Wind. Die Kombination aus Hitze und Wind verursacht eine Blutwallung, was sich in hohem Fieber, verdrehten Gliedmaßen, verhärmten Augen und steifem Hals manifestiert. Der Erreger der Feuerwärme löst somit einen schnelleren Blutfluss und in schweren Fällen sogar Blutungen aus.

### 2.6.3 Beispiele für Erkrankungen durch Gefühle

#### Freude

Freude bedeutet, dass das Herz fröhlich ist. Man fühlt sich erfrischt und genießt einen Zustand guter Gesundheit aufgrund eines reibungslosen Flusses von Qi und Blut. Freut man sich hingegen übermäßig, verteilt sich das Herz-Qi und kann somit nicht mehr gelagert werden, was zu einer geistigen Störung führt.

#### Wut

Wut bedeutet, dass man sich empört und unruhig fühlt, wenn man mit unerwarteten Situationen konfrontiert ist oder einfach Prozesse nicht reibungslos ablaufen. Dies kann dazu führen, dass das Leber-Qi in den Kopf steigt und den Menschen dadurch wütend macht. Übermäßiger Zorn sorgt dafür, dass das Leber-Qi die Funktion der Leber nicht mehr richtig kontrolliert und die Bewegung des Qi stagniert. Somit wird auch der Blutfluss beeinflusst. Als Symptome eines stagnierenden Qi können Blockaden von Ohren, Augen, Mund und Nase, kalte Hände und Füße und im Extremfall plötzliche Ohnmachtsanfälle auftreten.

#### Furcht

Furcht bezieht sich auf einen Zustand der Düsterheit bzw. Dunkelheit oder Depression. Wenn man übermäßig ängstlich ist, kann es das Qi verbrauchen und Schäden an der Lunge verursachen.

#### Nachdenklichkeit

Die Nachdenklichkeit erfordert eine Konzentration von Qi und stellt eine geistige Anstrengung dar. Eine erhöhte Nachdenklichkeit kann den reibungslosen Fluss von Qi blockieren und somit die Stoffwechselfunktion der Milz beschädigen.

#### Trauer

Die Trauer ist ein Gefühl von Leid, Qual und Schmerz. Wenn man sich übermäßig traurig fühlt, kann es das Qi verbrauchen und das Lungen-Qi beschädigen.

#### Angst

Angst zeigt sich mental auch durch ein Erschrecken. Extreme Angst kann dazu führen, dass das Nieren-Qi reduziert wird, was zu einer Stuhl- und Harninkontinenz führen kann.

#### Schrecken

Diese Emotion tritt auf, wenn plötzlich eine unerwartete Situation eintritt und die betroffene Person sich erschreckt. Dies führt zu Symptomen von Ruhelosigkeit und Perplexität, was in kompletter geistiger Verwirrung resultieren kann.

### 2.6.4 Sonstige Krankheitsursachen

#### Krankheiten bedingt durch Lebensmittel

Übermäßiges Essen und Trinken, aber auch Hunger können eine Krankheit verursachen. Verschmutzte Nahrung kann zu Erkrankungen im Magen-Darm-Bereich führen, was sich in Erbrechen, Durchfall und Bauchschmerzen etc. äußern kann. Eine unausgewogene Ernährung kann dazu führen, dass der Mangel an speziellen Nahrungsbestandteilen oder ein Ungleichgewicht von Yin und Yang des Körpers in eine Krankheit mündet.

#### Schäden durch Überanstrengung und Ermüdung

Körperliche Erschöpfungszustände können Schäden am Yang-Qi verursachen, vor allem hinsichtlich Magen und Milz, wodurch eine Verringerung des Qi zu Mattheit der Gliedmaßen, Kurzatmigkeit bei Bewegung, aber auch Abneigung gegen Kommunikation führt und durch geistige Ermüdung gekennzeichnet ist.

Übermäßige sexuelle Aktivität kann die Nierenessenz verbrauchen, was zu Blockaden der Lenden, Knie und Oberschenkel, aber auch Tinnitus und Schwindel führt. Als weitere Symptome können unwillkürliche Samenergüsse, unregelmäßige Menstruation, Amenorrhö und unnatürlicher Vaginalausfluss beobachtet werden.

2

Mentale Ermüdung kann zu einer breiten Palette von Krankheitssymptomen führen, die sich je nach Zustand des Körper-Qi und der oben erwähnten sieben Emotionen unterschiedlich manifestieren können.

### Schleim- und Flüssigkeitsrückhalt

Werden Schleime (dick und klebrig) oder Flüssigkeiten (dünn und wässrig) durch schlechte Zirkulation in irgendeinem Teil des Körpers zurückgehalten, treten Erkrankungen mit einer Vielzahl unterschiedlicher Symptome auf.

Weitere Ursachen für die Bildung dieser Stagnation durch mangelnde Zirkulation können Kälte, Hitze und Feuer, aber auch Fehlfunktionen von Milz, Lunge und Niere sowie des Dreifachen Erwärmers sein.

Als typische Symptome sind Schwindel, Übelkeit und Erbrechen, Kurzatmigkeit und Herzrasen sowie in schweren Fällen Ohnmachtsanfälle zu nennen.

### Blutstau

Ein Blutstau stellt sich als pathologischer Zustand dar, bei dem die Blutzirkulation behindert ist und sich Blut im Körperinneren ansammelt. Es wird auch mit einer Blutvergiftung gleichgestellt. Als bekannte Ursachen hierfür können Qi-Mangel, Qi-Stagnation, übermäßige Blutwärme- und Kälte, aber auch Blutungen durch traumatische Verletzungen angesehen werden, die sich in Schmerzen und geschwollener Lymphe sowie Blutungen manifestieren.

# 2.7 Untersuchung und Diagnose

Die ärztliche Untersuchung in der KM stellt einen Prozess der Erfassung individueller Symptome und die Stellung einer Diagnose dar. Im weiteren Verlauf wird die Ursache und der Verlauf der Krankheit erfasst, um eine geeignete Behandlung anschließen zu können. Hierbei handelt es sich um:

- geeignete Medikamente,
- Akupunktur,
- Moxa-Behandlung,
- Physiotherapie.

## 2.7.1 Wichtige Untersuchungsmethoden in der KM

- Inspektion
- Untersuchung mit Abhören und eine geruchliche Beprobung (Hör- und Riechprüfung)
- intensives Patientengespräch
- Palpation der Bauchdecke (abdominaler Befund)
- Pulsdiagnostik
- Zungendiagnose

## 2.7.2 Sasang- oder Vier-Konstitutionen-Medizin

Die Vier-Konstitutionen-Medizin ist eine Ergänzung der KM aus dem späten 19. Jahrhundert, initiiert durch Lee Je-ma, einem Konfuzianer. Diese Theorie umfasst die großen Unterschiede zwischen den Funktionen und Merkmale der Eingeweide und Därme. Dies hilft dem Arzt, das Aussehen, die Disposition und das Krankheitsbild des Patienten hinsichtlich seiner Konstitution zu kategorisieren und darauf basierend eine bessere Behandlungsmethode für die entsprechende Konstitution nutzen zu können.

### Einteilung nach dem Aussehen

| Einstufung | Charakteristika |
|---|---|
| Größere Yang-Person (Taeyang-in / 太陽人, 태양인) | • markante Züge und nicht fett<br>• deutlicher Nacken<br>• gut proportionierter Oberkörper<br>• kleines Gesäß<br>• schlanke Taille<br>• instabiler Stand durch schwach ausgebildete Beine, Schwierigkeiten beim Gehen und Stehen durch einen wenig ausgebildeten Unterkörper |
| Kleine Yang-Person (Soyang-in / 少陽人, 소양인) | • scheinbar unvorsichtig durch lockeres Mundwerk und ein Fehlen von Manieren<br>• gut entwickelte Brust<br>• unterentwickeltes Gesäß<br>• schnell zu Fuß aufgrund eines leichten Unterkörpers<br>• große Augen<br>• fröhliche Stimme |

| Einstufung | Charakteristika |
|---|---|
| Größere Yin-Person (Taeeum-in / 太陰人, 태음인) | • groß und fett, aber schwaches Skelett<br>• schwacher Nacken<br>• große Hände und Füße<br>• markante Gesichtskonturen<br>• breite Taille<br>• aufrechter Stand<br>• starrer Blick<br>• schwitzt leicht und schnell beim Essen<br>• trinkt kaltes Wasser, obwohl es kalt ist |
| Kleine Yin-Person (Soeum-in / 少陰人, 소음인) | • klein und schmächtig<br>• Oberkörper ausgeglichen, Unterkörper zu kurz<br>• schwächlich und gebückte Haltung<br>• gesenkter Kopf beim Gehen<br>• ausgeprägtes Gesäß und stabile Sitzhaltung<br>• generell gutaussehend<br>• geringe Neigung zum Schwitzen<br>• Abneigung gegenüber kalten Speisen |

## Einteilung nach der Disposition

| Einstufung | Charakteristika |
|---|---|
| Größere Yang-Person (Taeyang-in / 太陽人, 태양인) | • bestimmend, eher diktatorisch<br>• gesellig<br>• eher cholerisch<br>• zielstrebig<br>• kühn<br>• positiv<br>• männlich<br>• selbstgerecht<br>• unpünktlich<br>• eher planlos |
| Kleine Yang-Person (Soyang-in / 少陽人, 소양인) | • fröhlich und lebhaft<br>• freundlich und offen<br>• eher geringere Ausdauer<br>• leichte Ermüdung<br>• gibt schnell auf<br>• gut strukturiert<br>• aktiv und zuversichtlich<br>• immer ängstlich, es könnte etwas schiefgehen<br>• beruflich kontinuierlich<br>• steht Neuem gegenüber nicht zu offen<br>• geschäftstüchtig<br>• unabhängig |

| Einstufung | Charakteristika |
|---|---|
| Größere Yin-Person (Taeeum-in / 太陰人, 태음인) | • im Allgemeinen nicht gesprächig<br>• aktiv im Sport<br>• stetig und ruhig<br>• zielstrebig, gibt nie auf<br>• sorgfältig und nachdenklich<br>• konservativ und scheut Veränderungen<br>• eher gleichgültig gegenüber anderen<br>• eher narzisstisch |
| Kleine Yin-Person (Soeum-in / 少陰人, 소음인) | • schüchtern<br>• naiv<br>• drückt seine Meinung wenig aus<br>• eifersüchtig und unfähig, sich zu versöhnen<br>• sanftmütig und ruhig im Umgang<br>• zu vorsichtig und sehr ängstlich<br>• antriebsschwach<br>• introvertiert<br>• pünktlich und ruhig<br>• Alltagsmensch, der das Abenteuer scheut |

## Einteilung nach der Konstitution

| Einstufung | Gut | Schlecht | Kritisch |
|---|---|---|---|
| Größere Yang-Person (Taeyang-in / 太陽人, 태양인) | viel Urin, leichtes Harnlassen | häufiger schaumiger Speichel und Auswurf | Schluckbeschwerden, häufiges Erbrechen |
| Kleine Yang-Person (Soyang-in / 少陽人, 소양인) | weicher Stuhlgang | seltener Stuhlgang | Verstopfung und Völlegefühl |
| Größere Yin-Person (Taeeum-in / 太陰人, 태음인) | Schwitzen | wenig Schwitzen | Diarrhö und Völlegefühl |
| Kleine Yin-Person (Soeum-in / 少陰人, 소음인) | gute Verdauung | viel Schwitzen | Diarrhö und kaltes Abdomen |

## Ernährungsempfehlungen

| Einstufung | Ernährungsempfehlung | Schädliche Lebensmittel |
|---|---|---|
| Größere Yang-Person (Taeyang-in / 太陽人, 태양인) | warmes Essen besser als kaltes, fettarmes und mildes Essen, Meeresfrüchte und Gemüse (Buchweizen, Schalentiere, Fische, Trauben, Actinidia-Früchte, Seegurken, Senf, Kirschen und Quitten) | würzig, heiß und fetthaltig, zu viele Kalorien und Proteine können zu Hepatitis und Leberschäden führen |
| Kleine Yang-Person (Soyang-in / 少陽人, 소양인) | starke Milz und gute Verdauungsfähigkeit, verträgt auch kaltes Essen und Trinken selbst im Winter (frische kalte Speisen, Meeresfrüchte, Gerste, Bohnen, Schweinefleisch, Enten, Gurken, Austern, Seegurken, Karpfen, getrockneter Pollack, Weichschildkröte, Schlangenfisch, Plattfisch, Chinakohl, Salat, Kürbis, Auberginen, Karotten, Melonen, Erdbeere, Banane, Fassbier, Eis) | heißes und scharfes Essen (Pfeffer, Ingwer, Zwiebeln, Knoblauch, Senf, würzig und anregende Gewürze wie Curry, Huhn, Reh, Ziege, Honig, Ginseng) |
| Größere Yin-Person (Taeeum-in / 太陰人, 태음인) | hoher Proteingehalt (Tier und Gemüse), intensiver Geschmack, (Weizen, Bohnen, Süßkartoffel, Hirse, Erdnuss, Zucker, brauner Reis, Milchprodukte, Rindfleisch, Leberöl, Schnecken, Aal, Algen, Kabeljau, Kastanie, Pinien, Nüsse, Birnen, Aprikosen, Pflaumen, Karotten, Farn und Lotuswurzeln, Hanf und Pilze) | anfällig für Fettleibigkeit, Bluthochdruck oder Verstopfung, scharfe oder fetthaltige Speisen (Huhn, Schwein, Hühnerbrühe, Ginseng, Honig, Ingwer) |
| Kleine Yin-Person (Soeum-in / 少陰人, 소음인) | warmes Essen und gut verdauliches Essen, scharfe Gewürze fördern den Appetit und sind gut für die Verdauung (Hirse, Kartoffel, Apfel, Mandarinen, Tomate, Pfirsich, Jujube, Huhn, Hirsch, Spatz, Fasan, Schaf, Ziege, Honig, Pollack, Seebrasse, Meeresfrüchte, Lauch, Spinat, Kohl, Knoblauch, Zwiebel, Ingwer, Pfeffer, Senf, Curry) | fetthaltiges, kaltes oder rohes Essen kann Durchfall verursachen (kalte Nudeln, Melone, kalte Milch, Eis, Bier, Gerste, Schwein, Mehlprodukte) |

# 2.8 Medizinische Therapie in der KM

## 2.8.1 Definition

Im engeren Sinne bedeutet ein Rezept in der KM ein Dokument, das den Patientennamen sowie die Spezifizierung und Dosis der Medikamente enthält. Da die KM aber als ganzheitliche Therapieform anzusehen ist, beschränkt sich die Verschreibung nicht nur auf die einfache Verabreichung von Arzneimitteln, sondern bezieht jegliche therapeutische Interventionen mit ein. Sie beruht auf der ärztlichen Diagnose der Erkrankung des Patienten.

Die Therapie umfasst neben der medikamentösen Applikation individueller Drogendekokte auch die Akkupunktur, das Schröpfen, die Moxibustion, Massagen und Bewegungstherapien sowie eine umfassende Ernährungstherapie. Ergänzt wird das Ganze durch ärztliche Ratschläge und Anweisungen für die Anpassung der gesamten Lebensumstände.

2

## 2.8.2 Phytotherapeutika in der KM

Im Gegensatz zur TCM und der Kampo-Medizin in Japan hat sich die KM relativ monodirektional entwickelt. Die Grundlage hierfür liegt in der historischen Entwicklung. Bereits zu Beginn des 17. Jahrhunderts hat der Medizingelehrte Heo Jun im Auftrag des koreanischen Königshauses alle verfügbare historische Literatur mit therapeutischen Inhalten gesichtet und aus etwa 100 Literaturquellen ein zentrales Standardwerk in mehreren Bänden zusammengestellt. Dieses richtungsweisende Grundlagendokument wird mit der Bezeichnung Donguibogam (東醫寶鑑, 동의보감) bis zum heutigen Tage als Basis der Therapie in der KM eingesetzt. Da viele Rezepturen pflanzliche, aber auch mineralische oder tierische Bestandteile enthalten, kam es zu einem gewissen Modernisierungsprozess. Bei genauer Betrachtung zeigen sich deutliche Parallelen zur TCM, wobei keine Zusammenstellungen der aktuell verwendeten Rezepturen im Westen bekannt sind. Vielfach werden Konglomerate aus TCM und KM als therapeutische Interventionen im Westen angeboten.

Koreanische Ärzte mit dem Schwerpunkt auf der KM führen ihre Diagnostik nach den Prinzipien der KM durch und planen auch dementsprechend eine phytotherapeutische Intervention, in der Regel immer in Kombination mit Ernährungsphysiologischen Anpassungen, Änderungen im sozialen Umfeld, vor allem aber durch parallele Interventionen mit dem Schwerpunkt Akupunktur, Moxibustion und Bewegungstherapie. Zusätzlich kommen weitere Interventionstechniken wie Schröpfen etc. zum Einsatz.

Eine Phytotherapie im westlichen Sinne mit standardisierten Produkten existiert nur rudimentär. Trotz der Phytoaffinität der Patienten lassen sich dort nur Produkte einsetzen, die den Prinzipien der komplexen Medizintheorie (siehe oben) entsprechen. Eine Produktstandardisierung ist somit schwierig, da ja neben den Interventionen von Yin und Yang und der Beachtung des jeweiligen Qi auch großes Gewicht auf den körperlichen Habitus (also den jeweiligen individuellen Phänotyp) und das Geschlecht gelegt werden muss.

Ein weiteres Kriterium in der KM bzw. in Korea stellt die fehlende Trennung zwischen Apotheke und Arzt dar. Westlich therapierende Ärzte verschreiben moderne Therapeutika, die in der Apotheke an die Patienten ausgegeben werden. In Abgrenzung dazu existiert die Praxis der „Rezeptur“ nur auf dem Papier, da die individuellen Rezeptierungen

(Drogenzusammenstellungen) nicht wie in Europa von Apothekern hergestellt und abgegeben werden, sondern als zusätzliches Geschäftsfeld ähnlich wie IGEL-Leistungen deutscher Ärzte direkt mit dem Patienten abgewickelt werden.

Als Hintergrund ist auch die Ausbildung der Apotheker zu beachten.

Bis vor etwa 25 Jahren haben die Apotheker nach eigenem Gutdünken und ohne geregelte Ausbildung bzw. Staatsexamen auch Kräutermedikamente „over the counter" (OTC) verkauft. Dann wollte man ihre Ausbildung hinsichtlich der Phytomedizin offiziell in das allgemeine Pharmaziestudium integrieren, was jedoch von den traditionellen Medizinern, die die Medikamente zum größten Teil selbst in der Praxis herstellen, abgelehnt wurde. Als Kompromiss wurde dann ein eigener Studienzweig für die traditionelle Kräuterpharmazie gegründet. Dieses neue Studium dauert 4 Jahre und schließt mit einem Bachelor-Abschluss ab.

Um die älteren Apotheker, die davor schon Kräuter verkauft hatten, nicht aus dem System zu eliminieren, wurde eine einmalige staatliche Zusatzprüfung abgehalten, an der alle Apotheker, die Interesse an Kräutermedikamenten hatten, teilnehmen konnten. Nach dem Bestehen der Prüfung durften sie neben ihrem normalen Apothekengeschäft weiterhin Kräutermedikamente führen. D. h., es gibt noch eine größere Anzahl von älteren Apothekern, die offiziell ebenfalls Kräuter verkaufen, aber – wie schon oben erklärt – kaum phytotherapeutische Fertigprodukte.

Zusätzlich gibt es die „modernen" traditionellen Kräuterapotheker, die aber in der Regel keine eigene Apotheke besitzen, sondern zum größten Teil in traditionellen Krankenhäusern bzw. Therapiezentren etc. arbeiten.

Der Großteil der Kräutermedikamente, die von den niedergelassenen KM-Ärzten verschrieben werden, wird auch noch in den meisten Fällen in der eigenen Praxis zubereitet.

Seit einigen Jahren gibt es auch schon so etwas wie „Gemeinschaftskräuter-Zubereitungsstellen", die in etwa wie folgt funktionieren: Der Arzt verschreibt ein Rezept und schickt es an diese Gemeinschaftsapotheke, wo es dann konsumentengerecht zubereitet und entweder direkt an den Patienten abgegeben oder wieder an die Praxis geschickt wird, wo es dann an den Patienten ausgegeben wird.

Phytotherapeutische aufbauende Medikamente werden in Korea nicht von der Versicherung übernommen und sind deshalb auch nicht in der modernen Arzneiform als Granulat erhältlich. Die Medikamente, die von der Versicherung übernommen werden, sind eher zur Symptombehandlung, wie bei Erkältung, verschiedenen Schmerzmustern wie Kopfschmerzen, Verdauungsproblemen und dergleichen gedacht.

Wie oben schon erwähnt, sind aber die verschreibenden Ärzte nur selten daran interessiert, standardisierte Fertigprodukte zu verordnen, anstatt individuelle Drogenmischungen einsetzen zu können. Somit ist eine Verordnungskultur für Phytotherapeutika wie im Westen nicht zu beobachten.

Tonisierende Medikamente werden in typischer Form als Dekokt vom Arzt (oder traditionellen Apotheker) zubereitet. Koreanische Maßeinheiten siehe Anhang (▶ Kap. 8.4).

# 3 Ausgewählte Rezepturen der Koreanischen Medizin

In der ärztlichen Einzelverschreibung ist die Zahl der in der Koreanischen Medizin eingesetzten Rezepturen unüberschaubar groß. Einige traditionelle Verschreibungen sind jedoch sehr berühmt und werden im ganzen Land oft seit Jahrhunderten immer wieder verwendet. Einige dieser Rezepturen werden auch als industrielle Fertigarzneimittel eingesetzt und dabei sogar oft von der Krankenkasse erstattet. Traditionelle Drogenkombinationen, auf die dies zutrifft, sollen im Folgenden individuell vorgestellt werden. Die Reihenfolge der Rezepturen beruht auf dem traditionellen, indikationsbasierten Ordnungssystem der KM. Rezepturen, die von der koreanischen Krankenkasse nicht erstattet werden, wurden nicht aufgenommen.

# 3.1 Hwangnyonhaedok-tang / 黃連解毒湯 / 황련해독탕

Alternative Transliteration: Hwangryunhaedok-tang, Hwangryeonhaedok-tang

| **Goldfaden-Entgiftungstee** | | |
|---|---|---|
| Coptidis rhizoma | 黃連 / 황련 | 2,0 g |
| Phellodendri cortex | 黃柏 / 황백 | 3,0 g |
| Scutellariae radix | 黃芩 / 황금 | 6,0 g |
| Gardeniae fructus | 梔子 / 치자 | 5,0 g |

## Anwendung

Wenn der Patient an schwerem Fieber durch Kälteschäden leidet, stöhnt, unverständlich spricht und nicht schlafen kann, wird meist diese Mischung verwendet. (DB 11.1.4.5.)

Mit dieser Mischung behandelt man schweres Fieber und Schlaflosigkeit durch Kälteschäden, wiederkehrende Folgeschäden von Alkoholkonsum und alle Arten von Hitzegiften. (DB 11.1.4. F1, 1.1.)

Wenn übermäßiges Feuer gelindert werden soll, kann diese Mischung verwendet werden. (DB 11.5.26.4.)

Um Feuer und Hitze gründlich zu behandeln, sollte unter anderem diese Mischung verwendet werden. (DB 11.5.26.11.)

Mit dieser Mischung behandelt man Feuerwut durch starke Hitze oder Feuerhitze; des Weiteren auch bei übermäßiger Hitze im Dreifachen Erwärmer. (DB 11.5.26. F2, 1.1.)

Diese Rezeptur wird im Fall von Herz-Leber-Feuer-Überfluss mit Beeinträchtigung der kognitiven Fähigkeiten, insbesondere des Erinnerungsvermögens, verwendet. Der Patient fühlt sich heiß und ist ängstlich, hat meist Schwierigkeiten beim Einschlafen und ein unangenehmes Gefühl im Brustbereich. Diese Patienten streiten oft miteinander. Der Mund des Patienten fühlt sich trocken an und der Urin scheint rot. Das Zungenfell erscheint gelb und der Puls ist schnurartig und schnell. (CPKM S. 161)

Diese Rezeptur wird auch in der Pharmakopunktur bei Kopfschmerzen, steifem Nacken, Schlaflosigkeit, Hitzesymptomen und Schmerzen durch Qi-Stagnation und Blutstasis oder Neuralgie und Schmerzen des unteren Rückens eingesetzt. (KMCSFP S. 78; CPKM S. 63)

Das „Burning Mouth Syndrom“ (BMS) ist, wie der Namen sagt, ein Zustand, in dem der Patient an einem brennenden Gefühl in der Mundhöhle und anderen Begleitsymptomen leidet. Der Schmerz wird als „brennend“ oder „stechend“ am Rand der Zunge beschrieben. Symptome können auch im Zahnfleisch, an den Lippen, Wangen, Palpen und der gesamten Schleimhaut der Mundhöhle vorhanden sein. 6 Wochen Behandlung sind mindestens erforderlich. Zur Behandlung von BMS mit Pharmakopunktur werden in der Regel pflanzliche Extrakte dieser Rezeptur in Akupunkturpunkte wie EX-HN12, 13, GB21, CV17 und CV6 injiziert. BMS reagiert gut auf Behandlung mit Koreanischer Medizin. Zwei Drittel der BMS-Patienten, die 6–12 Wochen Akupunkturbehandlung und Phytotherapie erhalten hatten, berichteten von einer teilweisen oder vollständigen Verbesserung der Symptome, einschließlich des Brennens im Mund. (CPKM S. 178–182)

## 3.2 Kamisoyo-san / 加味逍遙散 / 가미소요산

Alternative Transliteration: Gamisoyo-san

| **Verbessertes Pulver des freien Wanderers** | | |
|---|---|---|
| Angelica gigantis radix | 當歸 / 당귀 | 5,0 g |
| Atractylodis rhizoma alba | 白朮 / 백출 | 5,0 g |
| Bupleuri radix | 柴胡 / 시호 | 2,5 g |
| Gardeniae fructus | 梔子 / 치자 | 5,0 g |
| Glycyrrhizae radix | 甘草 / 감초 | 4,0 g |
| Menthae herba | 薄荷 /박하 | 1,0 g |
| Paeoniae radix | 芍藥 / 작약 | 4,0 g |
| Poria sclerotium | 茯苓 / 복령 | 0,5 g |

### Anwendung

Wenn der Patient blutigen Schleim aushustet, liegt die Ursache in der Milz. Wenn der Patient unter Feuer leidet, verwendet man diese Mischung. (DB 2.1.15.2.)

Mit dieser Mischung, bei der die geschnittenen Drogen in einen Beutel gegeben und mit Wasser ausgekocht werden, behandelt man blutigen Auswurf. (DB 2.1.15. F3, 1.1.)

Bei Schwindsucht sollte diese Mischung eingesetzt werden. (DB 18.1.39.4.)

Mit dieser Mischung behandelt man Feuerwut, Wechselfieber, Nachtschwitzen und Schleimhusten durch Blut-Mangel ähnlich der Schwindsucht. (DB 18.1.39. F6, 1.1.)

Depression gilt in der Koreanischen Medizin als Teil der Stagnationsmuster, von denen es insgesamt sechs Arten gibt: Qi, Blut, Feuer, Nahrung, Feuchtigkeit und Schleim. Da Depression mit Problemen des Geistes zusammenhängt, ist sie eng mit der Qi-Stagnation verbunden. Die „Korean Society of Oriental Neuropsychiatry" und die „Korean Institution of Oriental Medicine" entwickelten und veröffentlichten 2016 eine klinische Leitlinie zur Behandlung von Depressionen. Dabei konnte gezeigt werden, dass im Vergleich zur Verabreichung von Antidepressiva allein die kombinierte Behandlung mit dieser Rezeptur die Symptome der Depression signifikant verbessert. (CPKM S. 252–256)

Kamisoyosan hat als Extrakt-Granulat-Fertigarzneimittel eine eigene Monographie im Koreanischen Arzneibuch.

# 3.3 Pyongui-san / 平胃散 / 평위산

Alternative Transliteration: Pyeongwi-san

| Magenberuhigungspulver | | |
|---|---|---|
| Atractylodis rhizoma | 蒼朮 / 창출 | 8,0 g |
| Citri unshius pericarpium | 陳皮 / 진피 | 5,0 g |
| Glycyrrhizae radix | 甘草 / 감초 | 1,5 g |
| Jujubae fructus | 大棗 / 대조 | 3,0 g |
| Magnoliae cortex | 厚朴 / 후박 | 1,0 g |
| Zingiberis rhizoma | 生薑 / 생강 | 0,3 g |



## Anwendung

Bei Magenbeschwerden verwendet man diese Mischung (DB 3.8.9.4.)

Mit dieser Mischung behandelt man verschiedene Symptome, die durch Disharmonie in Milz und Magen verursacht werden, wie Appetitlosigkeit, Schwellungen in der Magengrube, Übelkeit und Erbrechen, Schluckauf, Säureregulation, Gelbsucht, Abmagerung des Körpers, Schläfrigkeit und Durchfall. (DB 3.8.9. F1, 1–2.1.)

Ferner behandelt man mit dieser Mischung unter anderem acht Arten von Verstopfung, Regurgitation und Dysphagie. Nachdem das Magen-Qi harmonisiert ist, sollte diese Mischung nicht mehr eingenommen werden. Es ist nicht für den täglichen Gebrauch geeignet. (DB 3.8.9. F1, 1.2.)

Bei Appetitlosigkeit verwendet man ebenfalls diese Mischung. (DB 12.1.19.8.)

Diese Mischung harmonisiert die Milz, nährt den Magen und stimuliert den Appetit. Wenn der Patient an inneren Schäden leidet, bleibt Nahrung im Magen zurück und der Patient ist appetitlos. (DB 12.1.19. F1, 1.1.)

Eine pädiatrische Verstopfung wird diagnostiziert, wenn ein Kind weniger als 2-mal pro Woche Kot absetzt und dieser Kot trocken genug ist, um Schmerzen und/oder Blutungen während der Defäkation zu verursachen sowie wenn der Patient ständig an einem „Gefühl einer unvollständigen Defäkation" leidet. Wenn eine solche Verstopfung auf eine Nahrungs-Stagnation zurückzuführen ist, verschreibt man am besten diese Rezeptur. (CPKM S. 232–234)

## 3.4 Doinsungki-tang / 桃仁承氣湯 / 도인승기탕

Alternative Transliteration: Doinseunggi-tang

| **Pfirsichkerntee zur Qi-Regulation** | | |
|---|---|---|
| Cinnamomi ramulus | 桂枝 / 계지 | 4,0 g |
| Glycyrrhizae radix | 甘草 / 감초 | 1,0 g |
| Natrii sulfas | 芒硝 / 망초 | 2,0 g |
| Persicae semen | 桃仁 / 도인 | 5,0 g |
| Rhei radix | 大黃 / 대황 | 2,0 g |

### Anwendung

Bei der Behandlung von Blut in der Blase mit Unterbauchkrämpfen, schwarzem Stuhl und verwirrter Sprache sollte dieser Mischung verwendet werden. Man nimmt sie warm ein, bis das Blut vollständig ausgespült ist. (DB 11.1.10. F3, 1.1.)

Akute unspezifische Rückenschmerzen (Lower Back Pain, LBP) vom Blutstagnationstyp reagieren sehr gut auf diese Rezeptur. Für die ersten 2 Tage mit starken Schmerzen und eingeschränkter Beweglichkeit ist absolute Bettruhe (nur Toilettennutzung erlaubt) hilfreich. (CPKM S. 136)

# 3.5 Banhasashim-tang / 半夏瀉心湯 / 반하사심탕

Alternative Transliteration: Banhasasim-tang

| Mitsommerkraut-Hitzeausleitungstee | | |
|---|---|---|
| Coptidis rhizoma | 黃連 / 황련 | 1,0 g |
| Ginseng radix | 人蔘 / 인삼 | 4,0 g |
| Glycyrrhizae radix | 甘草 / 감초 | 4,5 g |
| Jujubae fructus | 大棗 / 대조 | 3,0 g |
| Pinelliae tuber | 半夏 / 반하 | 6,0 g |
| Scutellariae radix | 黃芩 / 황금 | 8,0 g |
| Zingiberis rhizoma | 生薑 / 생강 | 2,3 g |



## Anwendung

Wenn ein Patient mit Kälteschäden, Erbrechen und Fieber-Bedrücktheit, jedoch keinen Schmerz unter dem Herzen verspürt, wird meistens diese Mischung eingesetzt. Sie wird in der Regel bei Druckgefühl und Blähungen im oberen Abdomen angewendet, sodass das Qi rückwärts fließt. (DB 11.1.7.2.)

Funktionelle Dyspepsie ist definiert als ein Zustand von Bauchschmerzen oder Beschwerden im oberen Bauchbereich, unabhängig von der Nahrungsaufnahme. Die Wirkungen der Koreanischen Medizin bei funktioneller Dyspepsie wurden in vielen Studien validiert. Zehn Studien zur Untersuchung der Wirkung dieser Rezeptur bei funktioneller Dyspepsie (972 Patienten) deuten z. B. darauf hin, dass dieses Rezept eine bessere Wirkung aufweist als die konventionelle Medizin. (CPKM S. 191)

Behandlungen nach Koreanischer Medizin für das Reizdarm-Syndrom beginnen mit einer Identifizierung des Musters der Symptome, einschließlich Durchfall, Verstopfung und Bauchschmerzen. Vor allem die Feuchtigkeitsblockaden und verkrümmender Schmerz im Bauch. Durchfall hilft nicht, diese Symptome zu lindern. Der Körper fühlt sich schwer und der Mund fühlt sich trocken an. Hier verschreibt man am besten diese Rezeptur. (CPKM S. 194)

## 3.6 Samtschulkonbi-tang / 參朮健脾湯 / 삼출건비탕

Alternative Transliteration: Samchoolgunbi-tang, Samchulgeonbi-tang

| **Ginseng- und Großköpfiges-Speichelkraut-Milzaufbautee** | | |
|---|---|---|
| Amomi fructus | 砂仁 / 사인 | 0,8 g |
| Atractylodis rhizoma alba | 白朮 / 백출 | 4,0 g |
| Citri unshius pericarpium | 陳皮 / 진피 | 3,5 g |
| Crataegi fructus | 山楂 / 산사 | 4,0 g |
| Ginseng radix | 人蔘 / 인삼 | 3,0 g |
| Glycyrrhizae radix | 甘草 / 감초 | 1,5 g |
| Hordei fructus germiniatus | 麥芽 / 맥아 | 1,5 g |
| Jujubae fructus | 大棗 / 대조 | 3,0 g |
| Magnoliae cortex | 厚朴 / 후박 | 1,0 g |
| Massa medicata fermentata | 神麯 / 신곡 | 3,0 g |
| Paeoniae radix | 芍藥 / 작약 | 2,5 g |
| Ponciri fructus immaturus | 枳實 / 지실 | 3,0 g |
| Poria sclerotium | 茯苓 / 복령 | 0,2 g |
| Zingiberis rhizoma | 生薑 / 생강 | 0,3 g |

### Anwendung

Wenn der Magen durch Nahrungsschaden geschwächt ist, muss diese Mischung eingesetzt werden. (DB 11.1.9.3.)

Diese Mischung tonisiert die Milz, nährt den Magen und bewegt somit die Nahrung ins Körperinnere. (DB 11.1.9. F3, 1.1.)

Bei Anorexie durch Qi-Mangel verschreibt man am besten diese Rezeptur. (CPKM S. 235)

# 3.7 Insampaedok-san / 人參敗毒散 / 인삼패독산

| **Ginseng-Entgiftungspulver** | | |
|---|---|---|
| Araliae continentalis radix | 獨活 / 독활 | 3,0 g |
| Aurantii fructus immaturus | 枳殼 / 지각 | 3,0 g |
| Bupleuri radix | 柴胡 / 시호 | 2,0 g |
| Cnidii rhizoma | 川芎 / 천궁 | 4,0 g |
| Ginseng radix | 人蔘 / 인삼 | 2,5 g |
| Glycyrrhizae radix | 甘草 / 감초 | 3,0 g |
| Magnoliae cortex | 厚朴 / 후박 | 0,5 g |
| Osterici radix | 羌活 / 강활 | 3,0 g |
| Platycodonis radix | 桔梗 / 길경 | 5,0 g |
| Poria sclerotium | 茯苓 / 복령 | 0,2 g |
| Zingiberis rhizoma | 生薑 / 생강 | 0,3 g |

## Anwendung

Mit dieser Mischung behandelt man Kälteschäden oder saisonale Epidemien mit Fieber, Kopfschmerzen, Steifheit des Nackens, Unruhe und Schmerzen in den Gliedmaßen; des Weiteren Husten mit Nasenverstopfung und getrübter Stimme durch Windschäden. (DB 10.2.19. F5, 1.1.)

3

## 3.8 Kumikanghwal-tang / 九味羌活湯 / 구미강활탕

Alternative Transliteration: Gumiganghwal-tang

| **Neun-Komponenten-Gebirgsangelikatee** | | |
|---|---|---|
| Angelicae dahuricae radix | 白芷 / 백지 | 5,0 g |
| Asiasari radix et rhizoma | 細辛 / 세신 | 0,8 g |
| Atractylodis rhizoma | 蒼朮 / 창출 | 5,0 g |
| Cnidii rhizoma | 川芎 / 천궁 | 4,5 g |
| Glycyrrhizae radix | 甘草 / 감초 | 1,5 g |
| Osterici radix | 羌活 / 강활 | 5,0 g |
| Platycodonis radix | 桔梗 / 길경 | 6,0 g |
| Rehmanniae radix | 生地黃 / 생지황 | 2,5 g |
| Saposhnikoviae radix | 防風 / 방풍 | 6,0 g |

### Anwendung

Die Wurzel des größeren Yang ist die Blase. Wenn diese beschädigt ist, entstehen Kopfschmerzen und die Wirbelsäule wird steif. Man verschreibt hier diese Mischung. (DB 10.2.11.1.)

Das Äußere des größeren Yang ist die Haut und das Innere ist die Blase. Wenn die Haut überhitzt ist, entstehen Kopfschmerzen und der Nacken wird steif. Man verschreibt hier diese Mischung. (DB 10.2.11.2.)

Unabhängig von der Jahreszeit verwendet man diese Mischung anstelle ephedrahaltiger Rezepturen, wenn der Patient Kopfschmerzen, Knochen- und Gelenkschmerzen, Fieber, eine Abneigung gegen Kälte, Schweißausbrüche oder einen schwebenden, engen Puls hat. (DB 10.2.11. F7, 1–4.1.)

Ein Patient, der schwitzt, darf Ephedrae herba (麻黃) nicht einnehmen. Ein Patient, der nicht schwitzt, darf Cinnamomi ramulus (桂枝) nicht einnehmen. Daher wurde diese Rezeptur so entwickelt, dass die Kontraindikationen der drei Yang nicht verletzt werden. (DB 10.2.11. F7, 1–4.2.)

## 3.9 Sotschongyong-tang / 小靑龍湯 / 소청룡탕

Alternative Transliteration: Socheongryong-tang, Socheongryeong-tang

| **Kleiner blauer Drachentee** | | |
|---|---|---|
| Asiasari radix et rhizoma | 細辛 / 세신 | 1,5 g |
| Cinnamomi ramulus | 桂枝 / 계지 | 0,3 g |
| Ephedrae herba | 麻黃 / 마황 | 3,0 g |
| Glycyrrhizae radix | 甘草 / 감초 | 3,0 g |
| Paeoniae radix | 芍藥 / 작약 | 5,0 g |
| Pinelliae tuber | 半夏 / 반하 | 4,5 g |
| Schisandrae fructus | 五味子 / 오미자 | 5,0 g |
| Zingiberis rhizoma | 生薑 / 생강 | 2,5 g |

### Anwendung

Mit dieser Mischung behandelt man trockenes Erbrechen sowie Qi-Umkehr von Wasser-Qi unter dem Herzen. Des Weiteren Fieber, Husten und Kurzatmigkeit. (DB 10.2.19. F9, 1.1.)

Kinder, die unterernährt sind, ziehen sich leichter eine Erkältung zu. Diese Rezeptur ist bei der Behandlung einer Erkältung durch kalten Wind besonders zu empfehlen. (CPKM S. 229)

3

## 3.10 Kalgun-tang / 葛根湯 / 갈근탕

Alternative Transliteration: Galgeun-tang

| **Kudzutee** | | |
|---|---|---|
| Cinnamomi cortex | 肉桂 / 육계 | 6,0 g |
| Ephedrae herba | 麻黃 / 마황 | 6,0 g |
| Glycyrrhizae radix | 甘草 / 감초 | 6,0 g |
| Jujubae fructus | 大棗 / 대조 | 5,0 g |
| Paeoniae radix | 芍藥 / 작약 | 6,0 g |
| Puerariae radix | 葛根 / 갈근 | 9,0 g |
| Zingiberis rhizoma | 生薑 / 생강 | 6,0 g |

### Anwendung

Eine Yang-Toxizität liegt vor, wenn rote Flecken im Gesicht erscheinen, die Kehle schmerzt und der Patient Eiter und Blut erbricht. Vor dem fünften Tag ist es noch behandelbar, aber nicht mehr nach sieben Tagen. Hier wird diese Mischung verwendet. **(DB 10.2.29.2.)**

Mit dieser Mischung behandelt man Kälteschäden durch Yang-Toxin. **(DB 10.2.29. F5, 1.1.)**

# 3.11 Palmul-tang / 八物湯 / 팔물탕

| Acht-Komponenten-Tee | | |
|---|---|---|
| Angelica gigantis radix | 當歸 / 당귀 | 5,0 g |
| Atractylodis rhizoma alba | 白朮 / 백출 | 5,0 g |
| Cnidii rhizoma | 川芎 / 천궁 | 5,0 g |
| Ginseng radix | 人蔘 / 인삼 | 3,0 g |
| Glycyrrhizae radix | 甘草 / 감초 | 4,0 g |
| Paeoniae radix | 芍藥 / 작약 | 4,0 g |
| Poria sclerotium | 茯苓 / 복령 | 0,3 g |
| Rehmanniae radix praeparata | 熟地黃 / 숙지황 | 7,0 g |

3

## Anwendung

Diese Mischung wird bei Mängeln von sowohl Yin als auch Yang, die sich auf Mängel sowohl von Qi als auch von Blut beziehen, verwendet. **(DB 12.2.12.1.)**

Mit dieser Mischung behandelt man Mängel von Qi und Blut, die durch Schwindsucht verursacht werden. Es harmonisiert Yin und Yang. Die geschnittenen Drogen werden in einen Beutel gegeben, mit Wasser ausgekocht und eingenommen. **(DB 12.2.12. F2, 1.)**

Dieser Rezeptur wird auch zur Behandlung von Adipositas bei Patienten vom Soeum-in-Körperkonstitutionstyp verwendet. **(CPKM S. 296)**

## 3.12 Kalgunhaegi-tang / 葛根解肌湯 / 갈근해기탕

Alternative Transliteration: Kalkunhaeki-tang, Galgeunhaegi-tang

| **Kudzu-Muskelentspannungstee** | | |
|---|---|---|
| Angelicae dahuricae radix | 白芷 / 백지 | 4,0 g |
| Bupleuri radix | 柴胡 / 시호 | 2,0 g |
| Cimicifugae rhizoma | 升麻 / 승마 | 2,0 g |
| Glycyrrhizae radix | 甘草 / 감초 | 1,5 g |
| Gypsum fibrosum | 石膏 / 석고 | 12,0 g |
| Jujubae fructus | 大棗 / 대조 | 3,0 g |
| Osterici radix | 羌活 / 강활 | 3,0 g |
| Paeoniae radix | 芍藥 / 작약 | 3,0 g |
| Platycodonis radix | 桔梗 / 길경 | 5,0 g |
| Puerariae radix | 葛根 / 갈근 | 5,0 g |
| Scutellariae radix | 黃芩 / 황금 | 5,0 g |
| Zingiberis rhizoma | 生薑 / 생강 | 0,3 g |

### Anwendung

Wenn die Augen schmerzen, die Nase austrocknet und das Liegen durch Yang-Helligkeit unangenehm wird, soll man den Körper mit dieser Mischung entspannen. (DB 10.2.12. F3, 1.1.)

Wenn eine Epidemie im Frühjahr auftritt, soll man diese Mischung verabreichen. (DB 15.2.4.5.)

Mit dieser Mischung behandelt man Fieber und Durst aufgrund von im Frühjahr auftretenden Infektionen. (DB 15.2.4. F1, 1.1.)

## 3.13 Itschung-tang / 理中湯 / 이중탕

Alternative Transliteration: Leejung-tang, Yijung-tang

| Zentrum-Regulierungstee | | |
|---|---|---|
| Atractylodis rhizoma alba | 白朮 / 백출 | 9,0 g |
| Ginseng radix | 人蔘 / 인삼 | 6,0 g |
| Glycyrrhizae radix | 甘草 / 감초 | 3,0 g |
| Zingiberis rhizoma | 生薑 / 생강 | 5,0 g |

### Anwendung

Ausbleibender Durst mit gleichzeitigem Durchfall gehört zu den „Fünf viszeralen Krankheiten". Hier sollte diese Mischung verwendet werden. (DB 10.2.14.2.)

Bei einer größeren Yin-Verschiebung mit Bauchschmerzen, Durchfall und ausbleibendem Durst sollte dieser Mischung verwendet werden. (DB 10.2.14.3.)

Wenn sich das Abdomen zu unregelmäßigen Zeitpunkten voll und schmerzhaft anfühlt, der Patient Erbrechen und Durchfall, aber keinen Durst hat, leidet er an einer größeren Yin-Krankheit. Hier sollte diese Mischung verwendet werden. (DB 10.2.14.4.)

Völlegefühl und ein ständiger Wechsel zwischen einem schmerzenden und normalen Zustand wird durch den Anstieg der Mangelkälte von unten verursacht. Hier sollte mit einem warmen Arzneimittel wie diese Mischung harmonisiert werden. (DB 10.2.14.5.)

Mit dieser Rezeptur behandelt man Bauchschmerzen, Durchfall und das Ausbleiben von Durst bei einer größeren Yin-Krankheit. (CPKM S. 55, S. 194, S. 245; DB 10.2.14. F4, 1.1.)

Das große Yin-Syndrom ist ein Muster von innerer Kälte, das durch einen Mangel im Dreifachen Erwärmer und kalte Feuchtigkeit verursacht wird. Die Hauptsymptome sind Bauchverspannungen, Erbrechen, Verdauungsstörungen, spontaner Durchfall, Mangel an Durst und gelegentliche Bauchschmerzen. Therapeutische Methoden wie eine Erwärmung des Inneren zusammen mit der Ausleitung von Kälte sollten verwendet werden. Hierfür wird diese Rezeptur häufig eingesetzt. (CPKM S. 55)

Wenn sich das Innere aufgrund eines Mangels an Milz-Yang kalt anfühlt, verschreibt man diese Rezeptur. (CPKM S. 245)

## 3.14 Tsongsangkyongtong-tang / 淸上蠲痛湯 / 청상견통탕

Alternative Transliteration: Chungsanggyuntong-tang, Cheongsanggyeontong-tang

| Schmerzlinderungstee für die oberen Regionen | | |
|---|---|---|
| Angelica gigantis radix | 當歸 / 당귀 | 4,0 g |
| Angelicae dahuricae radix | 白芷 / 백지 | 4,0 g |
| Araliae continentalis radix | 獨活 / 독활 | 3,0 g |
| Asiasari radix et rhizoma | 細辛 / 세신 | 0,8 g |
| Atractylodis rhizoma | 蒼朮 / 창출 | 4,5 g |
| Chrysanthemi indici flos | 甘菊花 / 감국 | 2,5 g |
| Cnidii rhizoma | 川芎 / 천궁 | 4,0 g |
| Glycyrrhizae radix | 甘草 / 감초 | 1,0 g |
| Liriopis tuber | 麥門冬 / 맥문동 | 3,5 g |
| Osterici radix | 羌活 / 강활 | 3,0 g |
| Saposhnikoviae radix | 防風 / 방풍 | 4,0 g |
| Scutellariae radix | 黃芩 / 황금 | 8,0 g |
| Viticis fructus | 蔓荊子 / 만형자 | 0,7 g |

### Anwendung

Mit dieser Mischung behandelt man alle Kopfschmerzen, insbesondere chronische und akute Migräne-Kopfschmerzen. Sie hilft auch bei Kopfschmerzen, die durch Schlaganfall oder subarachnoidale Blutungen und verursacht wurden. (方藥合編 中統116)

Der spezifische Typ der zu behandelnden Kopfschmerzen spielt dabei keine Rolle. Das Mittel kann auch verwendet werden, wenn die Krankheitsursache nicht eindeutig ist oder wenn der ganze Kopf schmerzt. Dies trifft selbst dann zu, wenn blutunterlaufene Augen mit den Kopfschmerzen einhergehen. (方藥合編 中統116)

Es kann gegen primäre Kopfschmerzen wie Migräne und Cluster-Kopfschmerzen verwendet werden. (方藥合編 中統116)

Anmerkung: Die Rezeptur Tsongsangkyongtong-tang ist dem Werk Bangyakhabpyong (방약합편 / 方藥合編) entnommen, das 1884 vom koreanischen Arzt Hwang Pil-Su (황필수 / 黃泌秀 / 1842–1914) publiziert wurde.

# 3.15 Otsog-san / 五積散 / 오적산

Alternative Transliteration: Ojeok-san

| **Fünf-Anhäufungen-Pulver** | | |
|---|---|---|
| Angelica gigantis radix | 當歸 / 당귀 | 2,4 g |
| Angelicae dahuricae radix | 白芷 / 백지 | 2,1 g |
| Aurantii fructus immaturus | 枳殼 / 지각 | 2,4 g |
| Atractylodis rhizoma | 蒼朮 / 창출 | 6,0 g |
| Cinnamomi ramulus | 桂枝 / 계지 | 2,1 g |
| Citri unshius pericarpium | 陳皮 / 진피 | 3,0 g |
| Cnidii rhizoma | 川芎 / 천궁 | 2,1 g |
| Ephedrae herba | 麻黃 / 마황 | 3,0 g |
| Glycyrrhizae radix | 甘草 / 감초 | 1,8 g |
| Magnoliae cortex | 厚朴 / 후박 | 2,4 g |
| Paeoniae radix | 芍藥 / 작약 | 2,4 g |
| Pinelliae tuber | 半夏 / 반하 | 2,1 g |
| Platycodonis radix | 桔梗 / 길경 | 2,4 g |
| Poria sclerotium | 茯苓 / 복령 | 2,4 g |
| Zingiberis rhizoma | 生薑 / 생강 | 2,4 g |

## Anwendung

Behandlung von Kälteschäden mit Kopfschmerzen, Körperschmerzen, Umkehrkälte der Extremitäten, Brust- und Bauchschmerzen, Erbrechen und Durchfall. **(DB 10.2.18. F1, 1.1.)**

Bei Patienten mit Schultergelenkschmerzen, verursacht durch externe Krankheitserreger, verschreibt man diese Rezeptur. **(CPKM S. 130)**

Akute unspezifische Rückenschmerzen (Lower Back Pain, LBP) vom Blutstagnationstyp und vom Kaltfeuchtetyp reagieren beide sehr gut auf diese Rezeptur. Für die ersten beiden Tage mit starken Schmerzen und eingeschränkter Beweglichkeit ist absolute Bettruhe (nur Toilettennutzung erlaubt) hilfreich. **(CPKM S. 136–137)**

Hoher Cholesteringehalt im Blut ist eine sehr starke Ursache für koronare Herzkrankheit. LDL-Cholesterin ist ein Risikofaktor, der zu Arteriosklerose, koronaren Herzkrankheiten und Schlaganfall beitragen kann. Diese Rezeptur erwies sich als wirksam in der Behandlung von Hyperlipidämie. **(CPKM S. 167–169)**

Der Begriff Kolik bezieht sich auf einen Zustand, in dem der Patient mit Enge und Schmerzen in der Bauchregion vorstellig wird, welche sich anfühlen, als ob es eine Auf- und Abwärtsspannung im Abdomen gäbe. Kleinkinder von schwächlicher Geburtskonstitution sind anfällig für Koliken, wenn sie außen kaltem Wind oder innerlich kalter Nahrung ausgesetzt sind. Zur Behandlung solcher kalten Schmerzkoliken erwärmt man das Zentrum und zerstreut die Kälte durch diese Rezeptur. **(CPKM S. 240)**

3

## 3.16 Yonkyopaedok-san / 連翹敗毒散 / 연교패독산

Alternative Transliteration: Yeonkyopaedok-san, Yeongyopaedok-san

| **Forsythien-Entgiftungspulver** | | |
|---|---|---|
| Araliae continentalis radix | 獨活 / 독활 | 2,5 g |
| Aurantii fructus immaturus | 枳殼 / 지각 | 3,0 g |
| Bupleuri radix | 柴胡 / 시호 | 1,5 g |
| Cnidii rhizoma | 川芎 / 천궁 | 3,0 g |
| Forsythiae fructus | 連翹 / 연교 | 1,5 g |
| Glycyrrhizae radix | 甘草 / 감초 | 2,5 g |
| Lonicerae flos | 金銀花 / 금은화 | 2,5 g |
| Osterici radix | 羌活 / 강활 | 2,5 g |
| Platycodonis radix | 桔梗 / 길경 | 3,5 g |
| Poria sclerotium | 茯苓 / 복령 | 0,2 g |
| Saposhnikoviae radix | 防風 / 방풍 | 3,0 g |
| Schizonepetae spica | 荊芥 / 형개 | 1,2 g |
| Zingiberis rhizoma | 生薑 / 생강 | 0,3 g |

### Anwendung

Wenn aufgrund der vier Qi (四氣) äußerer Einflüsse (外因) fünf Arten von Karbunkeln und Cellulitis (五發) auftreten, muss diese Mischung verabreicht werden. (DB 15.4.18.11.)

Diese Mischung behandelt Abszesse und Karbunkel im Frühstadium (癰疽) bei Symptomen ähnlich denen von Kälteschäden einschließlich einer Abneigung gegen Kälte und in schweren Fällen, Kopfschmerzen und ein Beklommenheitsgefühl in den Händen und Füßen. Man soll es 2–3-mal täglich für 4–5 Tage einnehmen, bevor die Krankheit auftritt. Wenn die Erkrankung mild ist, heilt sie von selbst. (DB 15.4.18. F5, 1.1.)

Besonders bei der Behandlung einer Erkältung vom Wärme-Wind-Typ ist daher diese Rezeptur zu empfehlen. (CPKM S. 229)

# 3.17 Banhabaektschultsonma-tang / 半夏白朮天麻湯 / 반하백출천마탕

Alternative Transliteration: Banhabakchulchunma-tang, Banhabaekchulcheonma-tang

| Tee mit Mittsommerkraut, Speichelkraut und Himmelshanf | | |
|---|---|---|
| Alismatis rhizoma | 澤瀉 / 택사 | 1,0 g |
| Astragali radix | 黃芪 / 황기 | 1,5 g |
| Atractylodis rhizoma alba | 白朮 / 백출 | 4,5 g |
| Atractylodis rhizoma | 蒼朮 / 창출 | 2,5 g |
| Citri unshius pericarpium | 陳皮 / 진피 | 6,0 g |
| Gastrodiae rhizoma | 天麻 / 천마 | 2,0 g |
| Ginseng radix | 人蔘 / 인삼 | 1,5 g |
| Hordei fructus germiniatus | 麥芽 / 맥아 | 1,5 g |
| Massa medicata fermentata | 神麯 / 신곡 | 6,0 g |
| Phellodendri cortex | 黃柏 / 황백 | 0,6 g |
| Pinelliae tuber | 半夏 / 반하 | 4,5 g |
| Poria sclerotium | 茯苓 / 복령 | 0,1 g |
| Zingiberis rhizoma | 生薑 / 생강 | 1,5 g |

## Anwendung

Diese Mischung wird bei Kopfschmerzen, die von bläulich gelben Verfärbungen der Wangen, Schwindel, Müdigkeit, Schwere im Körper, Trägheit und Erbrechen begleitet sind und die durch schädliches Ansteigen von Schleim entstehen, verwendet. (DB 5.1.15.1.)

Behandlung von Kopfschmerzen durch schädliches Ansteigen von Schleim, welches wiederum durch eine schwache Milz bzw. Magen verursacht wird. Symptome: Der Kopf fühlt sich an, als würde er explodieren, der Körper fühlt sich schwer an, die Arme und Beine fühlen sich eisig an. Der Patient leidet unter Erbrechen und Schwindel und er kann die Augen nicht öffnen. (DB 5.1.15. F2, 1–2.1.)

Schultergelenkschmerzen können durch Milz-Magen-Yang-Qi-Mangel und Yin-Mangel verursacht werden, die in der Regel durch Dysfunktion des Feuers im „Oberen Erwärmer" verursacht werden. Einsatz von Verschreibungen, welche die Qi-Bewegung tonisieren und dadurch Funktionsstörungen von Milz und Magen beheben. (CPKM S. 130)

Zur Behandlung eines Schlaganfalls vom Feuchtigkeit-Schleim-Typ, bei dem Sputum die normale Atmung behindert sind, der Patient über ein schweres Gefühl im Kopf klagt und oft lethargisch ist, sollte man versuchen mit dieser Rezeptur die Feuchtigkeit zu zerstreuen und den Schleim zu beseitigen. (CPKM S. 154)

Bei durch Schleimtrübung verursachter Demenz leidet der Patient an einer Beeinträchtigung der kognitiven Fähigkeiten der Erinnerung und der Intelligenz. Der Patient führt Selbstgespräche oder spricht gar nicht. Hier muss man die Milz stärken, um den Schleim zu zerstreuen sowie Verunreinigungen vertreiben, um die Öffnungen zu öffnen. (CPKM S. 161)

## 3.18 Tsaumkanghwa-tang / 滋陰降火湯 / 자음강화탕

Alternative Transliteration: Jaumganghwa-tang

| **Feuer vermindernder Yin-Tonisierungstee** | | |
|---|---|---|
| Anemarrhenae rhizoma | 知母 / 지모 | 2,0 g |
| Angelica gigantis radix | 當歸 / 당귀 | 5,0 g |
| Atractylodis rhizoma alba | 白朮 / 백출 | 4,0 g |
| Atractylodis rhizoma | 蒼朮 / 창출 | 4,5 g |
| Citri unshius pericarpium | 陳皮 / 진피 | 2,5 g |
| Glycyrrhizae radix | 甘草 / 감초 | 1,5 g |
| Jujubae fructus | 大棗 / 대조 | 3,0 g |
| Lirialsopis tuber | 麥門冬 / 맥문동 | 4,0 g |
| Paeoniae radix | 芍藥 / 작약 | 4,0 g |
| Phellodendri cortex | 黃柏 / 황백 | 1,5 g |
| Rehmanniae radix praeparata | 熟地黃 / 숙지황 | 6,0 g |
| Rehmanniae radix | 生地黃 / 생지황 | 2,0 g |
| Zingiberis rhizoma | 生薑 / 생강 | 0,3 g |

### Anwendung

Mit dieser Mischung wird der Anstieg von Feuer durch einen Yin-Mangel, welcher durch einen Mangel an Nierenwasser verursacht wird, behandelt. **(DB 3.6.11. F3, 1.1.)**

Gegen durch Yin-Mangel erzeugtes Feuer sollte diese Mischung verwendet werden. **(DB 11.5.22.5.)**

Mit dieser Mischung behandelt man Nachtschweiß, Fieber am Nachmittag, Husten mit viel Schleim, Hämoptyse, blutigen Auswurf, Appetitlosigkeit und durch Yin-Mangel verursachte Schwindsucht. **(DB 11.5.22. F1, 1.1.)**

Wenn die Plantarfaszie wiederholt verletzt wird, ist sie bald degeneriert und entzündet. In der Koreanischen Medizin wird dieser Zustand als Milz- und Nieren-Yin-Mangel wahrgenommen. Die Hauptsymptome sind fortschreitende Schmerzen im Fersenbereich der Sohle. Neben der Akupunktur können pflanzliche Arzneimittel zur Anwendung kommen, die die Ursache des Schmerzes behandeln, wie sie von den Prinzipien der Koreanischen Medizin diagnostiziert werden, wie diese Rezeptur. **(CPKM S. 146)**

# 3.19 Itsin-tang / 二陳湯 / 이진탕

Alternative Transliteration: Yijin-tang

| Reifer Doppeltee | | |
|---|---|---|
| Citri unshius pericarpium | 陳皮 / 진피 | 4,0 g |
| Glycyrrhizae radix | 甘草 / 감초 | 2,0 g |
| Pinelliae tuber | 半夏 / 반하 | 6,0 g |
| Poria sclerotium | 茯苓 / 복령 | 0,3 g |
| Zingiberis rhizoma | 生薑 / 생강 | 0,3 g |



## Anwendung

Diese Mischung wird häufig gegen das Schleimretentions-Syndrom verschrieben. (DB 2.6.20.1.)

Mit dieser Mischung behandelt man Krankheiten, die durch ein Schleim und Flüssigkeitsretentions-Syndrom verursacht werden. Diese Mischung hilft bei Erbrechen, Übelkeit, Schwindel, Herzklopfen, Erkältung, Fieber und Schmerzen, die sich im Körper bewegen. (DB 2.6.20. F1, 1.1.)

## 3.20 Saengmaek-san / 生脈散 / 생맥산

Alternative Transliteration: Saengmaeg-san

| **Pulserzeugerpulver** | | |
|---|---|---|
| Ginseng radix | 人蔘 / 인삼 | 3,0 g |
| Liriopis tuber | 麥門冬 / 맥문동 | 8,0 g |
| Schisandrae fructus | 五味子 / 오미자 | 3,5 g |

### Anwendung

Es hilft Patienten, die sich in der Sommerhitze schwach und energielos fühlen und viel schwitzen. **(DB 11.2.7. F1, 1.)**
Besonders bei Energiemangel, Appetitlosigkeit, Anorexie, Kurzatmigkeit. **(DB 11.2.7. F1, 2.)**
Es wird bei Hitzschlag, Sonnenstich und chronischer Bronchitis eingesetzt. **(DB 11.2.7. F1, 3.)**

# 3.21 Hyangsapyongui-san / 香砂平胃散 / 향사평위산

Alternative Transliteration: Hyangsapyeongwi-san

| **Himalayascharten- und Amomum-Magenberuhigungspulver** | | |
|---|---|---|
| Amomi fructus | 砂仁 / 사인 | 1,0 g |
| Atractylodis rhizoma | 蒼朮 / 창출 | 9,0 g |
| Aucklandiae radix | 木香 / 목향 | 3,0 g |
| Citri unshius pericarpium | 陳皮 / 진피 | 4,0 g |
| Cyperi rhizoma | 香附子 / 향부자 | 4,0 g |
| Glycyrrhizae radix | 甘草 / 감초 | 1,5 g |
| Magnoliae cortex | 厚朴 / 후박 | 0,7 g |
| Pogostemonis herba | 藿香 / 곽향 | 1,5 g |
| Ponciri fructus immaturus | 枳實 / 지실 | 3,0 g |
| Zingiberis rhizoma | 生薑 / 생강 | 0,3 g |

## Anwendung

Um im Magen zurückgebliebene Nahrung zu verdauen, soll man diese Mischung einnehmen. (DB 12.1.8.3.)

Diese Mischung behandelt Lebensmittelschäden. (DB 12.1.8. F9, 1.1.)

Zur Behandlung einer Lebensmittelvergiftung bzw. -unverträglichkeit sollte diese Mischung verabreicht werden. (DB 14.1.5.2.)

Diese Mischung behandelt eine Lebensmittelvergiftung bzw. -unverträglichkeit. (DB 14.1.5. F19, 1.1.)

In Fällen von durch Qi-Mangel verursachter Anorexie verschreibt man diese Rezeptur. (CPKM S. 235)

## 3.22 Samso-um / 參蘇飮 / 삼소음

| Ginseng- und Schwarznessel-Getränk | | |
|---|---|---|
| Aurantii fructus immaturus | 枳殼 / 지각 | 3,0 g |
| Citri unshius pericarpium | 陳皮 / 진피 | 3,0 g |
| Ginseng radix | 人蔘 / 인삼 | 3,0 g |
| Glycyrrhizae radix | 甘草 / 감초 | 2,0 g |
| Jujubae fructus | 大棗 / 대조 | 3,0 g |
| Perillae folium | 紫蘇葉 / 자소엽 | 2,0 g |
| Peucedani radix | 前胡 / 전호 | 3,0 g |
| Pinelliae tuber | 半夏 / 반하 | 3,0 g |
| Platycodonis radix | 桔梗 / 길경 | 4,0 g |
| Poria sclerotium | 茯苓 / 복령 | 3,0 g |
| Puerariae radix | 葛根 / 갈근 | 3,0 g |
| Zingiberis rhizoma | 生薑 / 생강 | 0,3 g |

### Anwendung

Mit dieser Mischung behandelt man Kopfschmerzen, Fieber und Husten durch windkalte Schäden, übermäßigen Schleim in der Brust sowie Wechselfieber durch innere Schäden der sieben Emotionen. (DB 10.2.19. F8, 1.1.)

# 3.23 Botsungiki-tang / 補中益氣湯 / 보중익기탕

Alternative Transliterationen: Bojungikki-tang, Bojungikgi-tang

| **Zentrum tonisierender Qi-Stärkungstee** | | |
|---|---|---|
| Angelica gigantis radix | 當歸 / 당귀 | 2,5 g |
| Astragali radix | 黃芪 / 황기 | 4,0 g |
| Atractylodis rhizoma alba | 白朮 / 백출 | 4,0 g |
| Bupleuri radix | 柴胡 / 시호 | 0,6 g |
| Cimicifugae rhizoma | 升麻 / 승마 | 0,6 g |
| Citri unshius pericarpium | 陳皮 / 진피 | 2,0 g |
| Ginseng radix | 人蔘 / 인삼 | 4,0 g |
| Glycyrrhizae radix | 甘草 / 감초 | 3,0 g |

3

## Anwendung

Für Patienten, die ständig ausgelaugt und müde sind, muss Pflege- und Tonsierungs-Medizin verwendet und Breinahrung bereitgestellt werden. Dazu sollte diese Mischung verwendet werden. (DB 1.7.3.1.)

Wenn man nicht regelmäßig isst und zu viel arbeitet, führt das zu einer Schwächung von Milz und Magen und einem Mangel an mittlerem Qi. Dann muss diese Mischung verwendet werden. (DB 12.1.17.2.)

Es gibt zwei Arten von Schäden durch Erschöpfung. Wenn der Körper durch einen zu hohen Energieverbrauch geschädigt wird, führt dies lediglich zu einem Qi-Mangel, was zum Schwitzen führt. Hier muss diese Mischung verwendet werden. (DB 12.1.17.3.)

Mit dieser Mischung werden Patienten behandelt, die sich fieberhaft und stickig fühlen, schwitzen und Müdigkeit aufweisen, da sie oft zu viel Arbeiten oder ohne Mäßigung essen. (DB 12.1.17. F1, 1.1.)

Bei der Behandlung von Schmerzen im unteren Rücken (Lower Back Pain, LBP) ist es sehr wichtig, die Ursache des Problems in Übereinstimmung mit der Konstitution des einzelnen Patienten zu behandeln. Patienten des Soeum-in-Körpertyps reagieren besonders gut auf diese Rezeptur. (CPKM S. 136–139)

Im Fall eines Schlaganfalls vom Qi-Mangel-Typ, bei dem Symptome wie Hemiplegie oder die Unfähigkeit, aufgrund von Gesichtsnervenlähmung richtig zu sprechen, häufig sind, erleben die Patienten subtile, anhaltende Kopfschmerzen, die sich verschlimmern, wenn sie gestresst werden. In diesem Fall sollte diese Rezeptur verschrieben werden. (CPKM S. 155)

In Fällen von Anorexie bzw. Kachexie durch Qi-Mangel verschreibt man diese Rezeptur, um damit die Veränderung zu kompensieren. (CPKM S. 235)

Der Begriff Kolik bezieht sich auf einen Zustand, in dem der Patient mit Enge und Schmerzen in der Bauchregion vorstellig wird, welche sich anfühlen, als ob es eine Auf- und Abwärtsspannung im Abdomen gäbe. Kleinkinder von schwächlicher Geburtskonstitution sind anfällig für Koliken. Zur Behandlung von Qi-Koliken, tonisiert man das Qi und steigert seine Aufwärtsbewegung. Dazu wird diese Rezeptur verschrieben. (CPKM S. 241)

Diese Rezeptur wird auch für die Behandlung von Adipositas bei Patienten vom Soeum-in-Körperkonstitutionstyp eingesetzt. (CPKM S. 296)

## 3.24 Soshiho-tang / 小柴胡湯 / 소시호탕

Alternative Transliteration: Sosiho-tang

| **Kleiner Hasenohrwurzeltee** | | |
|---|---|---|
| Bupleuri radix | 柴胡 / 시호 | 6,0 g |
| Ginseng radix | 人蔘 / 인삼 | 3,0 g |
| Glycyrrhizae radix | 甘草 / 감초 | 2,0 g |
| Jujubae fructus | 大棗 / 대조 | 3,0 g |
| Pinelliae tuber | 半夏 / 반하 | 3,0 g |
| Scutellariae radix | 黃芩 / 황금 | 10,0 g |
| Zingiberis rhizoma | 生薑 / 생강 | 0,5 g |

### Anwendung

Taubheit, hypochondriale Schmerzen, abwechselnd Schüttelfrost und Fieber, Erbrechen und bitterer Geschmack im Mund sollten mit dieser Mischung behandelt werden. (DB 10.2.13.6.)

Wenn ein Erreger eindringt, weil das Blut-Qi mangelhaft ist und die Zwischenwege offen sind, kollidiert er mit gesundem Qi und Aggregaten unter dem Hypochondrium. Anwendung bei häufig wechselndem Schüttelfrost und Fieber sowie Appetitlosigkeit und Erbrechen durch die Kollision von Erregern und gesundem Qi. (DB 10.2.13.6.3.)

Wenn eine größere Yang-Krankheit nicht geheilt wird und ins kleinere Yang übergeht, ist die subhypochondriale Region hart und stickig. Der Patient hat trockenes Erbrechen und kann nicht essen und hat abwechselnd Schüttelfrost und Fieber. Wenn der Puls versunken und eng ist, obwohl noch keine Emetika gegeben wurden, verschreibt man diese Mischung. (DB 10.2.13.6.4.)

Diese Mischung heilt Schüttelfrost und Fieber, die durch eine halbäußere-halbinnere, mindere Yang-Krankheit ausgelöst werden. Sie ist die höchste unter den Kälteschadensformeln, denn sie lindert die innere Wärme und gibt die Exopathogene frei. (DB 10.2.13. F6, 1.)

Diese Rezeptur wird verwendet, um die Förderung des Schwitzens durch eine mindere Yang-Krankheit und das Entleeren des Urins zu bremsen, denn es ist eine harmonisierende Formel. (DB 10.2.13. F6, 2.)

Behandelt nur halbäußere-halbinnere Symptome von minderem Yang. Wenn die folgenden fünf Symptome vorliegen, ist diese Mischung zu verwenden:

1. häufiger Zorn und häufiges Erbrechen am fünften oder sechsten Tag der Kälteschäden,
2. wechselnd Schüttelfrost und Fieber,
3. Taubheit und Stickigkeit in der Brust,
4. Wechselfieber,
5. Fieber nach der Genesung. (DB 10.2.13. F6, 3.)

Das Kleinere-Yang-Syndrom ist der Zustand, in dem ein Kampf zwischen dem gesunden Qi und dem pathogenen Qi zwischen dem Äußeren und dem Inneren des Körpers stattfindet. Die Hauptsymptome sind Fülle und ein erstickendes Gefühl in der Brust und dem Hypochondrium, bitterer Geschmack im Mund, trockene Kehle, schwindelerregende Stimme und ein schnurförmiger Puls. (CPKM S. 55)

# 3.25 Bulhwankumtsongki-san / 不換金正氣散 / 불환금정기산

Alternative Transliteration: Boolwhangumjeonggi-san, Hulhwangeumjeonggi-san

| Qi korrigierendes Bulhwankum-Pulver | | |
|---|---|---|
| Atractylodis rhizoma | 蒼朮 / 창출 | 9,0 g |
| Citri unshius pericarpium | 陳皮 / 진피 | 4,0 g |
| Glycyrrhizae radix | 甘草 / 감초 | 3,0 g |
| Jujubae fructus | 大棗 / 대조 | 3,0 g |
| Magnoliae cortex | 厚朴 / 후박 | 1,0 g |
| Pinelliae tuber | 半夏 / 반하 | 3,0 g |
| Pogostemonis herba | 藿香 / 곽향 | 2,0 g |
| Zingiberis rhizoma | 生薑 / 생강 | 0,3 g |



## Anwendung

Im Fall eines Kälteschadens im Yin-Zustand sollte dieses Mittel verwendet werden. (DB 10.2.18.4.)

Dieses Mittel behandelt Yin bedingte Erkältungsschäden mit Kopfschmerzen, Körperschmerzen oder abwechselndem Schüttelfrost und Fieber. (DB 10.2.18. F6, 1.1.)

Wenn ein Kind mit einer Erkältung zusätzlich an Nahrungsstagnation leidet, sollte man diese Rezeptur verschreiben. (CPKM S. 229)

## 3.26 Haengso-tang / 杏蘇湯 / 행소탕

| Aprikosenkern- und Schwarznesseltee | | |
|---|---|---|
| Armeniacae semen | 杏仁 / 행인 | 3,0 g |
| Atractylodis rhizoma alba | 白朮 / 백출 | 4,0 g |
| Citri unshius pericarpium | 陳皮 / 진피 | 4,0 g |
| Fritillariae cirrhosae bulbus | 貝母 / 패모 | 1,0 g |
| Glycyrrhizae radix | 甘草 / 감초 | 2,0 g |
| Mori cortex | 桑白皮 / 상백피 | 1,3 g |
| Perillae folium | 紫蘇葉 / 자소엽 | 2,0 g |
| Pinelliae tuber | 半夏 / 반하 | 3,0 g |
| Schisandrae fructus | 五味子 / 오미자 | 3,5 g |
| Zingiberis rhizoma | 生薑 / 생강 | 0,5 g |

### Anwendung

Bei kaltem Husten sollte diese Mischung verwendet werden. (DB 13.3.6.2.6.)

Diese Mischung heilt Husten und übermäßigen Schleim, wenn diese auf durch Windkälte verursachte Schäden zurückzuführen sind. (DB 13.3.6.2. F9, 1.1.)

Besonders für die Behandlung einer Erkältung vom Kälte-Wind-Typ bei Kindern wird diese Rezeptur empfohlen. (CPKM S. 229)

# 4 Danbang (單方 / 단방): Traditionelle Koreanische Einzelmittel

Wie auch ihre Schwestersysteme in der fernöstlichen Medizin – japanische Kampo-Medizin und Traditionelle Chinesische Medizin – beschäftigt sich die Koreanische Medizin in ihrer gelehrten Tradition in der Hauptsache mit aus Jahrhunderte altem ärztlichem Erfahrungswissen begründeten Mehrkomponenten-Rezepturen. In der insbesondere vom Landvolk ohne ärztliche Beteiligung zur Selbstmedikation praktizierten Volksmedizin überwiegen jedoch Einzelanwendungen individueller Arzneidrogen.

Im Gegensatz zu Japan und China sind in Korea diese volksmedizinischen Einzelmittel bereits in klassischer Zeit systematisch verschriftlicht worden. In der Koreanischen Medizin werden solche Arzneidrogenanwendungen als Danbang (單方 / 단방, Einzelmittel) bezeichnet. Insbesondere bei der Niederschrift des Donguibogam war es ein Anliegen Heo Juns, das Werk auch für das einfache Volk, das sich die in den Apotheken hergestellten traditionellen Mehrkomponenten-Rezepturen nicht leisten konnte, nutzbar zu machen. Aus diesem Grund hat er Danbang systematisch mit aufgenommen und Erklärungen in der allgemeinverständlichen koreanischen Buchstabenschrift Hangul beigefügt – im Gegensatz zu typischen wissenschaftlichen und literarischen Werken seiner Zeit, die zumeist in chinesischem Hanja verfasst sind.

Entsprechend dem vorangegangenen Kapitel, in dem die Indikationen des Donguibogam für alle gegenwärtig von der koreanischen Staatskrankenkasse als Fertigarzneimittel erstattungsfähigen Mehrkomponenten-Rezepturen aufgelistet sind, repräsentiert das vorliegende Kapitel die Anwendungen der Einzelmittel für alle in diesen Rezepturen enthaltenen Rohdrogen, sofern diese im Donguibogam als Danbang beschrieben wurden.

Das Donguibogam ist entsprechend der Struktur klassischer chinesischer Arzneibücher nach Indikationen sortiert, wobei die Kapitel zu den meisten Indikationen mit einer Erläuterung der betreffenden Danbang-Einzelmittel enden. Da diese Struktur das Nachschlagen von Anwendungsmöglichkeiten einer Rezeptur – oder in diesem Falle die Anwendung einer Arzneidroge als Danbang – sehr erschwert, wurden die in dieses Werk aufgenommenen Einzeldrogen betreffenden Textabschnitte zu ihren Danbang-Anwendungen für jede einzelne Droge zusammengetragen. Vor jedem Zitat ist die jeweilige Stelle im Donguibogam in der Form: Donguibogam **4.** Band **1.** Teil **23.** Kapitel **Absatz 10,** Satz **1–2** entsprechend als **DB 4.1.23. F10, 1–2** angegeben. Abschließend wird die zugewiesene Wirksamkeit jeder Droge von Heo Jun als Danbang-Einzelmittel mit Rücksicht auf ihre von der modernen pharmakologischen und klinischen Forschung belegten Wirkungen und evtl. vorliegenden klinischen Studien bewertet.
Obwohl die beschriebenen pharmakologischen Wirkungen der Drogen theoretisch Rückschlüsse auf ihre Rolle in traditionellen Mehrkomponenten-Rezepturen zulassen, bezieht sich die folgende Darstellung somit primär auf ihre Verwendung als Einzeldrogen in der Koreanischen Volksmedizin zu Heo Juns Zeit. Die Darstellung der pharmakologischen Wirkungen der Drogen erlaubt somit keinen Anspruch auf Vollständigkeit. Anwendungen der dargestellten Drogen, die erst in späteren Zeiten oder außerhalb Koreas entwickelt wurden, werden hier nicht diskutiert. Des Weiteren ist zu beachten, dass manche Indikationsgebiete der modernen Medizin, z. B. Krebs oder virale und bakterielle Infektionen, zu Heo Juns Zeit noch unbekannt waren und im besten Fall aus seinen Schilderungen interpretiert werden müssen.
Angaben zu den koreanischen Maßeinheiten befinden sich in Anhang (▸Kap. 8.4).

# 4.1 Alismatis rhizoma / 澤瀉 / 택사 (택사의 덩이줄기)

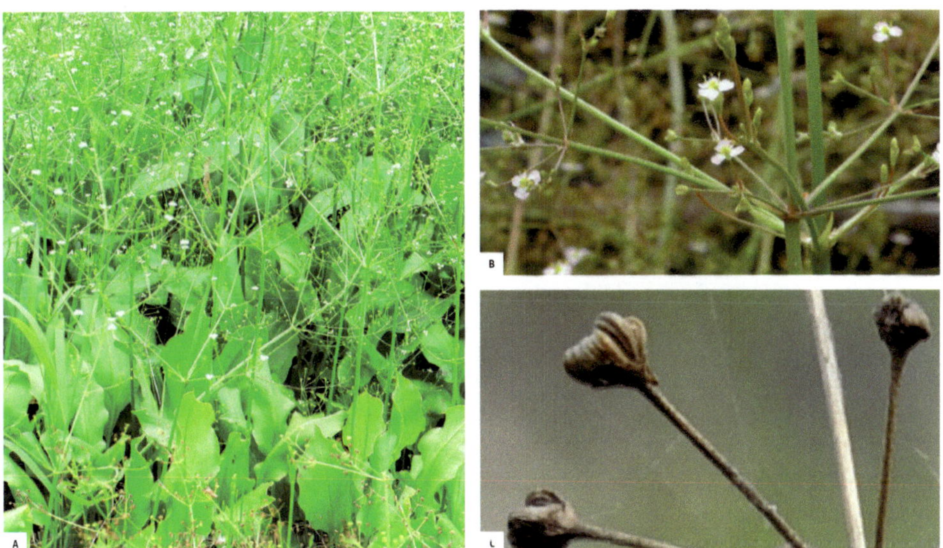

*Alisma orientale* (SAM.) JUZ. A Pflanzen, B Blüten, C Fruchtstand

## Donguibogam

DB 3.9.8. F1, 1: Es befreit den Dünndarm und hilft beim Wasserlassen. In Wasser kochen und trinken.

DB 3.11.8. F1, 1: Es senkt die Hitze in der Blase und erleichtert das Wasserlassen. Als Dekokt einnehmen.

DB 4.1.23. F10, 1–2: Verwendet gegen die fünf Blutkrankheiten sowie gegen schwieriges Wasserlassen und tropfenden Urin (1). Entfernt den Schmutz aus der Harnblase und stoppt das Tropfen des Urins. Der salzige Geschmack kann das versteckte Wasser herauskommen lassen und den angesammelten alten Debris aus der Harnblase entfernen. Es ist sowohl eingeweicht in Wasser als auch als gemahlenes Pulver wirksam (2).

DB 11.3.14. F2, 1: Eine hervorragende Droge zur Entfernung von Feuchtigkeit. Es ist sehr effektiv, um den Fluss des Wassers anzuregen. Es ist der Souverän in der Rezeptur „Fünf Komponenten Pulver mit Poria". Es ist also sehr effektiv.

DB 14.2.14. F4, 1: Es treibt stagnierendes Wasser aus der Blase und dem Dreifachen Erwärmer. Zum Einnehmen als Dekokt kleinschneiden, oder als Pulver gemahlen mit gekochtem Wasser zu sich nehmen. 2–3-mal täglich einnehmen.

## Bewertung

Die traditionelle Indikation als Diuretikum zur Durchspülungstherapie ist experimentell in pharmakologischen Tierexperimenten gut belegt [1–4]. Als entscheidende, wirksamkeitsmitbestimmende Inhaltsstoffe gelten Triterpenoide vom Protostan-Typ [4–5], die auch androgene Aktivität aufweisen [6]. Pharmakologische Studien konnten zeigen, dass ethanolische Extrakte der Droge eine doppelte Wirkung auf die Nierenfunktion haben, einschließlich der Förderung der harntreibenden Aktivität bei niedriger Dosierung und Hemmung der harntreibenden Aktivität bei höherer Dosierung, was gut mit der traditionellen koreanischen Darreichungsform als Pulver übereinstimmt [3–4]. Klinische Daten fehlen weitgehend.

## Literatur

[1] Zhang LL, Xu W, Xu YL et al. Therapeutic potential of Rhizoma Alismatis: a review on ethnomedicinal application, phytochemistry, pharmacology, and toxicology. Ann N Y Acad Sci, 1401 (1): 90–101, 2017

[2] Shu Z, Pu J, Chen L et al. Alisma orientale: Ethnopharmacology, Phytochemistry and Pharmacology of an Important Traditional Chinese Medicine. Am J Chin Med, 44 (2): 227–251, 2016

[3] Feng YL, Chen H, Tian T et al. Diuretic and anti-diuretic activities of the ethanol and aqueous extracts of Alismatis rhizoma. J Ethnopharmacol, 154 (2): 386–390, 2014

[4] Zhang X, Li XY, Lin N et al. Diuretic Activity of Compatible Triterpene Components of Alismatis rhizoma. Molecules, 22 (9): 1459, 2017

[5] Zhao W, Huang X, Li X et al. Qualitative and Quantitative Analysis of Major Triterpenoids in Alismatis Rhizoma by High Performance Liquid Chromatography/Diode-Array Detector/ Quadrupole-Time-of-Flight Mass Spectrometry and Ultra-Performance Liquid Chromatography/Triple Quadrupole Mass Spectrometry. Molecules, 20 (8): 13958–13981, 2015

[6] Lin HR. Triterpenes from Alisma orientalis act as androgen receptor agonists, progesterone receptor antagonists, and glucocorticoid receptor antagonists. Bioorg Med Chem Lett, 24 (15): 3626–3632, 2014

# 4.2 Amomi fructus / 砂仁 / 사인 (양춘사의 열매)

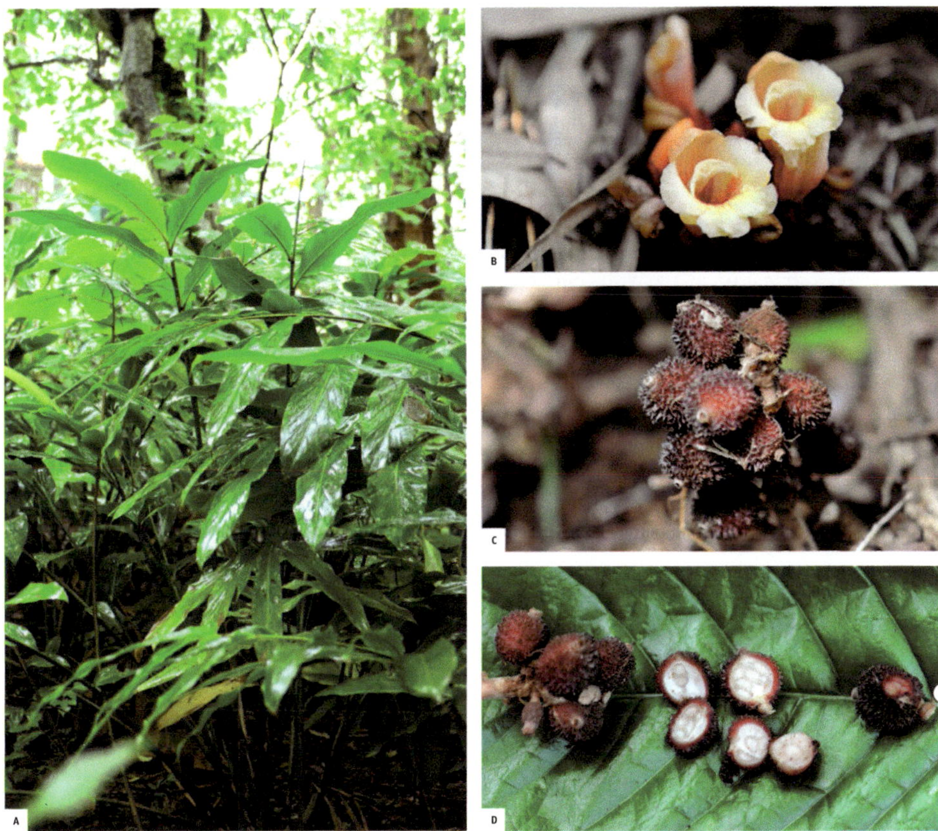

*Amomum villosum* LOUR. **A** Pflanze, **B** Blüte, **C** Früchte, **D** geerntete Früchte

## Donguibogam

**DB 3.4.14. F5, 1:** Es wärmt die Milz und den Magen. Gemahlene oder abgekochte Darreichungsformen sind beide gut.
**DB 3.8.11. F9, 1:** Es wärmt den Magen und fördert die Verdauung der Nahrung. Gemahlene oder abgekochte Darreichungsformen sind beide gut.
**DB 4.2.28. F20, 1:** Es hilft gegen Durchfall und intermittierende Diarrhö. Man nimmt 1 Don mit Brei auf nüchternen Magen.

## Bewertung

Die Wirksamkeit der Droge bei Magenulkus ist in einer klinischen Studie bestätigt worden [1]; wie auch die Wirkungen in pharmakologischen Arbeiten [2–3]. Entzündungshemmende, schmerzlindernde, antidiarrhoische, antimikrobielle und hypoglykämische Aktivität wurden experimentell bestätigt [2], wobei hauptsächlich die Ätherischöl-Fraktion wirksamkeitsbestimmend ist [4–5]. Dies gilt auch für die weiteren oben genannten Indikationen, nämlich bei Verdauungsbeschwerden und zur Stoffwechselförderung [3, 6].

### Literatur

[1] Wang Z, Chen F, Jiang W. Clinical study on Amomum villosum Lour. extract in the treatment of functional dyspepsia due to deficiency of spleen and stomach. Biomedical Research, 28 (21): 9679–9682, 2017

[2] Suo S, Lai Y, Li M et al. Phytochemicals, pharmacology, clinical application, patents, and products of Amomi fructus. Food Chem Toxicol, 119: 31–36, 2018

[3] Chen Z, Ni W, Yang C et al. Therapeutic Effect of Amomum villosum on Inflammatory Bowel Disease in Rats. Front Pharmacol, 9: 639, 2018

[4] Zhang T, Lu SH, Bi Q et al. Volatile Oil from Amomi Fructus Attenuates 5-Fluorouracil-Induced Intestinal Mucositis. Front Pharmacol, 8: 786, 2017

[5] Lu S, Zhang T, Gu W et al. Volatile Oil of Amomum villosum Inhibits Nonalcoholic Fatty Liver Disease via the Gut-Liver Axis. Biomed Res Int, 3589874, 2018

[6] Yin H, Dan WJ, Fan BY et al. Anti-inflammatory and α-Glucosidase Inhibitory Activities of Labdane and Norlabdane Diterpenoids from the Rhizomes of Amomum villosum. J Nat Prod, 82 (11): 2963–2971, 2019


## 4.3 Anemarrhenae rhizoma / 知母 / 지모 (지모의 뿌리줄기)

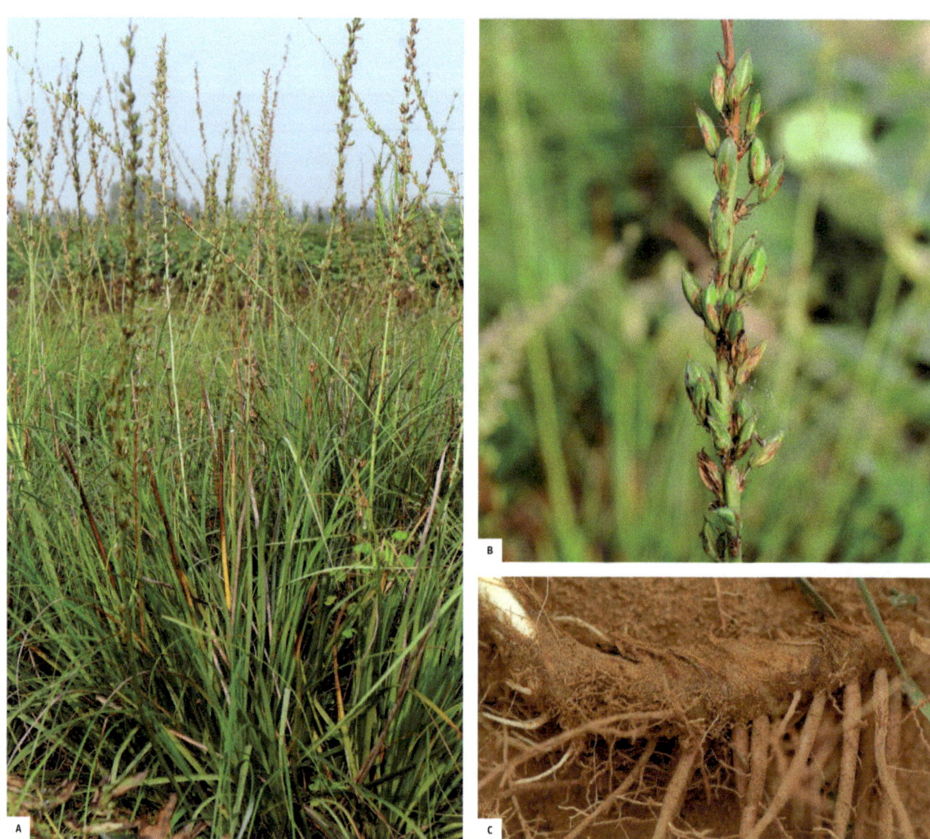


*Anemarrhena asphodeloides* BUNGE A Pflanze, B Blüte, C Wurzelstock

## Donguibogam

DB 3.6.16. F8, 1: Es tonisiert unzureichendes Nieren-Yin und behandelt Nierenhitze. Mit Salzwasser unter ständigem Rühren braten, um Pillen oder Dekokte herzustellen.

DB 7.11.12. F6, 1: Es wird in der Regel gegen Hitzegefühl in den Knochen verwendet. Man soll es als Pille oder Abkochung einnehmen. Die Anwendung ist gut geprüft.

DB 11.5.27. F5, 1: Es hilft gegen Schwitzen durch erhitzte Knochen und löscht Nierenfeuer. Man soll es in Wasser kochen und dann nehmen. Es kann auch in Form einer Pille eingenommen werden.

DB 12.2.28. F13, 1: Es heilt durch physische Überlastung induzierte Knochenhitze und tonisiert das Yin-Qi. Entweder 5 Don der Droge werden zerhackt und in Wasser gekocht oder zu Pillen gehämmert. Beides ist empfehlenswert.

DB 15.1.20. F5, 1: Es wird in der Regel verwendet, um Malaria-Hitze zu behandeln. Es ist effektiv, die Abkochung der Droge einzunehmen.

## Bewertung

Von den in der gegenwärtigen Literatur bekannten Indikationen des Rhizoms von *Anemarrhena asphodeloides* Bunge [1–2], sind bereits im Donguibogam fiebrige Erkrankungen [2], Nierenleiden [3–6] sowie Knochenkrankheiten [7–9] beschrieben, was auch in experimentell-pharmakologischen Untersuchungen untermauert werden konnte. Klinische Daten fehlen weitgehend.

### Literatur


[1] Wang Y, Dan Y, Yang D et al. The genus Anemarrhena Bunge: A review on ethnopharmacology, phytochemistry and pharmacology. J Ethnopharmacol, 153 (1): 42–60, 2014

[2] Wang Z, Cai J, Fu Q et al. Anti-Inflammatory Activities of Compounds Isolated from the Rhizome of Anemarrhena asphodeloides. Molecules, 23 (10): 2631, 2018

[3] Liang CL, Lu W, Zhou JY et al. Mangiferin Attenuates Murine Lupus Nephritis by Inducing CD4+Foxp3+ Regulatory T Cells via Suppression of mTOR Signaling. Cell Physiol Biochem, 50 (4): 1560–1573, 2018

[4] Yuan YL, Guo CR, Cui LL et al. Timosaponin B-II ameliorates diabetic nephropathy via TXNIP, mTOR, and NF-κB signaling pathways in alloxan-induced mice. Drug Des Devel Ther, 9: 6247–6258, 2015

[5] Liu YW, Hao YC, Chen YJ et al. Protective effects of sarsasapogenin against early stage of diabetic nephropathy in rats. Phytother Res, 32 (8): 1574–1582, 2018

[6] Li X, Cui X, Sun X et al. Mangiferin prevents diabetic nephropathy progression in streptozotocin-induced diabetic rats. Phytother Res, 24 (6): 893–899, 2010

[7] Lee JS, Kim MH, Lee H, Yang WM. Anemarrhena asphodeloides Bunge ameliorates osteoporosis by suppressing osteoclastogenesis. Int J Mol Med, 42 (6): 3613–3621, 2018

[8] Nian H, Qin LP, Chen et al. Protective effect of steroidal saponins from rhizome of Anemarrhena asphodeloides on ovariectomy-induced bone loss in rats. Acta Pharmacol Sin, 27 (6): 728–734, 2006

[9] Seo BK, Ryu HK, Park YC et al. Dual effect of WIN-34B on osteogenesis and osteoclastogenesis in cytokine-induced mesenchymal stem cells and bone marrow cells. J Ethnopharmacol, 193: 227–236, 2016

## 4.4 Angelicae dahuricae radix / 白芷 / 백지 (구릿대의 뿌리)

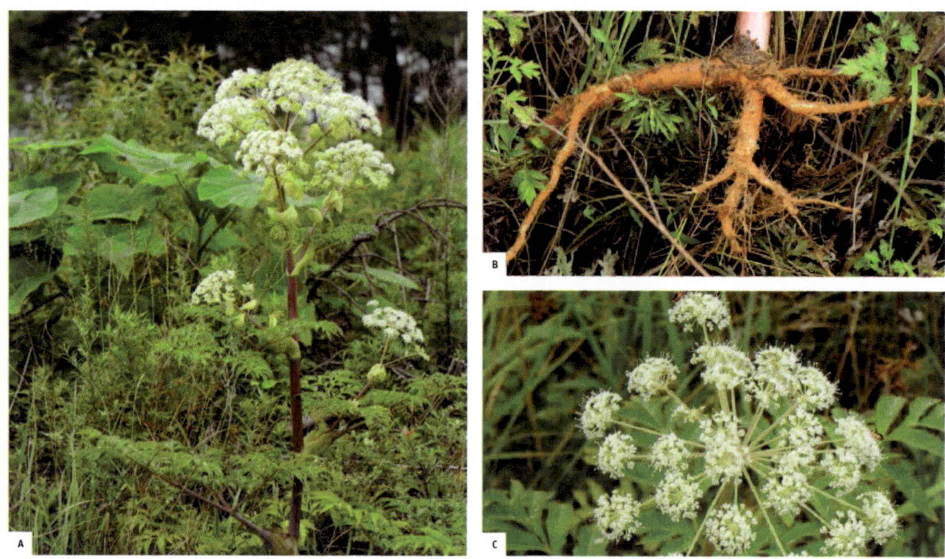

*Angelica dahurica* Benth. & Hook.f. **A** Pflanze, **B** Wurzel, **C** Blüte Detailansicht

### Donguibogam

**DB 3.13.23. F10, 1:** Es hilft bei Blutüberflutungen und rot-weißem vaginalen Ausfluss. Es kann entweder als Dekokt oder in Pulverform eingenommen werden.

**DB 5.1.32. F13, 1–2:** Es hilft hauptsächlich bei Kopfschmerzen aufgrund von Wind-Hitze und auch bei Schwindel durch Wind. Man soll diese Droge als Pille einnehmen. Die Pillen werden „Liang Hauptstadt Pillen" (都梁丸 / 도량환) genannt (1). Es hilft bei Kopfschmerzen durch Yang-Helligkeit in der Stirn. In dieser Indikation wird meist ein Tee von der Droge gebraut, aber sie ist auch in Pulverformen wirksam (2).

**DB 5.2.16. F11, 1:** Diese Droge entfernt Sommersprossen und Narben und gibt dem Gesicht Glanz. Man soll eine Gesichtslotion aus dieser Droge herstellen und diese dauerhaft verwenden.

**DB 8.5.20. F4, 1:** Diese Droge hilft gegen Hämorrhoiden. Man sollte Angelicae dahuricae radix (白芷) mit Boehmeriae radix (苧麻根) kochen (*Boehmeria frutescens* Thunb. verwenden).

**DB 16.1.17. F13, 1–2:** Die Droge hilft gegen Abszesse, Karbunkel und Geschwüre auf dem Rücken sowie gegen Mastitis. Es stoppt Schmerzen, fördert die Geweberegeneration und entfernt Eiter (1). Wenn fauler Eiter nicht verschwindet, gibt man Angelicae dahuricae radix (白芷) und der Eiter wird verschwinden (2).

### Bewertung

Die schmerz- und entzündungshemmenden Eigenschaften der Droge Angelicae dahuricae radix sind gut untersucht [1–5], insbesondere in Bezug auf Migräne [2]. Dasselbe gilt für ihre äußerlichen Anwendungen gegen Wundliegen (Dekubitus), wobei auch klinische

Daten für die Einzeldroge vorliegen [6]. Dieser Effekt in der Wundbehandlung konnte auch tierexperimentell bestätigt werden [7], dies auch bei atopischer Dermatitis [8].

### Literatur


[1] Sarker SD, Nahar L. Natural medicine: the genus Angelica. Curr Med Chem, 11 (11): 1479–1500, 2004

[2] Sun J, Li H, Sun J et al. Chemical Composition and Antimigraine Activity of Essential Oil of Angelicae dahuricae Radix. J Med Food, 20 (8): 797–803, 2017

[3] Chen X, Sun W, Gianaris NG et al. Furanocoumarins are a novel class of modulators for the transient receptor potential vanilloid type 1 (TRPV1) channel. J Biol Chem, 289 (14): 9600–9610, 2014

[4] Kang OH, Chae HS, Oh YC et al. Anti-nociceptive and anti-inflammatory effects of Angelicae dahuricae radix through inhibition of the expression of inducible nitric oxide synthase and NO production. Am J Chin Med, 36 (5): 913–928, 2008

[5] Nie H, Shen YJ. Effect of essential oil of Radix Angelicae Dahuricae on beta-endorphin, ACTH, NO and proopiomelanocortin of pain model rats. Zhongguo Zhong Yao Za Zhi, 27 (9): 690–693, 2002

[6] Gong F, Niu J, Pei X. Clinical effects of Angelica dahurica dressing on patients with I-II phase pressure sores. Pharmazie, 71 (11): 665–669, 2016

[7] Yang WT, Ke CY, Wu WT et al. Effects of Angelica dahurica and Rheum officinale Extracts on Excisional Wound Healing in Rats. Evid Based Complement Alternat Med, 1583031, 2017

[8] Ku JM, Hong SH, Kim HI et al. Effects of Angelicae dahuricae Radix on 2, 4-Dinitrochlorobenzene-Induced Atopic Dermatitis-Like Skin Lesions in mice model. BMC Complement Altern Med, 17 (1): 98, 2017


## 4.5 Angelicae gigantis radix / 當歸 / 당귀 (당귀의 뿌리)

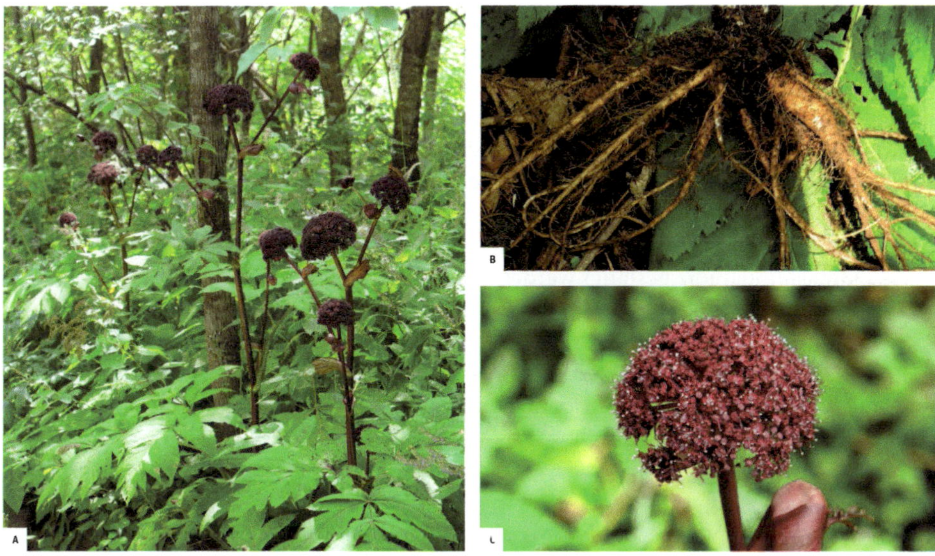

*Angelica gigas* NAKAI **A** Pflanze, **B** Wurzel, **C** Blüte Detailansicht

## Donguibogam

DB 2.1.29. F7, 1: Es hilft gegen alle Arten von Blutkrankheiten. Es harmonisiert das Blut, hilft seinem Fluss und nährt das Blut. Wenn man Cnidii rhizoma (川芎) mit Angelica gigantis radix (當歸) mischt, hat man „Chuanxiong- und Angelica-Dekokt (芎歸湯/궁귀탕)". Dies ist die beste Blutmedizin.

DB 3.13.23. F7, 1–2: Es wird hauptsächlich für Blutüberflutungen und Schwierigkeiten in der Menstruation verwendet. Es kann entweder in abgekochter Form oder in Pulver eingenommen werden (1). In einem Fall der Blutaggregation, soll man 4 Don von Angelicae gigantis radix (當歸) und 3 Don von Lacca Sinica Exsiccata (乾漆) zu Pulver zermahlen, und mit Honig zu Pillen kneten. Man nimmt dann je 15 Pillen mit Reiswein ein (2).

DB 5.1.32. F11, 1: Es hilft gegen Kopfschmerzen aufgrund eines Mangels an Blut. Man schneidet die Drogen in dünne Scheiben und kocht sie in Alkohol, bevor man sie einnimmt.

DB 12.2.28. F12, 1: Es tonisiert Abneigung gegen Kälte, Fieber und Schäden, die durch auszehrende Krankheiten verursacht werden. Es tonisiert und harmonisiert auch das Blut, damit es gut fließt. Die Droge wird zerhackt und abgekocht oder als Pillen oder Pulver genommen. Dies alles ist empfehlenswert.

DB 18.1.50. F9, 1–2: Es heilt verschiedene Frauenkrankheiten und Schmerzen im Magen nach der Geburt. Man soll 3 Don Angelicae gigantis radix (當歸) Pulver mit Wasser einnehmen. Dies wird „Unbegleiteter Weisen Dekokt" (獨聖湯/독성탕) genannt (1). Man sollte Angelicae gigantis radix (當歸) bei stechenden Schmerzen verwenden, die durch statisches Blut induziert werden, da dieses Medikament das Blut harmonisiert. Für stechende Schmerzen, die durch Blutansammlung induziert werden, sollten jedoch Persicae semen (桃仁), Carthami flos (紅花) und der Wurzelkopf von Angelicae gigantis radix (當歸頭) verwendet werden (2).

## Bewertung

Die im Donguibogam beschriebenen schmerz- und entzündungshemmenden Eigenschaften der Wurzel von *Angelica gigas* bzw. ihrer Pyrano- und Furanocumarine wie Decursinol sind experimentell pharmakologisch gut untersucht [1–5], obwohl eine Vielfalt neuerer Indikationen die Literatur prägt [1–2]. Für die Verwendung bei menopausalen Erkrankungen liegen – leider nur in Kombination mit zwei anderen Drogen (*Cynanchum wilfordii*, *Phlomis umbrosa*) – klinische Daten aus einer randomisierten Doppelblindstudie vor [6], die jedoch auch für die Einzeldroge im Tierexperiment nachgewiesen werden konnten [7]. Der Einfluss der Droge auf die Regelblutung steht mit ihrem allgemeinen Effekt auf Blutfluss und Blutgerinnung in enger Verbindung, wobei experimentell eine gerinnungshemmende Wirkung nachgewiesen wurde [8], die auch in einer klinischen Doppelblindstudie bestätigt werden konnte [9].

### Literatur

[1] Reddy CS, Kim SC, Hur M et al. Natural Korean Medicine Dang-Gui: Biosynthesis, Effective Extraction and Formulations of Major Active Pyranocoumarins, Their Molecular Action Mechanism in Cancer, and Other Biological Activities. Molecules, 22 (12): 2170, 2017

[2] Sarker SD, Nahar L. Natural medicine: the genus Angelica. Curr Med Chem, 11 (11): 1479–1500, 2004

[3] Seo YJ, Kwon MS, Park SH et al. The analgesic effect of decursinol. Arch Pharm Res, 32 (6): 937–943, 2009

[4] Shehzad A, Parveen S, Qureshi M, Subhan F, Lee YS. Decursin and decursinol angelate: molecular mechanism and therapeutic potential in inflammatory diseases. Inflamm Res, 67 (3): 209–218, 2018

[5] Choi SS, Han KJ, Lee HK et al. Antinociceptive profiles of crude extract from roots of Angelica gigas Nakai in various pain models. Biol Pharm Bull, 26 (9): 1283–1288, 2003

[6] Chang A, Kwak BY, Yi K, Kim JS. The effect of herbal extract (EstroG-100) on pre-, peri- and post-menopausal women: a randomized double-blind, placebo-controlled study. Phytother Res, 26 (4): 510–516, 2012

[7] Choi KO, Lee I, Paik SY et al. Ultrafine Angelica gigas powder normalizes ovarian hormone levels and has antiosteoporosis properties in ovariectomized rats: particle size effect. J Med Food, 15 (10): 863–872, 2012

[8] Lee YY, Lee S, Jin JL, Yun-Choi HS. Platelet anti-aggregatory effects of coumarins from the roots of Angelica genuflexa and A. gigas. Arch Pharm Res, 26 (9): 723–726, 2003

[9] Jung SJ, Kim WR, Oh MR et al. A Randomized, Double-Blind, Placebo-Controlled Clinical Trial Assessing the Effects of Angelica Gigas Nakai Extract on Blood Triglycerides. Nutrients, 12 (2): 377, 2020



## 4.6 Araliae continentalis radix / 獨活 / 독활 (땃두릅나무의 뿌리)

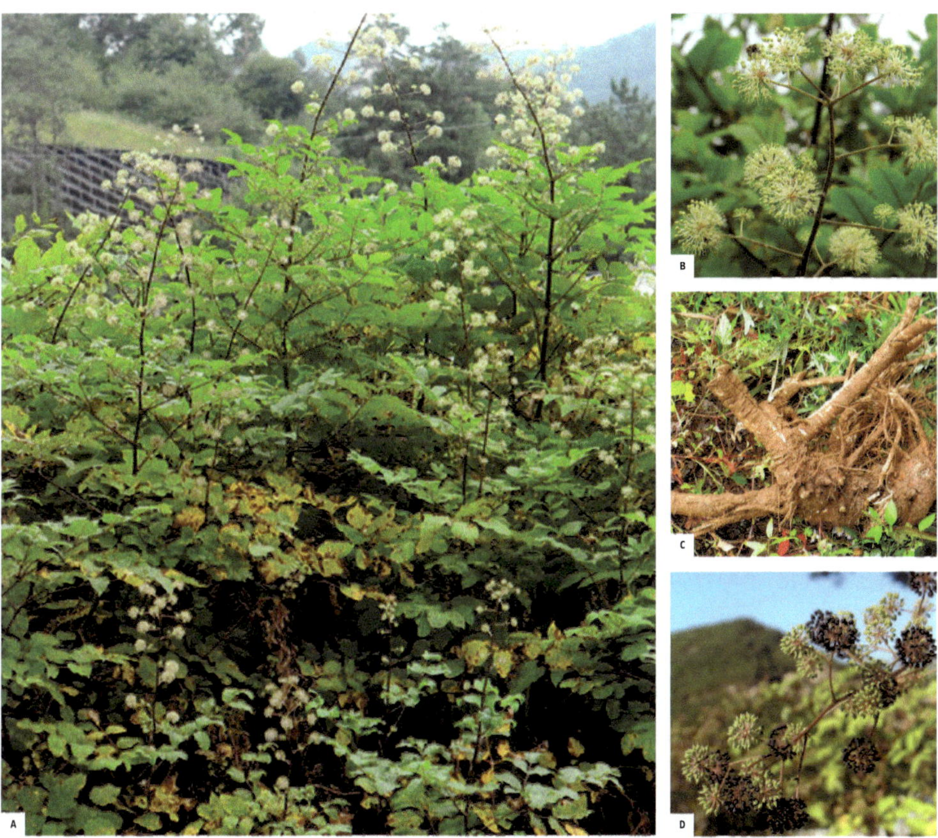


*Aralia continentalis* KITAG. A Pflanze, B Blüte, C Wurzel, D Früchte

## Donguibogam

DB 6.7.11. F2, 1: Diese Droge hilft, wenn man aufgrund einer Invasion von Feuchtigkeit unfähig ist, den Hals zu drehen. Man schneidet die Droge in Stücke und kocht sie mit Alkohol oder Wasser.

DB 7.10.14. F3, 1: Heilt Muskel- und Knochenschwund sowie Krämpfe. Man nehme hier das wässrige Dekokt.

DB 10.1.60. F5, 1: Araliae continentalis radix (獨活) hilft bei Wind im unteren Teil des Körpers.

## Bewertung

Für die orthopädischen Indikationen von *Aralia continentalis* im Donguibogam liegen pharmakologische Einzeluntersuchungen für gesteigerte Schmerzempfindlichkeit [1–2], Arthritis [1, 3] und die Behandlung von Muskel- und Knochenschwund [4–5] vor, wobei die allgemein entzündungshemmenden Eigenschaften der Droge im Vordergrund stehen [6–9]. Klinische Studien fehlen weitgehend.

### Literatur

[1] Hong R, Sur B, Yeom M et al. Anti-inflammatory and anti-arthritic effects of the ethanolic extract of Aralia continentalis Kitag. In IL-1β-stimulated human fibroblast-like synoviocytes and rodent models of polyarthritis and nociception. Phytomedicine, 38: 45–56, 2018

[2] Park HJ, Hong MS, Lee JS et al. Effects of Aralia continentalis on hyperalgesia with peripheral inflammation. Phytother Res, 19 (6): 511–513, 2005

[3] Hong R, Kim KS, Choi GM et al. Continentalic Acid Rather Than Kaurenoic Acid Is Responsible for the Anti-Arthritic Activity of Manchurian Spikenard In Vitro and In Vivo. Int J Mol Sci, 20 (21): 5488, 2019

[4] Yang DK, Lee SJ, Adam GO, Kim SJ. Aralia continentalis kitagawa Extract Attenuates the Fatigue Induced by Exhaustive Exercise through Inhibition of Oxidative Stress. Antioxidants (Basel), 9 (5): 379, 2020

[5] Lee B, Hong R, Lim P et al. The ethanolic extract of Aralia continentalis ameliorates cognitive deficits via modifications of BDNF expression and anti-inflammatory effects in a rat model of post-traumatic stress disorder. BMC Complement Altern Med, 19 (1): 11, 2019

[6] Kim KH, Han JW, Jung SK et al. Kaurenoic acid activates TGF-β signaling. Phytomedicine, 32: 8–14, 2017

[7] Jeong HY, Moh SH, Yang Y et al. Src and Syk are targeted to an anti-inflammatory ethanol extract of Aralia continentalis. J Ethnopharmacol, 143 (2): 746–753, 2012

[8] Lim H, Jung HA, Choi JS et al. Anti-inflammatory activity of the constituents of the roots of Aralia continentalis. Arch Pharm Res, 32 (9): 1237–1243, 2009

[9] Kim KH, Sadikot RT, Joo M. Therapeutic effect of ent-kaur-16-en-19-oic acid on neutrophilic lung inflammation and sepsis is mediated by Nrf2. Biochem Biophys Res Commun, 474 (3): 534–540, 2016

# 4.7 Armeniacae semen / 杏仁 / 행인 (살구 씨)

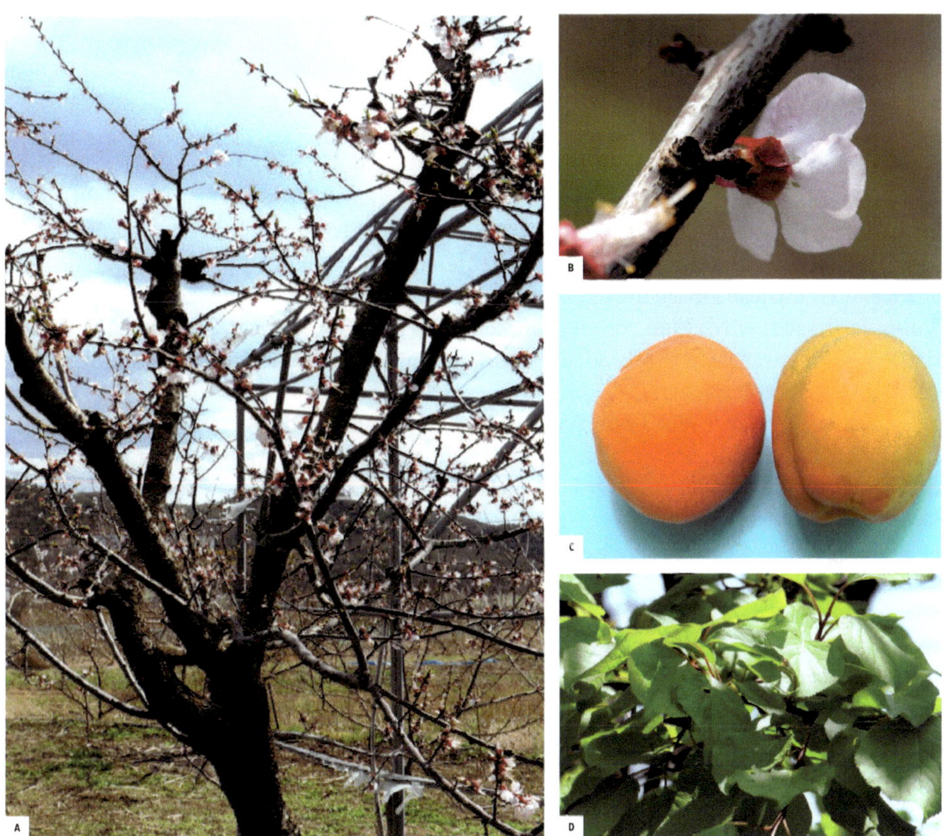

*Prunus armeniaca* L. A Pflanze (Baum), B Blüte, C Früchte, D Blätter

## Donguibogam

DB 2.3.14. F4, 1–2: Man soll die Droge mit Butter mischen und abkochen, um die Stimme geschmeidig zu machen (1). Wenn man seine Stimme versüßen möchte, mische man 1 Nyang von Armeniacae semen (杏仁; geschält und Spitze entfernt), 1 Doe Kuhmilch sowie eine kleine Menge Honig und drehe daraus Pillen so groß wie Fingerhutsamen. Man soll dann 15–20 Pillen mit dünnem Grießbrei einnehmen (2).

DB 2.5.28. F12, 1: Induziert leichtes Schwitzen. Vor dem Einnehmen in Wasser einweichen.

DB 3.3.15. F13, 1: Sollte bei allen Herzkrankheiten eingenommen werden.

DB 3.5.14. F18, 1: Die Droge hilft bei Lungenerkrankungen. Sie befeuchtet Trockenheit und breitet aus, was gebunden ist. Zum Einnehmen sollte man diese Droge zu Brei verarbeiten.

DB 5.2.16. F26, 1–2: Diese Droge entfernt Sommersprossen vom Gesicht. Zu Pulver mahlen, mit Eiweiß mischen und vor dem Zubettgehen auf das Gesicht auftragen. Am nächsten Morgen mit warmem Alkohol abwaschen (1). Wenn das Gesicht aufgrund von Windschäden anschwillt, mahlt man Armeniacae semen (杏仁) und trägt das Pulver auf das Gesicht auf (2).

DB 6.1.14. F15, 1: Es hilft bei Schmerzen und Eiter in den Ohren. Man röstet Armeniacae semen (杏仁) bis sie rot werden, zermahlt dann die Droge und mischt dieses Pulver mit dem Presssaft von Lauch. Aus diesem Teig formt man Pillen. Diese wickelt man in Baumwolle und steckt sie in das zu behandelnde Ohr. Diese Behandlung muss 3-mal täglich wiederholt werden.

DB 6.4.26. F21, 1–2: Bei Schmerzen von Zahnfleisch und Zähnen kocht man 100 Armeniacae semen (杏仁) und 1 Don Salz in 1 Doe Wasser und spült den Mund damit aus. Man muss diese Behandlung 3-mal wiederholen und die Krankheit ist geheilt (1). Man sollte auch Armeniacae semen (杏仁) verkohlen, mahlen und das Pulver mit etwas Baumwolle auf die Hohlräume auftragen, um die Parasiten zu töten (2).

DB 8.4.27. F30, 1: Diese Droge hilft auch bei unerträglichem Juckreiz, der durch Erosion der Vulva verursacht wird. Man sollte dazu die Droge auf dem Feuer verkohlen, sie mahlen, das Pulver in etwas Baumwolle wickeln und diesen Wickel in die äußeren Genitalien einführen. Dies tötet Parasiten.

DB 10.1.60. F25, 1: Wenn Wind oder Wasser in eine Wunde eindringen, kommt es zu Tetanus. Dann sollte man Armeniacae semen (杏仁) grob mahlen, weißes Mehl hinzufügen, die Mischung mit Wasser zu einer Paste verrühren und diese auf die Wunde auftragen. So kann sie geheilt werden.

DB 13.3.28. F14, 2–3: Diese Droge heilt auch Dyspnoe und Husten älterer Menschen. Dazu knete man gleiche Mengen von Armeniacae semen (杏仁) und Juglandis semen (胡桃) mit Honig und forme Pillen von der Größe einer Gewehrkugel. Diese Pillen sollte man mit abgekühltem Tee von Zingiberis rhizoma (生薑) einnehmen (2). Armeniacae semen (杏仁) löst Lungen-Qi und Wind-Wärme. Es hat heiße Eigenschaften und ist daher eine gute Medizin für durch Kälte verursachte Krankheiten (3).

## Bewertung

Die Droge Armeniacae semen ist Bestandteil vieler traditioneller Multikomponenten-Rezepturen der fernöstlichen Medizin. Von der Vielzahl der im Donguibogam beschriebenen Anwendungen [1–2] finden sich in der Forschungsliteratur Erkrankungen der Lungen und des Respirationstrakts [3–6], dermatologische Beschwerden [7] sowie entzündungshemmende [8–11], antibakterielle [12], antivirale [3], antipyretische [13], antitussive [13] und antinozizeptive [14] Eigenschaften. Klinische Untersuchungen wären wünschenswert.

### Literatur


[1] Gupta S, Chhajed M, Arora S et al. Medicinal value of apricot: A review. Indian J Pharm Sci, 80 (5): 790–794, 2018

[2] Varsha R, Akash J, Jasmine C. Prunus armeniaca (Apricot): an overview. J Pharm Res, 8: 3964–3966, 2012

[3] Ang L, Lee HW, Kim A et al. Herbal medicine for treatment of children diagnosed with COVID-19: A review of guidelines. Complement Ther Clin Pract, 39: 101174, 2020

[4] Fu XJ, Song XX, Wei LB, Wang ZG. Study of the distribution patterns of the constituent herbs in classical Chinese medicine prescriptions treating respiratory disease by data mining methods. Chin J Integr Med, 19 (8): 621–628, 2013

[5] Do JS, Hwang JK, Seo HJ et al. Antiasthmatic activity and selective inhibition of type 2 helper T cell response by aqueous extract of semen armeniacae amarum. Immunopharmacol Immunotoxicol, 28 (2): 213–225, 2006

[6] Yang WK, Lyu YR, Kim SH, Park YC. Effects of GHX02 on Chronic Obstructive Pulmonary Disease Mouse Model. J Korean Med, 39 (4): 126–135, 2018

[7] Sawabe Y, Yamasaki K, Iwagami S et al. Inhibitory effects of natural medicines on the enzymes related to the skin. Yakugaku Zasshi, 118 (9): 423–429, 1998

[8] Chang HK, Yang HY, Lee TH et al. Armeniacae semen extract suppresses lipopolysaccharide-induced expressions of cyclooxygenase-2 and inducible nitric oxide synthase in mouse BV2 microglial cells. Biol Pharm Bull 28 (3): 449–454, 2005

[9] Lee HH, Ahn JH, Kwon AR et al. Chemical composition and antimicrobial activity of the essential oil of apricot seed. Phytother Res, 28 (12): 1867–1872, 2014

[10] Saleem M, Asif J, Asif M, Saleem U. Amygdalin from Apricot Kernels Induces Apoptosis and Causes Cell Cycle Arrest in Cancer Cells: An Updated Review. Anticancer Agents Med Chem, 18 (12): 1650–1655, 2018

[11] Minaiyan M, Ghannadi A, Asadi M et al. Anti-inflammatory effect of Prunus armeniaca L. (Apricot) extracts ameliorates TNBS-induced ulcerative colitis in rats. Res Pharm Sci, 9 (4): 225–231, 2014

[12] Koh KH, Tham FY. Screening of traditional Chinese medicinal plants for quorum-sensing inhibitors activity. J Microbiol Immunol Infect, 44 (2): 144–148, 2011

[13] Lin YC, Chang CW, Wu CR. Antitussive, anti-pyretic and toxicological evaluation of Ma-Xing-Gan-Shi-Tang in rodents. BMC Complement Altern Med, 16 (1): 456, 2016

[14] Hwang HJ, Kim P, Kim CJ et al. Antinociceptive effect of amygdalin isolated from Prunus armeniaca on formalin-induced pain in rats. Biol Pharm Bull, 31 (8): 1559–1564, 2008


## 4.8 Asiasari radix et rhizoma / 細辛 / 세신 (족도리풀의 뿌리)

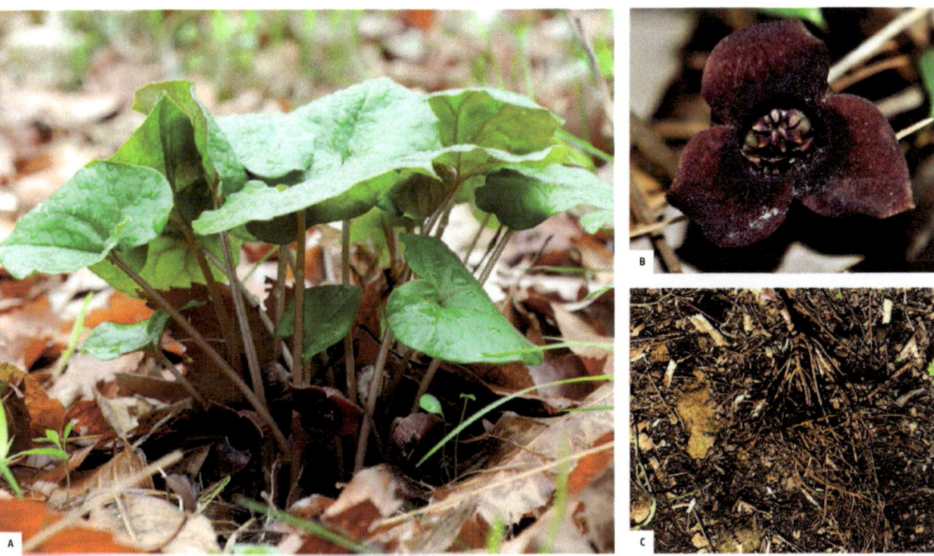

*Asiasarum heterotropoides* F.MAEK. var. *mandshuricum* F.MAEK. bzw. *Asiasarum sieboldii* MIQ. var. *seoulense* NAKAI **A** Pflanze, **B** *Asiasarum* spec. Blüte, **C** Wurzelstock

## Donguibogam

DB 2.5.28. F11, 1: Diese Droge zerstreut Wind und induziert Schwitzen. Man nimmt es eingeweicht in Wasser. Da es das Qi blockieren kann, sollte die Droge in dieser Indikation nicht zu Pulver gemahlen werden.

DB 3.2.14. F4, 1: Es hilft der Leber und Gallenblase. Pulver und Dekokt sind hier gut.

DB 3.7.11. F4, 1: Es füllt das Gallenblasen-Qi auf. Sollte in Wasser gekocht eingenommen werden.

DB 5.1.32. F5, 1–2: Die Droge hilft bei einem Schüttelgefühl im Kopf, das bei Windkopfschmerzen auftritt. Sie ist integraler Bestandteil der Behandlung von allen Syndromen, die durch einen Wind-Pathogen verursacht werden, das den Kopf angreift (1). Sie hilft auch bei Kopfschmerzen im Nieren-Meridian und ist sowohl als Dekokt als auch als Pulver wirksam (2).

DB 6.3.29. F8, 1: Es hilft bei schlechtem Atem sowie bei Schwellungen und Schmerzen durch zerfallene Zähne. Dazu sollte man ein starkes Dekokt länger im Mund behalten, während es noch heiß ist und erst ausspucken, wenn es abgekühlt ist. Dies heilt die Symptome.

DB 6.4.26. F9, 1: Es hilft bei Zahnschmerzen und Zahnkaries durch Wind-Kälte. Man sollte den Patienten den Mund mit einer Abkochung von Asiasari radix et rhizoma (細辛) und Angelicae dahuricae radix (白芷) auswaschen lassen.

DB 8.1.20. F3, 1: Hilft bei Krämpfen der Hände und Füße. Das Dekokt und das Pulver sind beide wirksam.

## Bewertung

In Bezug auf die im Donguibogam angegebenen Anwendungsgebiete bei Kopf- und Zahnschmerzen sowie bei Entzündungen und Krämpfen der Hände und Füße [1–3] liegen pharmakologische Einzelbefunde vor, wobei analgetische [1–2, 4], entzündungshemmende [3–5] und antiseptische [6] Eigenschaften evaluiert wurden. Bezüglich der arzneilich verwendeten Mitglieder der ca. 100 Arten umfassenden Gattung *Asarum* wird das Vorkommen bzw. die therapeutische Bedeutung der toxikologisch bedenklichen Inhaltsstoffe Aristolochiasäure und Safrol kontrovers diskutiert [7–8], wobei in einer 8-jährigen epidemiologischen Erhebung ein erhöhtes Krebsrisiko ausgeschlossen werden konnte [9]. Ansonsten fehlen klinische Daten weitgehend.

### Literatur

[1] Kim SJ, Gao Zhang C, Taek Lim J. Mechanism of anti-nociceptive effects of Asarum sieboldii Miq. radix: potential role of bradykinin, histamine and opioid receptor-mediated pathways. J Ethnopharmacol, 88 (1): 5–9, 2003

[2] Yu HH, Seo SJ, Hur JM et al. Asarum sieboldii extracts attenuate growth, acid production, adhesion, and water-insoluble glucan synthesis of Streptococcus mutans. J Med Food, 9 (4): 505–509, 2006

[3] Quang TH, Ngan NT, Minh CV et al. Anti-inflammatory and PPAR transactivational effects of secondary metabolites from the roots of Asarum sieboldii. Bioorg Med Chem Lett, 22 (7): 2527–2533, 2012

[4] Xu Y, Cao C, Shang M et al. Assessment on anti-nociception and anti-inflammation pharmacodynamics of Asarum heterotropoides var. mandshuricum and Asarum sieboldii. Zhongguo Zhong Yao Za Zhi, 37 (5): 625–31, 2012

[5] Liu J, Liu GX, Shang MY et al. Identification based on HPLC and anti-inflammatory targets as well as related constituents analysis of Asarum heterotropoides var. mandshuricum and A. sieboldii. Zhongguo Zhong Yao Za Zhi, 45 (6): 1374–1383, 2020

[6] Ku SK, Lee IC, Kim JA, Bae JS. Anti-septic effects of pellitorine in HMGB1-induced inflammatory responses in vitro and in vivo. Inflammation, 37 (2): 338–348, 2014

[7] Schmidt JG, Bühlmann S, Shao Y. Ist die Aristolochiasäure in der Asarum-Pfanze tatsächlich kanzerogen? Die wichtige Bedeutung epidemiologischer Effektmodifkation – mit einem klinischen Fallbeispiel. Schweiz Z Ganzheitsmed, 24: 242–248, 2012

[8] Chen C, Spriano D, Lehmann T, Meier B. Reduction of safrole and methyleugenol in Asari radix et rhizoma by decoction. Forsch Komplementmed, 16 (3): 162–166, 2009

[9] Chen CN, Tsai YT, Lai JN. 8 years post-marketing surveillance between Asari Radix and hepatocellular carcinoma: Nationwide population-based evidence against an association. J Ethnopharmacol, 243: 112094, 2019

## 4.9 Astragali radix / 黃芪 / 황기 (황기의 뿌리)



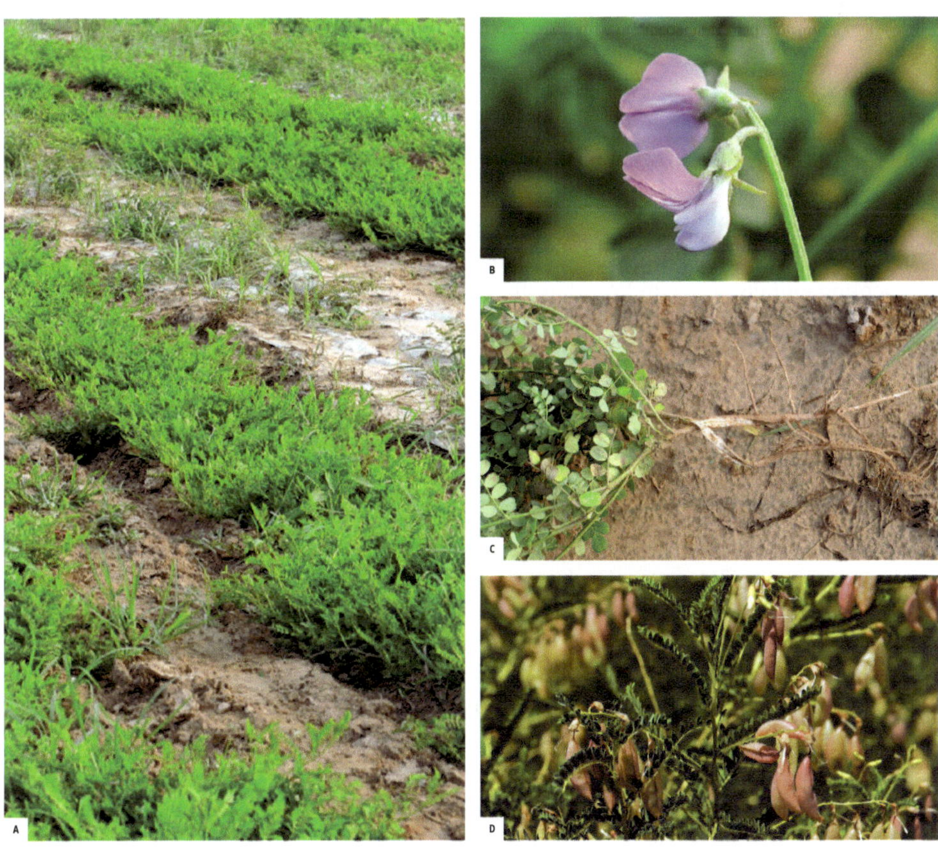


*Astragalus membranaceus* BUNGE **A** Pflanzen im Anbau, **B** Blüte, **C** Pflanzen mit Wurzel, **D** Früchte

## Donguibogam

DB 1.9.29. F4, 1–2: In der „Materia Medica für Dekokte" heißt es: „Es stärkt das Verteidigungs-Qi, erwärmt die Muskeln, bereichert die Haut und mästet das Fleisch. Es tonisiert auch das Qi des Oberen, Mittleren und Unteren Erwärmers sowie sein Inneres und Äußeres." (1). Dongyuan schrieb: „Wer fett und blass ist und dessen Qi mangelhaft ist, sollte dies oft essen. Jemand, der dunkel ist und dessen Qi exzessiv ist, sollte dies nicht essen." Das Dekokt ist zu empfehlen (2).

DB 2.5.28. F21, 1–2: Es tonisiert den äußeren Mangel und stoppt so spontanes Schwitzen. Man sollte etwas gebackene Glycyrrhizae radix (甘草) zu Astragali radix (黃芪; in Honigwasser getränkt und geröstet) hinzugeben, in Wasser einweichen und jederzeit zu sich nehmen (1). Man kann Astragali radix (黃芪) im Frühjahr und Sommer gegen spontanes Schwitzen einsetzen (2).

DB 3.12.7. F1, 1: Es tonisiert den Dreifachen Erwärmer und stärkt das Verteidigungs-Qi. Diese Droge wird für die Oberen, Mittleren und Unteren Teile sowie für das Innere und das Äußere des Dreifachen Erwärmers verwendet. Das Dekokt ist mit Wasser einzunehmen.

DB 12.2.28. F10, 1: Diese Droge wirkt einem Gewichtsverlust durch Auszehrung (z. B. Kachexie) entgegen. Sie tonisiert auch verschiedenste Mängel und reinigt mangelhaftes Feuer. Sie wird gehackt und in Honigwasser geröstet. Aus der so behandelten Droge wird ein Dekokt bereitet.

DB 14.4.17. F9, 1: Hilft gegen Auszehrungsdurst. Um Wunden zu behandeln, die aufgrund von Auszehrungsdurst mit Abszessen und Karbunkeln auftreten, sollte man eine Abkochung mit einer großen Menge von Astragali radix (黃芪) zubereiten. Dies hat einen wunderbaren Effekt.

DB 16.1.17. F10, 1: Hilft bei verfaulten, hartnäckigen Wunden aufgrund von Abszessen und Karbunkeln. Es treibt den Eiter aus und stoppt die Schmerzen. Dazu sollte man eine dicke Abkochung einnehmen. Um Wunden und Geschwüre mit Yin-Muster von innen heraus zu vertreiben, sollte diese Droge ebenfalls verabreicht werden.

## Bewertung

Astragali radix (黃芪) zählt zu den zentralen, häufig genutzten Arzneidrogen der fernöstlichen Medizin mit vielfältigen Indikationen [1–3]. Im Folgenden werden nur die im Donguibogam aufgeführten Anwendungen berücksichtigt, die experimentell-pharmakologisch gut untersucht sind. Für die Fachgebiete Kachexie [4–5], Auszehrung [6], Gerontologie [5, 7–9] sowie Förderung des Muskelaufbaus [10] liegen zahlreiche in vitro sowie tierexperimentelle Daten vor. Da Kachexie mit chronischen Entzündungsprozessen in engem Zusammenhang steht, kann auch die antientzündliche Wirkung der Droge in diesem Kontext gesehen werden [11]. Auch der Einsatz der Droge zur Förderung der Wundheilung konnte experimentell untermauert werden [9, 11–14]. Obwohl vereinzelte klinische Studien vorliegen [15], wären weitere Humanstudien wünschenswert.

### Literatur

[1] Fu J, Wang Z, Huang L et al. Review of the botanical characteristics, phytochemistry, and pharmacology of Astragalus membranaceus (Huangqi). Phytother Res, 28 (9): 1275–1283, 2014

[2] Li X, Qu L, Dong Y et al. A review of recent research progress on the astragalus genus. Molecules, 19 (11): 18850–18880, 2014

[3] Gong AGW, Duan R, Wang HY et al. Evaluation of the Pharmaceutical Properties and Value of Astragali Radix. Medicines (Basel), 5 (2): 46, 2018

[4] Wu TH, Yeh KY, Wang CH et al. The Combination of Astragalus membranaceus and Angelica sinensis Inhibits Lung Cancer and Cachexia through Its Immunomodulatory Function. J Oncol, 9206951, 2019

[5] Liu P, Zhao H, Luo Y. Anti-Aging Implications of Astragalus Membranaceus (Huangqi): A Well-Known Chinese Tonic. Aging Dis, 8 (6): 868–886, 2017

[6] Xu L, Xu XY, Hou XQ et al. Adjuvant therapy with Astragalus membranaceus for post-stroke fatigue: a systematic review. Metab Brain Dis, 35 (1): 83–93, 2020

[7] Ma C, Xia R, Yang S et al. Formononetin attenuates atherosclerosis via regulating interaction between KLF4 and SRA in apoE$^{-/-}$ mice. Theranostics, 10 (3): 1090–1106, 2020

[8] Kang SC, Kim HJ, Kim MH. Effects of Astragalus membranaceus with supplemental calcium on bone mineral density and bone metabolism in calcium-deficient ovariectomized rats. Biol Trace Elem Res, 151 (1): 68–74, 2013

[9] Huh JE, Kwon NH, Baek YH et al. Formononetin promotes early fracture healing through stimulating angiogenesis by up-regulating VEGFR-2/Flk-1 in a rat fracture model. Int Immunopharmacol, 9 (12): 1357–1365, 2009

[10] Shan G, Zhou XJ, Xia Y, Qian HJ. Astragalus membranaceus ameliorates renal interstitial fibrosis by inhibiting tubular epithelial-mesenchymal transition in vivo and in vitro. Exp Ther Med, 11 (5): 1611–1616, 2016

[11] Auyeung KK, Han QB, Ko JK. Astragalus membranaceus: A Review of its Protection Against Inflammation and Gastrointestinal Cancers. Am J Chin Med, 44 (1): 1–22, 2016

[12] Huh JE, Nam DW, Baek YH et al. Formononetin accelerates wound repair by the regulation of early growth response factor-1 transcription factor through the phosphorylation of the ERK and p38 MAPK pathways. Int Immunopharmacol, 11 (1): 46–54, 2011

[13] Zhao B, Zhang X, Han W et al. Wound healing effect of an Astragalus membranaceus polysaccharide and its mechanism. Mol Med Rep, 15 (6): 4077–4083, 2017

[14] Han DO, Lee HJ, Hahm DH. Wound-healing activity of Astragali Radix in rats. Methods Find Exp Clin Pharmacol, 31 (2): 95–100, 2009

[15] Denzler K, Moore J, Harrington H et al. Characterization of the Physiological Response following In Vivo Administration of Astragalus membranaceus. Evid Based Complement Alternat Med, 6861078, 2016

## 4.10 Atractylodis rhizoma / 蒼朮 / 창출 (삽주의 뿌리)

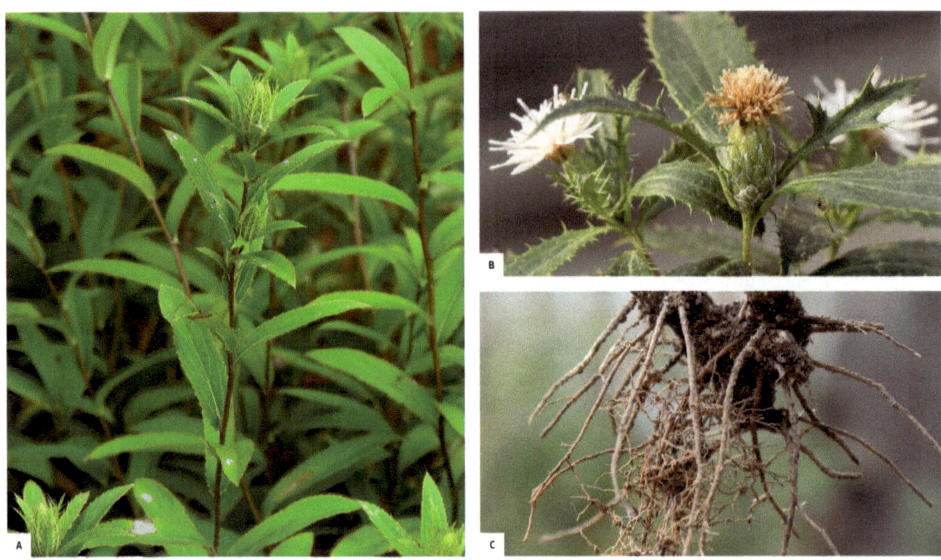

*Atractylodes lancea* DC bzw. *Atractylodes chinensis* Koidz. **A** Pflanze, **B** Blüte, **C** Wurzelstock

### Donguibogam

DB 2.6.21. F2, 1: Es entfernt Schleimwasser. Es ist sehr effektiv bei der Behandlung von Zysten aufgrund von Schleim und Flüssigkeitsretention. Die „Spirituelle Atractylodes Pille" hat die gleiche Wirkung. Da das Merkmal von Atractylodis rhizoma (蒼朮) Trockenheit ist, siegt es über Feuchtigkeit.

DB 3.4.14. F2, 1: Die Droge stärkt die Milz und trocknet Feuchtigkeit. Man tränkt sie über Nacht in Wasser, in dem zuvor Reis gewaschen wurde. Danach sollte man sie schneiden und trocknen. Beides, Pulver und Dekokt wirken gut.

DB 3.8.11. F5, 1: Stärkt den Magen und entfernt Feuchtigkeit aus dem Magen. Dekokt und Pulver sind beide gut.

DB 4.2.28. F5, 1: Die Droge hilft gegen durch Feuchtigkeit verursachten Durchfall. Sie kann auch als wässriges Dekokt mit je 5 Don Poria sclerotium (茯苓) oder Paeoniae radix (芍藥) genommen werden. Vor der Einnahme soll es abkühlen. Durch Wind hervorgerufener Durchfall sollte zusätzlich mit einer Abkochung von Saposhnikoviae radix (防風) behandelt werden.

DB 11.3.14. F1, 1–5: Hilft gegen Feuchtigkeit und kann gegen Feuchtigkeit des Oberkörpers und des Unterkörpers verwendet werden (1). Bei Feuchtigkeit im Oberen Erwärmer sollte Atractylodis rhizoma (蒼朮) verwendet werden (2). Diese Droge kann auch Bergnebel-Miasma behandeln (3). Sie kann in Form eines Dekokts, als Pulver oder nach dem Einweichen in Alkohol eingenommen werden. Sie hat eine besonders tiefgreifende Wirkung, wenn es jeden Tag genommen wird (4). Sowohl Atractylodis rhizoma alba (白朮) als auch Atractylodis rhizoma (蒼朮) sind essbar (5).

DB 15.2.12. F11, 1: Eliminiert pathogenes Qi (邪氣) und das Feuchtigkeits-Qi der Pestilenz. Dazu sollte man Atractylodis rhizoma (蒼朮) und Gleditsiae spina (皂角) im Hof verräuchern.

## Atractylodis rhizoma / 朮 / 출 (삽주의 뿌리)

Für beide Varietäten der Droge Atractylodis rhizoma 朮 / 출 (삽주의 뿌리) finden sich im **Donguibogam** die folgenden Anwendungen:

DB 1.6.27. F6, 1–2: Wenn diese Droge für eine lange Zeit in Form von Dekokten oder Pulvern genommen wird, sorgt sie dafür, dass sich der Körper leichter fühlt, und sorgt für eine lange Lebensdauer. Sie wird auch „die Essenz der Berge" genannt. Es steht in der „Materia Medica von Shennong" (神農藥經) geschrieben: „Man muss immer die Essenz der Berge nehmen, um lange zu leben." Man gräbt die Wurzel aus und tränkt sie in Wasser, in dem zuvor Reis gewaschen wurde. Dann entfernt man die schwarze Wurzelrinde. Danach unter Rühren kurz braten und anschließend 1 Geun der Droge zu Pulver mahlen. Des Weiteren fügt man 8 Nyang von gedämpften Poria sclerotium (白茯苓) hinzu und mischt alles mit Honig, um Pillen zu formen. Man kann auch den Frischpflanzenpresssaft extrahieren oder ein Dekokt herstellen. Beides kann man gemischt mit Reiswein einnehmen oder einkochen, um Pillen zu formen. Wenn man dieses Arzneimittel einnimmt, sollte man Pfirsiche, Pflaumen, Spatzenfleisch, Muscheln, grüne Zwiebeln und Radieschen meiden (1). Nimmt man „Atractylodes Dekokt der Unsterblichen" (仙朮湯), sorgt dies für ein langes Leben, verbessert das Sehvermögen, lässt das Gesicht jünger aussehen, macht den Körper leichter und hält einen jung. Man mahle 19,2 Nyang Atractylodis rhizoma (蒼朮), 6 Doe Jujubae fructus, 2,4 Nyang Armeniacae semen, 5 Don Zingiberis rhizoma (in Papier gewickelt und geröstet), 5 Nyang von Glycyrrhizae radix (甘草; geröstet) und 10 Nyang weißes Salz (白鹽). Man nehme morgens je 2 Don der gepulverten Kräutermischung in gekochtem Wasser vorsichtig auf nüchternen Magen (2).

DB 12.2.28. F5, 1: Diese Droge regelt die fünf Ermüdungserscheinungen und sieben Schäden, stärkt die Milz und den Magen und verlängert das Leben. Sie wird zerstoßen und mit Reiswein eingenommen, mit Honig geknetet und zu Pillen geformt. Durch Abkochen kann auch eine Salbe daraus hergestellt werden. Es ist besser, wenn dieses Medikament für einen langen Zeitraum eingenommen wird.

## Bewertung

Bewertung siehe ▸Kap. 4.11, Atractylodis rhizoma alba.

### Literatur

Literatur siehe ▸Kap. 4.11, Atractylodis rhizoma alba.

## 4.11 Atractylodis rhizoma alba / 白朮 / 백출 (백출의 뿌리)

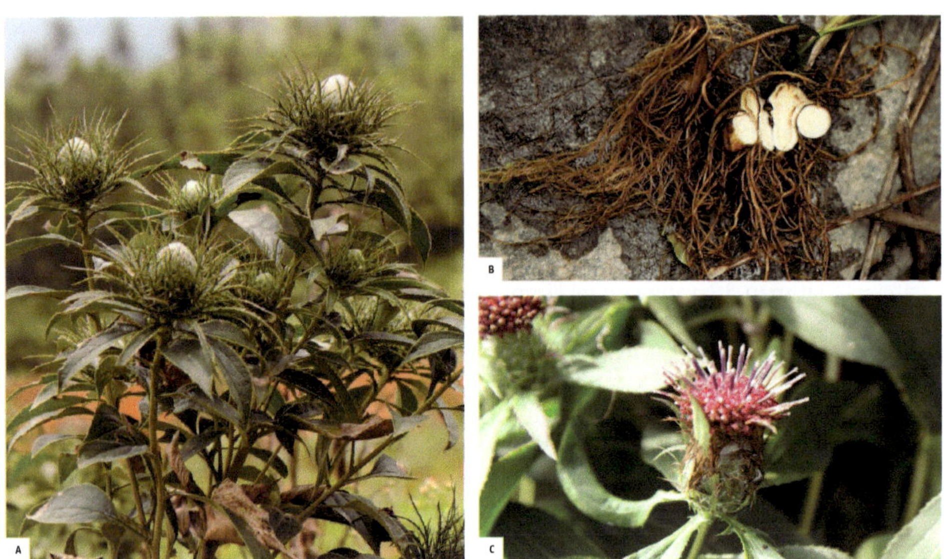

*Atractylodes macrocephala* KOIDZ. A Pflanze, B Wurzelstock, C Blüte

### Donguibogam

DB 3.4.14. F3, 1: Es tonisiert die Milz. Zu den weiteren Anwendungen siehe Atractylodis rhizoma (朮).

DB 3.8.11. F6, 1: Es tonisiert den Magen als Dekokt oder Pulver.

DB 4.2.28. F6, 1: Hilft bei allen Arten von Durchfall. Gut als Dekokt, Pulver, oder Pillen. Wenn diese Droge zusammen mit Paeoniae radix (芍藥) und Poria sclerotium (白茯苓) abgekocht wird, ist das Dekokt bei der Behandlung von Durchfall besonders effektiv.

DB 10.1.60. F4, 1: Hilft bei verschiedenen Formen muskulärer Arthralgie. Besonders auch, wenn ein Patient nach einem durch Wind verursachten Schlaganfall unfähig ist, den Mund zu öffnen oder Menschen zu erkennen. Zur Behandlung gibt man zu 3 Doe Alkohol 4 Nyang von Atractylodis rhizoma alba (白朮) hinzu und kocht dies, bis die Menge an Alkohol auf 1 Doe reduziert ist. Dieser Extrakt muss unverzüglich eingenommen werden.

DB 14.2.14. F3, 1: Hilft bei Ödemen in den Gliedmaßen. Man kocht 3 Nyang von Atractylodis rhizoma alba (白朮) und 3 Stücke Jujubae fructus (大棗) mit Wasser. Dieses Dekokt soll 3–4-mal täglich eingenommen werden.

### Bewertung

Das Genus *Atractylodes* mit den im Donguibogam genannten Drogen Atractylodis rhizoma (蒼朮) von *Atractylodes lancea* (THUNB.) DC. und Atractylodis rhizoma alba (白朮) von *Atractylodes macrocephala* KOIDZ. zählt zu den wichtigsten Arzneipflanzen der fernöstlichen Medizin mit vielfältigen Indikationen [1–4]. Im Folgenden werden nur die im Donguibogam aufgeführten Anwendungen berücksichtigt, die experimentell-pharmakologisch gut untersucht sind. Für die Fachgebiete „Lebensverlängerung" [5–7], Gastroenterologie bzw. Hepatologie [8–16] sowie Diarrhö [17–20] liegen zahlreiche In-vitro- sowie tierexperimentelle Daten vor, die an allgemein entzündungshemmende bzw. schmerzlindernde Eigenschaften geknüpft sind [4, 21–22]. Im Einzelnen sind diuretische [23] und neuroprotektive [24] Effekte der Droge beschrieben. Klinische Daten sind nicht vorhanden mit Ausnahmen einer Studie zu Kachexie [14].

## Literatur


[1] Koonrungsesomboon N, Na-Bangchang K, Karbwang J. Therapeutic potential and pharmacological activities of Atractylodes lancea (Thunb.) DC. Asian Pac J Trop Med, 7 (6): 421–428, 2014

[2] Jun X, Fu P, Lei Y, Cheng P. Pharmacological effects of medicinal components of Atractylodes lancea (Thunb.) DC. Chin Med, 13: 59, 2018

[3] Zhu B, Zhang QL, Hua JW et al. The traditional uses, phytochemistry, and pharmacology of Atractylodes macrocephala Koidz.: A review. J Ethnopharmacol, 226: 143–167, 2018

[4] Jeong D, Dong GZ, Lee HJ, Ryu JH. Anti-Inflammatory Compounds from Atractylodes macrocephala. Molecules, 24 (10): 1859, 2019

[5] Li X, He H, Xiao M et al. Effect of volatile oil from Atractylodes ovata on hypoxia tolerance ability of mice. J Hunan Norm Univ (Medical Science), 9: 17–20, 2012

[6] Li HJ, Guo ZX, Mao JJ et al. Anti-aging effect of atractylodis Macrocephalae koidz decoction on the elderly mice. J. Jiamusi Med Inst (Heilongjiang Medicine And Pharmacy), 19 (1): 9–10, 1996

[7] Nusuetrong P, Gerdprasert O. Cardioprotection of Atractylodes lancea against Hypoxia/Reoxygenation-Injured H9c2 Cardiomyoblasts. J Med Assoc Thai, 99 Suppl 8: S179-S186, 2016

[8] Na-Bangchang K, Plengsuriyakarn T, Karbwang J. Research and Development of Atractylodes lancea (Thunb) DC. as a Promising Candidate for Cholangiocarcinoma Chemotherapeutics. Evid Based Complement Alternat Med, 5929234, 2017

[9] Kotawong K, Chaijaroenkul W, Roytrakul S et al. Screening of Molecular Targets of Action of Atractylodin in Cholangiocarcinoma by Applying Proteomic and Metabolomic Approaches. Metabolites, 9 (11): 260, 2019

[10] Kotawong K, Chaijaroenkul W, Roytrakul S et al. Proteomics Analysis for Identification of Potential Cell Signaling Pathways and Protein Targets of Actions of Atractylodin and β-Eudesmol Against Cholangiocarcinoma. Asian Pac J Cancer Prev, 21 (3): 621–628, 2020

[11] Yamahara J, Matsuda H, Huang Q et als. Intestinal motility enhancing effect of Atractylodes lancea rhizome. J Ethnopharmacol, 29 (3): 341–344, 1990

[12] Kimura Y, Sumiyoshi M. Effects of an Atractylodes lancea rhizome extract and a volatile component β-eudesmol on gastrointestinal motility in mice. J Ethnopharmacol, 141 (1): 530–536, 2012

[13] Park JJ, Chon NR, Lee YJ, Park H. The Effects of an Extract of Atractylodes Japonica Rhizome, SKI3246 on Gastrointestinal Motility in Guinea Pigs. J Neurogastroenterol Motil, 21 (3): 352–360, 2015

[14] Liu Y, Jia Z, Dong L et al. A randomized pilot study of atractylenolide I on gastric cancer cachexia patients. Evid Based Complement Alternat Med, 5 (3): 337–344, 2008

[15] Jiao P, Tseng-Crank J, Corneliusen B et al. Lipase inhibition and antiobesity effect of Atractylodes lancea. Planta Med, 80 (7): 577–582, 2014

[16] Yang S, Zhang J, Yan Y et al. Network Pharmacology-Based Strategy to Investigate the Pharmacologic Mechanisms of Atractylodes macrocephala Koidz. for the Treatment of Chronic Gastritis. Front Pharmacol, 10: 1629, 2020

[17] Wang J, Feng W, Zhang S et al. Gut microbial modulation in the treatment of chemotherapy-induced diarrhea with Shenzhu Capsule. BMC Complement Altern Med, 19 (1): 126, 2019


4

[18] Shi K, Qu L, Lin X et al. Deep-Fried Atractylodis Rhizoma Protects against Spleen Deficiency-Induced Diarrhea through Regulating Intestinal Inflammatory Response and Gut Microbiota. Int J Mol Sci, 21 (1): 124, 2019
[19] Kim SH, Jung HN, Lee KY et al. Suppression of Th2-type immune response-mediated allergic diarrhea following oral administration of traditional Korean medicine: Atractylodes macrocephala Koidz. Immunopharmacol Immunotoxicol, 27 (2): 331–343, 2005
[20] Shi K, Qu L, Lin X et al. Deep-Fried Atractylodis Rhizoma Protects against Spleen Deficiency-Induced Diarrhea through Regulating Intestinal Inflammatory Response and Gut Microbiota. Int J Mol Sci, 21 (1): 124, 2019
[21] Chen LG, Jan YS, Tsai PW et al. Anti-inflammatory and Antinociceptive Constituents of Atractylodes japonica Koidzumi. J Agric Food Chem, 64 (11): 2254–2262, 2016
[22] Kwak TK, Jang HS, Lee MG et al. Effect of Orally Administered Atractylodes macrocephala Koidz Water Extract on Macrophage and T Cell Inflammatory Response in Mice. Evid Based Complement Alternat Med, 4041873, 2018
[23] Lee YP, Lee YJ, Lee SM et al. Effect of Atractylodes macrocephala on Hypertonic Stress-Induced Water Channel Protein Expression in Renal Collecting Duct Cells. Evid Based Complement Alternat Med, 650809, 2012
[24] Zhou K, Chen J, Wu J et al. Atractylenolide III ameliorates cerebral ischemic injury and neuroinflammation associated with inhibiting JAK2/STAT3/Drp1-dependent mitochondrial fission in microglia. Phytomedicine, 59: 152922, 2019

## 4.12 Aucklandiae radix / 木香 / 목향 (목향의 뿌리)

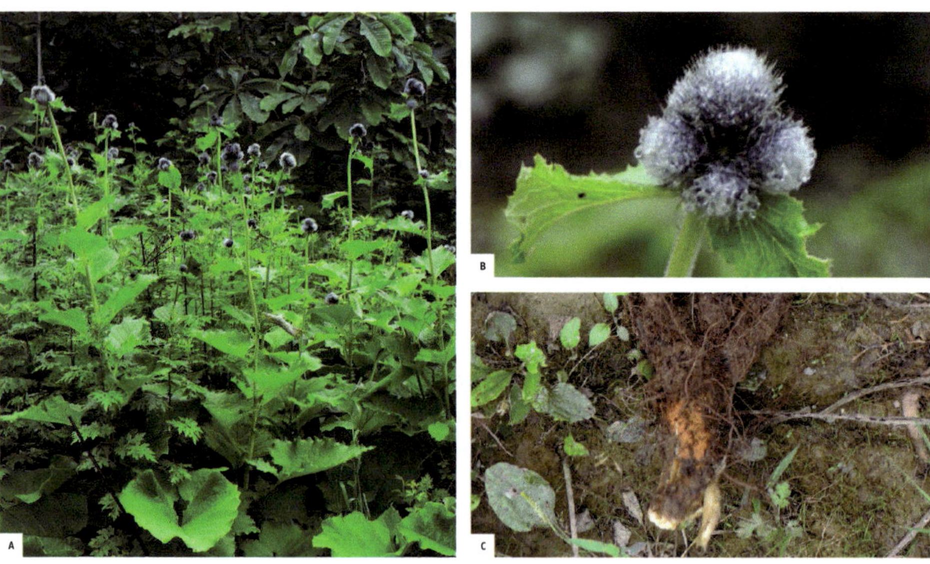


*Aucklandia lappa* DECNE. **A** Pflanze, **B** Blüte, **C** Wurzel

## Donguibogam

DB 1.9.29. F2, 1–4: Es heilt alle Arten von Qi-Krankheit in der epigastrischen Region (1). Man muss Aucklandiae radix (木香) verwenden, um den Fluss von Qi zu erleichtern, wenn es eine Qi-Krankheit im Magen gibt (2). Zhenheng schreibt: „Aucklandiae radix (木香) erleichtert den Fluss von Qi im Mittleren und Unteren Erwärmer. Arecae semen (檳榔) soll als Kuriermedizin verwendet werden." Zhenheng schreibt auch: „Aucklandiae radix (木香) hat einen stechenden Geschmack, daher muss sie verwendet werden, wenn das Qi sich nicht ausbreitet, weil es stagniert. Wenn das Yin-Feuer nach oben schnellt, verwendet man Phellodendri cortex (黃柏), Anemarrhenae rhizoma (知母) und ein wenig Aucklandiae radix (木香), um zu helfen (3). In der „Materia Medica für Dekokte" (湯液) steht: „Es steuert verschiedene Formen von Qi und zerstreut stagnierendes Qi. Es heilt die Unfähigkeit von Qi, sich im Magen zu bewegen." Pulver und Dekokt sind beide gut (4).

DB 4.2.28. F9, 1: Diese Droge behandelt verschiedene Arten von Durchfall und Ruhr. Sie ist wirksam als Dekokt oder in pulverisierter Form. Sie wird auch als Pillen zusammen mit Coptidis rhizoma (黃連) verabreicht, um rot-weiße Dysenterie zu behandeln.

DB 7.1.30. F5, 1–2: Heilt die neun Arten von Herzschmerzen. Dazu zu Pulver mahlen und zu Alkohol mischen (1). Aucklandiae radix (木香) löst und senkt das kalte Qi, das Brust und Bauch blockiert. Dazu verwendet man Citri unshius pericarpium (橘皮), Myristicae semen (肉豆蔻) und Zingiberis rhizoma (生薑) als Hilfsmittel (2).

## Bewertung

Die Droge Aucklandiae radix stammt von der Arzneipflanze *Aucklandia costus* (Synonyme: *Aucklandia lappa*, *Saussurea costus*, *Saussurea lappa*). Gut untersucht sind ihre Wirkungen auf den Gastrointestinaltrakt [1–5] und das Herz-Kreislauf-System [1–2, 6]. Auch ihre antientzündlichen Eigenschaften sind gut erforscht [1–2, 7]. Klinische Studien fehlen.

### Literatur


[1] Pandey MM, Rastogi S, Rawat AK. Saussurea costus: botanical, chemical and pharmacological review of an ayurvedic medicinal plant. J Ethnopharmacol, 110 (3): 379–390, 2007

[2] Zahara K, Tabassum S, Sabir S et al. A review of therapeutic potential of Saussurea lappa-An endangered plant from Himalaya. Asian Pac J Trop Med, 7S1: S60-S69, 2014

[3] Guo H, Zhang J, Gao W, Qu Z, Liu C. Gastrointestinal effect of methanol extract of Radix Aucklandiae and selected active substances on the transit activity of rat isolated intestinal strips. Pharm Biol, 52 (9): 1141–1149, 2014

[4] Yang X, Zhang X, Yang SP et al. Evaluation of Aucklandia lappa Decne extracts as antiulcer activity in animals. Pak J Pharm Sci, 29 (5): 1695–1701, 2016

[5] Shin MS, Kim SB, Lee J et al. Beneficial Effect of Herbal Formulation KM1608 on Inflammatory Bowl Diseases: A Preliminary Experimental Study. Molecules, 23 (8): 2068, 2018

[6] Saleem TS, Lokanath N, Prasanthi A et al. Aqueous extract of Saussurea lappa root ameliorate oxidative myocardial injury induced by isoproterenol in rats. J Adv Pharm Technol Res, 4 (2): 94–100, 2013

[7] Lim JS, Lee SH, Lee SR et al. Inhibitory Effects of Aucklandia lappa Decne. Extract on Inflammatory and Oxidative Responses in LPS-Treated Macrophages. Molecules, 25 (6): 1336, 2020

# 4.13 Aurantii fructus immaturus / 枳殼 / 지각 (탱자나무의 미성숙 과실)

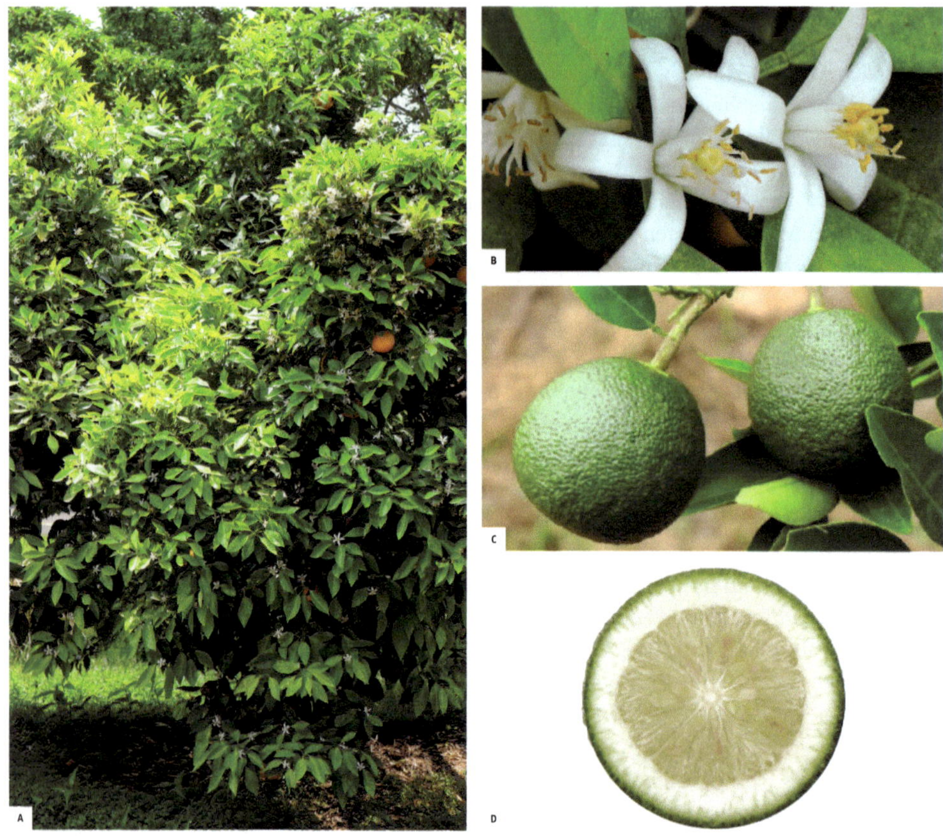

*Citrus × aurantium* L. A Pflanze, B Blüte, C unreife, ganze Früchte, D aufgeschnittene Frucht

## Donguibogam

**DB 1.9.29. F10, 1–3:** Diese Droge zieht Qi nach unten (1). In der „Orthodoxen Übertragung der Medizin“ (正傳) heißt es: „Wenn eine gesund geborene Person durch Qi stechende Schmerzen empfindet, verwendet man Aurantii fructus immaturus (枳殼) und Linderae radix (烏藥). Wenn stechende Schmerzen entstehen, weil das Qi nicht fließt, wird Aucklandiae radix (木香) verwendet“ (2). Um stechende Schmerzen zu heilen, die durch kaltes Qi verursacht werden, sollte man 2 Nyang von Aurantii fructus immaturus (枳殼) zermahlen sowie 1 Nyang von Cyperi rhizoma (香附子) und 1 Nyang von Glycyrrhizae radix (甘草). Dieses Pulver sollte gemischt mit 2 Don eines wässrigen Dekokts von Allii fistulosi bulbus (葱白) gegessen werden (3).

**DB 2.6.21. F14, 1:** Es entfernt Schleim und zerstreut angesammelten Schleim im Diaphragma. Sowohl Dekokt als auch Pulver wirken gut.

**DB 3.5.14. F15, 1:** Es entfernt das Qi der Lunge. Als Dekokt oder Pulver einnehmen.

## Bewertung

Aurantii fructus immaturus ist seit langem in Europa etabliert. Das Europäische Arzneibuch monographiert Bitterorangenschale (Aurantii amari epicarpium et mesocarpium). Wie in der europäischen Phytotherapie beziehen sich die meisten Indikationen der Droge in der fernöstlichen Medizin auf Magenbeschwerden und Erkrankungen des Gastrointestinaltrakts [1–6]. Auch direkt vom Donguibogam abgeleitete Anwendungsgebiete wie stechende Schmerzen z. B. durch Gicht [7] oder Aphthen des Mundraums bei Gingivitis [8] sowie eine allgemeine Entgiftungsfunktion [9, 10] konnten in der experimentellen Forschung begründet werden. Klinische Daten liegen nicht vor.

### Literatur


[1] Takase H, Yamamoto K, Hirano H et al. Pharmacological profile of gastric mucosal protection by marmin and nobiletin from a traditional herbal medicine, Aurantii fructus immaturus. Jpn J Pharmacol, 66 (1): 139–147, 1994

[2] Fang YS, Shan DM, Liu JW et al. Effect of constituents from Fructus Aurantii Immaturus and Radix Paeoniae Alba on gastrointestinal movement. Planta Med, 75 (1): 24–31, 2009

[3] Tan W, Li Y, Wang Y et al. Anti-coagulative and gastrointestinal motility regulative activities of Fructus Aurantii Immaturus and its effective fractions. Biomed Pharmacother, 90: 244–252, 2017

[4] Wang SY, Liu YP, Fan YH et al. Mechanism of aqueous fructus aurantii immaturus extracts in neuroplexus of cathartic colons. World J Gastroenterol, 21 (31): 9358–9366, 2015

[5] Huang ZH, Yang DZ, Wei YQ, Luo YH. Effect of muscarinic blocker on enhancing the action of fructus aurantii immaturus on intestinal myoelectric activity in dogs. World J Gastroenterol, 3 (2): 127–128, 1997

[6] Kang SI, Shin HS, Kim HM et al. Immature Citrus sunki peel extract exhibits antiobesity effects by β-oxidation and lipolysis in high-fat diet-induced obese mice. Biol Pharm Bull, 35 (2): 223–230, 2012

[7] Liu K, Wang W, Guo BH et al. Chemical Evidence for Potent Xanthine Oxidase Inhibitory Activity of Ethyl Acetate Extract of Citrus aurantium L. Dried Immature Fruits. Molecules, 21 (3): 302, 2016

[8] Minami M, Takase H, Taira M, Makino T. In Vitro Effect of the Traditional Medicine Hainosan (Painongsan) on Porphyromonas gingivalis. Medicines (Basel), 6 (2): 58, 2019

[9] Okada N, Murakami A, Urushizaki S et al. Extracts of Immature Orange (Aurantii fructus immaturus) and Citrus Unshiu Peel (Citri unshiu pericarpium) Induce P-Glycoprotein and Cytochrome P450 3A4 Expression via Upregulation of Pregnane X Receptor. Front Pharmacol, 8: 84, 2017

[10] Yan S, Yue YZ, Sun MM et al. Suppressive effect of Aurantii Fructus Immaturus and Atractylodis Macrocephalae Rhizoma on glutamic acid-induced autophagy of interstitial cells of Cajal. J Integr Med, 18 (4): 334–343, 2020


4

# 4.14 Bupleuri radix / 柴胡 / 시호 (시호의 뿌리)

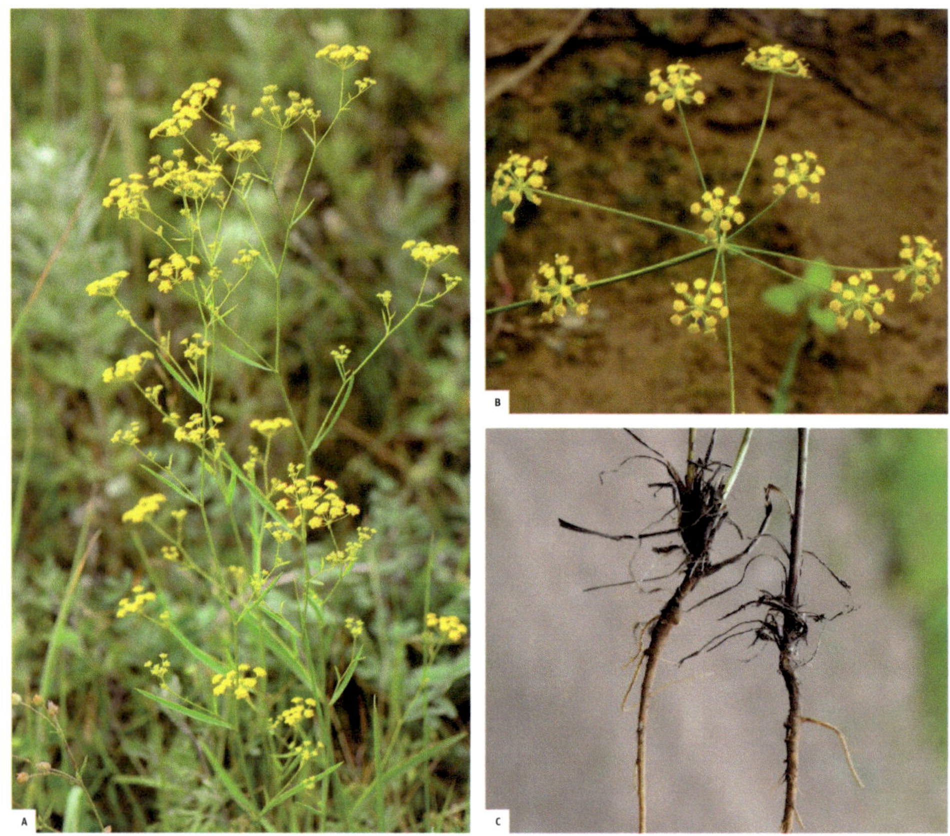

*Bupleurum falcatum* L. **A** Pflanze, **B** Blüte, **C** Wurzel

## Donguibogam

**DB 3.7.11. F1, 1:** Hilft gegen abwechselnden Schüttelfrost und Fieber aufgrund von Gallenblasenerkrankungen. Es ist das Hauptrezept für den Gallenblasen-Meridian. Eine Blockade der Gallenblasen kann ohne diese Droge nicht behandelt werden. Man sollte die Droge zerschneiden, mit Wasser kochen und den Niederschlag sinken lassen. Dann nimmt man den Überstand ein.

**DB 11.1.46. F3, 1:** Hilft hervorragend gegen Kälteschäden, fördert leichtes Schwitzen und eliminiert ärgerliche Hitze. Dazu 1 Nyang der Droge zerschneiden, in Wasser kochen und einnehmen.

**DB 11.5.27. F3, 1:** Hilft bei Schmerzen und Hitze in den Gelenken, welche von durch Hitze verursachte Aufzehrung hervorgerufen werden. Dazu schneidet man 3 Don der Droge klein und nimmt das wässrige Dekokt ein.

## Bewertung

Bei dieser insgesamt gut untersuchten, wichtigen Arzneipflanze [1] sind die im Dongui-bogam beschriebenen Indikationen bei fiebrigen Erkrankungen [2–3] und Galle-Leber-Beschwerden [4–6] in einer Übersichtsarbeit [1] und experimentellen Arbeiten beschrieben [2–6]. Die entsprechenden Wirkungen der für diese Droge charakteristischen Saikosaponine sind ebenfalls gut beschrieben [7–10]. Klinische Studien fehlen weitgehend.

### Literatur


[1] Yang F, Dong X, Yin X et al. Radix Bupleuri: A Review of Traditional Uses, Botany, Phytochemistry, Pharmacology, and Toxicology. Biomed Res Int, 7597596, 2017

[2] Jin GT, Bo L, Wang SR. Experimental study onmaterial basis, efficacy and mechanism of antipyretic effect of Bupleuri Radix. Journal of Chengdu University of Traditional Chinese Medicine, 36: 28–30, 2013

[3] Xie Y, Lu W, Cao S et al. Preparation of bupleurum nasal spray and evaluation on its safety and efficacy. Chem Pharm Bull (Tokyo), 54 (1): 48–53, 2006

[4] Abe H, Sakaguchi M, Yamada M et al. Pharmacological actions of saikosaponins isolated from Bupleurum falcatum. 1. Effects of saikosaponins on liver function. Planta Med, 40 (4): 366–372, 1980

[5] Fan J, Li X, Li P et al. Saikosaponin-d attenuates the development of liver fibrosis by preventing hepatocyte injury. Biochem Cell Biol, 85 (2): 189–195, 2007

[6] Cheng BJ, Moritomo A, Yamasaki Y et al. Preventive effect of traditional herbal formulae against experimental hypercholesterolemia in rats with special reference to blood lipoprotein cholesterol levels. J Ethnopharmacol, 94 (2–3): 275–278, 2004

[7] Li XQ, Song YN, Wang SJ et al. Saikosaponins: a review of pharmacological effects. J Asian Nat Prod Res, 20 (5): 399–411, 2018

[8] Li X, Li X, Huang N et al. A comprehensive review and perspectives on pharmacology and toxicology of saikosaponins. Phytomedicine, 50: 73–87, 2018

[9] Yuan B, Yang R, Ma Y et al. A systematic review of the active saikosaponins and extracts isolated from Radix Bupleuri and their applications. Pharm Biol, 55 (1): 620–635, 2017

[10] Liu X, Latkolik S, Atanasov AG et al. Bupleurum chinense Roots: a Bioactivity-Guided Approach toward Saponin-Type NF-κB Inhibitors. Planta Med, 83 (14–15): 1242–1250, 2017

# 4.15 Chrysanthemi indici flos / 甘菊 / 감국 (감국의 꽃)

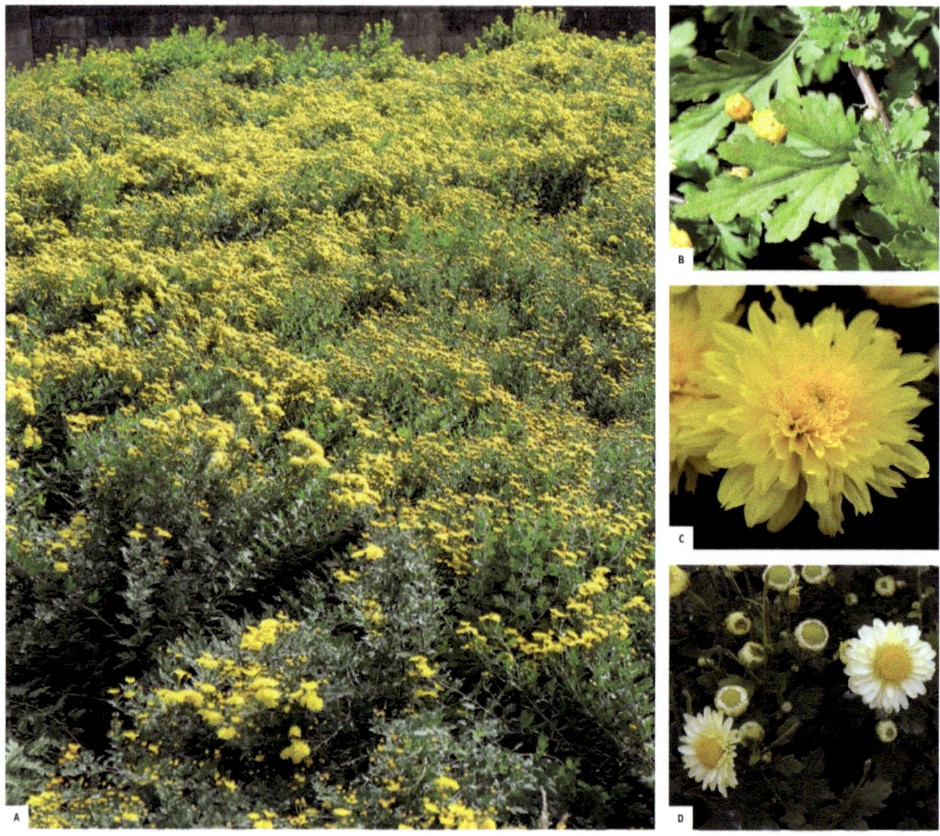

*Chrysanthemum indicum* L. **A** Pflanzen im Anbau, **B** Blatt mit Blüte, **C** Blüten (gelb), **D** Blüten (weiß)

## Donguibogam

DB 1.6.27. F3, 1–2: Durch diese Droge fühlt dich der Körper leichter. Sie hält einen jung und sorgt für ein langes Leben. Alle Sprossen, Blätter, Wurzeln und Blüten sind essbar. Man trocknet die Droge im Schatten, mahlt sie zu Pulver und nimmt sie mit Reiswein ein. Man kann sie auch mit Honig zu Pillen verarbeiten. Man sollte sie für lange Zeit einnehmen (1). Zur Herstellung von Chrysanthemi-flos-Wein: Man gibt zu 1 Seom Wasser 5 Doe von Chrysanthemi indici flos, Rehmanniae radix (生地黃) und Lycii radicis cortex (地骨皮) und kocht, bis das Volumen auf etwa ein Fünftel abnimmt, dann fügt man 5-mal klebrigen Reis hinzu und gart es im Dampf. Wenn die Mischung gekocht hat, fügt man Hefe hinzu, mischt gut und gibt alles in ein Gefäß. Wenn der Reiswein fertig ist, lässt man ihn absetzen und nimmt die oberste Schicht vom Überstand, den man vor dem Einnehmen nochmals erwärmt. Es stärkt Sehnen, Knochen und Knochenmark und verlängert das Leben. Weiße Blüten sind effektiver (2).

DB 5.1.32. F3, 1–2: Hilft gegen Schwindel und Kopfschmerzen aufgrund von Wind. Die Blumen muss man pflücken, mahlen und mit 1 Don Alkohol mischen. Man soll diese Mischung 2-mal täglich einnehmen. Dies kann auch als Alkohol konsumiert werden (1).

Man nehme die unreifen Stiele und Blätter und bereite eine Brühe zusammen mit zusätzlichen Gewürzen. Es hat eine bessere Wirkung, wenn die Blüten weiß sind (2).

DB 5.3.34. F11, 1: Es entfernt Nebel aus dem Auge, verbessert das Sehvermögen und nährt Blut in den Augen. Es heilt auch innere Sehbehinderungen und stoppt Tränen, die durch Wind verursacht werden. Sowohl Pulver als auch Abkochung sind empfehlenswert.

DB 10.1.60. F3, 1: Hilft gegen verschiedene Wind-Krankheiten und Wind-Schwindel. Man soll die getrocknete Droge kochen und dann trinken oder mit Alkohol extrahieren und dann trinken.

DB 12.1.41. F24, 1: Hilft, wenn man nicht immer nüchtern wird. Dazu mahlt man eine gute Qualität der Droge und nimmt davon 1–2 Don mit Wasser.

DB 16.1.17. F4, 1–2: Hilfe gegen Abszesse und Schwellungen, selbst wenn diese so schwer sind, dass der Patient das Gefühl hat, dass er kurz vor dem Tod steht. Zur Behandlung presst man die Blätter der Chrysantheme, um den Saft zu extrahieren, und nimmt 1 Doe davon. Es ist wunderbar wirksam (1). Es ist effektiv, den Stamm und das Blatt auf die Abszesse aufzutragen. Dies wird als „Verborgene Tao Rezeptur Paste“ (陶潛膏 / 도잠고) bezeichnet (2).

## Bewertung

Von den über 40 Arten der Gattung *Chrysanthemum*, die sich in ihrem jeweiligen Inhaltsstoffspektrum deutlich unterscheiden, stehen bei der in Korea genutzten Art *C. indicum* [1] die experimentell-pharmakologisch nachgewiesenen schmerzlindernden [2], entzündungshemmenden [3–5], die Knochen stärkenden [4], das Sehvermögen bessernden [6] und Schwindel bekämpfenden [2, 5] Eigenschaften im Vordergrund. Klinische Daten zur Einzeldroge liegen nicht vor.

### Literatur


[1] Shao Y, Sun Y, Li D, Chen Y. Chrysanthemum indicum L.: A Comprehensive Review of its Botany, Phytochemistry and Pharmacology. Am J Chin Med, 48 (4): 871–897, 2020

[2] Zhang X, Wu JZ, Lin ZX et al. Ameliorative effect of supercritical fluid extract of Chrysanthemum indicum Linné against D-galactose induced brain and liver injury in senescent mice via suppression of oxidative stress, inflammation and apoptosis. J Ethnopharmacol, 234: 44–56, 2019

[3] Yu SH, Sun X, Kim MK et al. Chrysanthemum indicum extract inhibits NLRP3 and AIM2 inflammasome activation via regulating ASC phosphorylation. J Ethnopharmacol, 239: 111917, 2019

[4] Lee DY, Choi G, Yoon T et al. Anti-inflammatory activity of Chrysanthemum indicum extract in acute and chronic cutaneous inflammation. J Ethnopharmacol, 123 (1): 149–154, 2009

[5] Cheng W, Li J, You T, Hu C. Anti-inflammatory and immunomodulatory activities of the extracts from the inflorescence of Chrysanthemum indicum Linné. J Ethnopharmacol, 101 (1–3): 334–337, 2005

[6] Matsuda H, Morikawa T, Toguchida I et al. Medicinal Flowers. VI. Absolute Stereostructures of Two New Flavanone Glycosides and a Phenylbutanoid Glycoside From the Flowers of Chrysanthemum Indicum L.: Their Inhibitory Activities for Rat Lens Aldose Reductase. Chem Pharm Bull (Tokyo), 50 (7): 972–975, 2002

# 4.16 Cimicifugae rhizoma / 升麻 / 승마 (승마의 뿌리)

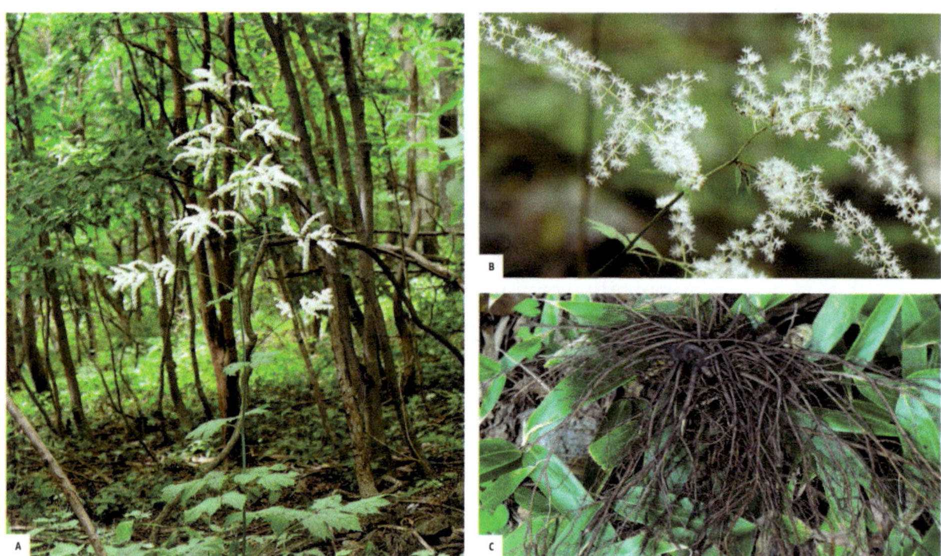

*Cimicifuga* spec. A Pflanze, B Blüte, C Wurzel/Wurzelstock

## Donguibogam

DB 3.4.14. F4, 1: Blockaden der Milz können ohne diese Droge nicht behoben werden. Man muss sie kleinschneiden und in Wasser kochen.
DB 6.3.29. F7, 1: Die Droge hilft bei Symptomen wie Aphthen im Mund, Mundgeruch und bei infantiler Unterernährung, welche die Nase beeinflusst. Man soll ein starkes Dekokt abkochen, Salz hinzufügen und die Innenseite des Mundes häufig damit waschen.
DB 6.4.26. F6, 1: Hilft bei Schwellungen und Schmerzen des Mundes und der Zähne, die auf Wind oder Würmer zurückzuführen sind. Es hilft auch bei Blutungen und Eiter, die verursacht werden, wenn sich die Wurzel eines Zahnes lockert und vereitert. Man soll es in Wasser kochen und den Mund häufig mit dem Dekokt auswaschen.
DB 6.5.27. F4, 1: Gut gegen Schmerzen und Blockaden im Hals. Man sollte immer etwas vom Dekokt dieser Droge bereithalten.

## Bewertung

Die koreanische *Cimicifuga foetida* Droge darf nicht mit der in der westlichen Phytotherapie etablierten *Cimicifuga racemosa* Droge (eingesetzt bei Wechseljahresbeschwerden) verwechselt werden [1]. Die Droge ist weitgehend pharmakologisch-experimentell unerforscht. Lediglich für die Wirkung gegen virale Infektionen im Mund- und Rachenraum liegen erfolgversprechende pharmakologische Untersuchungen vor [2], ebenso wie für ihre Wirkung auf Milzzellen [3]. Klinische Untersuchungen zur Einzeldroge fehlen.

**Literatur**

[1] Guo Y, Yin T, Wang X et al. Traditional uses, phytochemistry, pharmacology and toxicology of the genus Cimicifuga: A review. J Ethnopharmacol, 209: 264–282, 2017

[2] Wang KC, Chang JS, Chiang LC, Lin CC. Cimicifuga foetida L. inhibited human respiratory syncytial virus in HEp-2 and A549 cell lines. Am J Chin Med, 40 (1): 151–162, 2012

[3] Pan RL, Chen DH, Si JY et al. Immunosuppressive effects of new cyclolanostane triterpene diglycosides from the aerial part of Cimicifuga foetida. Arch Pharm Res, 32 (2): 185–190, 2009


## 4.17 Cinnamomi cortex / 肉桂 / 육계 (육계나무의껍질)

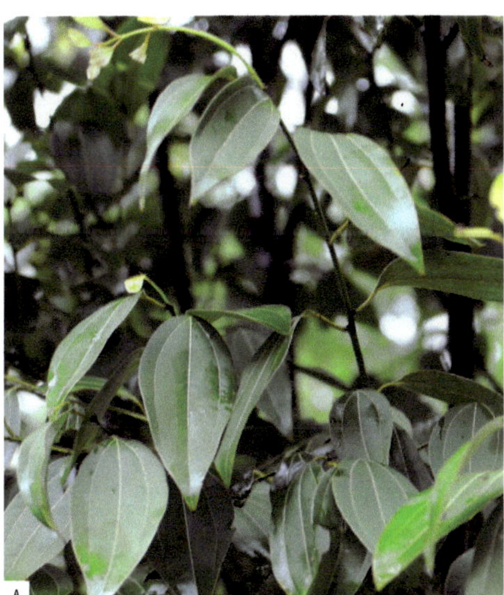

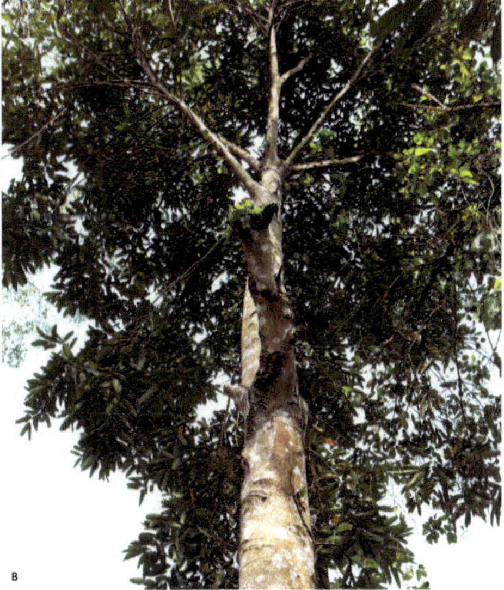

*Cinnamomum cassia* (L.) J.PRESL. **A** Blätter, **B** Stamm mit Rinde

### Donguibogam

DB 7.3.17. F11, 1: Hilft bei unerträglich kalten Schmerzen im Bauch. Entweder kochen oder pulverisieren und dann einnehmen. Beide Methoden wirken gut. Nur Cinnamomi cortex (桂皮) kann Bauchschmerzen im Herbst und Winter behandeln.

DB 8.4.27. F13, 1–3: Man soll 1 Don Pulver von Cassiae cortex interior (桂心) mit heißem Alkohol bei kalten Gliedmaßen einsetzen, wenn diese durch Schmerzen durch kalte Bauchkoliken verursacht wurden (1). Man kann auch das Pulver von Cassiae cortex interior (桂心) mit Alkohol verrühren und auf geschwollene und schmerzhafte Hoden auftragen. Cinnamomi cortex (桂皮) ist so effektiv, dass es Herzklopfen des Unterbauchs beruhigt (2). Um die Schwellung und das Absinken eines Hoden zu behandeln, soll man je 1 Nyang von Cassiae cortex interior (桂心) und Zingiberis rhizoma (生薑) pulverisieren und mit 1 Nyang Baumwolle und 3 Schalen Wasser zusammen kochen. Dann unter der Sonne eintrocknen, den Hoden mit der Baumwolle umwickeln und schwitzen lassen. Der Patient wird geheilt, wenn man dies mehrmals wiederholt. Es behandelt auch Schwellungen des Hodensacks ohne Schmerzen (3). Bewertung und Literatur: ▶ Kap. 4.18.

# 4.18 Cinnamomi ramulus / 桂枝 / 계지 (육계나무의 어린 가지)

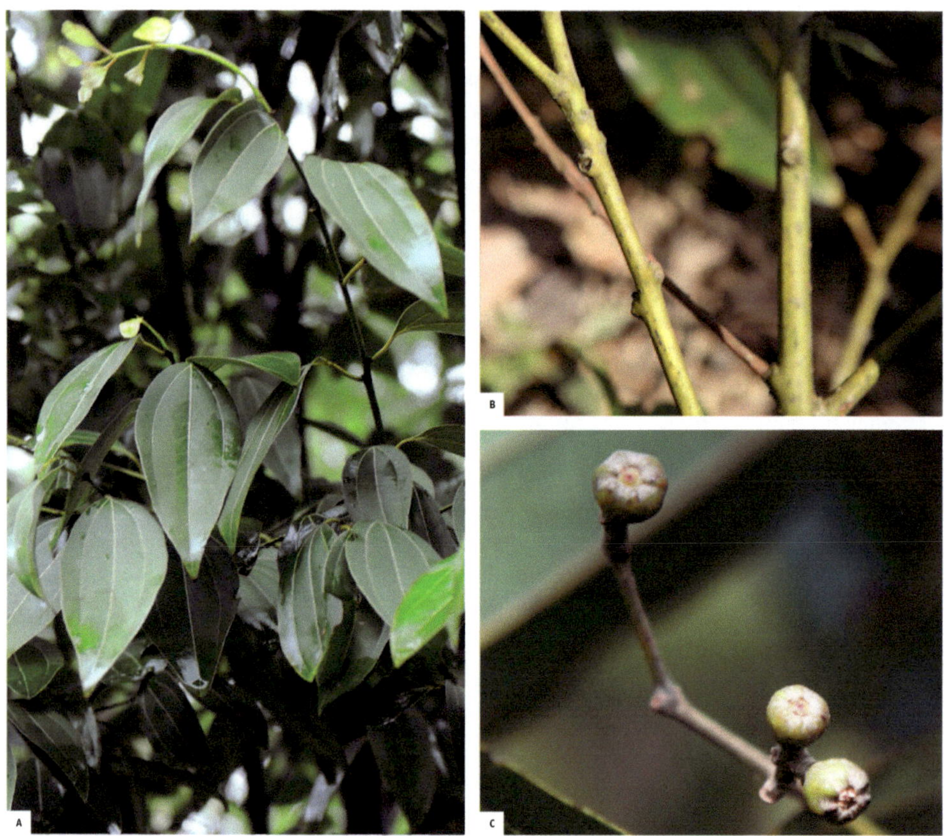

*Cinnamomum cassia* (L.) J.Presl. **A** Pflanze, **B** Zweige, **C** Blütenknospe

**DB 2.5.28. F15, 1:** Stoppt den Schweißfluss. Man nimmt Cinnamomi ramulus (桂枝) gegen äußeren Mangel im Herbst und Winter; kochen und einnehmen.

## Bewertung

Die in Korea traditionell verwendeten Rinden und Zweige von *Cinnamomum cassia* sind in zahlreichen neueren Reviews gut beschrieben [1–4]. Die im Donguibogam erwähnte Anwendung bei starken Bauchschmerzen ist experimentell-pharmakologisch belegt [5–7]. Die andrologische Indikation konnte für die eng verwandte *C. zeylanicum* ebenfalls experimentell dokumentiert werden [8–11]. Klinische Daten fehlen weitgehend.

### Literatur

[1] Zaidi SF, Aziz M, Muhammad JS, Kadowaki M. Review: Diverse pharmacological properties of Cinnamomum cassia: A review. Pak J Pharm Sci, 28 (4): 1433–1438, 2015

[2] Zhang C, Fan L, Fan S et al. Cinnamomum cassia Presl: A Review of Its Traditional Uses, Phytochemistry, Pharmacology and Toxicology. Molecules, 24 (19): 3473, 2019

[3] Liu J, Zhang Q, Li RL et al. The traditional uses, phytochemistry, pharmacology and toxicology of Cinnamomi ramulus: a review. J Pharm Pharmacol, 72 (3): 319–342, 2020

[4] Sun L, Zong SB, Li JC et al. The essential oil from the twigs of Cinnamomum cassia Presl alleviates pain and inflammation in mice. J Ethnopharmacol, 194: 904–912, 2016

[5] Shin WY, Shim DW, Kim MK et al. Protective effects of Cinnamomum cassia (Lauraceae) against gout and septic responses via attenuation of inflammasome activation in experimental models. J Ethnopharmacol, 205: 173–177, 2017

[6] Zhu ZP, Zhang MF, Shen YQ, Chen GJ. Pharmacological Study on Spleen-Stomach Warming and Analgesic Action of Cinnamomum Cassia Presl. Zhongguo Zhong Yao Za Zhi, 18 (9): 553–515, 1993

[7] Tanaka S, Yoon YH, Fukui H et al. Antiulcerogenic compounds isolated from Chinese cinnamon. Planta Med, 55 (3): 245–248, 1989

[8] Yüce A, Türk G, Çeribaşi S et al. Effects of cinnamon (Cinnamomum zeylanicum) bark oil on testicular antioxidant values, apoptotic germ cell and sperm quality. Andrologia, 45 (4): 248–255, 2013

[9] Yüce A, Türk G, Çeribaşı S et al. Effectiveness of cinnamon (Cinnamomum zeylanicum) bark oil in the prevention of carbon tetrachloride-induced damages on the male reproductive system. Andrologia, 46 (3): 263–272, 2014

[10] Elgawish RAR, Abdelrazek HMA. Effects of lead acetate on testicular function and caspase-3 expression with respect to the protective effect of cinnamon in albino rats. Toxicol Rep, 1: 795–801, 2014

[11] Sariözkan S, Türk G, Güvenç M et al. Effects of Cinnamon (C. zeylanicum) Bark Oil Against Taxanes-Induced Damages in Sperm Quality, Testicular and Epididymal Oxidant/Antioxidant Balance, Testicular Apoptosis, and Sperm DNA Integrity. Nutr Cancer, 68 (3): 481–494, 2016


## 4.19 Citri unshius pericarpium / 陳皮 / 진피 (귤껍질)

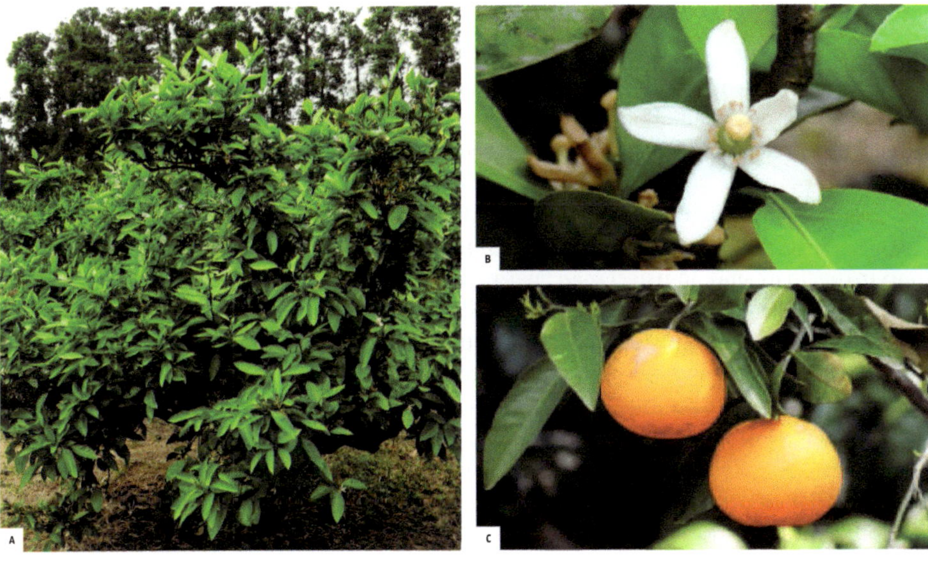

*Citrus unshiu* (SWINGLE) MARCOW. **A** Pflanze, **B** Blüte, **C** Früchte

### Donguibogam

DB 2.3.14. F7, 1: Wenn die Stimme plötzlich blockiert ist, trinkt man einen starken Tee von Citri unshius pericarpium (陳皮).

DB 3.4.14. F10, 1: Wird häufig gegen Verdauungsprobleme aufgrund der Milz verwendet. Pulver und Dekokt sind beide gut.

DB 3.5.14. F14, 1: Hilft bei der Zirkulation von Lungen-Qi und gegen den Rückfluss von Qi. Ein Dekokt oder ein Pulver soll vor der Einnahme bereitet werden.

DB 3.8.11. F24, 1: Stimuliert den Appetit. In Tee oder als Pulver gemahlen zusammen mit Ingwer in kaltem Wasser einnehmen.

DB 13.3.28. F12, 1–2: Heilt Husten und den Aufstieg von Qi. Man mahlt Citrus unshius exocarpium (陳紅; 4 Nyang) und Glycyrrhizae radix (甘草; geröstet; 1 Nyang) und nimmt 2 Don des Pulvers in gekochtem Wasser, 3-mal am Tag (1). Diese Droge heilt auch Schluckauf. Man kocht 1 Nyang von Citri unshius pericarpium (陳皮) und trinkt es auf einmal, während es noch heiß ist (2).

### Bewertung

Bewertung siehe Citri unshius pericarpium immaturus.

## 4.19.1 Citri unshius pericarpium immaturus / 青皮 / 청피 (덜 자란 귤의 껍질을 말린 것)

### Donguibogam

DB 1.9.29. F18, 1: Es wird verwendet, um Qi-Stagnation zu heilen. Es bricht Akkumulation, Bindung und Dysphagie. Pulverzubereitung und Abkochung werden empfohlen.

DB 3.2.14. F16, 1: Befreit das Leber-Qi. Hilft, wenn Leber-Qi nicht gut zirkuliert. Pulverzubereitung und Abkochung wirken gut.

DB 7.2.15. F11, 1: Heilt feste Schwellungen, die durch Schlagklumpen verursacht werden, die nicht mit Jucken oder Schmerzen einhergehen. Man setzt die Droge dem Feuer aus, mahlt sie zu Pulver, mischt sie mit Alkohol und nimmt 2 Don des Arzneimittels pro Anwendung. Die Wirkung ist gut dokumentiert.

DB 7.6.13. F1, 1–2: Citri unshius pericarpium immaturus (青皮) wird gegen Schmerzen in den Seiten verwendet. Die Droge muss in Essig eingeweicht und dann vor Gebrauch gebraten werden. Pulver oder Dekokt können eingenommen werden. Beides ist gut (1). Citri unshius pericarpium immaturus (青皮) ist das Medikament für den Leber- und Gallenblasen-Meridian. Wenn ein Mensch häufig wütend wird, sammelt sich Qi unter den Seiten an und wird zu Akkumulationen. Man verwendet Citri unshius pericarpium immaturus (青皮), um dieses Qi wieder zu lösen. Wenn Qi und Blut des Leber- und Gallenblasen-Meridians mangelhaft sind, tonisiert man zuerst das Blut und verwendet nur eine kleine Menge von Citri unshius pericarpium immaturus (青皮; 2).

DB 12.1.41. F9, 1: Hilft gegen einen vollen Bauch durch Alkohol und zu viel Essen. Man mischt 4 Nyang Citri unshius pericarpium immaturus (青皮) und 1 Nyang Salz in Wasser, brät alles und macht es zu Pulver. Man mischt dann 1,5 Don davon mit 0,5 Don Teepulver und gibt dieses Pulver zu gekochtem Wasser. Die Wirkung ist gut dokumentiert.

### Bewertung

Im Donguibogam sind Citri unshius pericarpium immaturus und Citri unshius pericarpium aufgeführt, die beide nicht Bestandteil der europäischen Phytotherapie bzw. des

Europäischen Arzneibuchs sind (vgl. ▶Kap. 4.13, Aurantii fructus immaturus). Die im Donguibogam beschriebenen entzündungshemmenden Wirkungen sind in der experimentell-pharmakologischen Literatur belegt [1–6]. Aufgrund moderner Epidemiologie ist besonders der traditionelle Einsatz bei Verdauungsbeschwerden [7–8] und Adipositas – „Bauch von Alkohol und zu viel Essen" – intensiv erforscht worden [9–12], wobei sogar Humandaten vorliegen [13]. Auch der präventive Einsatz bei Schwellungen kann wissenschaftlich begründet werden [14]. Eine Arbeit zur allgemeinen Entgiftungsfunktion liegt vor [15].

## Literatur


[1] Tamaru E, Watanabe M, Nomura Y. Dietary immature Citrus unshiu alleviates UVB-induced photoaging by suppressing degradation of basement membrane in hairless mice. Heliyon, 6 (6): e04218, 2020

[2] Tahaghoghi-Hajghorbani S, Ebrahimzadeh MA, Rafiei A et al. Improvement of chemotherapy through reducing of cachexia by using Citrus unshiu peel extract. J Ethnopharmacol, 242: 111929, 2019

[3] Park HJ, Jung UJ, Cho SJ et al. Citrus unshiu peel extract ameliorates hyperglycemia and hepatic steatosis by altering inflammation and hepatic glucose- and lipid-regulating enzymes in db/db mice. J Nutr Biochem, 24 (2): 419–427, 2013

[4] Roh KB, Kim IH, Kim YS et al. Synephrine inhibits eotaxin-1 expression via the STAT6 signaling pathway. Molecules, 19 (8): 11883–11895, 2014

[5] Kang GJ, Han SC, Ock JW et al. Anti-Inflammatory Effect of Quercetagetin, an Active Component of Immature Citrus unshiu, in HaCaT Human Keratinocytes. Biomol Ther (Seoul), 21 (2): 138–145, 2013

[6] Noh HJ, Hwang D, Lee ES et al. Anti-inflammatory activity of a new cyclic peptide, citrusin XI, isolated from the fruits of Citrus unshiu. J Ethnopharmacol, 163: 106–112, 2015

[7] Lyu JH, Lee HT. Effects of dried Citrus unshiu peels on gastrointestinal motility in rodents. Arch Pharm Res, 36 (5): 641–648, 2013

[8] Youn Y, Kim YS. Inhibitory effects of Citrus unshiu pericarpium extracts on palmitate-induced lipotoxicity in HepG2 cells. Food Sci Biotechnol, 25 (6): 1709–1717, 2016

[9] Kang S, Song S, Lee J et al. Clinical Investigations of the Effect of Citrus unshiu Peel Pellet on Obesity and Lipid Profile. Evid Based Complement Alternat Med, 4341961, 2018

[10] Baba S, Ueno Y, Kikuchi T et al. A Limonoid Kihadanin B from Immature Citrus unshiu Peels Suppresses Adipogenesis through Repression of the Akt-FOXO1-PPARγ Axis in Adipocytes. J Agric Food Chem, 64 (51): 9607–9615, 2016

[11] Hirai T, Takagi M, Nakashima KI, Inoue M. Evaluation of Naturally Occurring Compounds Regulating Brown/Beige Adipocyte Differentiation. Yakugaku Zasshi, 139 (6): 861–866, 2019

[12] Takagi M, Kimura K, Nakashima KI et al. Induction of beige adipocytes by naturally occurring β3-adrenoceptor agonist p-synephrine. Eur J Pharmacol, 836: 67–74, 2018

[13] Sugiura M. β-Cryptoxanthin and the risk for lifestyle-related disease: findings from recent nutritional epidemiologic studies. Yakugaku Zasshi, 135 (1): 67–76, 2015

[14] Lim DW, Lee Y, Kim YT. Preventive effects of Citrus unshiu peel extracts on bone and lipid metabolism in OVX rats. Molecules, 19 (1): 783–794, 2014

[15] Okada N, Murakami A, Urushizaki S et al. Extracts of Immature Orange (Aurantii fructus immaturus) and Citrus Unshiu Peel (Citri unshiu pericarpium) Induce P-Glycoprotein and Cytochrome P450 3A4 Expression via Upregulation of Pregnane X Receptor. Front Pharmacol, 8: 84, 2017


4

## 4.20 Cnidii rhizoma / 川芎 / 천궁 (천궁의 뿌리)

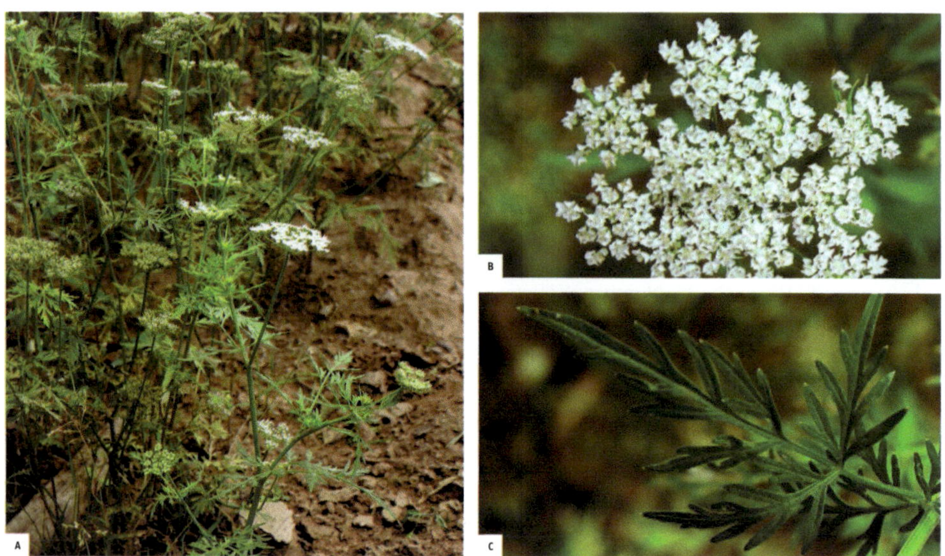

*Cnidium officinale* MAKINO bzw. *Ligusticum chuanxiong* HORT **A** Pflanze, **B** Blüte, **C** Blatt (Detailansicht)

### Donguibogam

**DB 2.1.29. F6, 1:** Unterstützt den Blutfluss. Es hilft gegen alle Arten von Blutverlust wie Hämatemesis, Epistaxis, Hämatochezie und Hämaturie. Dekokt und Pulver sind wirksam.

**DB 3.13.23. F13, 1–2:** Hilft gegen Blutüberflutungen. Die Droge kann entweder als Dekokt oder als Pulver eingenommen werden, beide Wege sind in Ordnung (1). Um Blutüberflutung zu behandeln, schneidet man 1 Nyang der Droge klein und kocht diese in 5 Tassen Reiswein, bis nur 1 Tasse zurückbleibt. Die festen Rückstände werden verworfen. Dann fügt man 1 Tasse Saft von Rehmanniae radix (生地黃) hinzu und kocht noch 2–3-mal bis zum Sieden auf. Das fertige Dekokt soll in 3 Portionen aufgeteilt werden (2).

**DB 6.2.18. F7, 1:** Hilft gegen übermäßigen Nasenfluss. Es kann entweder als Abkochung oder Pulver eingenommen werden; beide sind wirksam.

**DB 11.3.14. F3, 1:** Diese Droge kann Wind und Feuchtigkeit entfernen. Man muss sie mahlen und dann einnehmen. Sie kann auch als Dekokt eingenommen werden. Beide Formen sind in Ordnung. Die Droge ist effektiver bei der Behandlung von Feuchtigkeit im Oberkörper.

### 4.20.1 Cnidii fructus / 蛇床子 / 사상자 (사상자의 열매)

### Donguibogam

**DB 8.4.27. F5, 1:** Dies ist die beste Medizin, um die äußeren Genitalien zu erwärmen. Man wäscht die äußeren Genitalien mit dem wässrigen Dekokt dieser Droge, um Wind-Kälte zu entfernen, die Essenz zu verbessern und Schweiß von den äußeren Genitalien zu entfernen. Alternativ kann man die Droge mahlen, mit Reismehl mischen, mit Baumwolle umwickeln und in die äußeren Genitalien einführen. Dies hat einen wärmenden Effekt.

## Bewertung

In der koreanischen Pharmacopoe findet sich Cnidii rhizoma von *Cnidium officinale*. Nicht in Arzneibüchern monographiert ist Cnidii fructus, bei der auch *C. monnieri* infrage kommt. Die den Blutfluss beeinflussenden, analgetischen und gynäkologischen Indikationen von Cnidii rhizoma sind in Einzelarbeiten pharmakologisch untersucht worden [1–3]. Weitere Arbeiten wären jedoch wünschenswert. Dasselbe gilt für Cnidii fructus in äußerlicher Anwendung zur Intimpflege [4–5]. Ferner konnte gezeigt werden, dass die Inhaltsstoffe Osthol, Bergapten und Isopimpinellin von Cnidii fructus schnell resorbiert werden und auf das Urogenitalsystem wirken [6]. Klinische Daten fehlen weitgehend.

### Literatur

[1] Bae KE, Choi YW, Kim ST, Kim YK. Components of rhizome extract of Cnidium officinale Makino and their in vitro biological effects. Molecules, 16 (10): 8833–8847, 2011

[2] Lim EY, Kim JG, Lee J et al. Analgesic Effects of Cnidium officinale Extracts on Postoperative, Neuropathic, and Menopausal Pain in Rat Models. Evid Based Complement Alternat Med, 9698727, 2019

[3] Yang H, Jung DH, Lee HW. Therapeutic effect of Cnidium officinale Makino extract on ovariectomized hind-limb ischemic mice. Integr Med Res, 8 (2): 107–115, 2019

[4] Li YM, Jia M, Li HQ et al. Cnidium monnieri: A Review of Traditional Uses, Phytochemical and Ethnopharmacological Properties. Am J Chin Med, 43 (5): 835–877, 2015

[5] Chen X, Zhu C, Zhang Y et al. Antipruritic Effect of Ethyl Acetate Extract from Fructus cnidii in Mice with 2,4-Dinitrofluorobenzene-Induced Atopic Dermatitis. Evid Based Complement Alternat Med, 6981386, 2020

[6] Li J, Ma B, Zhang Q et al. Simultaneous determination of osthole, bergapten and isopimpinellin in rat plasma and tissues by liquid chromatography-tandem mass spectrometry. J Chromatogr B Analyt Technol Biomed Life Sci, 970: 77–85, 2014

# 4.21 Coptidis rhizoma / 黃連 / 황련 (황련의 뿌리)

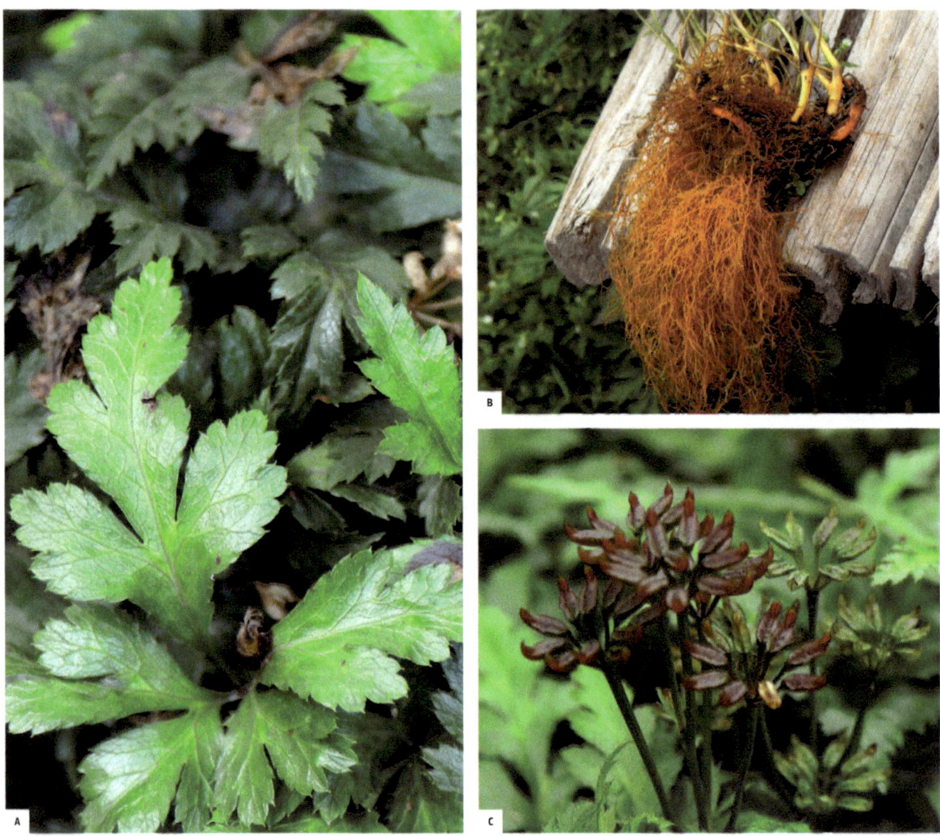

*Coptis* spec. **A** Pflanze, **B** Wurzel/Wurzelstock, **C** Früchte (Detailansicht)

## Donguibogam

DB 3.2.14. F3, 1: Es beruhigt die Leber und entfernt Wärmegifte. Pulver und Dekokt wirken gut.

DB 3.3.15. F9, 1: Es reinigt die Herzwärme und entfernt schlechtes Blut aus der Brust. Das Dekokt verwenden. Die Droge kann auch als Pulver in die Augen gestreut werden.

DB 3.7.11. F3, 1: Es tonisiert die Gallenblase. Vor der Einnahme kochen, Pillen herstellen oder mahlen.

DB 4.2.28. F11, 1: Hilft gegen Bauchschmerzen und den Ausfluss von Blut-Eiter bei rot-weißer Dysenterie. Man nimmt 3 Don der Droge in Alkohol oder man mischt das Pulver mit Eiweiß und formt es zu Pillen. Der Grund, warum Coptidis rhizoma (黃連) bei Dysenterie hilft, liegt in ihrer trockenen Eigenschaft. Daher ist es gut für Hitzedysenterie und Blutdysenterie, aber nicht für kalte Dysenterie.

DB 5.3.34. F15, 1–3: Es verbessert die Sehkraft. Es behandelt bläuliche Blindheit, Nebel und Sehbehinderung, Blasenbildung im inneren und äußeren Canthus und Tränen. Abkochung und Pulver sind empfehlenswert (1). Coptidis rhizoma (黃連) in Muttermilch einweichen und dann in die Augen geben. Es wird alle Arten von Augenkrankheiten heilen

(2). Wenn Tränen fließen, weil die Augen verletzt wurden, tränket man Baumwolle im wässrigen Dekokt von Coptidis rhizoma (黃連) und reinigt die Augen häufig damit. Die Wirkung ist gut dokumentiert (3).

DB 6.3.29. F9, 1: Hilft bei Aphthen im Mund oder auf der Zunge. Man kocht Coptidis rhizoma (黃連) in feinem Alkohol und schluckt die Abkochung. Die Wunden werden sofort geheilt.

DB 7.1.30. F9, 1–3: Hilft gegen plötzliche Herzschmerzen. Kleinschneiden, in Wasser abkochen und 3-mal täglich einnehmen (1). Coptidis rhizoma (黃連) muss verwendet werden, wenn der Patient eine Blockade und Fülle unter dem Herzen spürt. Zhang Zhongjing (張仲景) verwendete Coptidis rhizoma (黃連) in den fünf Rezepten, die zur Behandlung der neun Arten von Hindernissen unter dem Herzen verwendet wurden (2). Coptidis rhizoma (黃連) reinigt ein Erdpathogen; daher ist es sehr effektiv, Blockaden zu behandeln (3).

DB 11.5.27. F7, 1: Hilft gegen alle Arten von Hitze, auch gegen Hitze, die durch Blutwärme und Alkohol verursacht wird. Dazu die Droge kleinscheiden und in Brunnenwasser tränken. Dann in einen Porzellanbehälter geben und in einem Doppelbehälter kochen. Man nimmt die klare Flüssigkeit ein.

DB 14.4.17. F8, 1: Es ist ein wichtiges Medikament für die Behandlung von Auszehrungsdurst. In Alkohol einweichen, dampfen, in der Sonne trocknen, mahlen, mit Honig mischen, Pillen herstellen und 50–70 Pillen mit kochendem Wasser einnehmen.



## Bewertung

Die weltweit viel beachtete Droge Coptidis rhizoma mit ihren Hauptinhaltsstoffen Berberin und Coptisin ist bereits Gegenstand zahlreicher Review-Artikel auch einschließlich klinischer Daten, von denen hier einige mit engerem Bezug zu den im Donguibogam genannten Indikationen aufgeführt sind [1–5]. Zu diesen Einzelindikationen liegen auch experimentelle Daten vor, z. B. bei Beschwerden von Leber, Galle und Fettstoffwechsel [6–9], zur Wundheilung [10] – besonders bei Aphthen im Mund [11] durch antiviralen Effekt [12] –, Herzbeschwerden [13], bei erhöhtem Augeninnendruck und Konjunktivitis [14].

### Literatur


[1] Wang J, Wang L, Lou GH et al. Coptidis Rhizoma: a comprehensive review of its traditional uses, botany, phytochemistry, pharmacology and toxicology. Pharm Biol, 57 (1): 193–225, 2019

[2] Meng FC, Wu ZF, Yin ZQ et al. Coptidis rhizoma and its main bioactive components: recent advances in chemical investigation, quality evaluation and pharmacological activity. Chin Med, 13: 13, 2018

[3] Cicero AF, Baggioni A. Berberine and Its Role in Chronic Disease. Adv Exp Med Biol, 928: 27–45, 2016

[4] Song D, Hao J, Fan D. Biological properties and clinical applications of berberine. Front Med, 10.1007/s11684-019-0724-6, 2020

[5] Wu J, Luo Y, Deng D et al. Coptisine from Coptis chinensis exerts diverse beneficial properties: A concise review. J Cell Mol Med, 23 (12): 7946–7960, 2019

[6] Wang N, Feng Y, Cheung F et al. A comparative study on the hepatoprotective action of bear bile and Coptidis Rhizoma aqueous extract on experimental liver fibrosis in rats. BMC Complement Altern Med, 12: 239, 2012

[7] Hu X, Zhang Y, Xue Y et al. Berberine is a potential therapeutic agent for metabolic syndrome via brown adipose tissue activation and metabolism regulation. Am J Transl Res, 10 (11): 3322–3329, 2018
[8] Lin CC, Ng LT, Hsu FF et al. Cytotoxic effects of Coptis chinensis and Epimedium sagittatum extracts and their major constituents (berberine, coptisine and icariin) on hepatoma and leukaemia cell growth. Clin Exp Pharmacol Physiol. 31 (1–2): 65–69, 2004
[9] Yokozawa T, Ishida A, Cho EJ, Nakagawa T. The effects of Coptidis Rhizoma extract on a hypercholesterolemic animal model. Phytomedicine, 10 (1): 17–22, 2003
[10] Liang KW, Ting CT, Yin SC et al. Berberine suppresses MEK/ERK-dependent Egr-1 signaling pathway and inhibits vascular smooth muscle cell regrowth after in vitro mechanical injury. Biochem Pharmacol, 71 (6): 806–817, 2006
[11] Chin LW, Cheng YW, Lin SS et al. Anti-herpes simplex virus effects of berberine from Coptidis rhizoma, a major component of a Chinese herbal medicine, Ching-Wei-San. Arch Virol, 155 (12): 1933–1941, 2010
[12] Wink M. Potential of DNA Intercalating Alkaloids and Other Plant Secondary Metabolites against SARS-CoV-2 Causing COVID-19. Diversity, 12: 175, 2020
[13] Muluye RA, Bian Y, Alemu PN. Anti-inflammatory and Antimicrobial Effects of Heat-Clearing Chinese Herbs: A Current Review. J Tradit Complement Med, 4 (2): 93–98, 2014
[14] Thumm HW, Tritschler J. Über die Wirkung von Berberintropfen auf den Augeninnendruck. Klin Monbl Augenheilkd,170 (1): 119–123, 1977

## 4.22 Crataegi fructus / 山楂子 / 산사자 (산사나무의 열매)

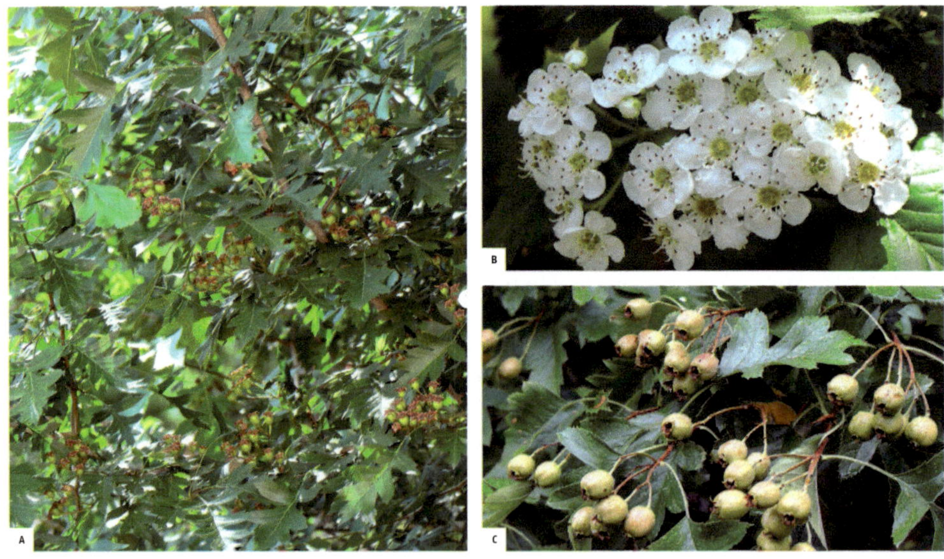


*Crataegus pinnatifida* BUNGE **A** Pflanze, **B** Blüte, **C** Früchte

### Donguibogam

**DB 12.1.41. F8, 1–2:** Hilft gegen die Ansammlung von Nahrungsresten und verdaut die Nahrung. Gut dämpfen, nur das Fruchtfleisch nehmen, unter der Sonne trocknen und abkochen. Dann das Fruchtfleisch mahlen und mit einer Paste aus Massa medicata fermentata (神麯) gut vermischen und Pillen herstellen. Diese werden als „Pillen, die das Zentrum erweitern" bezeichnet (1). Behandelt die Übersättigung durch zu viel Fleischkonsum. Man sollte dann 1 Nyang Crataegi fructus (山楂肉) in Wasser kochen und essen (2).

## Bewertung

Die Früchte von *Crataegus pinnatifida* Bunge. werden in der fernöstlichen Phytotherapie bzw. als Nahrungsergänzungsmittel verwendet [1–3]. Die traditionellen Indikationen liegen entsprechend dem Donguibogam bei Krankheiten der Verdauungsorgane, des Stoffwechsels und insbesondere dem metabolischen Syndrom, für die eine Vielzahl experimentell-pharmakologischer Arbeiten vorliegt [4–11]. In der mitteleuropäischen Phytotherapie werden im Vergleich deutlich weniger die Früchte, sondern vor allem Blätter mit Blüten von u. a. *Crataegus monogyna* Jacq. bei koronarer Herzkrankheit bzw. leichter Herzinsuffizienz verwendet [12], die im Gegensatz zur fernöstlichen Droge auch klinisch gut untersucht sind.

### Literatur


[1] Wu J, Peng W, Qin R, Zhou H. Crataegus pinnatifida: chemical constituents, pharmacology, and potential applications. Molecules, 19 (2): 1685–1712, 2014

[2] Venskutonis P. Phytochemical composition and bioactivities of hawthorn (Crataegus spp.): Review of recent research advances. J. Food Bioact, 4, 2018

[3] Jurikova T, Sochor J, Rop O et al. Polyphenolic profile and biological activity of Chinese hawthorn (Crataegus pinnatifida Bunge) fruits. Molecules, 17 (12): 14490–14509, 2012

[4] Dehghani S, Mehri S, Hosseinzadeh H. The effects of Crataegus pinnatifida (Chinese hawthorn) on metabolic syndrome: A review. Iran J Basic Med Sci, 22 (5): 460–468, 2019

[5] Zhang J, Liang R, Wang L et al. Effects of an aqueous extract of Crataegus pinnatifida Bunge. var. major N. E.Br. fruit on experimental atherosclerosis in rats. J Ethnopharmacol, 148 (2): 563–569, 2013

[6] Niu C, Chen C, Chen L et al. Decrease of blood lipids induced by Shan-Zha (fruit of Crataegus pinnatifida) is mainly related to an increase of PPARα in liver of mice fed high-fat diet. Horm Metab Res, 43 (9): 625–630, 2011

[7] Shih CC, Lin CH, Lin YJ, Wu JB. Validation of the Antidiabetic and Hypolipidemic Effects of Hawthorn by Assessment of Gluconeogenesis and Lipogenesis Related Genes and AMP-Activated Protein Kinase Phosphorylation. Evid Based Complement Alternat Med, 597067, 2013

[8] Zhou CC, Huang XX, Gao PY et al. Two new compounds from Crataegus pinnatifida and their antithrombotic activities. J Asian Nat Prod Res, 16 (2): 169–174, 2014

[9] Shao F, Gu L, Chen H et al. Comparation of Hypolipidemic and Antioxidant Effects of Aqueous and Ethanol Extracts of Crataegus pinnatifida Fruit in High-Fat Emulsion-Induced Hyperlipidemia Rats. Pharmacogn Mag, 12 (45): 64–69, 2016

[10] Aierken A, Buchholz T, Chen C et al. Hypoglycemic effect of hawthorn in type II diabetes mellitus rat model. J Sci Food Agric, 97 (13): 4557–4561, 2017

[11] Kuo DH, Yeh CH, Shieh PC et al. Effect of shanzha, a Chinese herbal product, on obesity and dyslipidemia in hamsters receiving high-fat diet. J Ethnopharmacol, 124 (3): 544–550, 2009

[12] Committee on Herbal Medicinal Products (HMPC). European Union herbal monograph on Crataegus spp., folium cum flore. EMA/HMPC/159075/2014, 2014

# 4.23 Cyperi rhizoma / 香附子 / 향부자 (향부자의 뿌리줄기)

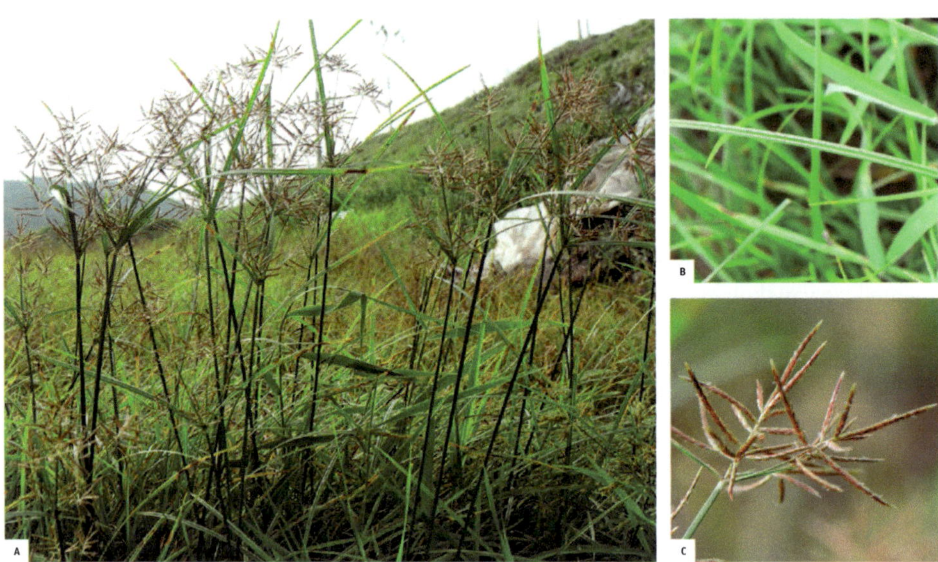

*Cyperus rotundus* L. **A** Pflanze, **B** Pflanze (Detailansicht), **C** Blüte

## Donguibogam

**DB 1.9.29. F6, 1–2:** Es zieht das Qi stark nach unten (1). Zhenheng sagte: „Cyperi rhizoma (香附子) wird für Qi-Erkrankungen im Qi-Aspekt verwendet. Wird Aucklandiae radix (木香) als Assistenzmedikament eingesetzt, löst es das stagnierende Qi auf und zieht das Lungen-Qi heraus. Wenn Aquillariae lignum (沈香) als Assistenzmedizin verwendet wird, erleichtert es die Auf- und Abwärtsbewegung des Qi." Er sagte auch: „Aquillariae lignum (沈香) hilft Cyperi rhizoma (香附子), den Fluss der verschiedenen Qi-Typen zu erleichtern, dabei hat es erstaunliche Wirkungen. Wenn man eine Krankheit bekommt, ist das Qi blockiert und man kann nicht essen. In dieser Situation betritt Cyperi rhizoma (香附子) die Qi-Ebene und wird zur souveränen Medizin." Es wird empfohlen, Pulverzubereitung, Abkochung oder Pillenzubereitung durchzuführen (2).

## Bewertung

Die Droge ist für ihre Qi-regulierenden Eigenschaften gut beschrieben, was pharmakologisch mit einer allgemeinen antientzündlichen Wirksamkeit an diversen Organen übereinstimmt, die tierexperimentell und in vitro gut belegt ist [1–7]. Klinische Daten fehlen jedoch.

### Literatur

[1] Pirzada AM, Ali HH, Naeem M et al. Cyperus rotundus L.: Traditional uses, phytochemistry, and pharmacological activities. J Ethnopharmacol, 174: 540–560, 2015

[2] Kamala A, Middha SK, Karigar CS. Plants in traditional medicine with special reference to Cyperus rotundus L.: a review. 3 Biotech, 8 (7): 309, 2018

[3] Imam MZ, Sumi CD. Evaluation of antinociceptive activity of hydromethanol extract of Cyperus rotundus in mice. BMC Complement Altern Med, 14: 83, 2014

[4] Ying J, Bing X. Chemical constituents of Cyperus rotundus L. and their inhibitory effects on uterine fibroids. Afr Health Sci, 16 (4): 1000–1006, 2016
[5] Mohamed-Ibrahim SR, Mohamed GA, Abdullah Khayat MT, Zayed MF, Soliman El-Kholy AA. Anti-inflammatory terpenoids from Cyperus rotundus rhizomes. Pak J Pharm Sci, 31 (4 Suppl.): 1449–1456, 2018
[6] Thomas D, Govindhan S, Baiju EC et al. Cyperus rotundus L. prevents non-steroidal anti-inflammatory drug-induced gastric mucosal damage by inhibiting oxidative stress. J Basic Clin Physiol Pharmacol, 26 (5): 485–490, 2015
[7] Rocha FG, Brandenburg MM, Pawloski PL et al. Preclinical study of the topical anti-inflammatory activity of Cyperus rotundus L. extract (Cyperaceae) in models of skin inflammation. J Ethnopharmacol, 254: 112709, 2020

## 4.24 Ephedrae herba / 麻黃 / 마황 (마황의 줄기)

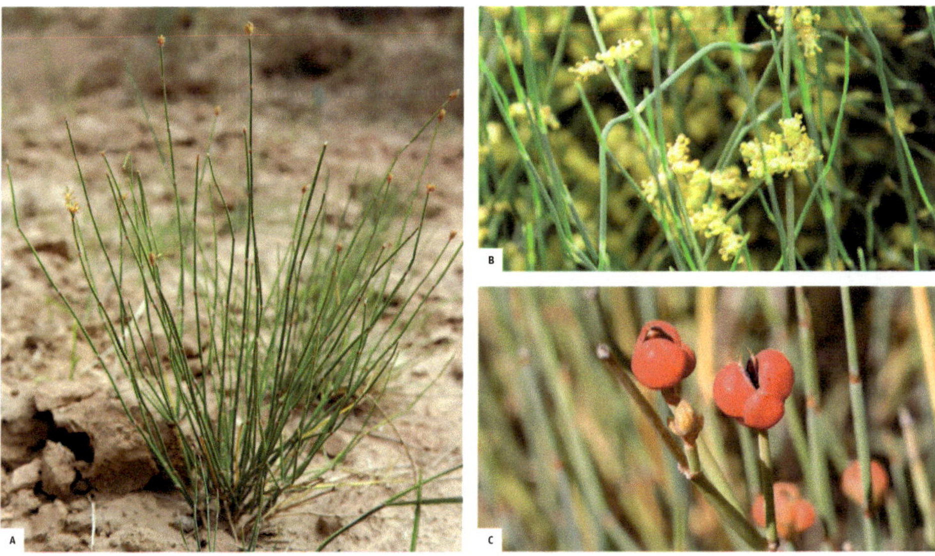


*Ephedra sinica* STAPF **A** Pflanze, **B** Blüte, **C** Früchte

### Donguibogam

**DB 2.5.28. F3, 1:** Die Stängel der Droge haben eine Dispersionswirkung, um Schwitzen zu induzieren, während Wurzeln das Äußere tonisieren, um das Schwitzen zu stoppen. Das Dekokt soll verwendet werden.

**DB 5.1.32. F12, 1:** Hilft vor allem Kopfschmerzen durch Wind-Kälte. Man soll die Nodien entfernen und dann in Wasser zum Einnehmen kochen.

**DB 11.1.46. F5, 1:** Hilft bei Kälteschäden. Ist am effektivsten für die Förderung des Schwitzens. Die Knoten entfernen, 5 Don in Wasser kochen und trinken.

**DB 15.1.20. F4, 1:** Hilft gegen warme Malaria ohne Schweißfluss. Hier muss das Dekokt eingenommen werden. Wenn Schweiß herauskommt, ist der Patient geheilt.

## Bewertung

Die Anwendung der Droge bei Kopfschmerzen ist wahrscheinlich auf ihre gut belegte kreislaufanregende Wirkung (indirekt sympathomimetisch mit Ephedrin als Hauptwirkstoff) zurückzuführen [1–3]. Die hustenbekämpfende Wirkung bei Erkältung ist gut belegt (bronchodilatatorischer Effekt) [1–3], ebenso wie ein thermogener Effekt [4–5] sowie der Einsatz bei Hyperhidrosis [6]. Klinische Daten fehlen.

### Literatur

[1] Abourashed EA, El-Alfy AT, Khan IA, Walker L. Ephedra in perspective – a current review. Phytother Res, 17 (7): 703–712, 2003

[2] González-Juárez DE, Escobedo-Moratilla A, Flores J et al. A Review of the Ephedra genus: Distribution, Ecology, Ethnobotany, Phytochemistry and Pharmacological Properties. Molecules, 25 (14): 3283, 2020

[3] Elhadef K, Smaoui S, Fourati M et al. A Review on Worldwide Ephedra History and Story: From Fossils to Natural Products Mass Spectroscopy Characterization and Biopharmacotherapy Potential. Evid Based Complement Alternat Med, 1540638, 2020

[4] Betz JM, Gay ML, Mossoba MM et al. Chiral gas chromatographic determination of ephedrine-type alkaloids in dietary supplements containing Má Huáng. J AOAC Int, 80 (2): 303–315, 1997

[5] Stohs SJ, Badmaev V. A Review of Natural Stimulant and Non-stimulant Thermogenic Agents. Phytother Res, 30 (5): 732–740, 2016

[6] Wang Z, Cui Y, Ding G et al. Mahuannin B an adenylate cyclase inhibitor attenuates hyperhidrosis via suppressing β2-adrenoceptor/cAMP signaling pathway. Phytomedicine, 30: 18–27, 2017

## 4.24.1 Ephedrae radix / 麻黃根 / 마황근 (마황의 뿌리)

## Donguibogam

DB 2.5.28. F22, 1: Stoppt spontanes Schwitzen und nächtliches Schwitzen. Man kocht die Droge in Wasser. Oder man mischt sie mit Ostreae concha (牡蠣粉) und trägt den Puder auf den Körper auf. Dann hört man auf zu schwitzen.

## Bewertung

Die Wirkstoffe der Wurzeldroge weichen von denen der Krautdroge erheblich ab (ephedrinfrei). Die Wirksamkeit bei der Indikation Schweißausbrüche und Nachtschweiß ist nicht durch klinische Studien belegt [1], obwohl eine neuere Untersuchung des charakteristischen Bisflavonoids Mahuannin B eine Hemmung der für den Schweißfluss verantwortlichen Adenylatcyclase beschreibt [2]. Die Droge zeichnet sich weiterhin durch allgemein antientzündliche Ephedrannine [3] sowie hypotensiv wirksame Ephedradine aus [4].

### Literatur

[1] Hiller K. Ephedra. In: Hänsel R, Keller K, Rimpler H, Schneider G, eds. Hagers Handbuch der Pharmazeutischen Praxis. 5th edn. Fünfter Band: Drogen E–O. Berlin: Springer-Verlag, 46–57, 1993

[2] Wang Z, Cui Y, Ding G et al. Mahuannin B an adenylate cyclase inhibitor attenuates hyperhidrosis via suppressing β2-adrenoceptor/cAMP signaling pathway. Phytomedicine, 30: 18–27, 2017

[3] Kim IS, Park YJ, Yoon SJ, Lee HB. Ephedrannin A and B from roots of Ephedra sinica inhibit lipopolysaccharide-induced inflammatory mediators by suppressing nuclear factor-κB activation in RAW 264.7 macrophages. Int Immunopharmacol, 10 (12): 1616–1625, 2010

[4] Hikino H, Ogata K, Konno C, Sato S. Hypotensive actions of ephedradines, macrocyclic spermine alkaloids of Ephedra roots. Planta Med, 48 (4): 290–293, 1983

## 4.25 Forsythiae fructus /連翹/ 연교 (의성개나리의 열매)

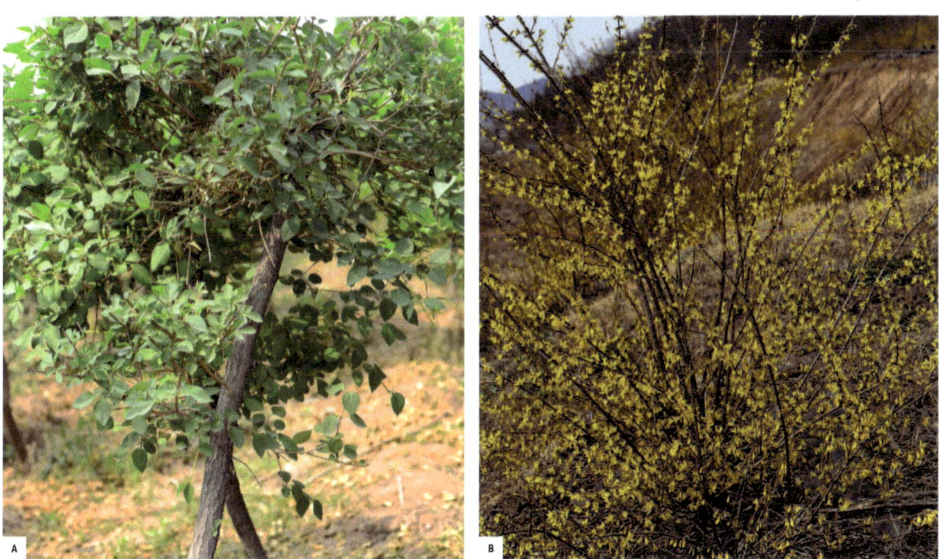

A *Forsythia suspensa* VAHL Pflanze, B *Forsythia viridissima* LINDL. blühende Pflanze

### Donguibogam

**DB 3.3.15. F21, 1:** Entfernt eingedrungene Hitze in Personen mit einer Herzkrankheit. Mit Wasser kochen und trinken.

**DB 3.9.8. F4, 1:** Es befreit den Dünndarm. Mit Wasser kochen und trinken.

### Bewertung

Die Früchte von *Forsythia suspensa* besitzen eine Vielzahl von Indikationen [1–3], wobei die entzündungshemmenden bzw. „Hitze klärenden" [4–11] und antiviralen [8–9] Eigenschaften im Vordergrund stehen, was auch experimentell gezeigt werden konnte. Die im Donguibogam darüber hinaus beschriebenen gastrointestinalen [7, 12] und kardiovaskulären [11, 13–14] Anwendungen konnten ebenfalls in pharmakologischen Arbeiten nachgewiesen werden. Klinische Daten fehlen jedoch weitgehend.

## Literatur

[1] Wang Z, Xia Q, Liu X et al. Phytochemistry, pharmacology, quality control and future research of Forsythia suspensa (Thunb.) Vahl: A review. J Ethnopharmacol, 210: 318–339, 2018
[2] Dong Z, Lu X, Tong X et al. Forsythiae Fructus: A Review on its Phytochemistry, Quality Control, Pharmacology and Pharmacokinetics. Molecules, 22 (9): 1466, 2017
[3] Bao J, Ding RB, Liang Y et al. Differences in Chemical Component and Anticancer Activity of Green and Ripe Forsythiae Fructus. Am J Chin Med, 45 (7): 1513–1536, 2017
[4] Wang Q, Su CP, Zhang HM et al. Anti-inflammatory mechanism of heat-clearing and detoxifying Chinese herbs. Zhongguo Zhong Yao Za Zhi, 43 (18): 3787–3794, 2018
[5] Lee SE, Lim C, Kim H, Cho S. A Study of the Anti-Inflammatory Effects of the Ethyl Acetate Fraction of the Methanol Extract of Forsythiae Fructus. Afr J Tradit Complement Altern Med, 13 (5): 102–113, 2016
[6] Lee JJ, Kim KH, Kim EJ et al. Anti-inflammatory activity of the decoction of Forsythia suspensa (Thunb.) Vahl is related to Nrf2 and A20. J Ethnopharmacol, 227: 97–104, 2018
[7] Hwang YH, Kim DG, Li W et al. Anti-inflammatory effects of Forsythia suspensa in dextran sulfate sodium-induced colitis. J Ethnopharmacol, 206: 73–77, 2017
[8] Xiang KL, Liu RX, Zhao L, Xie ZP, Zhang SM, Dai SJ. Labdane diterpenoids from Forsythia suspensa with anti-inflammatory and anti-viral activities. Phytochemistry, 173: 112298, 2020
[9] Zhao L, Xiang KL, Liu RX et al. Anti-inflammatory and anti-viral labdane diterpenoids from the fruits of Forsythia suspensa. Bioorg Chem, 96: 103651, 2020
[10] Shao SY, Yang YN, Feng ZM et al. Anti-inflammatory phenylpropanoid glycosides from the fruits of Forsythia suspensa. Bioorg Med Chem Lett, 29 (19): 126635, 2019
[11] Shao S, Yang Y, Feng Z et al. New triacetic acid lactone glycosides from the fruits of Forsythia suspensa and their nitric oxide production inhibitory activity. Carbohydr Res, 488: 107908, 2020
[12] Lin Y, Ma H, Lu Y, Nie K. Effects of Forsythiae Fructus on guinea pig ileum contractility in vitro. Zhongguo Zhong Yao Za Zhi, 37 (10): 1483–6, 2012
[13] Iizuka T, Nagai M. Vasorelaxant effects of forsythiaside from the fruits of Forsythia suspensa. Yakugaku Zasshi, 125 (2): 219–24, 2005
[14] Chen X, Beutler JA, McCloud TG et al. Tannic acid is an inhibitor of CXCL12 (SDF-1alpha)/CXCR4 with antiangiogenic activity. Clin Cancer Res, 9 (8): 3115–3123, 2003

# 4.26 Fritillariae thunbergii bulbus / 浙貝母 / 절패모 (패모의 비늘줄기)

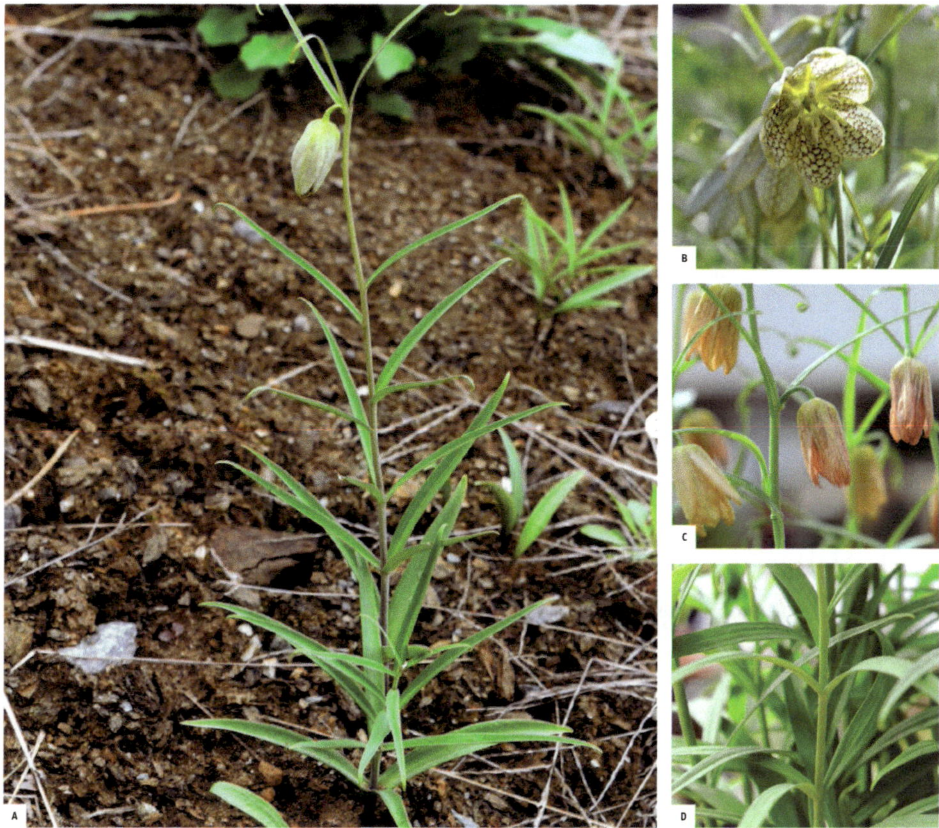

*Fritillaria thunbergii* MIQ. **A** Pflanze, **B** geöffnete Blüte, **C** Blüten (Detailansicht), **D** Blätter

## Donguibogam

**DB 3.5.14. F9, 1:** Es befeuchtet die Lunge. Mit Zucker zu Pillen verrühren. Man sollte die Pillen vor der Einnahme schmelzen oder kochen.

## Bewertung

Die Gattung *Fritillaria* (Liliaceae) besteht aus ca. 140 Arten, die in der gemäßigten Zone der nördlichen Hemisphäre verteilt sind. Eigene Monographien im Koreanischen Arzneibuch existieren für *Fritillaria thunbergii* und *F. cirrhosa*, die bei verschiedenen Erkältungskrankheiten gut untersucht sind [1–3]. Im Wesentlichen sind es die antimuscarinergen Eigenschaften der charakteristischen Isosteroid-Alkaloide, auf welche die Bronchialschleimhaut befeuchtende, hustenstillende Wirkung zurückgeführt werden kann [1, 4–6]. Die Wirksamkeit der Einzeldrogen ist jedoch klinisch nicht belegt.

### Literatur

[1] Li H, Hung A, Li M, Yang AWH. Fritillariae Thunbergii Bulbus: Traditional Uses, Phytochemistry, Pharmacodynamics, Pharmacokinetics and Toxicity. Int J Mol Sci, 20 (7): 1667, 2019

[2] Xu Y, Ming TW, Gaun TKW et al. A comparative assessment of acute oral toxicity and traditional pharmacological activities between extracts of Fritillaria cirrhosae Bulbus and Fritillaria pallidiflora Bulbus. J Ethnopharmacol, 238: 111853, 2019

[3] Wu X, Chan SW, Ma J et al. Investigation of association of chemical profiles with the tracheobronchial relaxant activity of Chinese medicinal herb Beimu derived from various Fritillaria species. J Ethnopharmacol, 210: 39–46, 2018

[4] Wang D, Zhu J, Wang S et al. Antitussive, expectorant and anti-inflammatory alkaloids from Bulbus Fritillariae Cirrhosae. Fitoterapia, 82 (8): 1290–1294, 2011

[5] Lin BQ, Ji H, Li P et al. Selective antagonism activity of alkaloids from bulbs Fritillariae at muscarinic receptors: functional studies. Eur J Pharmacol, 551 (1–3): 125–130, 2006

[6] Kim EJ, Yoon YP, Woo KW et al. Verticine, ebeiedine and suchengbeisine isolated from the bulbs of Fritillaria thunbergii Miq. inhibited the gene expression and production of MUC5AC mucin from human airway epithelial cells. Phytomedicine, 23 (2): 95–104, 2016

## 4.27 Gardeniae fructus / 梔子 / 치자 (치자나무의 열매)

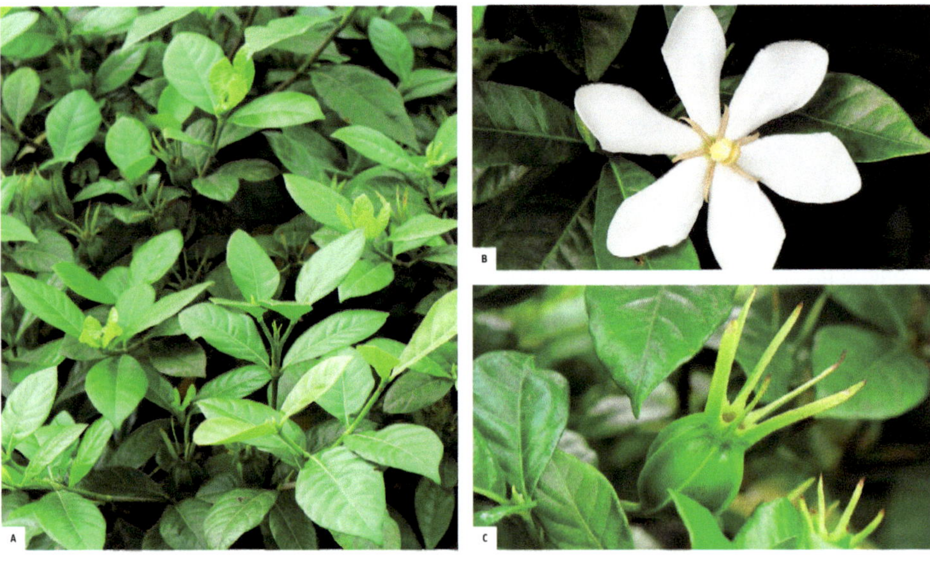


*Gardenia jasminoides* J.Ellis **A** Pflanze, **B** Blüte, **C** Früchte

### Donguibogam

DB 3.3.15. F22, 1: Es entfernt die Wärme in der Brust. Es entfernt auch Hitzebeschwerden und Brustbeschwerden. Mit Wasser kochen und trinken.

DB 3.9.8. F7, 1: Es behandelt Wärme im Dünndarm. Vor der Einnahme auskochen.

DB 3.10.8. F14, 1: Hilft gegen starke Hitze des Dünndarms und des Dickdarms. Es kann abgekocht oder in kleinen Dosen als Pulver eingenommen werden.
DB 4.1.23. F27, 1–2: Befreit die fünf Arten von Strangurie und erleichtert das Wasserlassen. Auch gut für schwieriges Wasserlassen, das durch die Stagnation des Blutes verursacht wird. Es ist besonders wirksam bei Hitze und Blutstrangurie (1). In Wahrheit erleichtert Gardeniae fructus (梔子) das Wasserlassen nicht, sondern es kühlt die Lunge. Wenn das Lungen-Qi klar wird, empfängt und transformiert die Blase es, dann kommt der Urin heraus (2).
DB 9.6.13. F5, 1–4: Es verursacht Erbrechen. Kochen und einnehmen, wenn das Diaphragma unter einer Hitzebelastung leidet (1). Das „Gardenia-Dekokt", das für verschiedene Indikationen verwendet wird, führt nicht zu Erbrechen. Wenn die trockene Hitze extrem stagniert und nicht durch andere Rezepturen behandelt wird, kann Gardeniae fructus (梔子) sie verteilen und durchstechen (2). Gardeniae fructus (梔子) ohne Sojae semen praeparatum (豆豉) kann jedoch kein Erbrechen verursachen (3). Bei einem stagnierenden Syndrom wird das Syndrom durch das freie Fließen des Qi behandelt (4).
DB 11.1.46. F8, 1: Behandelt Hitzeerkrankungen und Überanstrengung bei Kälteschäden. 10 Stück Gardeniae fructus (梔子) fein brechen, in Wasser abkochen und einnehmen, um das Schwitzen leicht zu fördern.
DB 11.5.27. F14, 1–2: Es reguliert das Herzklopfen in der Brust durch Wärmestauung und löscht das Feuer im Dreifachen Erwärmer. Mit Wasser kochen und einnehmen (1). Die Samen von Gardeniae fructus (梔子) umrühren und braten, bis sie schwarz werden. Mahlen und anschließend mit Mehl mischen und Pillen formen. Diese wird als Goldene Maulbeerpille bezeichnet. Man kann auch Pillen durch Mischen mit Honig herstellen. Diese werden als Gardenia-Pillen bezeichnet. Dies kann bei einem stickigen Gefühl in der Brust und Fieber helfen (2).

## Bewertung

Die allgemeinen Indikationen für *Gardenia jasminoides* sind in Reviewarbeiten beschrieben [1–2]. Einzeluntersuchungen liegen zu den im Donguibogam erwähnten gastroenterologisch-hepatologischen [3–4] sowie kardiovaskulären [1, 5, 6] Einsatzgebieten vor, insbesondere für die Inhaltsstoffe Genipin [3–4] und Geniposid [6]. Weitere experimentell-pharmakologische Untersuchungen liegen zur Wirkung der Droge bei Lungenkrankheiten wie Influenza [7–8], zur Diurese [9] sowie bei entzündlichen Darmerkrankungen vor [10, 11]. Zusätzliche klinische Forschung wäre wünschenswert.

### Literatur

[1] Chen L, Li M, Yang Z et al. Gardenia jasminoides Ellis: Ethnopharmacology, phytochemistry, and pharmacological and industrial applications of an important traditional Chinese medicine. J Ethnopharmacol, 257: 112829, 2020
[2] Xiao W, Li S, Wang S, Ho CT. Chemistry and bioactivity of Gardenia jasminoides. J Food Drug Anal, 25 (1): 43–61, 2017
[3] Fan X, Lin L, Cui B et al. Therapeutic potential of genipin in various acute liver injury, fulminant hepatitis, NAFLD and other non-cancer liver diseases: More friend than foe. Pharmacol Res, 159: 104945, 2020
[4] Shin JK, Lee SM. Genipin protects the liver from ischemia/reperfusion injury by modulating mitochondrial quality control. Toxicol Appl Pharmacol, 328: 25–33, 2017

4

[5] Liu H, Chen YF, Li F, Zhang HY. Fructus Gardenia (Gardenia jasminoides J. Ellis) phytochemistry, pharmacology of cardiovascular, and safety with the perspective of new drugs development. J Asian Nat Prod Res, 15 (1): 94–110, 2013
[6] Li N, Zhou H, Ma ZG et al. Geniposide Alleviates Isoproterenol-Induced Cardiac Fibrosis Partially via SIRT1 Activation in vivo and in vitro. Front Pharmacol, 9: 854, 2018
[7] Guo S, Bao L, Li C et al. Antiviral activity of iridoid glycosides extracted from Fructus Gardeniae against influenza A virus by PACT-dependent suppression of viral RNA replication. Sci Rep, 10 (1): 1897, 2020
[8] Yang X, Cai Q, He J et al. Geniposide, an iridoid glucoside derived from Gardenia jasminoides, protects against lipopolysaccharide-induced acute lung injury in mice. Planta Med, 78 (6): 557–564, 2012
[9] Fu Y, Yuan PP, Cao YG et al. Geniposide in Gardenia jasminoides var. radicans Makino modulates blood pressure via inhibiting WNK pathway mediated by the estrogen receptors. J Pharm Pharmacol, 10.1111/jphp.13361, 2020
[10] Li Z, Ma T, Zhang W et al. Genipin attenuates dextran sulfate sodium-induced colitis via suppressing inflammatory and oxidative responses. Inflammopharmacology, 28 (1): 333–339, 2020
[11] Takei H, Iizuka S, Yamamoto M. Effects of Long-Term Administration of Gardeniae Fructus on Intra-Abdominal Organs of Rats. Evid Based Complement Alternat Med, 4201508, 2020

## 4.28 Gastrodiae rhizoma / 天麻 / 천마 (천마의 덩이줄기)

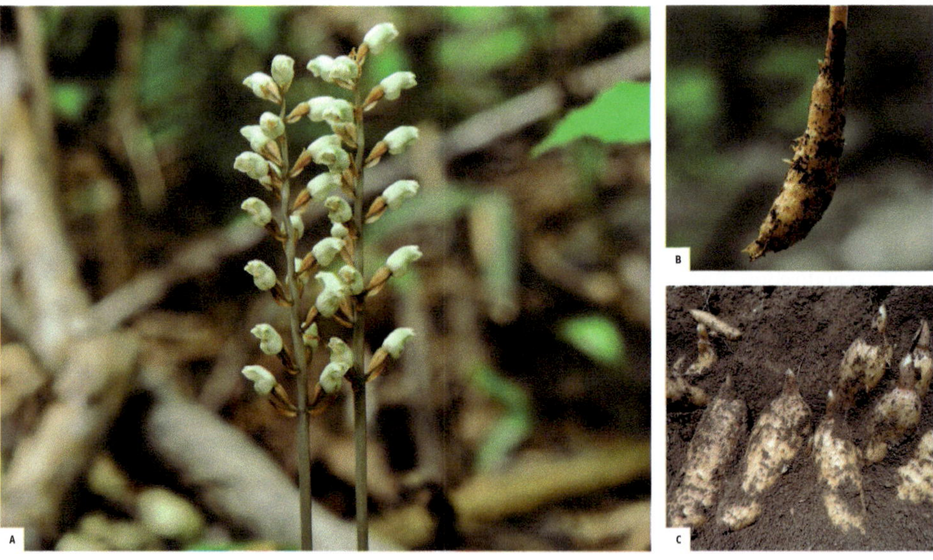

*Gastrodia elata* BLUME **A** Blüte, **B** Wurzel/Wurzelstock, **C** Wurzeln/Wurzelstock am Standort

### Donguibogam

**DB 8.1.20. F5, 1:** Wird in der Regel bei Krämpfen der vier Gliedmaßen eingesetzt. Man nehme es als Abkochung. Auch kann man die Droge gedampft oder roh einnehmen. Es ist alles effektiv.

DB 10.1.60. F11, 1: Es behandelt Hemiplegie und die Unfähigkeit, das Gleichgewicht des Körpers aufgrund von Windtaubheit zu halten. Der Sproß von Gastrodia (天麻) heißt Gastrodiae rhizoma (定風草) oder Gastrodiae herba (赤箭). Die Pflanze zittert nicht, auch wenn der Wind weht. Die Droge erst kleinschneiden und dann mit Wasser kochen und trinken.

## Bewertung

Die biologische Aktivität, insbesondere die neurologischen Aspekte, sind in einigen Übersichtsarbeiten [1–4] dargestellt. Für die antikonvulsiven [5], antiepileptischen [5], neuroprotektiven [6–7] und anxiolytischen [8] Eigenschaften werden die phenolischen Inhaltsstoffe der Droge verantwortlich gemacht [2–3, 8]. Eine gewebeprotektive Wirkung von *Gastrodia-elata*-Extrakten konnte in vitro neben Nervenzellen [6–7] auch für Leber- und Nierenzellen nachgewiesen werden [9]. Insbesondere für den charakteristischen Inhaltsstoff Gastrodin (4-(β-D-glucopyranosyloxy)benzylalkohol) wurden in vitro, in vivo und in klinischen Versuchen positive Effekte auf unterschiedliche ZNS-Krankheitsbilder dokumentiert [4].

### Literatur


[1] Zhan HD, Zhou HY, Sui YP et al. The rhizome of Gastrodia elata Blume – An ethnopharmacological review. J Ethnopharmacol, 189: 361–385, 2016

[2] Matias M, Silvestre S, Falcão A, Alves G. Gastrodia elata and epilepsy: Rationale and therapeutic potential. Phytomedicine, 23 (12): 1511–1526, 2016

[3] Jang JH, Son Y, Kang SS et al. Neuropharmacological Potential of Gastrodia elata Blume and Its Components. Evid Based Complement Alternat Med, 309261, 2015

[4] Liu Y, Gao J, Peng M et al. A Review on Central Nervous System Effects of Gastrodin. Front Pharmacol, 9: 24, 2018

[5] Hsieh CL, Chiang SY, Cheng KS et al. Anticonvulsive and free radical scavenging activities of Gastrodia elata Bl. in kainic acid-treated rats. Am J Chin Med, 29 (2): 331–341, 2001

[6] Kim HJ, Moon KD, Oh SY et al. Ether fraction of methanol extracts of Gastrodia elata, a traditional medicinal herb, protects against kainic acid-induced neuronal damage in the mouse hippocampus. Neurosci Lett. 314 (1–2): 65–68, 2001

[7] Mishra M, Huang J, Lee YY et al. Gastrodia elata modulates amyloid precursor protein cleavage and cognitive functions in mice. Biosci Trends. 5 (3): 129–138, 2011

[8] Jung JW, Yoon BH, Oh HR et al. Anxiolytic-like effects of Gastrodia elata and its phenolic constituents in mice. Biol Pharm Bull, 29 (2): 261–265, 2006

[9] Seok PR, Kim JH, Kwon HR et al. Protective effects of Gastrodia elata Blume on acetaminophen-induced liver and kidney toxicity in rats. Food Sci Biotechnol, 27 (5): 1445–1454, 2018

# 4.29 Ginseng radix / 人蔘 / 인삼 (인삼의 뿌리)

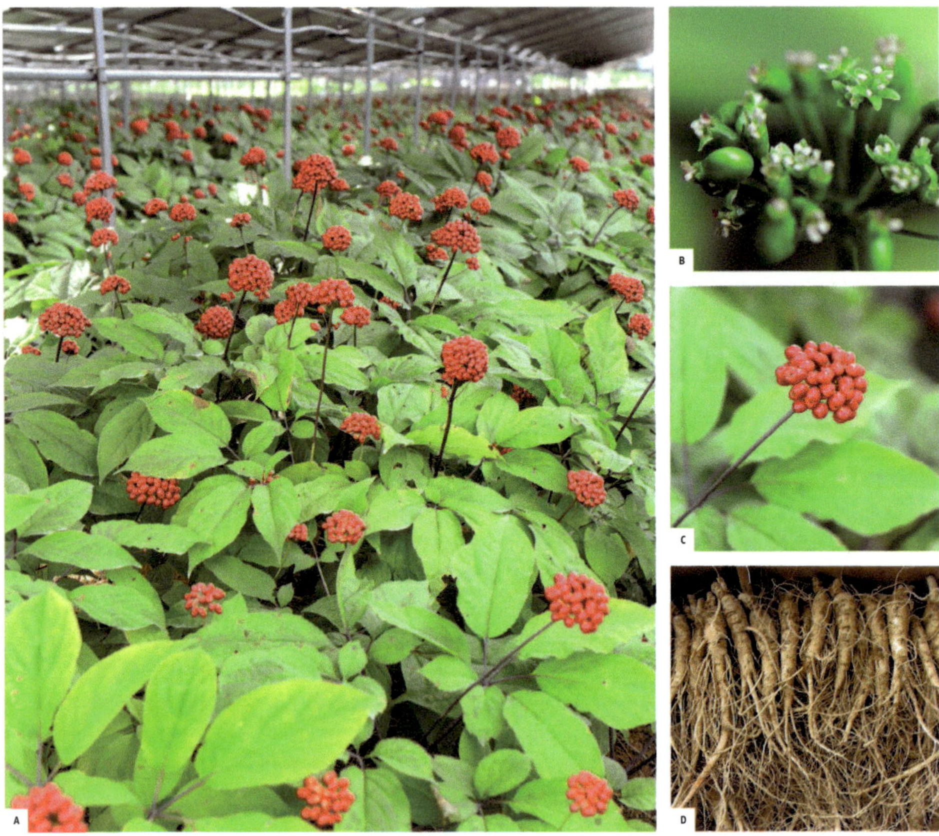

*Panax ginseng* C.A. MEY. **A** Pflanzen, **B** Blüte, **C** Früchte, **D** Wurzeln

## Donguibogam

**DB 1.9.29. F1, 1:** Es tonisiert den Qi-Mangel der fünf Eingeweide. Es heilt auch schwaches Qi und Qi-Mangel. Es hat eine gut dokumentierte Wirkung, wenn es abgekocht, gemahlen oder eingekocht und zu Paste verarbeitet und dann in großer Menge eingenommen wird.
**DB 3.5.14. F2, 1–2:** Tonisiert das Yang-Qi in der Lunge (1). Erschöpfung des Lungen-Qi kann den Aufstieg von Qi, Schleimgeräuschen, Atemnot und Bewegungen der Schultern beim Atmen verursachen. Ginseng-Paste, Ginseng als Einzeldroge abkochen oder gemahlenen Ginseng radix 5–6-mal täglich einnehmen (2).
**DB 3.8.11. F3, 1:** Tonisiert das Magen-Qi; regt den Appetit an und verdaut die Nahrung. Dekokt und Pulver sind beide gut.
**DB 3.12.7. F7, 1:** Tonisiert das ursprüngliche Qi des Oberen Erwärmers. Es kann entweder in Pulver- oder Tablettenform eingenommen werden.
**DB 13.2.11. F5, 1–2:** Heilt diejenigen, die an Magenreflux sterben. Man bereite einen Brei mit 3 Don Ginseng radix (人參) Pulver, 5 Hop Saft von Zingiberis rhizoma (生薑) und 1 Hop Setariae semen (粟米) und nehme den Brei auf nüchternen Magen (1). 2 Nyang von Ginseng radix (人參) kleinhacken und die Stücke in Wasser abkochen. 2-mal täglich einnehmen (2).

## Bewertung

Weißer und Roter Ginseng von *Panax ginseng* C. A. Mey., von denen der koreanische Ginseng am höchsten geschätzt wird, sind seit langem Bestandteil des Europäischen Arzneibuchs und der europäischen Phytotherapie [1]. In Europa wird die Hauptindikation der Droge als „psychophysische Erschöpfung“ beschrieben [1–3], was den Indikationen „tonisiert Qi“ bzw. für „geschwächte Personen“ im Donguibogam entspricht. Wesentliche weitere Indikationen im Donguibogam sind gastrointestinale [4–6] und kardiovaskuläre Erkrankungen, welche sowohl experimentell-pharmakologisch [7–9] als auch in Humanstudien [10, 11] untermauert werden konnten. Neben experimentell-pharmakologischen Daten [12–14] liegen für Lungenerkrankungen, z. B. COPD, auch kontrollierte klinische Studien [15–16] und Metaanalysen [16] vor.

### Literatur


[1] Committee on Herbal Medicinal Products (HMPC). Community herbal monograph on Panax ginseng C. A. Meyer, radix, EMA/HMPC/321233/2012 Corr.1, 2014

[2] Mancuso C, Santangelo R. Panax ginseng and Panax quinquefolius: From pharmacology to toxicology. Food Chem Toxicol, 107 (Pt A): 362–372, 2017

[3] He M, Huang X, Liu S et al. The Difference between White and Red Ginseng: Variations in Ginsenosides and Immunomodulation. Planta Med, 84 (12–13): 845–854, 2018

[4] Lee DG, Lee AY, Kim KT et al. Novel Dammarane-Type Triterpene Saponins from Panax ginseng Root. Chem Pharm Bull (Tokyo), 63 (11): 927–934, 2015

[5] Yeo M, Kim DK, Cho SW, Hong HD. Ginseng, the root of Panax ginseng C. A. Meyer, protects ethanol-induced gastric damages in rat through the induction of cytoprotective heat-shock protein 27. Dig Dis Sci, 53 (3): 606–613, 2008

[6] Yun TK. Experimental and epidemiological evidence on non-organ specific cancer preventive effect of Korean ginseng and identification of active compounds. Mutat Res, 523–524: 63–74, 2003

[7] Wang JR, Zhou H, Yi XQ et al. Total ginsenosides of Radix Ginseng modulates tricarboxylic acid cycle protein expression to enhance cardiac energy metabolism in ischemic rat heart tissues. Molecules, 17 (11): 12746–12757, 2012

[8] Li HX, Han SY, Ma X et al. The saponin of red ginseng protects the cardiac myocytes against ischemic injury in vitro and in vivo. Phytomedicine, 19 (6): 477–483, 2012

[9] Kim CS, Park JB, Kim KJ et al. Effect of Korea red ginseng on cerebral blood flow and superoxide production. Acta Pharmacol Sin, 23 (12): 1152–1156, 2002

[10] Jovanovski E, Peeva V, Sievenpiper JL et al. Modulation of endothelial function by Korean red ginseng (Panax ginseng C. A. Meyer) and its components in healthy individuals: a randomized controlled trial. Cardiovasc Ther, 32 (4): 163–169, 2014

[11] Jovanovski E, Jenkins A, Dias AG et al. Effects of Korean red ginseng (Panax ginseng C. A. Mayer) and its isolated ginsenosides and polysaccharides on arterial stiffness in healthy individuals. Am J Hypertens, 23 (5): 469–472, 2010

[12] Lee JS, Cho MK, Hwang HS et al. Ginseng diminishes lung disease in mice immunized with formalin-inactivated respiratory syncytial virus after challenge by modulating host immune responses. J Interferon Cytokine Res, 34 (11): 902–914, 2014

[13] Lee JS, Ko EJ, Hwang HS et al. Antiviral activity of ginseng extract against respiratory syncytial virus infection. Int J Mol Med, 34 (1): 183–190, 2014

[14] Jang SS, Kim HG, Han JM et al. Modulation of radiation-induced alterations in oxidative stress and cytokine expression in lung tissue by Panax ginseng extract. Phytother Res, 29 (2): 201–209, 2015


4

[15] Xue CC, Shergis JL, Zhang AL et al. Panax ginseng C.A Meyer root extract for moderate chronic obstructive pulmonary disease (COPD): study protocol for a randomised controlled trial. Trials, 12: 164, 20114
[16] An X, Zhang AL, Yang AW et al. Oral ginseng formulae for stable chronic obstructive pulmonary disease: a systematic review. Respir Med, 105 (2): 165–176, 2011

## 4.30 Glycyrrhizae radix / 甘草 / 감초

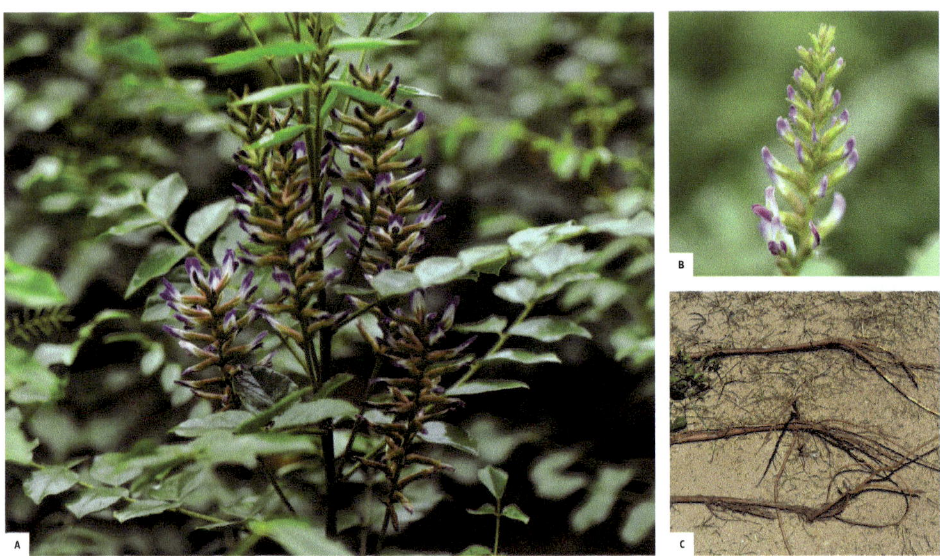

*Glycyrrhiza uralensis* FISCH. **A** Pflanze, **B** Blüte, **C** Wurzeln

### Donguibogam

DB 7.9.23. F2, 1: Es behandelt Herzklopfen und einen gebundenen und intermittierenden Puls. Man schneidet 2 Nyang geröstete Glycyrrhizae radix (甘草) und kocht diese dann mit 3 Doe Wasser, bis nur noch die Hälfte des Wassers übrig ist. Dieses Dekokt wird dann in drei Portionen eingenommen.

### Bewertung

Für die auch in der westlichen Phytotherapie mit vielfältigen Indikationen anerkannte Arzneipflanze [1] finden sich mehrere neuere Reviews [2–4]. Bei der in Korea traditionell genutzte Art *Glycyrrhizae uralensis* können die bekannten antibakteriellen, antiviralen und entzündungshemmenden Effekte experimentell bestätigt werden [5–7]. Ebenso ist die kardiovaskuläre Aktivität für *G. uralensis* in vitro pharmakologisch beschrieben [8–10], genau wie eine analgetische Aktivität i. w. S. [11]. Zusätzliche klinische Forschung wäre wünschenswert.

## Literatur


[1] Committee on Herbal Medicinal Products (HMPC). Assessment report on Glycyrrhiza glabra L. and/or Glycyrrhiza inflata Bat. and/or Glycyrrhiza uralensis Fisch., EMA/HMPC/571122/2010 Corr, 2013

[2] Wang C, Chen L, Xu C et al. A Comprehensive Review for Phytochemical, Pharmacological, and Biosynthesis Studies on Glycyrrhiza spp. Am J Chin Med, 48 (1): 17–45, 2020

[3] Ji S, Li Z, Song W et al. Bioactive Constituents of Glycyrrhiza uralensis (Licorice): Discovery of the Effective Components of a Traditional Herbal Medicine. J Nat Prod, 79 (2): 281–292, 2016

[4] Mamedov N. A., Egamberdieva D. (2019) Phytochemical Constituents and Pharmacological Effects of Licorice: A Review. In: Ozturk M., Hakeem K. (eds) Plant and Human Health, Volume 3. Springer, Cham, 2019

[5] Villinski JR, Bergeron C, Cannistra JC et al. Pyrano-isoflavans from Glycyrrhiza uralensis with antibacterial activity against Streptococcus mutans and Porphyromonas gingivalis. J Nat Prod, 77 (3): 521–526, 2014

[6] Yang R, Yuan BC, Ma YS et al. The anti-inflammatory activity of licorice, a widely used Chinese herb. Pharm Biol, 55 (1): 5–18, 2017

[7] Tanemoto R, Okuyama T, Matsuo H et al. The constituents of licorice (Glycyrrhiza uralensis) differentially suppress nitric oxide production in interleukin-1β-treated hepatocytes. Biochem Biophys Rep, 2: 153–159, 2015

[8] Tan CS, Ch'ng YS, Loh YC et al. Vasorelaxation effect of Glycyrrhizae uralensis through the endothelium-dependent Pathway. J Ethnopharmacol, 199: 149–160, 2017

[9] Zhang L, Yang Y, Yu L et al. Cardioprotective effects of Glycyrrhiza uralensis extract against doxorubicin-induced toxicity. Int J Toxicol, 30 (2): 181–189, 2011

[10] Zheng ZG, Xu YH, Liu F et al. Screening bioactive components of Glycyrrhiza uralensis Fisch. with isolated perfused lung extraction and HPLC-ESI-MSn analysis. J Pharm Biomed Anal, 169: 127–132, 2019

[11] Yang L, Chai CZ, Yan Y et al. Spasmolytic Mechanism of Aqueous Licorice Extract on Oxytocin-Induced Uterine Contraction through Inhibiting the Phosphorylation of Heat Shock Protein 27. Molecules, 22 (9): 1392, 2017

## 4.31 Hordei fructus germinatus / 麥芽 / 맥아 (보리)

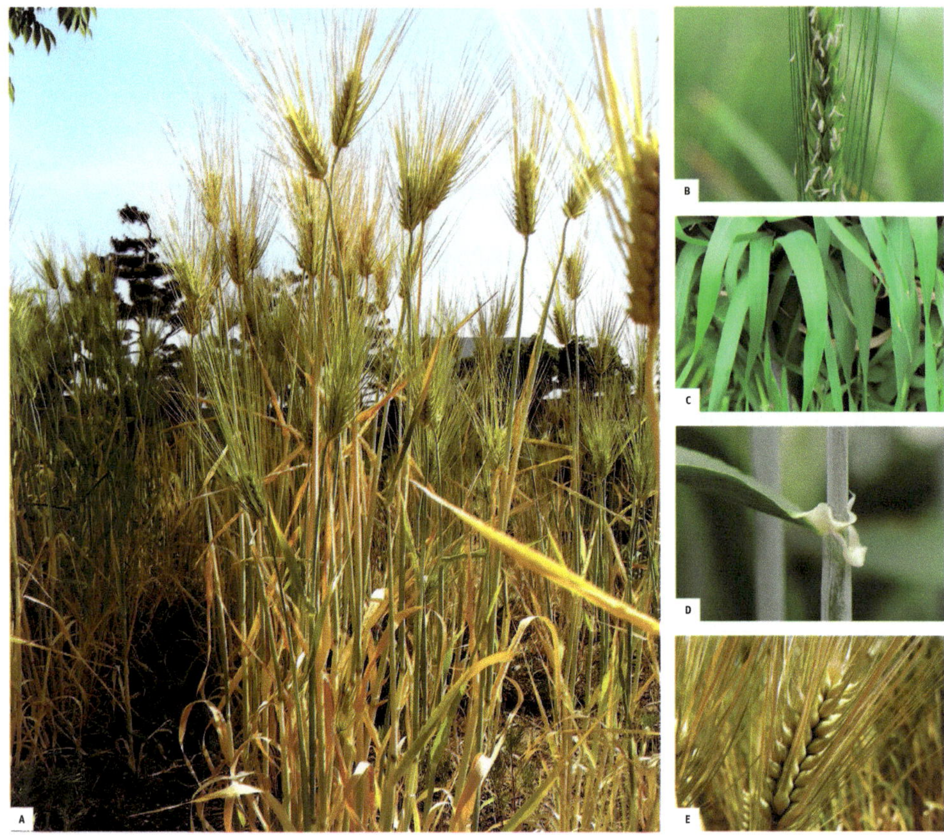

*Hordeum vulgare* L. **A** Pflanze (Gerste), **B** Blüte, **C** Blätter, **D** Blatthäutchen (Ligula), **E** Ähre

### Donguibogam

**DB 3.1.20. F3, 1:** Es stärkt die fünf Eingeweide. Gekochte, gepulverte und zerkleinerte Darreichungsformen sind alle von Vorteil.

**DB 3.8.11. F12, 1–2:** Es glättet das Magen-Qi und öffnet den Magen. Mit gedünstetem Reis oder Haferschleim verarbeiten. Beide sind gut (1). Hordei vulgaris fructus (麥芽) regt den Appetit an und fördert die Verdauung der Nahrung (2).

**DB 7.8.13. F11, 1:** 1. Es glättet die Haut und ermöglicht es dem Patienten, Gewicht und Kraft zu gewinnen. Daraus wird gedämpfte Gerste wie Haferschleim hergestellt. Es ist gut, dies für eine lange Zeit einzunehmen.

**DB 12.1.41. F16, 1:** Malz ist gut für Menschen mit Qi-Mangel. Es verdaut Nahrung anstelle von Milzerde. Es wird entweder zu Pulver gemahlen oder abgekocht. Beide Möglichkeiten wirken gut.

### Bewertung

Für die weltweit hauptsächlich als Nahrungsmittel genutzte Droge liegen wenige medizinisch orientierte Reviews vor [1–2]. Die einzige mit den Angaben des Donguibogam korrelierende experimentelle Arbeit betrifft einen positiven Wirkungsnachweis bei funktioneller Dyspepsie [3] und Verdauungsbeschwerden [4]. Klinische Daten fehlen völlig.

### Literatur

[1] Boanta EA, Muntean L, Russu F et al. Barley (Hordeum vulgare L.): Medicinal and therapeutic uses – Review. Hop and Medicinal Plants, 27 (1–2): 87–95, 2019

[2] Hussain S, Ahmad I, Ahmad I et al. A brief overview of the use of barley (Shaeer) as Tibb-e-Nabwi. International Journal of Herbal Medicine 8 (3): 32–35, 2020

[3] Wu L, Lai Y, Wang Y et al. Maillard Reaction Products of Stir Fried Hordei Fructus Germinatus Are Important for Its Efficacy in Treating Functional Dyspepsia. J Med Food, 23 (4): 420–431, 2020

[4] Xiong W, Li M, Jin-Hu W. Therapeutic effects of total alkaloids of Fructus Hordei Germinatus in hyperprolactinemis rats. Pak J Pharm Sci, 27 (6 Suppl): 2087–2093, 2014

## 4.32 Jujubae fructus / 大棗 /대조

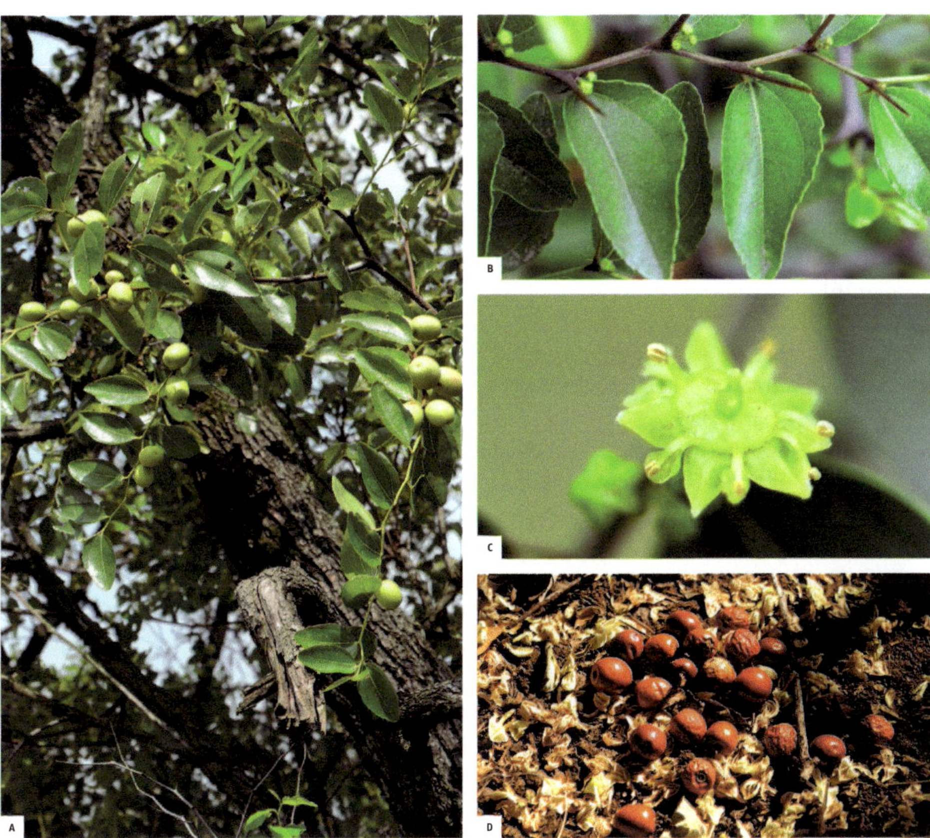

*Ziziphus jujuba* MILL. var. *spinosa* (BUNGE) HU ex H. F. CHOU **A** Pflanze, **B** Blätter, **C** Blüten, **D** Früchte

### Donguibogam

**DB 3.1.20. F19, 1:** Jujubae fructus tonisiert die fünf Eingeweide. Dazu soll man ein Dekokt zubereiten und trinken.

DB 3.4.14. F11, 1: Die Droge nährt das Milz-Qi und beruhigt den Magen. Man soll ein Dekokt davon einnehmen. Auch das gekochte Fruchtfleisch harmonisiert Milz und Magen. Es wird am besten als Pille eingenommen.

DB 3.8.11. F25, 1: Die Droge gleicht das Magen-Qi aus und stärkt den Magen und die Därme. Sie kann dauerhaft eingenommen werden.

DB 7.9.23. F8, 1: Die Droge unterstützt die zwölf Meridiane. Man kocht sie und trinkt das Dekokt immer wieder. Es ist süß und tonisiert daher mangelhaftes Qi in den Meridianen und erweicht das Yin-Blut. Wenn das Blut weich wird, wird der Puls angeregt und unterstützt die zwölf Meridiane.

## Bewertung

Die auch als „Chinesische Datteln“ bekannten Früchte sind eine der zentralen pflanzlichen Arzneidrogen der fernöstlichen Medizin [1–6]. Von den vielfältigen traditionellen Indikationen, die in der modernen Forschungsliteratur gut belegt sind, steht im Donguibogam insbesondere die entzündungshemmende Wirkung am Gastrointestinaltrakt [1] sowie ihr damit einhergehender laxativer Effekt im Vordergrund. Hierzu liegen auch kontrollierte klinische Studien vor [2]. Auch positive Effekte auf das Darm-Mikrobiom konnten experimentell nachgewiesen werden [3]. Diese gingen tierexperimentell mit einer regulierenden Wirkung auf die periphere Immunität und die Funktion der Darmbarriere einher [4]. Die immunmodulierende Wirkung, die sich in der Koreanischen Medizin als Harmonisierung der Milz widerspiegelt, konnte experimentell den Polysacchariden der Droge zugeordnet werden [5]. Auch eine mittelbare Wirkung der Droge auf das Immunsystem über eine Beeinflussung von Stoffwechselprofil und Darmflora konnte gezeigt werden [6].

## Literatur

[1] Yu L, Jiang BP, Luo D et al. Bioactive components in the fruits of Ziziphus jujuba Mill. against the inflammatory irritant action of Euphorbia plants. Phytomedicine, 19 (3–4): 239–244, 2012

[2] Naftali T, Feingelernt H, Lesin Y et al. Ziziphus jujuba extract for the treatment of chronic idiopathic constipation: a controlled clinical trial. Digestion, 78 (4): 224–228, 2008

[3] Han X, Zhou Q, Gao Z et al. In vitro digestion and fecal fermentation behaviors of polysaccharides from Ziziphus Jujuba cv. Pozao and its interaction with human gut microbiota. Food Res Int, 162 (Pt A): 112022, 2022

[4] Han X, Bai B, Zhou Q et al. Dietary supplementation with polysaccharides from Ziziphus Jujuba cv. Pozao intervenes in immune response via regulating peripheral immunity and intestinal barrier function in cyclophosphamide-induced mice. Food Funct, 11 (7): 5992–6006, 2020

[5] Zou M, Chen Y, Sun-Waterhouse D et al. Immunomodulatory acidic polysaccharides from Zizyphus jujuba cv. Huizao: Insights into their chemical characteristics and modes of action. Food Chem, 258: 35–42, 2018

[6] Yi YL, Li Y, Guo S et al. Elucidation of the Reinforcing Spleen Effect of Jujube Fruits Based on Metabolomics and Intestinal Flora Analysis. Front Cell Infect Microbiol, 12: 847828, 2022

## 4.33 Liriopis tuber / 麥門冬 / 맥문동 (맥문동의 덩이뿌리)

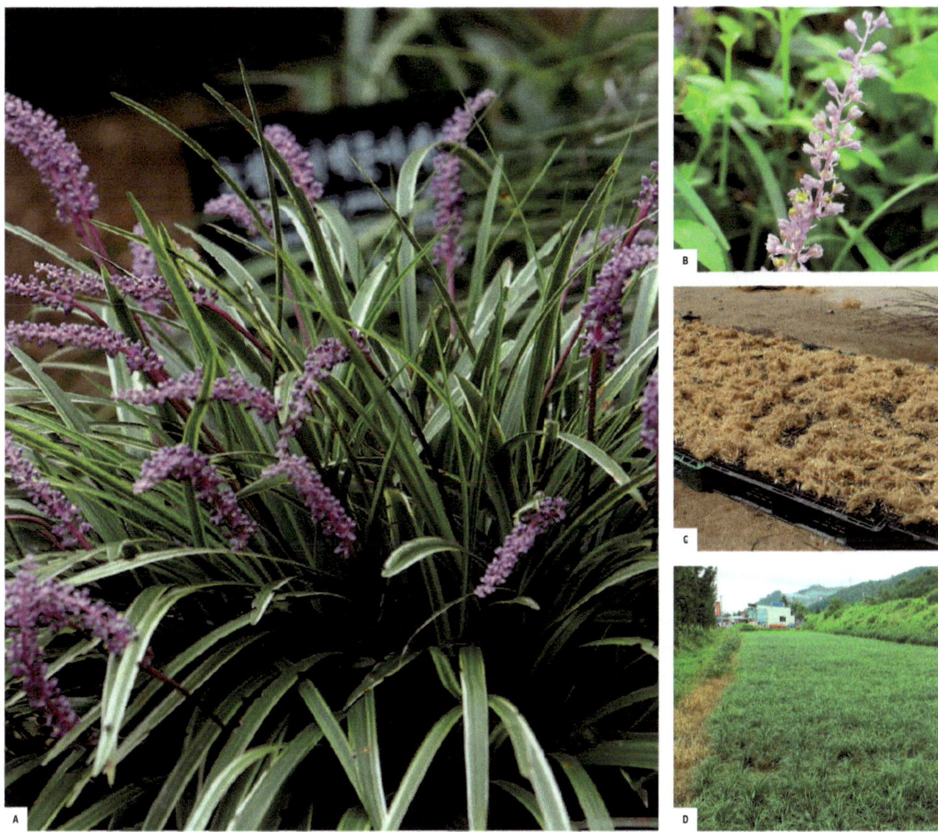

*Liriope platyphylla* F.T. Wang & Tang A Pflanze, B Blüte, C geerntete Wurzeln, D Anbau

### Donguibogam

**DB 3.3.15. F6, 1:** Die Droge bringt die Herzwärme nach unten und tonisiert die Defizite des Herz-Qi. Am besten ist es, den Kern vor dem Auskochen zu entfernen.

**DB 3.5.14. F4, 1–2:** Es behandelt die Lungen-Hitze (1). Man mischt Liriopis tuber (麥門冬), Ginseng radix (人參) und Schisandrae fructus (五味子), um „Puls Generierungs Puder" herzustellen. Es hilft, wenn das Qi durch latentes Feuer in der Lunge erschöpft ist (2).

**DB 12.2.28. F4, 1:** Es heilt die fünf Ermüdungserscheinungen und sieben Schäden und macht die fünf Eingeweide angenehm.

**DB 14.4.17. F6, 1:** Hilft bei Trockenheit im Mund, begleitet von Durst. Nach dem Entfernen der holzigen Teile des Medikaments (去心) bereitet man ein Dekokt davon zu.

### Bewertung

Diverse Übersichtsarbeiten zum therapeutischen Potenzial von Liriopis tuber liegen in der Fachliteratur vor [1–4]. Für die im Donguibogam beschriebenen Einzelindikationen wie Lungenkrankheiten [5–8], Thrombosen bzw. Ermüdungserscheinungen [9–12] und Herzbeschwerden [4] liegen pharmakologische Einzelbefunde vor. Klinische Studien wären wünschenswert.

## Literatur


[1] Shang ZP, Wang F, Zhang JY et al. The genus Liriope: Phytochemistry and pharmacology. Chin J Nat Med, 15 (11): 801–815, 2017

[2] Song JH, Kang MG, Kim NM, Lee JS. Nutritional and Physiological Functionalities of Liriope Tuber (Cheongsim and Liriope Tuber No. 1). Korean Journal of Medicinal Crop Science, 19 (6): 478–83, 2011

[3] Ramalingam M, Kim SJ. Phytochemical and pharmacological overview on Liriopes radix. Tropical Journal of Pharmaceutical Research, 15 (11): 2517–2526, 2016

[4] Hwang DY. Enormous Potential for Development Liriope platyphylla Wang et Tang as a Therapeutic Drug on the Human Chronic Disease. In: Alternative Medicine, Edt. Sakagami H, IntechOpen, 221–245, 2012

[5] Park SH, Lee HJ, Ryu J et al. Effects of ophiopogonin D and spicatoside A derived from Liriope Tuber on secretion and production of mucin from airway epithelial cells. Phytomedicine, 21 (2): 172–176, 2014

[6] Kim KS, Cho DH, Yang HJ et al. Effects of the inhaled treatment of liriope radix on an asthmatic mouse model. Am J Chin Med, 43 (3): 425–441, 2015

[7] Park JH, Kang SY, Lee DH et al. Effects of spicatoside A isolated from the tuberous roots of Liriope platyphylla on ovalbumin-induced asthma in mice. Pak J Pharm Sci, 32 (5): 2075–2081, 2019

[8] Lee YC, Lee JC, Seo YB, Kook YB. Liriopis tuber inhibit OVA-induced airway inflammation and bronchial hyperresponsiveness in murine model of asthma. J Ethnopharmacol, 101 (1–3): 144–152, 2005

[9] Tian Y, Ma S, Lin B et al. Anti-thrombotic activity of DT-13, a saponin isolated from the root tuber of Liriope muscari. Indian J Pharmacol, 45 (3): 283–285, 2013

[10] Tsai YC, Chiang SY, El-Shazly M et al. The oestrogenic and anti-platelet activities of dihydrobenzofuroisocoumarins and homoisoflavonoids from Liriope platyphylla roots. Food Chem, 140 (1–2): 305–314, 2013

[11] Fan R, Han Y, Han H et al. DT-13 ameliorates TNF-α-induced nitric oxide production in the endothelium in vivo and in vitro. Biochem Biophys Res Commun, 495 (1): 1175–1181, 2018

[12] Mei L, Zhen-Chang W, Hao-Jie D et al. Response surface optimization of polysaccharides extraction from Liriope roots and its modulatory effect on Sjogren syndrome. Int J Biol Macromol, 45 (3): 284–288, 2009

# 4.34 Lonicerae flos / 金銀花 / 금은화

Lonicerae caulis / 忍冬藤 / 인동등 (인동덩굴의 줄기)

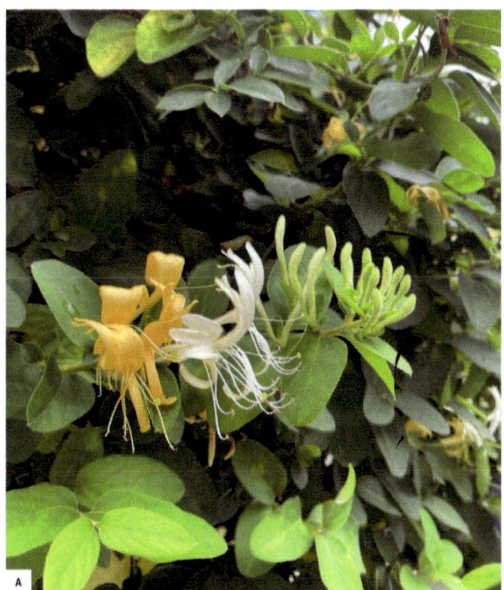


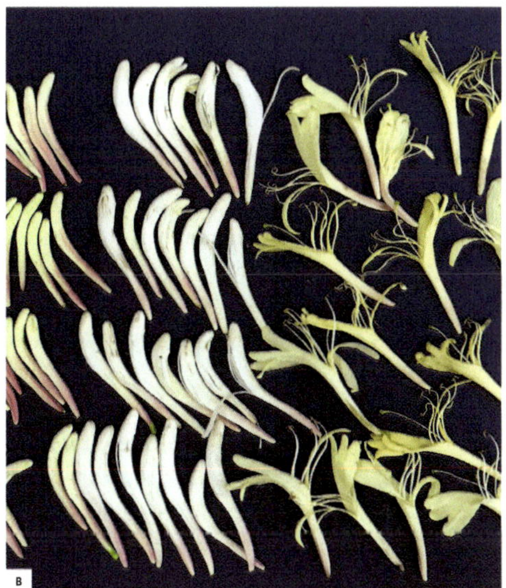


*Lonicera japonica* THUNB. **A** Pflanze, **B** geerntete Knospen und Blüten



## Donguibogam

**DB 2.5.28. F10, 1:** Streut alte Ansammlung und altes Qi und verursacht Schweißausbrüche. Die Abkochung ist besser.

**DB 9.7.11. F9, 1:** Wirkt schweißtreibend.

**DB 11.1.46. F16, 1:** Behandelt die gleiche Krankheit wie oben beschrieben. Man trinkt am besten warmes, reichlich ausgekochtes Dekokt und fördert das Schwitzen.

**DB 14.4.17. F15, 1:** Hilft gegen Auszehrungsdurst. Man sollte ein Abkochen davon für einen langen Zeitraum das ganze Jahr lang einnehmen.

**DB 16.1.17. F11, 1:** Behandelt alle Arten von Abszessen, Karbunkel und pyogenen Infektionen. Man zerstößt die frischen Blüten, Stängel und Blätter und nimmt sie mit warmem Alkohol ein.

## Bewertung

*Lonicera japonica* (Blüten, Stängel, weniger Frucht und Blätter) ist in drei Übersichtsarbeiten gut beschrieben und in jüngerer Zeit viel beforscht [1–4]. Die aus dem Donguibogam direkt abzuleitenden Indikationen wie Lebensverlängerung, Auszehrungsdurst und Hitzeklärung sind in der Fachliteratur dokumentiert [5–7]. Im weiteren Sinne können sie als entzündungshemmend [4, 8–9], antiinfektiös [10] und antiallergisch [11] interpretiert werden. Des Weiteren ist auch eine kardioprotektive [12–13] und gewebserhaltende [8–9, 14] Anwendung nachvollziehbar. Zusätzliche klinische Forschung wäre wünschenswert.

## Literatur

[1] Shang X, Pan H, Li M et al. Lonicera japonica Thunb.: ethnopharmacology, phytochemistry and pharmacology of an important traditional Chinese medicine. J Ethnopharmacol, 138 (1): 1–21, 2011

[2] Li Y, Li W, Fu C et al. Lonicerae japonicae flos and Lonicerae flos: a systematic review of ethnopharmacology, phytochemistry and pharmacology. Phytochem Rev, 1–61, 2019

[3] Li Y, Cai W, Weng X et al. Lonicerae Japonicae Flos and Lonicerae Flos: A Systematic Pharmacology Review. Evid Based Complement Alternat Med, 905063, 2015

[4] Li RJ, Kuang XP, Wang WJ, Wan CP, Li WX. Comparison of chemical constitution and bioactivity among different parts of Lonicera japonica Thunb. J Sci Food Agric, 100 (2): 614–622, 2020

[5] Han SY, Chae HS, You BH et al. Lonicera japonica extract increases metformin distribution in the liver without change of systemic exposed metformin in rats. J Ethnopharmacol, 238: 111892, 2019

[6] Yang ZZ, Yu YT, Lin HR et al. Lonicera japonica extends lifespan and healthspan in Caenorhabditis elegans. Free Radic Biol Med, 129: 310–322, 2018

[7] Peng S, Huo XQ, Huo MQ et al. Study on efficacy markers of heat-clearing and detoxifying effect of Lonicerae Japonicae Flos based on systematic traditional Chinese medicine. Zhongguo Zhong Yao Za Zhi, 45 (14): 3275–3281, 2020

[8] Chen WC, Liou SS, Tzeng TF et al. Wound repair and anti-inflammatory potential of Lonicera japonica in excision wound-induced rats. BMC Complement Altern Med, 12: 226, 2012

[9] Kang M, Jung I, Hur J et al. The analgesic and anti-inflammatory effect of WIN-34B, a new herbal formula for osteoarthritis composed of Lonicera japonica Thunb and Anemarrhena asphodeloides Bunge in vivo. J Ethnopharmacol, 131 (2): 485–496, 2010

[10] Minami M, Nakamura M, Makino T. Effect of Lonicera caerulea var. emphyllocalyx Extracts on Murine Streptococcus pyogenes Infection by Modulating Immune System. Biomed Res Int, 1797930, 2019

[11] Bai X, Chai Y, Shi W et al. Lonicera japonica polysaccharides attenuate ovalbumin-induced allergic rhinitis by regulation of Th17 cells in BALB/c mice. Journal of Functional Foods, 65: 103758, 2020

[12] Zhou X, He G, Ma J et al. Protective Effect of a Novel Polysaccharide from Lonicera japonica on Cardiomyocytes of Mice Injured by Hydrogen Peroxide. Biomed Res Int, 5279193, 2020

[13] Wang C, Wang G, Liu H, Hou YL. Protective effect of bioactive compounds from Lonicera japonica Thunb. against $H_2O_2$-induced cytotoxicity using neonatal rat cardiomyocytes. Iran J Basic Med Sci, 19 (1): 97–105, 2016

[14] Miao H, Zhang Y, Huang Z, Lu B, Ji L. Lonicera japonica Attenuates Carbon Tetrachloride-Induced Liver Fibrosis in Mice: Molecular Mechanisms of Action. Am J Chin Med, 47 (2): 351–367, 2019

# 4.35 Magnoliae cortex / 厚朴 / 후박 (후박나무의 껍질)

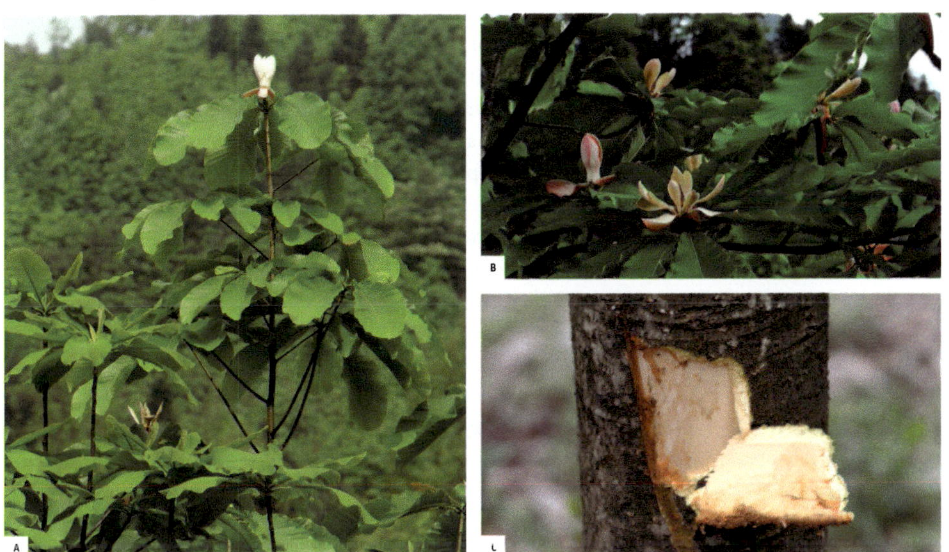

A, B *Magnolia* spec. Pflanze mit Blüten, C Rinde

## Donguibogam

**DB 1.9.29. F13, 1:** Es wird bei allen Arten von Qi-Krankheiten in den fünf Eingeweiden eingesetzt. Es entfernt auch kaltes Qi. Das Dekokt wird empfohlen.

**DB 3.4.14. F9, 1:** Es erwärmt die Milz, um das Milz-Qi gut zu zirkulieren. In Wasser abkochen und einnehmen.

**DB 7.3.17. F10, 1:** Meistens verwendet bei knurrenden Geräuschen, Schwellungen und Schmerzen im Bauchraum. Im Saft von Zingiberis rhizoma (生薑汁) einweichen und anschließend trocknen. Mit Wasser kochen und einnehmen. Alternativ kann man die Droge auch pulvern und dann mit Ingwertee einnehmen.

**DB 12.1.41. F7, 1–2:** Fördert die Verdauung. Man soll Phragmitis rhizoma (蘆根) und Magnoliae cortex (厚朴) zusammen kochen, das Dekokt einnehmen, und es zeigt eine Wirkung (1). Leigong (雷公) sagte: „Wenn man viel trinken und viel essen will, muss man die Abkochung von Phragmitis rhizoma (蘆根) und Magnoliae cortex (厚朴) trinken" (2).

## Bewertung

Obwohl in Europa traditionell nur als Gartengehölz bekannt, ist die Rinde der Magnolie eine wichtige Arzneidroge der fernöstlichen Medizin bei verschiedenen Indikationen [1–2]. Im Donguibogam ist insbesondere die Anwendung bei der Behandlung von Bauchschmerzen, Krämpfen des Bauchraums und weiteren gastrointestinalen Erkrankungen beschrieben, was auch experimentell pharmakologisch bestätigt werden konnte [3–7]. Klinische Daten fehlen jedoch.

### Literatur

[1] Luo H, Wu H, Yu X et al. A review of the phytochemistry and pharmacological activities of Magnoliae officinalis cortex. J Ethnopharmacol, 236: 412–442, 2019
[2] Poivre M, Duez P. Biological activity and toxicity of the Chinese herb Magnolia officinalis Rehder & E. Wilson (Houpo) and its constituents. J Zhejiang Univ Sci B, 18 (3): 194–214, 2017
[3] Watanabe K, Watanabe H, Goto Y et al. Pharmacological properties of magnolol and honokiol extracted from Magnolia officinalis: central depressant effects. Planta Med, 49 (2): 103–108, 1983
[4] Zhu Z, Zhang M, Shen Y, Wang H. Pharmacological effect of cortex Magnoliae officinalis on digestion system. Zhongguo Zhong Yao Za Zhi, 22 (11): 686–688, 704, 1997
[5] Deng Y, Han X, Tang S et al. Magnolol and Honokiol Attenuate Apoptosis of Enterotoxigenic Escherichia Coli-Induced Intestinal Epithelium by Maintaining Secretion and Absorption Homeostasis and Protecting Mucosal Integrity. Med Sci Monit, 24: 3348–3356, 2018
[6] Yamazaki R, Sugatani J, Fujii I et al. Development of a novel method for determination of acetyl-CoA:1-alkyl-sn-glycero-3-phosphocholine acetyltransferase activity and its application to screening for acetyltransferase inhibitors. Inhibition by magnolol and honokiol from Magnoliae cortex. Biochem Pharmacol, 47 (6): 995–1006, 1994
[7] Chan LW, Cheah EL, Saw CL et al. Antimicrobial and antioxidant activities of Cortex Magnoliae Officinalis and some other medicinal plants commonly used in South-East Asia. Chin Med, 3: 15, 2008

## 4.35.1 Magnoliae flos / 辛夷 / 신이 (목련의 꽃)

### Donguibogam

DB 6.2.18. F9, 1: Beseitigt Verstopfungen der Nasenwege. Zu Pulver mahlen und in Dosen von 1 Don mit einer Mischung aus grünem Tee und SchnittlauchtTee einnehmen. Auch kann man einen damit vollgesaugten Baumwollbausch ins betroffene Nasenloch stecken.

### Bewertung

Obwohl in Europa traditionell nur als Gartengehölz bekannt, ist die Blütenknospe der Magnolie wie im Donguibogam beschrieben eine auch experimentell-pharmakologisch belegte Arzneidroge bei Erkrankungen der Nasenwege [1–7]. Für diese Indikation existieren sogar einige klinische Daten [8–9].

### Literatur

[1] Baek JA, Lee YD, Lee CB et al. Extracts of Magnoliae flos inhibit inducible nitric oxide synthase via ERK in human respiratory epithelial cells. Nitric Oxide, 20 (2): 122–128, 2009
[2] Shen Y, Li CG, Zhou SF et al. Chemistry and bioactivity of Flos Magnoliae, a Chinese herb for rhinitis and sinusitis. Curr Med Chem, 15 (16): 1616–1627, 2008
[3] Kim HJ, Nam YR, Nam JH. Flos Magnoliae Inhibits Chloride Secretion via ANO1 Inhibition in Calu-3 Cells. Am J Chin Med, 46 (5): 1079–1092, 2018
[4] Liang Y, Zhang X, Zou J et al. Pharmacology mechanism of Flos magnoliae and Centipeda minima for treating allergic rhinitis based on pharmacology network. Drug Dev Ind Pharm, 45 (9): 1547–1555, 2019
[5] Choi SS, Cha BY, Choi BK et al. Fargesin, a component of Flos Magnoliae, stimulates glucose uptake in L6 myotubes. J Nat Med, 67 (2): 320–326, 2013

[6] Mitani Y, Satake K, Tsukamoto M et al. Epimagnolin A, a tetrahydrofurofuranoid lignan from Magnolia fargesii, reverses ABCB1-mediated drug resistance. Phytomedicine, 51: 112–119, 2018
[7] Chun HW, Kim SJ, Pham TH et al. Epimagnolin A inhibits IL-6 production by inhibiting p38/NF-κB and AP-1 signaling pathways in PMA-stimulated THP-1 cells. Environ Toxicol, 34 (7): 796–803, 2019
[8] Wu M, Zhang JY, Zhang X. Clinical observation of Flos magnoliae volatile oil nano-liposome nasal drops in treating pediatric allergic rhinitis. Zhongguo Zhong Xi Yi Jie He Za Zhi, 29 (8): 740–742, 2009
[9] Park CS, Kim TB, Lee JY et al. Effects of add-on therapy with NDC-052, an extract from Magnoliae Flos, in adult asthmatic patients receiving inhaled corticosteroids. Korean J Intern Med, 27 (1): 84–90, 2012

## 4.36 Menthae herba /薄荷 /박하



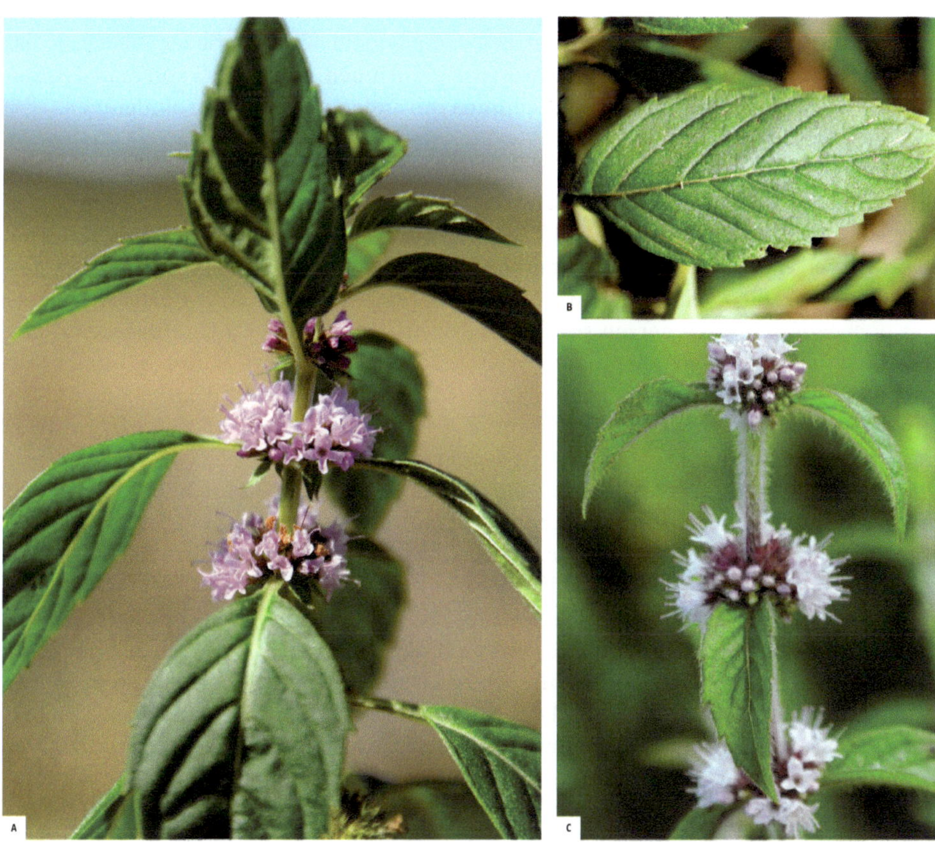


*Mentha haplocalyx* Briq. **A** Pflanze, **B** Blatt (Detailansicht), **C** Blüten

### Donguibogam

**DB 2.5.28. F7, 1:** Menthae herba vertreibt giftigen Schweiß, lindert Müdigkeit und kühlt Kopf und Augen. Man soll die Droge in Wasser einweichen und dann einnehmen.

DB 3.3.15. F20, 1: Der Presssaft von Menthae herba beseitigt die Herz-Hitze. Er soll unverändert getrunken werden.

DB 5.1.32. F24, 1: Menthae herba hilft bei Kopfschmerzen aufgrund von Wind-Hitze. Die Droge ist eine wichtige Medizin, die den oberen Teil des Körpers reinigt. Sie ist sowohl als Dekokt als auch in Pulverform wirksam.

DB 6.1.14. F6, 1: Menthae herba hilft bei Wasseransammlungen in den Ohren. Man soll den Saft auspressen und ihn nach und nach in die Ohren geben. Die Wirkung tritt sofort ein.

DB 9.7.11. F6, 1: Die Droge treibt giftigen Schweiß aus. Sie behandelt auch Wind-Hitze und löst Schwitzen aus.

DB 10.1.60. F30, 1: Menthae herba hilft bei Sprachstörungen aufgrund von Schlaganfall und bei Verstopfung in der Brust aufgrund von Wind-Hitze. Man soll einen Presssaft zubereiten und trinken. Die Droge kann auch als Dekokt getrunken werden.

DB 11.1.46. F17, 1: Menthae herba behandelt Yin- und Yang-Toxin aufgrund von Kälteschäden. Man soll das Dekokt aus den Blättern trinken solange es noch warm ist. Es ist gut zur Förderung des Schwitzens.

DB 11.5.27. F4, 1: Menthae herba hilft bei dampfendem Knochenfieber. Man soll das Dekokt trinken oder den frischen Presssaft roh einnehmen. Alternativ kann man den Saft zu einer Paste einkochen und dann zusammen mit anderen Rezepturen einnehmen.

### Bewertung

Pflanzen der Gattung *Mentha* spec. zählen sowohl im Westen als auch in Ostasien zu den ältesten bekannten Arzneipflanzen [1]. Insbesondere die Anwendung bei Kopfschmerzen ist im Westen ebenfalls seit mehr als tausend Jahren belegt. So beschrieb der (früh)byzantinische Arzt Paulos von Aegina (Παῦλος Αἰγινήτης, 625–690 n. Chr.) die Behandlung von pochenden Kopfschmerzen sowie von Kopfschmerzen, die durch Hitzeeinwirkung entstehen (wie im Donguibogam), mit einer Mischung aus Wasser-Minze (*Mentha aquatica*) und Polei-Minze (*Mentha pulegium*) [2]. Für die Pfefferminze (*Mentha × piperita*) – einer erst 1696 vom englischen Botaniker und Theologen John Ray (1627–1705) entdeckten Kreuzung von *Mentha aquatica* und *Mentha spicata*, welche wiederum eine Kreuzung von *Mentha rotundifolia* und *Mentha longifolia* ist, konnte die Wirksamkeit des Minzöls bei der Behandlung von Kopfschmerzen auch in mehreren klinischen Studien gezeigt werden [3, 4]. Entsprechend führt die Praxisleitlinie „Primäre Kopfschmerzen" der Deutschen Gesellschaft für Schmerzmedizin Pfefferminzöl als Mittel der ersten Wahl zur Akuttherapie von Spannungskopfschmerzen auf [5] und die Leitlinie der deutschsprachigen Gesellschaften für Kopfschmerzen weist auf die Wirksamkeit der großflächigen lokalen Anwendung von Pfefferminzöl hin [6]. Sogar für den Einsatz bei Schwangeren und Kindern wird Pfefferminzöl von der Leitlinie der Deutschen Migräne- und Kopfschmerzgesellschaft empfohlen [7]. In neuesten Untersuchungen konnte sogar ein positiver, neuroprotektiver Effekt eines *Mentha-arvensis*-Präparats in einem Schlaganfall-Tiermodell gezeigt werden [8].

### Literatur

[1] Silva H. A Descriptive Overview of the Medical Uses Given to Mentha Aromatic Herbs throughout History. Biology (Basel), 9 (12): 484, 2020

[2] Paulus, A. The Seven Books of Paulus Aegineta: Translated from the Greek. With a Commentary Embracing a Complete View of the Knowledge Possessed by the Greeks, Romans, and Arabians

on All Subjects Connected with Medicine and Surgery by Francis Adams. Sydenham Society, Sydenham, UK, Volume 1, 1844

[3] Göbel H, Fresenius J, Heinze A et al. Effektivität von Oleum menthae piperitae und von Paracetamol in der Therapie des Kopfschmerzes vom Spannungstyp. Nervenarzt, 67 (8): 672–681, 1996

[4] Göbel H, Heinze A, Heinze-Kuhn K et al. Oleum menthae piperitae (Pfefferminzöl) in der Akuttherapie des Kopfschmerzes vom Spannungstyp. Schmerz, 30 (3): 295–310, 2016

[5] Heinze A, Heinze-Kuhn K, Göbel H. DGS-Praxisleitlinie Primäre Kopfschmerzen. Schmerzmedizin, 31 (5): 2, 2015

[6] Straube A, Gaul C, Forderreuther S et al. Therapie und Versorgung bei chronischer Migräne: Expertenempfehlung der Deutschen Migrane- und Kopfschmerzgesellschaft/Deutsche Gesellschaft für Neurologie sowie der österreichischen Kopfschmerzgesellschaft und Schweizerischen Kopfwehgesellschaft. Nervenarzt, 83 (12): 1600–1608, 2012

[7] Bingel U, Evers S, Reister F et al. Behandlung der Migräne und idiopathischer Kopfschmerzsyndrome in Schwangerschaft und Stillzeit. Leitlinie der Deutschen Migräne- und Kopfschmerzgesellschaft. Nervenheilkunde, 28 (12): 896–906, 2009

[8] Islam MS, Shin HY, Yoo YJ et al. Fermented Mentha arvensis administration provides neuroprotection against transient global cerebral ischemia in gerbils and SH-SY5Y cells via downregulation of the MAPK signaling pathway. BMC Complement Med Ther, 22 (1): 172, 2022



## 4.37 Mori cortex / 桑白皮 / 상백피 (뽕나무 뿌리의 속껍질)

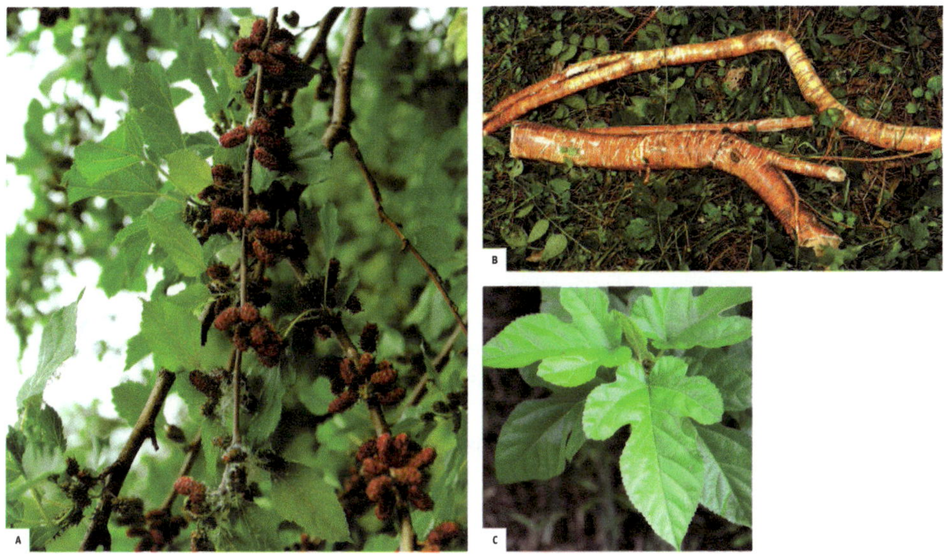


*Morus alba* L. **A** Pflanze, **B** Wurzel, Blätter (Detailansicht)

### Donguibogam

**DB 3.5.14. F12, 1:** Es reinigt die Lunge, um Wasser-Qi aus der Lunge zu entfernen. Vor der Einnahme auskochen.

**DB 3.10.8. F13, 1:** Es ermöglicht einen freien Fluss im Dünndarm und im Dickdarm. In Wasser abkochen und die Abkochung einnehmen.

DB 13.3.28. F9, 1–2: Es heilt Atemnot und Lungenfülle, Husten und Hämatemesis. 4 Nyang Mori cortex (桑白皮) 3 Tage lang in ungekochtem Reiswaschwasser einweichen, dann dünn schneiden und 1 Nyang wachsartigen Reis (糯米; mit Feuer getrocknet) mahlen, mit dünnem Reisschleim mischen und 1–2 Don pro Dosis einnehmen (1). Mori cortex (桑白皮) reinigt das Lungen-Qi. Allerdings sind nicht alle seine Eigenschaften von Vorteil. Es sollte mit Vorsicht behandelt werden, wenn eine große Menge verwendet wird, weil Medikamente, die aus der Erde stammen, in der Regel giftig sind (2).
DB 14.2.14. F2, 1: Hilft bei Kurzatmigkeit und Keuchen aufgrund von Ödemen. Man soll 4 Nyang von Mori cortex (桑白皮) und 4 Hop von Setariae semen (青粱米) gründlich kochen und den Überstand des Dekokts einnehmen. Dies wird als „Maulbeerrindengetränk" bezeichnet.

## Bewertung

Die Wurzelrinde des Maulbeerbaums [1] besitzt entsprechend der Angaben des Donguibogam neben allgemein antientzündlichen Eigenschaften [2] insbesondere pulmonale [3–6] und gastroenterologische [7–8] Aktivitäten. Die im Donguibogam erwähnte „Kurzatmigkeit" ist typisch für Herzbeschwerden, bei denen die Droge ebenfalls pharmakologisch begründet zum Einsatz kommt [9–11]. Klinische Daten fehlen weitgehend.

### Literatur


[1] Chan EW, Lye PY, Wong SK. Phytochemistry, pharmacology, and clinical trials of Morus alba. Chin J Nat Med, 14 (1): 17–30, 2016

[2] Zelová H, Hanáková Z, Čermáková Z et al. Evaluation of anti-inflammatory activity of prenylated substances isolated from Morus alba and Morus nigra. J Nat Prod, 77 (6): 1297–1303, 2014

[3] Kim HJ, Lee HJ, Jeong SJ et al. Cortex Mori Radicis extract exerts antiasthmatic effects via enhancement of CD4(+)CD25(+)Foxp3(+) regulatory T cells and inhibition of Th2 cytokines in a mouse asthma model. J Ethnopharmacol, 138 (1): 40–46, 2011

[4] Park SH, Chi GY, Eom HS et al. Role of autophagy in apoptosis induction by methylene chloride extracts of Mori cortex in NCI-H460 human lung carcinoma cells. Int J Oncol, 40 (6): 1929–1940, 2012

[5] Jung HW, Kang SY, Kang JS et al. Effect of Kuwanon G isolated from the root bark of Morus alba on ovalbumin-induced allergic response in a mouse model of asthma. Phytother Res, 28 (11): 1713–1719, 2014

[6] Lee KH, Yeh MH, Kao ST et al. Xia-bai-san inhibits lipopolysaccharide-induced activation of intercellular adhesion molecule-1 and nuclear factor-kappa B in human lung cells. J Ethnopharmacol, 124 (3): 530–538, 2009

[7] Hou XD, Ge GB, Weng ZM et al. Natural constituents from Cortex Mori Radicis as new pancreatic lipase inhibitors. Bioorg Chem, 80: 577–584, 2018

[8] Qi SZ, Li N, Tuo ZD et al. Effects of Morus root bark extract and active constituents on blood lipids in hyperlipidemia rats. J Ethnopharmacol, 180: 54–59, 2016

[9] Lian J, Chen J, Yuan Y et al. Cortex Mori Radicis extract attenuates myocardial damages in diabetic rats by regulating ERS. Biomed Pharmacother, 90: 777–785, 2017

[10] Zheng XK, Cao YG, Ke YY et al. Phenolic constituents from the root bark of Morus alba L. and their cardioprotective activity in vitro. Phytochemistry, 135: 128–134, 2017

[11] Cao YG, Zheng XK, Yang FF et al. Two new phenolic constituents from the root bark of Morus alba L. and their cardioprotective activity. Nat Prod Res, 32 (4): 391–398, 2018

## 4.37.1 Mori ramulus / 桑枝 / 상지 (뽕나무의 가지)

### Donguibogam

DB 7.8.13. F23, 1: Es treibt die Feuchtigkeit aus und bewirkt, dass der Patient dünn wird. Ein fetter Mensch sollte dies für eine lange Zeit einnehmen.
DB 8.1.20. F8, 1: Hilft bei Schmerzen in den Armen. Es ist auch gut, es dauerhaft zu trinken. Ein Patient hatte Schmerzen in beiden Armen. Alle Medikamente waren wirkungslos, aber er wurde durch diese Droge geheilt.
DB 8.2.19. F10, 1: Heilt die Erschlaffung der unteren Gliedmaßen. Es ist gut, es über einen längeren Zeitraum einzunehmen.
DB 10.1.60. F17, 1–2: Hilft bei allen Arten von Wind sowie bei Wind in einer Seite des Körpers. Man schneidet einen Ast ab, der noch keine Knospen hat. Umrühren und braten; dann wie Tee kochen und eine Tasse trinken. Bei längerer Einnahme können Wind sowie Wind auf der einen Seite des Körpers verhindert werden (1). Man kann auch Hände und Füße mit dem Dekokt waschen, das mit den Blättern gekocht wird, die nach dem Frost gesammelt wurden. Dies ist sehr effektiv bei der Beseitigung von Windtaubheit (2).
DB 11.3.14. F15, 1: Es entfernt Feuchtigkeit. Es ist am besten, es immer wieder zu nehmen. Es ist auch gut, dies mit Phaseoli angularis sperma (赤小豆) zu kochen und mit ihnen einen Brei zu machen und ihn dann einzunehmen. Es ist sehr gut.
DB 12.1.41. F4, 1: Fördert die Verdauung und legt das Qi nieder. Mit einem Kupfermesser in dünne Stücke schneiden, in eine Porzellanschale geben und braten, bis sie gelb wird. In Wasser abkochen und einnehmen.
DB 14.3.13. F12, 1–2: Leitet das Qi nach unten und beseitigt die abdominale Distention. Es ist sehr effektiv, wenn es ständig eingenommen wird (1). Brei mit Phaseoli semen kochen (赤小豆; 2).
DB 14.4.17. F16, 1: Hilft bei Trockenheit im Mund. Man soll es die ganze Zeit einnehmen, als ob man Tee trinken würde. Es wird sehr effektiv sein.

### Bewertung

Die Zweige des Maulbeerbaums besitzen im Einklang mit den Angaben des Donguibogam entzündungshemmende [1–4], antibakterielle [2] und analgetische [4] Eigenschaften, was auch experimentell-pharmakologisch dokumentiert ist. Pharmakologisch nachgewiesen ist auch die Wirkung bei schmerzhaften Erkrankungen der Gliedmaßen wie z. B. bei Gicht [5, 6] sowie zur Förderung der Verdauung [7]. Insbesondere die Anwendung beim metabolischen Syndrom bzw. Übergewicht ist nicht nur experimentell [8–10], sondern auch in klinischen Studien [11] nachgewiesen worden.

#### Literatur

[1] Park GS, Kim JK, Kim JH. Anti-inflammatory action of ethanolic extract of Ramulus mori on the BLT2-linked cascade. BMB Rep, 49 (4): 232–237, 2016
[2] Yu W, Chen H, Xiang Z, He N. Preparation of Polysaccharides from Ramulus mori, and Their Antioxidant, Anti-Inflammatory and Antibacterial Activities. Molecules, 24 (5): 856, 2019
[3] Jiang Q, Li X, Tian Y et al. Lyophilized aqueous extracts of Mori Fructus and Mori Ramulus protect Mesenchymal stem cells from •OH-treated damage: bioassay and antioxidant mechanism. BMC Complement Altern Med, 17 (1): 242, 2017
[4] Zhang Z, Shi L. Anti-inflammatory and analgesic properties of cis-mulberroside A from Ramulus mori. Fitoterapia, 81 (3): 214–218, 2010

4

[5] Yao J, He H, Xue J et al. Mori Ramulus (Chin.Ph.) – the Dried Twigs of Morus alba L./Part 1: Discovery of Two Novel Coumarin Glycosides from the Anti-Hyperuricemic Ethanol Extract. Molecules, 24 (3): 629, 2019
[6] Shi YW, Wang CP, Wang X et al. Uricosuric and nephroprotective properties of Ramulus Mori ethanol extract in hyperuricemic mice. J Ethnopharmacol, 143 (3): 896–904, 2012
[7] Liu Z, Yang Y, Dong W et al. Investigation on the Enzymatic Profile of Mulberry Alkaloids by Enzymatic Study and Molecular Docking. Molecules, 24 (9): 1776, 2019
[8] Park YH, An M, Kim JK, Lim YH. Antiobesity effect of ethanolic extract of Ramulus mori in differentiated 3T3-L1 adipocytes and high-fat diet-induced obese mice. J Ethnopharmacol, 251: 112542, 2020
[9] Hwang S, Kim JK, Kim IH, Lim YH. Inhibitory effect of ethanolic extract of Ramulus mori on adipogenic differentiation of 3T3-L1 cells and their antioxidant activity. Journal of Food Biochemistry, 42: e12469, 2018
[10] Yang S, Mi J, Liu Z et al. Pharmacokinetics, Tissue Distribution, and Elimination of Three Active Alkaloids in Rats after Oral Administration of the Effective Fraction of Alkaloids from Ramulus Mori, an Innovative Hypoglycemic Agent. Molecules, 22 (10): 1616, 2017
[11] Li M, Huang X, Ye H et al. Randomized, Double-Blinded, Double-Dummy, Active-Controlled, and Multiple-Dose Clinical Study Comparing the Efficacy and Safety of Mulberry Twig (Ramulus Mori, Sangzhi) Alkaloid Tablet and Acarbose in Individuals with Type 2 Diabetes Mellitus. Evid Based Complement Alternat Med, 7121356, 2016

## 4.38 Osterici radix / 羌活 / 강활 (강활의 뿌리)

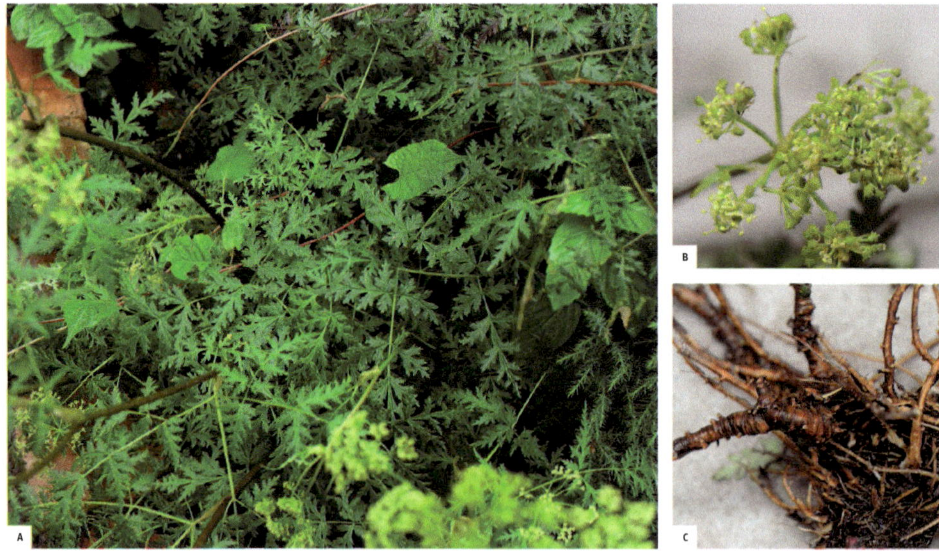


*Notopterygium incisum* TING ex H.T. CHANG **A** Pflanze, **B** Blüte, **C** Wurzel

### Donguibogam

**DB 5.1.32. F4, 1:** Diese Droge hilft bei Kopfschmerzen und Schwindel durch pathogenen Wind. Es ist eine wichtige Medizin gegen größere Yang Kopfschmerzen. Sie hilft auch bei Schmerzen von Kopf und Zähnen durch toxische Windpathogene.

DB 6.7.11. F1, 1: Hilft bei Schmerzen in der Wirbelsäule und Steifigkeit im Hals, wenn der Patient aufgrund von Windfeuchtigkeit unfähig ist, den Kopf zu drehen. Zur Behandlung die Droge kleinschneiden und in Wasser kochen.
DB 8.1.20. F1, 1: Heilt Schmerzen der Gelenke der vier Gliedmaßen. Soll als Abkochung eingenommen werden.
DB 10.1.60. F6, 1–2: Osterici radix (羌活) und Araliae continentalis radix (獨活) behandeln Wind. Osterici radix (羌活) hilft bei Wind im oberen Teil des Körpers. Man zerschneidet 1 Nyang der Droge und kocht diese dann mit Alkohol; dann trinken (1). Wenn ein Patient nicht den Mund öffnen oder andere Menschen erkennen kann, sollte man 1 Nyang von Araliae continentalis radix (獨活) zerschneiden und mit 2 Doe Alkohol übergießen. Anschließend kocht man, bis nur 1 Doe Alkohol übrig ist. Weiterhin brät man 5 Hop schwarze Bohnen unter ständigem Rühren und gibt sie dann in den alkoholischen Extrakt, während alles noch heiß ist. Dann ruhen lassen und warm einnehmen (2).

## Bewertung

Die taxonomische Identität der Osterici radix (羌活) ist nicht ausreichend geklärt. Gemäß dem Koreanischen Arzneibuch stammt die Droge entweder von *Ostericum koreanum, Notopterygium incisum* oder *N. forbesii* [1]. Von den möglichen Anwendungen [2] sind Gelenk- und Wirbelsäulenschmerzen laut Donguibogam auch experimentell-pharmakologisch gut untersucht [3–5], wobei insbesondere die entzündungshemmenden [3, 6–8] und analgetischen [8–9] Eigenschaften der Droge hervorstechen. Klinische Daten fehlen weitgehend.

### Literatur

[1] Kim S, Kim KY, Han CS et al. Simultaneous analysis of six major compounds in Osterici Radix and Notopterygii Rhizoma et Radix by HPLC and discrimination of their origins from chemical fingerprint analysis. Arch Pharm Res, 35 (4): 691–699, 2012

[2] Azietaku JT, Ma H, Yu XA et al. A review of the ethnopharmacology, phytochemistry and pharmacology of Notopterygium incisum. J Ethnopharmacol, 202: 241–255, 2017

[3] Bi JP, Li P, Xu XX et al. Anti-rheumatoid arthritic effect of volatile components in notopterygium incisum in rats via anti-inflammatory and anti-angiogenic activities. Chin J Nat Med, 16 (12): 926–935, 2018

[4] Kim JY, Ahn SJ, Baek JM et al. Ostericum koreanum Reduces LPS-Induced Bone Loss Through Inhibition of Osteoclastogenesis. Am J Chin Med, 43 (3): 495–512, 2015

[5] Wang Y, Chen Z, Liu C et al. Distributive differences of P2Xs between the forelimb and hind limb of adjuvant arthritis rats and intervention by Notopterygii rhizoma et radix. Pharm Biol, 57 (1): 82–89, 2019

[6] Jung HW, Mahesh R, Park JH et al. Bisabolangelone isolated from Ostericum koreanum inhibits the production of inflammatory mediators by down-regulation of NF-kappaB and ERK MAP kinase activity in LPS-stimulated RAW264.7 cells. Int Immunopharmacol, 10 (2): 155–162, 2010

[7] Park HJ, Bae GS, Kim DY et al. Inhibitory Effect of Extract from Ostericum koreanum on LPS-induced Proinflammatory Cytokines Production in RAW264.7 Cells. Kor J Herbology, 223 (34): 127–134, 2008

[8] Zschocke S, Lehner M, Bauer R. 5-Lipoxygenase and cyclooxygenase inhibitory active constituents from Qianghuo (Notopterygium incisum). Planta Med, 63 (3): 203–206, 1997

[9] Okuyama E, Nishimura S, Ohmori S et al. Analgesic component of Notopterygium incisum Ting. Chem Pharm Bull (Tokyo), 41 (5): 926–929, 1993

# 4.39 Paeoniae moutan cortex / 牧丹皮 / 목단피 (모란의 뿌리껍질)

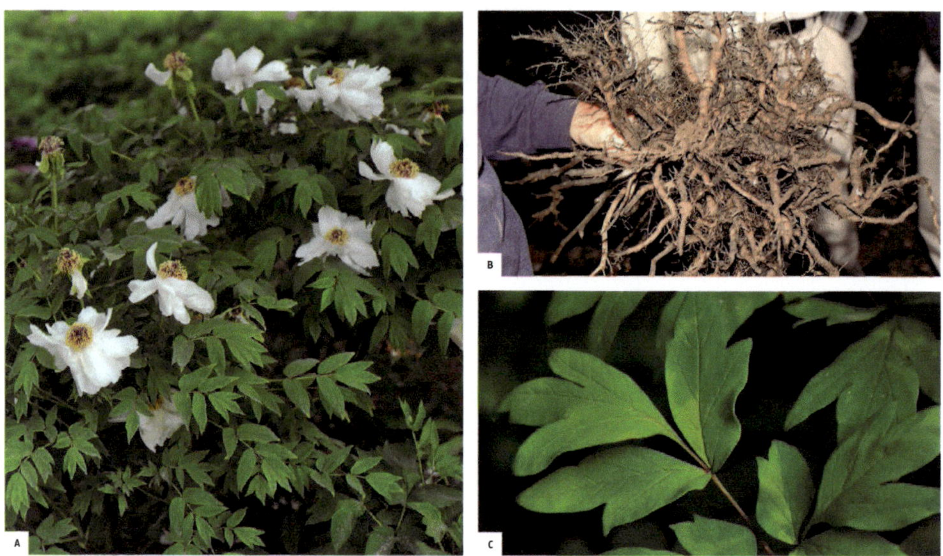

*Paeonia suffruticosa* ANDREWS **A** Pflanze, **B** Wurzel, **C** Blätter (Detailansicht)

## Donguibogam

**DB 3.13.23. F16, 1:** Es behandelt vor allem das Ausbleiben der Menstruation. Es kann entweder in abgekochter oder pulverförmiger Form eingenommen werden. Beide Wege sind in Ordnung.

## Bewertung

Direkte Untersuchungen zu *Paeonia suffruticosa,* Stammpflanze der Droge Moutan radicis cortex laut Korenanischem Arzneibuch, bei der beschriebenen gynäkologischen Indikation fehlen; jedoch können die vorliegenden Untersuchungen zur hämostatischen Wirkung im weiteren Sinne im Kontext von Menstruationsstörungen gesehen werden [1–5].

### Literatur


[1] Koo YK, Kim JM, Koo JY et al. Platelet anti-aggregatory and blood anti-coagulant effects of compounds isolated from Paeonia lactiflora and Paeonia suffruticosa. Pharmazie, 65 (8): 624–628, 2010

[2] Cheng P, Xue X, Su J et al. $^{1}$H-NMR-based metabonomic revealed protective effect of Moutan Cortex charcoal on blood-heat and hemorrhage rats. J Pharm Biomed Anal, 169: 151–158, 2019

[3] Li S, Xue X, Yang X et al. A Network Pharmacology Approach Used to Estimate the Active Ingredients of Moutan Cortex Charcoal and the Potential Targets in Hemorrhagic Diseases. Biol Pharm Bull, 42 (3): 432–441, 2019

[4] Wang Z, He C, Peng Y et al. Origins, Phytochemistry, Pharmacology, Analytical Methods and Safety of Cortex Moutan (Paeonia suffruticosa Andrew): A Systematic Review. Molecules, 22 (6): 946, 2017

[5] Zhang L, Li DC, Liu LF. Paeonol: pharmacological effects and mechanisms of action. Int Immunopharmacol, 72: 413–421, 2019

# 4.40 Paeoniae radix alba / (白) 芍藥 / (백)작약 (작약의 뿌리)

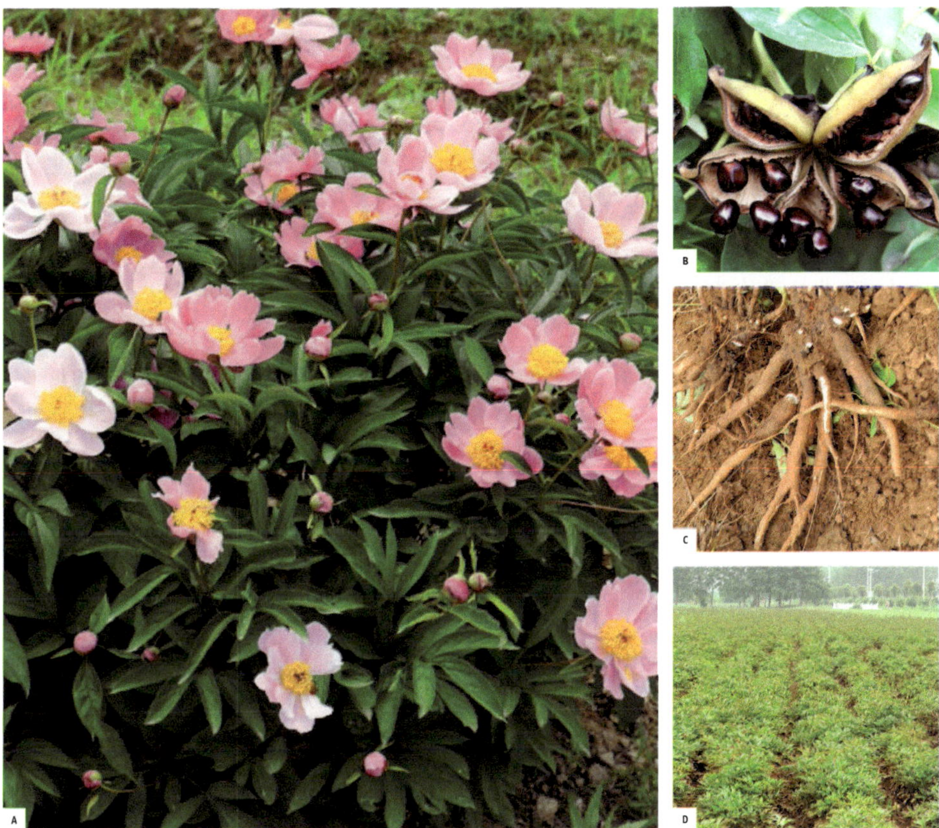

*Paeonia lactiflora* PALL. **A** Pflanze, **B** Früchte, **C** Wurzel, **D** Anbaufläche

## Donguibogam

**DB 3.2.14. F14, 1:** Es tonisiert die Leber. Es entspannt den Magen. Es kann den Magen entspannen, selbst wenn die Leber beschädigt ist. Pulver und Dekokt wirken gut.

**DB 3.13.23. F9, 1:** Hilft bei ausbleibender Menstruation. Es kann entweder in abgekochter, pulverförmiger oder tablettierter Form eingenommen werden. Alle Arten der Einnahme sind in Ordnung.

**DB 7.3.17. F4, 1–2:** Behandelt Bauchschmerzen, die sich anfühlen, als ob die Därme verdreht wären. Am besten ist ein Dekokt mit Paeoniae radix (芍藥) als Hauptdroge und Glycyrrhizae radix (甘草) als Ergänzungsmedizin (1). Dies kann Bauchschmerzen aufgrund eines Blut-Mangels beheben. Allerdings kann dieses Medikament nicht bei Krankheiten aufgrund von Qi-Problemen eingesetzt werden (2).

**DB 18.1.50. F10, 1:** Es wird vor allem zur Behandlung verschiedener Frauenkrankheiten eingesetzt. Es behandelt auch Krankheiten, die vor und nach der Geburt auftreten. Schließlich behandelt es Schmerzen im Magen, die durch mangelndes Blut verursacht werden. Es ist zu nehmen, indem man es mit Reiswein und Wasser kocht.

## Bewertung

Paeoniae lactiflorae radix wird medizinisch als „alba“ (geschält, gekocht, getrocknet) oder „rubra“ (unbehandelt) Drogen genutzt, die unterschiedliche klinische Wirksamkeiten besitzen [1–2]. Als hier beschriebene Einzeldroge spielt jedoch nur die Variante „alba“ eine Rolle. Von den vielfältigen Indikationen, die für diese Droge in der Literatur ausgewiesen sind [3–4], werden hier nur gastrointestinale [5–7] und gynäkologische [8] Anwendungen mit entzündungshemmendem Bezug [9–11] berücksichtigt. Klinische Untersuchungen der Einzeldroge stehen aus.

### Literatur

[1] Committee on Herbal Medicinal Products (HMPC). Assessment report on Paeonia lactiflora Pallas, radix (Paeoniae radix alba). EMA/HHMP/150787/2015, 2017

[2] Committee on Herbal Medicinal Products (HMPC). Assessment report on Paeonia lactiflora Pall. and/or Paeonia veitchii Lynch, radix (Paeoniae radix rubra). EMA/HHMP/762953/2015, 2017

[3] Parker S, May B, Zhang C et al. A Pharmacological Review of Bioactive Constituents of Paeonia lactiflora Pallas and Paeonia veitchii Lynch. Phytother Res, 30 (9): 1445–1473, 2016

[4] Xin Q, Yuan R, Shi W et al. A review for the anti-inflammatory effects of paeoniflorin in inflammatory disorders. Life Sci, 237: 116925, 2019

[5] Zhang Y, Li X, Xu X, Yang N. Mechanisms of Paeonia lactiflora in Treatment of Ulcerative Colitis: A Network Pharmacological Study. Med Sci Monit, 25: 7574–7580, 2019

[6] Zhang XJ, Chen HL, Li Z et al. Analgesic effect of paeoniflorin in rats with neonatal maternal separation-induced visceral hyperalgesia is mediated through adenosine A (1) receptor by inhibiting the extracellular signal-regulated protein kinase (ERK) pathway. Pharmacol Biochem Behav, 94 (1): 88–97, 2009

[7] Afroz S, Yagi A, Fujikawa K et al. Lysophosphatidic acid in medicinal herbs enhances prostaglandin E2 and protects against indomethacin-induced gastric cell damage in vivo and in vitro. Prostaglandins Other Lipid Mediat. 135: 36–44, 2018

[8] Li M, Hung A, Lenon GB, Yang AWH. Chinese herbal formulae for the treatment of menopausal hot flushes: A systematic review and meta-analysis. PLoS One, 14 (9): e0222383, 2019

[9] Zhang L, Wei W. Anti-inflammatory and immunoregulatory effects of paeoniflorin and total glucosides of paeony. Pharmacol Ther, 207: 107452, 2020

[10] Jiang H, Li J, Wang L et al. Total glucosides of paeony: A review of its phytochemistry, role in autoimmune diseases, and mechanisms of action. J Ethnopharmacol, 258: 112913, 2020

[11] Ma X, Wen JX, Gao SJ et al. Paeonia lactiflora Pall. regulates the NF-κB-NLRP3 inflammasome pathway to alleviate cholestasis in rats. J Pharm Pharmacol, 70 (12): 1675–1687, 2018

# 4.41 Perillae folium / 紫蘇葉 / 자소엽 (차조기 잎)

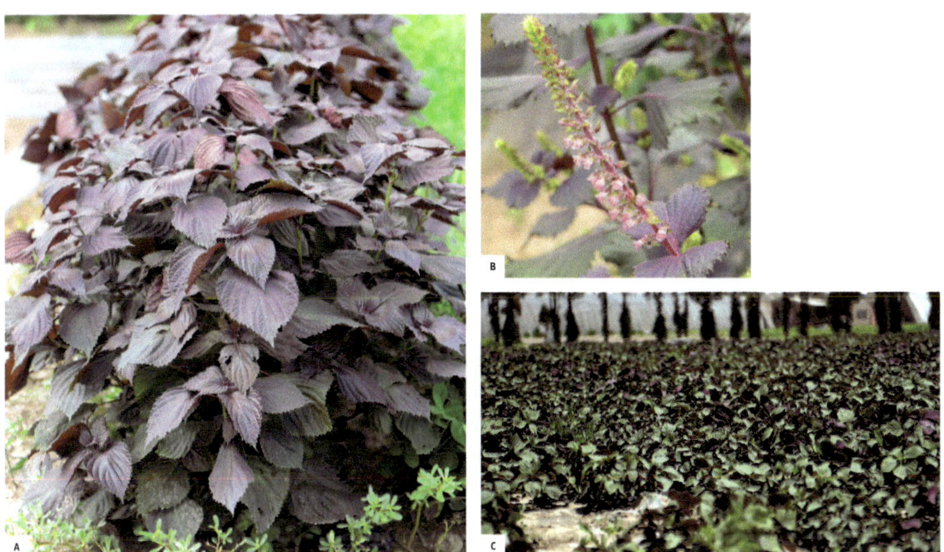

*Perilla frutescens* (L.) BRITTON **A** Pflanze, **B** Blüten, **C** Anbaufläche



## Donguibogam

**DB 1.9.29. F21, 1:** Es zieht das Qi nach unten. Es passt gut zu Citri unshius pericarpium (橘皮). Es wird viel in Rezepten verwendet, die Qi-Krankheiten heilen und löst auch das äußere Qi auf. Ein starkes Dekokt verwenden.

**DB 2.5.28. F9, 1–2:** Zerstreut das äußere Qi, um Schwitzen zu induzieren (1). Mit Citri unshius pericarpium immaturus (青皮) kochen, wenn man lange nicht geschwitzt hat. Man schwitzt, sobald man es einnimmt (2).

**DB 6.3.29. F32, 1:** Es hilft bei Blasen im Mund, die durch fadenförmigen Staub verursacht werden. Man sollte Perillae folium (紫蘇葉) gründlich kauen und mit gekochtem Wasser schlucken. Die Auswirkungen sind sofort spürbar.

**DB 9.7.11. F7, 1–2:** Fördert das Schwitzen und gibt das Äußere frei (1). Wenn Schweiß für längere Zeit nicht austritt, verwendet man Citri unshius pericarpium immaturus (青皮) und Perillae folium (紫蘇葉). Der Schweiß kommt sofort heraus (2).

**DB 11.1.46. F15, 1:** Hilft bei Schäden durch Windkälte. Man soll ein dickflüssiges Dekokt trinken. Nach dem Schwitzen ist man geheilt.

## Bewertung

Die breitgefächerten Indikationen der Droge sind in Übersichtsarbeiten dargestellt [1–2]. Pharmakologische Arbeiten untermauern die im Donguibogam beschriebene entzündungshemmende [3–5], antiinfektiöse bzw. antivirale [3–5], antiallergische [6–9], bronchorelaxierende [10] und dermatologische [11] Anwendung. Klinische Studien wären wünschenswert.

### Literatur


[1] Ahmed HM. Ethnomedicinal, Phytochemical and Pharmacological Investigations of Perilla frutescens (L.) Britt. Molecules, 24 (1): 102, 2018

[2] Yu H, Qiu JF, Ma LJ et al. Phytochemical and phytopharmacological review of Perilla frutescens L. (Labiatae), a traditional edible-medicinal herb in China. Food Chem Toxicol, 108 (Pt B): 375–391, 2017

[3] Wang XF, Li H, Jiang K et al. Anti-inflammatory constituents from Perilla frutescens on lipopolysaccharide-stimulated RAW264.7 cells. Fitoterapia, 130: 61–65, 2018

[4] Huo LN, Wang W, Zhang CY et al. Bioassay-Guided Isolation and Identification of Xanthine Oxidase Inhibitory Constituents from the Leaves of Perilla frutescens. Molecules, 20 (10): 17848–17859, 2015

[5] Kaufmann CM, Letzel T, Grassmann J, Pfaffl MW. Effect of Perilla frutescens Extracts on Porcine Jejunal Epithelial Cells. Phytother Res, 31 (2): 303–311, 2017

[6] Kamei R, Fujimura T, Matsuda M et al. A flavanone derivative from the Asian medicinal herb (Perilla frutescens) potently suppresses IgE-mediated immediate hypersensitivity reactions. Biochem Biophys Res Commun, 483 (1): 674–679, 2017

[7] Makino T, Furuta Y, Wakushima H et al. Anti-allergic effect of Perilla frutescens and its active constituents. Phytother Res, 17 (3): 240–243, 2003

[8] Oh HA, Park CS, Ahn HJ et al. Effect of Perilla frutescens var. acuta Kudo and rosmarinic acid on allergic inflammatory reactions. Exp Biol Med (Maywood), 236 (1): 99–106, 2011

[9] Makino T, Furuta A, Fujii H et al. Effect of oral treatment of Perilla frutescens and its constituents on type-I allergy in mice. Biol Pharm Bull, 24 (10): 1206–1209, 2001

[10] Kim J, Kang H, Choi H et al. Aqueous Extract of Perilla frutescens var. acuta Relaxes the Ciliary Smooth Muscle by Increasing NO/cGMP Content In Vitro and In Vivo. Molecules, 23 (7): 1777, 2018

[11] Bae JS, Han M, Shin HS et al. Perilla frutescens leaves extract ameliorates ultraviolet radiation-induced extracellular matrix damage in human dermal fibroblasts and hairless mice skin. J Ethnopharmacol, 195: 334–342, 2017


## 4.41.1 Perillae semen / 紫蘇子 / 자소자 (차조기의 씨)

### Donguibogam

**DB 13.3.28. F16, 1:** Heilt Dyspnoe und Husten der Lunge. Perillae semen (紫蘇子) in Wasser geben, die Samen zerstoßen, um den Saft herauszuziehen und Reisbrei mit dem Saft herstellen. Noch besser ist es, wenn es mit dem Saft von Armeniacae semen (杏仁) verwendet wird.

### Bewertung

Die Droge ist unzureichend untersucht. Sehr wenige wissenschaftliche Arbeiten liegen vor [1–2]. Es konnte jedoch gezeigt werden, dass Perillae semen durch Beeinflussung der Immunantwort signifikant allergische asthmatische Reaktionen hemmt, was bei allergischen Erkrankungen von großer therapeutischer Relevanz ist [3]. Klinische Daten fehlen.

## Literatur

[1] Yamamoto H, Ogawa T. Antimicrobial activity of perilla seed polyphenols against oral pathogenic bacteria. Biosci Biotechnol Biochem, 66 (4): 921–924, 2002

[2] Lee JH, Park KH, Lee MH et al. Identification, characterisation, and quantification of phenolic compounds in the antioxidant activity-containing fraction from the seeds of Korean perilla (Perilla frutescens) cultivars. Food Chem, 136 (2): 843–852, 2013

[3] Kim MK, Yoon TY, Choi B. Asthma diagnosis and treatment – 1006. Perillae semen abolished allergic asthmatic response in murine model. World Allergy Organ J, 6 (Suppl 1): P6, 2013


# 4.42 Persicae semen / 桃仁 / 도인 (복숭아씨의 알맹이)

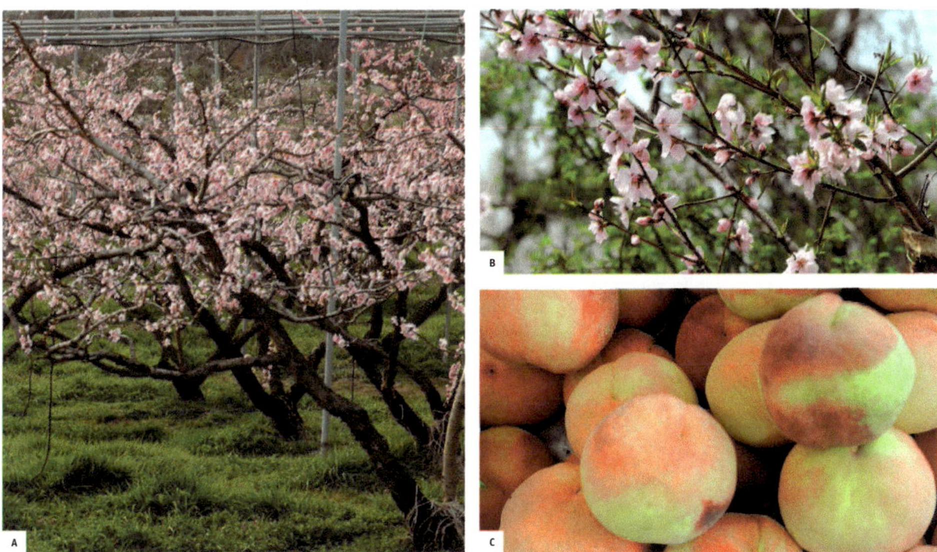


*Prunus persica* (L.) BATSCH **A** Pflanze, **B** Blüten, **C** Früchte

## Donguibogam

**DB 4.2.28. F42, 1:** Hilft bei blockiertem oder schwierigem Stuhl, bei Blutverstopfung und Bluttrockenheit. Man soll aus der Droge einen Brei bereiten.

**DB 7.1.30. F28, 1:** Es stoppt Herzschmerzen. Man nimmt 7 Körner Persicae semen (桃仁), entfernt die Haut und die Spitzen, mahlt sie vollständig, mischt das Pulver mit 1 Hop Wasser und trinkt es dann sofort. Es kann Herzschmerzen heilen, die seit 30 Jahren bestehen.

**DB 18.1.50. F26, 1–2:** Es hilft gegen verschiedene Krankheiten nach der Geburt. Es heilt auch die Ansammlung und Aggregation im Magen der schwangeren Frau, die durch die Einnahme von kalter Nahrung verursacht wird. Man schält und entfernt die spitzen Enden von 1200 Persicae semen (桃仁). Exemplare, die jeweils 2 Samen auf einmal haben, sollte man verwerfen. Dann zerstoßen und mahlen. Man gibt dann 1,5-mal klaren Reiswein hinzu, sodass es wie Gerstenbrei aussicht, und gießt es in ein Porzellangefäß, das man gut verschließt. Man erwärmt dann dieses Gefäß einen Tag lang in heißem Wasser. Man nimmt dieses Medikament mit einem warmen Löffel 2-mal am Tag. Dies wird als „Pfirsichkern-Dekokt“ bezeichnet (1). Bei Schwellungen und Schmerzen der Genitalien mahlt man Persicae semen (桃仁) fein und trägt es auf die Genitalien auf. Außerdem mischt man Galla rhois (五倍子) und geröstetes Alumenpulver (白礬) mit dem Pulver von Persicae-semen (桃仁), um eine Salbe herzustellen (2).

## Bewertung

Die Droge ist in der historischen und modernen Literatur mit einer Reihe von Indikationen beschrieben [1], wobei im Donguibogam neben allgemein antientzündlichen [2] besonders kardiovaskuläre [3–4] und gynäkologische [5] Anwendungen im Vordergrund stehen, welche auch experimentell-pharmakologisch belegt sind. Klinische Daten liegen nicht vor.

### Literatur

[1] Xi S, Qian L, Tong H et al. Toxicity and clinical reasonable application of Taoren (Semen Persicae) based on ancient and modern literature research. J Tradit Chin Med, 33 (2): 272–279, 2013

[2] Elshamy AI, Abdallah HMI, El Gendy AEG et al. Evaluation of Anti-inflammatory, Antinociceptive, and Antipyretic Activities of Prunus persica var. nucipersica (Nectarine) Kernel. Planta Med, 85 (11–12): 1016–1023, 2019

[3] Kim B, Kim KW, Lee S et al. Endothelium-Dependent Vasorelaxant Effect of Prunus Persica Branch on Isolated Rat Thoracic Aorta. Nutrients, 11 (8): 1816, 2019

[4] Yang NY, Liu L, Tao WW et al. Antithrombotic lipids from Semen Persicae. Nat Prod Res, 25 (17): 1650–1656, 2011

[5] Ge RY, Zhou CH, She YC. Influences of Stigma Croci and Semen Persicae on function of ovary-uterus in pseudopregnant rats. J Tradit Chin Med, 3 (1): 23–26, 1983

---

## 4.43 Peucedani radix / 前胡 / 전호 (백화전호의 뿌리)

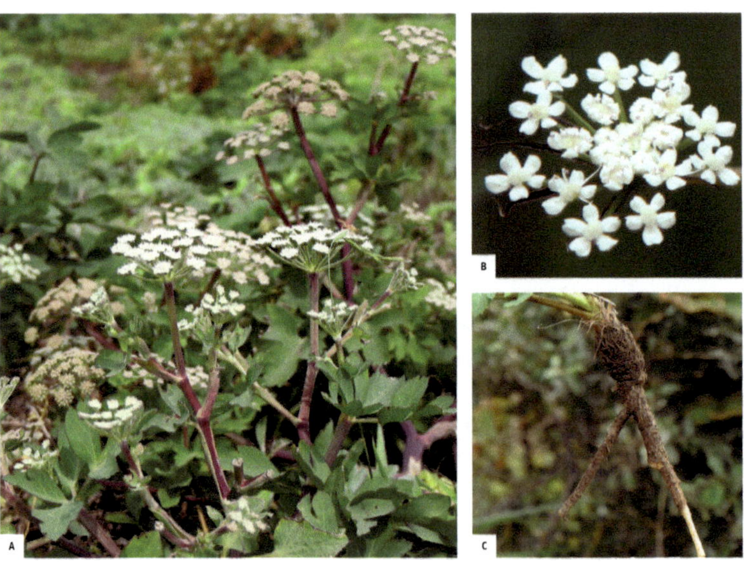


*Peucedanum praeruptorum* DUNN **A** Pflanze, **B** Blüte, **C** Wurzel

### Donguibogam

DB 2.6.21. F4, 1: Die Droge hilft bei Hitze-Schleim und Brustenge durch Schleimansammlung. Dazu soll man 3 Don der Droge kleinschneiden, kochen und das Dekokt trinken.

### Bewertung

Im Donguibogam ist der Droge Peucedani radix als Einzelmittel nur eine Indikation zugeordnet. Diese ist jedoch sehr spezifisch: entzündliche Lungenerkrankungen mit Ansammlung von Sputum. Während klinische Studien weitgehend fehlen, ist die Droge in dieser Indikation tierexperimentell gut untersucht und die Therapieempfehlung begründet [1, 2]. In weiteren Untersuchungen konnte die Wirksamkeit des Peucedani-radix-Extrakts seiner Cumarin-Fraktion zugeordnet werden, dies insbesondere bei Lungenverletzungen und Asthma [3, 4].

### Literatur

[1] Lee AR, Chun JM, Lee AY. Reduced allergic lung inflammation by root extracts from two species of Peucedanum through inhibition of Th2 cell activation. J Ethnopharmacol, 196: 75–83, 2017

[2] Chun JM, Lee AR, Kim HS et al. Peucedanum japonicum extract attenuates allergic airway inflammation by inhibiting Th2 cell activation and production of pro-inflammatory mediators. J Ethnopharmacol, 211: 78–88, 2018

[3] Yu PJ, Li JR, Zhu ZG et al. Praeruptorin D and E attenuate lipopolysaccharide/hydrochloric acid induced acute lung injury in mice. Eur J Pharmacol, 710 (13): 39–48, 2013

[4] Xiong YY, Wu FH, Wang JS et al. Attenuation of airway hyperreactivity and T helper cell type 2 responses by coumarins from Peucedanum praeruptorum Dunn in a murine model of allergic airway inflammation. J Ethnopharmacol, 141 (1): 314–321, 2012



## 4.44 Phellodendri cortex / 黃柏 / 황백 (황벽나무의 껍질)

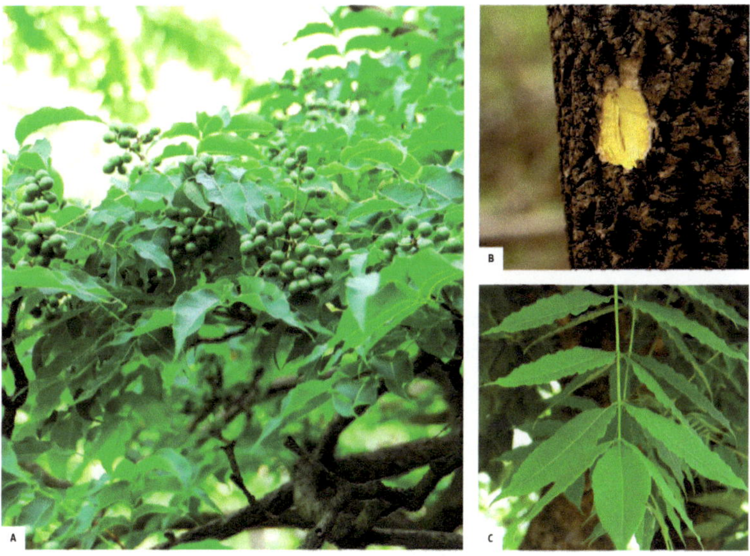


*Phellodendron amurense* RUPR. **A** Pflanze, **B** Rinde, **C** Blatt (Detailansicht)

### Donguibogam

DB 3.11.8. F11, 1: Entfernt die Wärme aus der Blase und erleichtert das Wasserlassen. In abgekochter Form oder in Tablettenform einnehmen.

**DB 5.3.34. F22, 1–2:** Heilt Hitze in den Augen sowie schmerzhafte und rote Augen und Tränen. Es reinigt die Leber und verbessert so die Sehkraft. Es zu kochen und die Augen mit dem Dekokt zu reinigen ist sehr effektiv (1). Man soll Phellodendri cortex (黃柏) mit Muttermilch verrühren, den Saft extrahieren und auf das schmerzende Auge geben. Die Wirkung ist gut dokumentiert (2).
**DB 6.3.29. F19, 1–3:** Es ist sehr effektiv bei der Behandlung von Aphthen im Mund. Mit Honig unterrühren, zu feinem Pulver mahlen und auf die Wunden auftragen (1). Es ist auch effektiv, Phellodendri cortex (黃柏) im Mund zu halten, nachdem es in Essig eingeweicht wurde (2). Wenn Zunge und Wangen vom Fieber der Herzmilz eitrig sind, mahlt man Phellodendri cortex (黃柏; in Honig eingeweicht und geröstet) und Indigo Pulverata Levis (青黛) zu Pulver. Man sprüht das Pulver auf die Wunden und sie werden geheilt (3).
**DB 11.5.27. F12, 1:** Es entfernt angesammelte Wärme in den fünf Eingeweiden und Därmen sowie im Magen. Es löscht Blasenfeuer und Nierenfeuer. Es wird als Pille oder Abkochung eingenommen. Beides wirkt gut.
**DB 14.4.17. F7, 1:** Hauptsächlich hilft es bei Auszehrungsdurst. Mit Wasser abkochen oder mahlen, dann mit Wasser mischen und Pillen zur Einnahme herstellen.

## Bewertung

Die Droge Phellodendri cortex [1] und ihr Hauptwirkstoff Berberin [2] sind in Übersichts- und experimentellen Arbeiten gut charakterisiert. Die Entzündungshemmung [3], insbesondere bei topischer Anwendung am Auge [4–5], ist experimentell-pharmakologisch gut beschrieben; ebenso ihre Anwendung bei Nierenerkrankungen und als Diuretikum [6–8]. Klinische Untersuchungen wären wünschenswert.

### Literatur

[1] Sun Y, Lenon GB, Yang AWH. Phellodendri Cortex: A Phytochemical, Pharmacological, and Pharmacokinetic Review. Evid Based Complement Alternat Med, 2019: 7621929
[2] Cicero AF, Baggioni A. Berberine and Its Role in Chronic Disease. Adv Exp Med Biol, 928: 27–45, 2016
[3] Xian YF, Mao QQ, Ip SP et al. Comparison on the anti-inflammatory effect of Cortex Phellodendri Chinensis and Cortex Phellodendri Amurensis in 12-O-tetradecanoyl-phorbol-13-acetate-induced ear edema in mice. J Ethnopharmacol, 137 (3): 1425–1430, 2011
[4] Nagaki Y, Hayasaka S, Zhang XY et al. Effects of topical instillation of traditional herbal medicines, herbal extracts, and their components on prostaglandin E2-induced aqueous flare elevation in pigmented rabbits. Jpn J Ophthalmol, 47 (3): 249–253, 2003
[5] Cui HS, Li YM, Fang W et al. Effect of berberine on lipopolysaccharide-induced monocyte chemotactic protein-1 and interleukin-8 expression in a human retinal pigment epithelial cell line. Int Ophthalmol, 38 (5): 2053–2060, 2018
[6] Liu W, Tang F, Deng Y et al. Berberine reduces fibronectin and collagen accumulation in rat glomerular mesangial cells cultured under high glucose condition. Mol Cell Biochem, 325 (1–2): 99–105, 2009
[7] Kim HJ, Kong MK, Kim YC. Beneficial effects of Phellodendri Cortex extract on hyperglycemia and diabetic nephropathy in streptozotocin-induced diabetic rats. BMB Rep, 41 (10): 710–715, 2008
[8] Liu W, Liu P, Tao S et al. Berberine inhibits aldose reductase and oxidative stress in rat mesangial cells cultured under high glucose. Arch Biochem Biophys, 475 (2): 128–134, 2008

# 4.45 Pinelliae tuber / 半夏 / 반하 (반하의 뿌리)

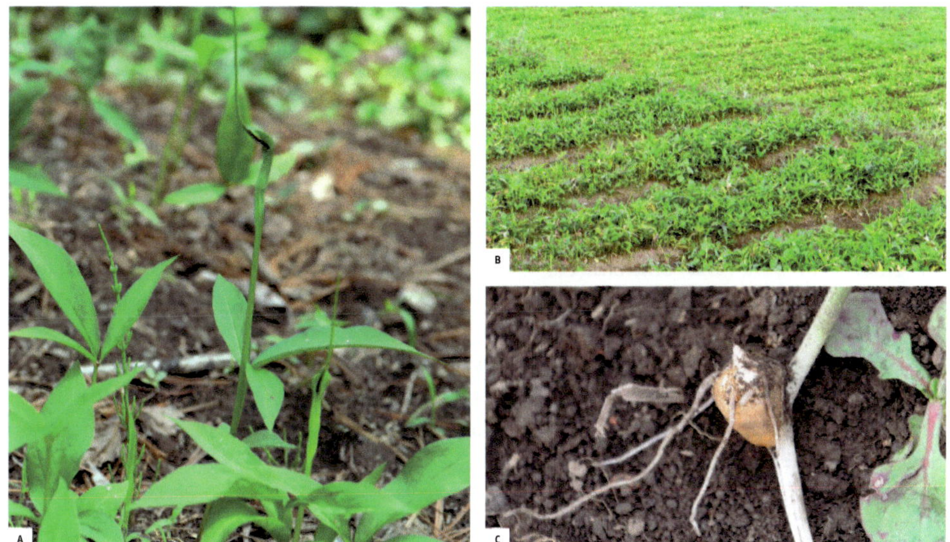

*Pinellia ternata* BREITENB. A Pflanze, B Anbaufläche, C Wurzel



## Donguibogam

DB 2.6.21. F7, 1–5: Hilft bei kaltem Schleim. Hilft bei Feuchtigkeit im Magen und in der Milz (1). Es löst Schleim und entfernt Schleim in der Brust (2). Pinelliae tuber (半夏), mit Öl gerührt und gebraten, hilft bei feuchtem Schleim sehr gut (3). Um Schleim zu entfernen, muss Pinelliae tuber (半夏) verwendet werden. Man gibt Scutellariae radix (黃芩) hinzu, wenn die Person Hitze hat. Man gibt Arisaematis rhizoma (南星) hinzu, wenn die Person Wind hat. Und man gibt Citri unshius pericarpium (陳皮) und Atractylodis rhizoma alba (白朮) hinzu, wenn die Person eine Blockade hat (4). Die Pinelliapille hilft bei Schleimhautdyspnoe und Brustschmerzen. Dazu Pinelliae tuber (半夏) mit Sesamöl rühren und braten, mahlen und die Paste in die Suppe geben. Die Pillen sollen die Größe eines Fingerhutsamens haben. Man nehme 30–50 dieser Pillen mit Ingwertee (5).

DB 5.1.32. F15, 1–2: Es wird hauptsächlich zur Behandlung von Schwindel eingesetzt (1). Kopfschmerzen im Zusammenhang mit dem Milz-Meridian, die durch das ungünstige Ansteigen des Schleims im Milz-Meridian verursacht werden, können nur mit dieser Droge geheilt werden. In abgekochter Form einnehmen (2).

DB 7.1.30. F15, 1: Beruhigt die Blockade in der Brust und entfernt Schleim. Es heilt plötzliche Schmerzen, Steifheit und Beklemmung unter dem Herzen. Pinelliae tuber (半夏) zu Pulverform mahlen, vollständig mit Sesamöl umrühren und das Pulver mit Reiskuchen kneten, der mit dem Saft von Zingiberis rhizoma (生薑) getränkt ist. 30–50 Pillen nimmt man dann mit einem Sud von Zingiberis-rhizoma (生薑). Es heilt Dyspnoe und Herzschmerzen.

DB 8.3.13. F5, 1: Heilt Augenbrauen- und Haarausfall. 3-mal mit Ingwer einreiben, rohe Pinelliae tuber (半夏) pulverisieren, mit weißem Sesamöl mischen und einkleben. Die Augenbrauen und Haare werden wachsen.

DB 13.2.11. F7, 1–3: Pinelliae tuber (半夏) wird zur Behandlung von Erbrechen und Schluckauf verwendet, weil sie gebundenes Qi ableiten kann (1). Wenn man wegen Magenreflux erbricht, nimmt man 1 Nyang verarbeitete Pinelliae tuber (半夏) und 2 Nyang gehackte Zingiberis rhizoma (生薑), teilt sie in zwei Portionen und kocht sie in Wasser (2). Mit Pinelliae tuber (半夏) soll Wasser aus einem Patienten, der häufig erbricht, ausgetrieben werden. Die Entnahme von Wasser stoppt das Erbrechen (3).

**DB 13.3.28. F5, 1:** Heilt Husten, der durch Lungenschäden verursacht wird, welche durch das Trinken von kalter Flüssigkeit verursacht werden, während der Körper kalt ist. Man zerschneidet je 0,5 Nyang von Pinelliae tuber (半夏; verarbeitet) und Zingiberis rhizoma (生薑) und stellt ein Dekokt her. Es wird wirksam sein.

**DB 15.1.20. F6, 1:** Heilt Schleimmalaria. Man soll 1 Nyang abkochen und mit dem Saft von Zingiberis rhizoma (生薑) einnehmen.

## Bewertung

Die im Donguibogam beschriebenen Wirkungen auf Lunge [1–2] und Magen [3–4] inklusive der antiemetischen Wirkung [5] sind in der experimentellen Literatur dokumentiert [6]. Für gastrointestinale Indikationen (jedoch nur in Kombinationspräparaten) liegen klinische Daten und Metaanalysen vor [3–4].

### Literatur

[1] Du W, Su J, Ye D et al. Pinellia ternata Attenuates Mucus Secretion and Airway Inflammation after Inhaled Corticosteroid Withdrawal in COPD Rats. Am J Chin Med, 44 (5): 1027–1041, 2016

[2] Lee MY, Shin IS, Jeon WY et al. Pinellia ternata Breitenbach attenuates ovalbumin-induced allergic airway inflammation and mucus secretion in a murine model of asthma. Immunopharmacol Immunotoxicol, 35 (3): 410–418, 2013

[3] Ko SJ, Cho SH, Kim KJ et al. Herbal medicine Banha-sasim-tang for the treatment of functional dyspepsia protocol for a systematic review of randomized controlled trials. Medicine (Baltimore), 98 (22): e15760, 2019

[4] Dai Y, Zhang Y, Li D et al. Efficacy and Safety of Modified Banxia Xiexin Decoction (Pinellia Decoction for Draining the Heart) for Gastroesophageal Reflux Disease in Adults: A Systematic Review and Meta-Analysis. Evid Based Complement Alternat Med, 9591319, 2017

[5] Maki T, Takahashi K, Shibata S. An anti-emetic principle of Pinellia ternata tuber. Planta Med, 53 (5): 410–414, 1987

[6] Ji X, Huang B, Wang G, Zhang C. The ethnobotanical, phytochemical and pharmacological profile of the genus Pinellia. Fitoterapia, 93: 1–17, 2014

# 4.46 Platycodonis radix / 桔梗 / 길경 (도라지의 뿌리)

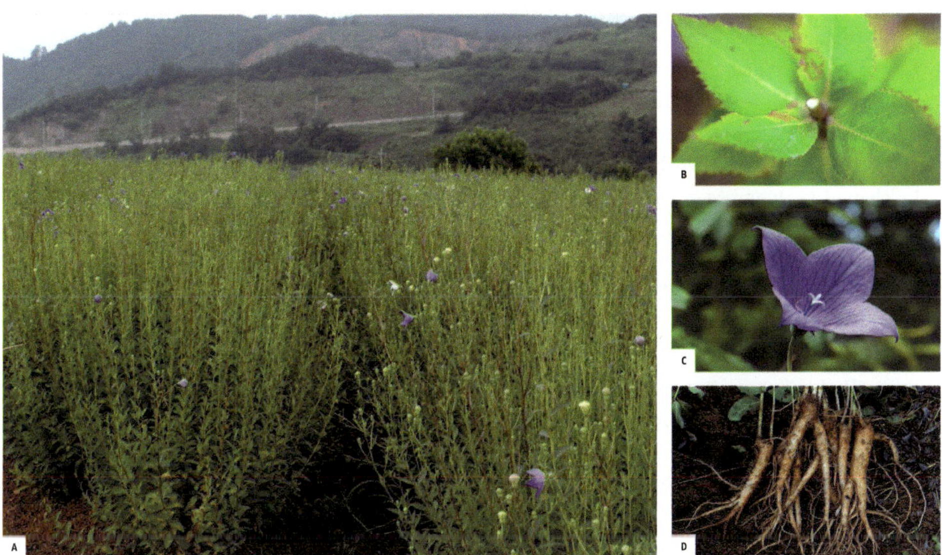

*Platycodon grandiflorus* A. DC A Pflanzen, B Blätter, C Blüten, D Wurzel

4

## Donguibogam

DB 3.5.14. F10, 1: Regelt das Lungen-Qi. Behandelt Dyspnoe aufgrund von Lungenwärme. Gemahlene oder ausgekochte Formen sind von Vorteil.

DB 6.5.27. F7, 1–2: Hilft bei Halsschmerzen. Man bereite gleiche Mengen von Platycodonis radix (桔梗) und Glycyrrhizae radix (甘草) zu. In Wasser abkochen und nach und nach trinken (1). Das Symptom einer schweren Lähmung der Kehle, bei der Patient schwer atmet, wird Mahubi (馬喉痺) genannt. Man bereitet 2 Nyang Platycodonis radix (桔梗) vor, gibt 3 Doe Wasser hinzu und kocht, bis das Wasser auf 1 Doe reduziert ist. Man trinkt es in 3 Einzeldosen (2).

DB 7.3.17. F7, 1: Meistens bei Stickigkeit und Schmerzen im Bauchraum. Man schneidet die Droge klein und kocht dann eine hohe Konzentration davon mit Wasser. Dann einnehmen.

## Bewertung

Für die viel beforschte Arzneidroge Platycodonis radix [1–2] mit den Platycodinen und Platycosiden als wesentlichen Wirkstoffen [3–4] sind von den im Donguibogam angegebenen Anwendungsbieten experimentell-pharmakologisch untersucht: Schmerzen im Bauchraum [5–8] sowie vor allem Erkrankungen der oberen und unteren Atemwege [9–11], bei Husten [12], als Mukolytikum [13–14] und Antiallergikum [15], bei Lungenentzündung [16–17] bis hin zu Lungenkrebs [18–19]. Für die pulmonale Wirksamkeit bei Husten und Halsschmerzen liegen auch klinische Arbeiten vor [20–21], einschließlich einer randomisierten, placebokontrollierten klinischen Studie [22].

## Literatur


[1] Zhang L, Wang Y, Yang D et al. Platycodon grandiflorus – an ethnopharmacological, phytochemical and pharmacological review. J Ethnopharmacol, 164: 147–161, 2015

[2] Ji MY, Bo A, Yang M et al. The Pharmacological Effects and Health Benefits of Platycodon grandiflorus – A Medicine Food Homology Species. Foods, 9 (2): 142, 2020

[3] Nyakudya E, Jeong JH, Lee NK, Jeong YS. Platycosides from the Roots of Platycodon grandiflorum and Their Health Benefits. Prev Nutr Food Sci, 19 (2): 59–68, 2014

[4] Zhang LL, Huang MY, Yang Y et al. Bioactive platycodins from Platycodonis Radix: Phytochemistry, pharmacological activities, toxicology and pharmacokinetics. Food Chem, 327: 127029, 2020

[5] Choi JH, Jin SW, Choi CY et al. Saponins from the roots of Platycodon grandiflorum ameliorate high fat diet-induced non-alcoholic steatohepatitis. Biomed Pharmacother, 86: 205–212, 2017

[6] Fu CL, Liu Y, Leng J et al. Platycodin D protects acetaminophen-induced hepatotoxicity by inhibiting hepatocyte MAPK pathway and apoptosis in C57BL/6J mice. Biomed Pharmacother, 107: 867–877, 2018

[7] Hwang YP, Choi JH, Kim HG et al. Saponins, especially platycodin D, from Platycodon grandiflorum modulate hepatic lipogenesis in high-fat diet-fed rats and high glucose-exposed HepG2 cells. Toxicol Appl Pharmacol, 267 (2): 174–183, 2013

[8] Fu XJ, Liu HB, Wang P, Guan HS. A study on the antioxidant activity and tissues selective inhibition of lipid peroxidation by saponins from the roots of Platycodon grandiflorum. Am J Chin Med, 37 (5): 967–975, 2009

[9] Tao J, Nie Y, Hou Y et al. Chemomics-Integrated Proteomics Analysis of Jie-Geng-Tang to Ameliorate Lipopolysaccharide-Induced Acute Lung Injury in Mice. Evid Based Complement Alternat Med, 7379146, 2016

[10] Lee JH, Choi YH, Kang HS, Choi BT. An aqueous extract of Platycodi radix inhibits LPS-induced NF-kappaB nuclear translocation in human cultured airway epithelial cells. Int J Mol Med, 13 (6): 843–847, 2004

[11] Pang DJ, Huang C, Chen ML et al. Characterization of Inulin-Type Fructan from Platycodon grandiflorus and Study on Its Prebiotic and Immunomodulating Activity. Molecules, 24 (7): 1199, 2019

[12] Lee S, Han EH, Lim MK et al. Fermented Platycodon grandiflorum Extracts Relieve Airway Inflammation and Cough Reflex Sensitivity In Vivo. J Med Food, 10.1089/jmf.2019.4595, 2020

[13] Ryu J, Lee HJ, Park SH et al. Effects of the root of Platycodon grandiflorum on airway mucin hypersecretion in vivo and platycodin D (3) and deapi-platycodin on production and secretion of airway mucin in vitro. Phytomedicine, 21 (4): 529–533, 2014

[14] Shin CY, Lee WJ, Lee EB et al. Platycodin D and D3 increase airway mucin release in vivo and in vitro in rats and hamsters. Planta Med, 68 (3): 221–225, 2002

[15] Lee HY, Lee GH, Kim HK, Chae HJ. Platycodi Radix and its active compounds ameliorate against house dust mite-induced allergic airway inflammation and ER stress and ROS by enhancing anti-oxidation. Food Chem Toxicol, 123: 412–423, 2019

[16] Choi JH, Hwang YP, Lee HS, Jeong HG. Inhibitory effect of Platycodi Radix on ovalbumin-induced airway inflammation in a murine model of asthma. Food Chem Toxicol, 47 (6): 1272–1279, 2009

[17] Choi JH, Jin SW, Kim HG et al. Saponins, especially platyconic acid A, from Platycodon grandiflorum reduce airway inflammation in ovalbumin-induced mice and PMA-exposed A549 cells. J Agric Food Chem, 63 (5): 1468–1476, 2015

[18] Seo YS, Kang OH, Kong R et al. Polygalacin D induces apoptosis and cell cycle arrest via the PI3K/Akt pathway in non-small cell lung cancer. Oncol Rep, 39 (4): 1702–1710, 2018

[19] Lee KJ, Shin DW, Chung YC, Jeong HG. Chemopreventive effect of saponins derived from roots of Platycodon grandiflorum on 4-(methylnitrosamino)-1-(3-pyridyl)-1-butanone-induced lung tumorigenesis in A/J mice. Arch Pharm Res, 29 (8): 651–656, 2006

[20] Hu Q, Wang Q, Duan P et al. Clinical observation of post-infectious cough differentiated as wind-cold retention in the lung treated with scraping therapy and xuanfei zhisou decoction. Zhongguo Zhen Jiu, 36 (12): 1257–1262, 2016

[21] Ishimaru N, Maeno T, Suzuki M, Maeno T. Rapid effects of Kikyo-to on sore throat pain associated with acute upper respiratory tract infection. J Complement Integr Med, 11 (1): 51–54, 2013

[22] Ishimaru N, Kinami S, Shimokawa T, Kanzawa Y. Kikyo-to vs. Placebo on Sore Throat Associated with Acute Upper Respiratory Tract Infection: A Randomized Controlled Trial. Intern Med, 58 (17): 2459–2465, 2019

## 4.47 Pogostemonis herba / (廣) 藿香 / (광) 곽향

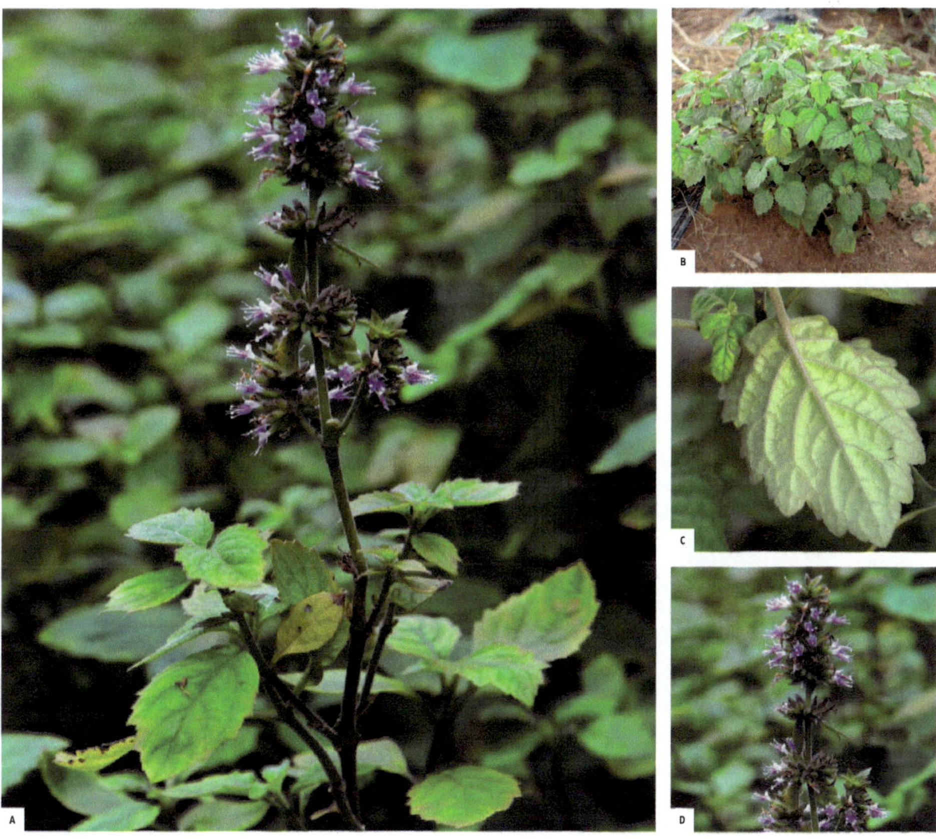

*Pogostemon cablin* (BLANCO) BENTH. **A** Pflanze mit Blüte, **B** Pflanze, **C** Blatt, **D** Blüte

### Donguibogam

DB 3.4.14. F6, 1: Diese Droge unterstützt die Milz und wärmt sie. Sowohl gemahlen als auch als Dekokt eingenommen hilft sie gut.

### Bewertung

Die Milz spielt als Produktions- und Speicherort für weiße Blutkörperchen eine zentrale Rolle in der Organisation des Immunsystems. Ein positiver Effekt der Pogostemonis-herba-Droge bzw. ihrer Ätherischöl-Fraktion auf die Immunantwort durch eine Verschiebung der M1- zu M2-Makrophagen-Phänotypen und damit einhergehend eine Veränderung des entzündlichen Milieus in der Milz, im Blut, in den Mesenteriallymphknoten und in den Peyer'schen Flecken von Mäusen konnten experimentell nachgewiesen werden [1]. Auch eine positive Veränderung des gastrointestinalen Mikrobioms wurde beobachtet.

### Literatur

[1] Leong W, Huang G, Liao W et al. Traditional Patchouli essential oil modulates the host's immune responses and gut microbiota and exhibits potent anti-cancer effects in ApcMin/+ mice. Pharmacol Res, 176: 106082, 2022

## 4.48 Ponciri fructus immaturus / 枳實 / 지실 (탱자나무의 어린 과실)

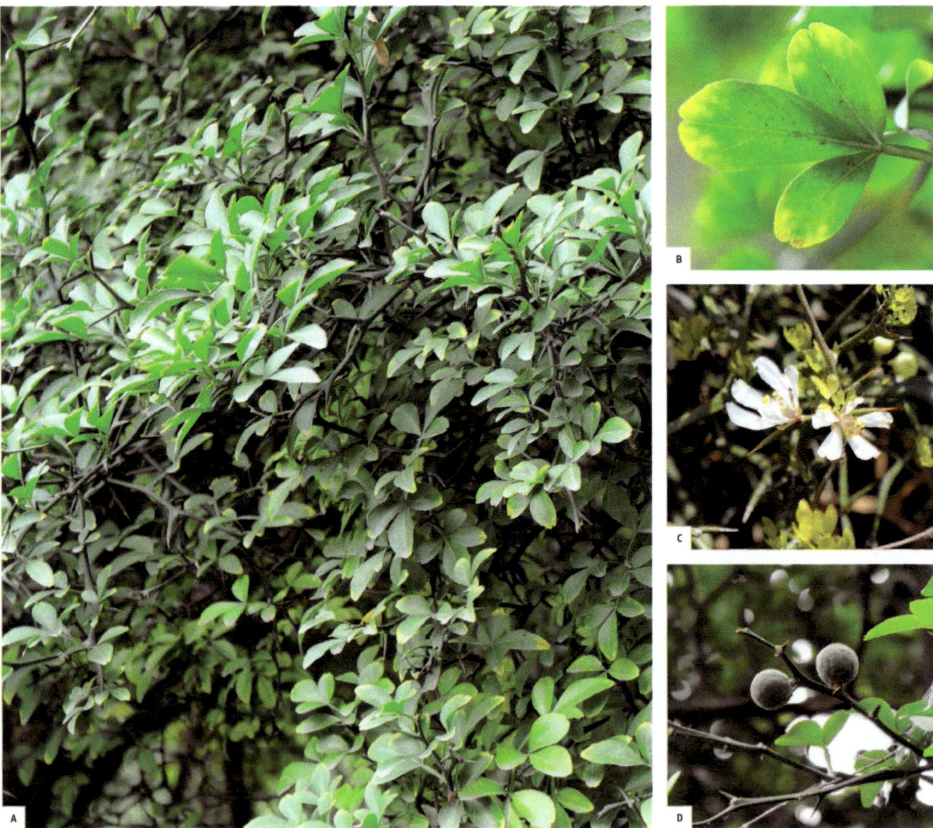

*Poncirus trifoliata* (L.) RAF. (Syn. Citrus trifoliata L.) **A** Pflanze, **B** Blatt, **C** Blüte, **D** Früchte

### Donguibogam

**DB 2.6.21. F13, 1:** Es entfernt die Schleimwand (痰癖) in der Brust und dem Brustkorb. Mit Wasser kochen oder Pillen zum Einnehmen zubereiten.

DB 7.1.30. F19, 1–4: Heilt Blockaden unter dem Herzen. Zhang Jiegu (潔古) nutzte dies, um angesammeltes Blut im Milz-Meridian zu entfernen, um die Blockade unter dem Herzen zu beseitigen. Da sich in der Milz kein Blut ansammelt, gibt es unterhalb des Herzens keine Behinderung (1). Ponciri fructus immaturus (枳實) entfernt statisches Blut aus der Milz. Wenn das statische Blut entfernt wird, verschwindet die Blockade automatisch (2). Nur Ponciri fructus immaturus (枳實) kann eine Blockade beseitigen (3). Für eine Behinderung und Schmerzen in der Brust, Ponciri fructus immaturus (枳實) mit Kleie rühren und braten, dann zu Pulver mahlen und 2 Don dieses Pulvers mit dünnem Reisschleim einnehmen. Es kann auch in Wasser abgekocht werden (4).

DB 7.6.13. F2, 1: Meistens verwendet bei Schmerzen an den Seiten durch Wind. Sowohl Dekokt als auch Pulver wirken gut.

DB 8.4.27. F17, 1: Es wird hauptsächlich bei geschwollenen und schmerzhaften äußeren Genitalien der Frau verwendet. Ponciri fructus immaturus (枳實) wird gebraten, mit einem Baumwolltuch umwickelt, solange die Droge noch heiß ist, und anschließend gepresst. Wenn es kalt wird, soll man es erneuern.

## Bewertung

Die schmerzlindernden, entzündungshemmenden und entspannenden Eigenschaften der Droge bei gastroenterologischen sowie pneumologischen Beschwerden sind experimentell pharmakologisch gut untersucht [1–6]. Klinische Untersuchungen der Einzeldroge fehlen jedoch.

### Literatur


[1] Jang Y, Kim EK, Shim WS. Phytotherapeutic effects of the fruits of Poncirus trifoliata (L.) Raf. on cancer, inflammation, and digestive dysfunction. Phytother Res, 32 (4): 616–624, 2018

[2] Shin TY, Oh JM, Choi BJ et al. Anti-inflammatory effect of Poncirus trifoliata fruit through inhibition of NF-kappaB activation in mast cells. Toxicol In Vitro, 20 (7): 1071–1076, 2006

[3] Kim JH, Lee SK, Joo MC. Effects and Safety of Aqueous Extract of Poncirus fructus in Spinal Cord Injury with Neurogenic Bowel. Evid Based Complement Alternat Med, 7154616, 2016

[4] Yu DJ, Jun JH, Kim TJ et al. The relaxing effect of Poncirus fructus and its flavonoid content on porcine coronary artery. Lab Anim Res, 31 (1): 33–39, 2015

[5] Afridi R, Khan AU, Khalid S et al. Anti-hyperalgesic properties of a flavanone derivative Poncirin in acute and chronic inflammatory pain models in mice. BMC Pharmacol Toxicol, 20 (1): 57, 2019

[6] Lee JH, Lee SH, Kim YS, Jeong CS. Protective effects of neohesperidin and poncirin isolated from the fruits of Poncirus trifoliata on potential gastric disease. Phytother Res, 23 (12): 1748–1753, 2009


4

# 4.49 Poria sclerotium / 茯苓 / 복령 (복령)

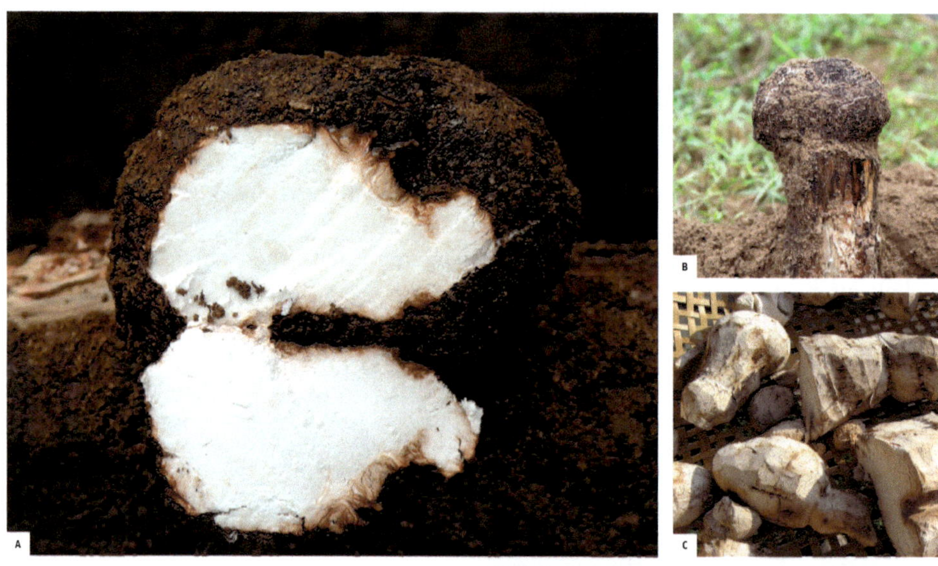

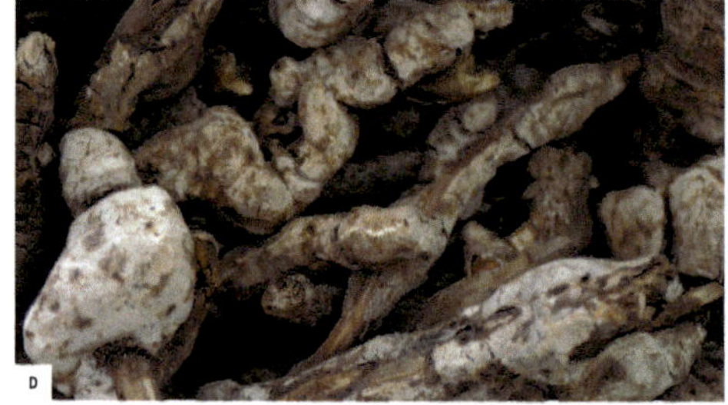

*Poria cocos* Wolf **A** Pilz (angeschnitten), **B** Pilz, **C** frisch geerntete Droge Poria sclerotium, **D** frisch geerntete Droge Pini radix obsitus Poriae

## Donguibogam

**DB 1.6.27. F14, 1:** Wenn man es lange Zeit einnimmt, fühlt man sich nicht hungrig, das Leben wird verlängert und man wird nicht alt. Poria sclerotium (白茯苓) mit weißem Chrysanthemi indici flos oder Atractylodis rhizoma alba (白朮) mischen. Mit der Mischung Pillen oder Pulver herstellen und jederzeit einnehmen. Am besten soll man die Schalen entfernen und die Droge 15 Tage lang in Reiswein einweichen und anschließend zu Pulver zerstoßen. Man nehme je 3 Don gemischt in Wasser, 3-mal täglich. Bei längerer Einnahme sorgt es für eine lange Lebensdauer, hält einen jung und lässt das Gesicht jung aussehen.
**DB 4.1.23. F24, 1:** Es wird für die fünf Arten von Strangurie verwendet, besonders bei Dysurie, und erleichtert das Wasserlassen. Ob Dekokt oder Pulver, es ist wirksam.

## Bewertung

Bewertung siehe ▶ Kap. 4.49.2.

## 4.49.1 Poria sclerotium / 白茯苓 / 백복령 (백복령)

### Donguibogam

DB 2.5.28. F25, 1: Stoppt spontanes und nächtliches Schwitzen. Man mahlt die Droge zu Pulver, mischt Sie mit jeweils 2 Don eines Dekokts von Mume fructus praeparatum (烏梅) und alter Artemisia (艾) in Wasser. Dann einnehmen.

DB 5.2.16. F16, 1: Es entfernt Sommersprossen und schwarze Pickel (Pigmentveränderungen) in der Schwangerschaft. Gründlich zu Pulver mahlen, mit Honig mischen und immer auf das Gesicht auftragen. Die Wirkung ist sehr gut.

### Bewertung

Bewertung siehe ▸Kap. 4.49.2.

## 4.49.2 Poria sclerotium / 茯神 / 복신 (복신)

### Donguibogam

DB 3.3.15. F10, 1: Es reinigt das Herz. Sowohl gemahlene als auch ausgekochte Formen sind von Vorteil.

DB 3.9.8. F5, 1: Hilft bei Verstopfungen des Dünndarms. Mit Wasser kochen und trinken oder vor der Einnahme mahlen.

### Bewertung

Poria sclerotium ist Bestandteil vieler traditioneller Multikomponenten-Rezepturen der fernöstlichen Medizin mit vielfältigen pharmakologischen Eigenschaften [1–2]. Dabei werden verschiedene Drogenteile von *Poria cocos* genutzt, die im Wesentlichen Polysaccharide enthalten, welche immunmodulierend, antitumoral, entzündungshemmend, antihämorrhagisch und antioxidativ wirken [3–6]. Entsprechend dem Donguibogam finden sich die Hauptindikationen in der Urologie und Nephrologie [7–11], bei kardiovaskulären Beschwerden [12–14] sowie bei Ödemen und Störungen des Fettstoffwechsels [15–18], was auch experimentell-pharmakologisch nachgewiesen werden konnte. Auch die im Donguibogam beschriebene dermatologisch-kosmetische Anwendung der Droge bei Sommersprossen etc. ist experimentell untersucht [19]. Klinische Daten fehlen weitgehend.

#### Literatur

[1] Ríos JL. Chemical constituents and pharmacological properties of Poria cocos. Planta Med, 77 (7): 681–691, 2011

[2] Sun Y. Biological activities and potential health benefits of polysaccharides from Poria cocos and their derivatives. Int J Biol Macromol, 68: 131–134, 2014

[3] Zhang G, Wang H, Xie W et al. Comparison of triterpene compounds of four botanical parts from Poria cocos (Schw.) Wolf using simultaneous qualitative and quantitative method and metabolomics approach. Food Res Int, 121: 666–677, 2019

[4] Li X, He Y, Zeng P et al. Molecular basis for Poria cocos mushroom polysaccharide used as an antitumour drug in China. J Cell Mol Med, 23 (1): 4–20, 2019

[5] Zhu L, Wang X, Li S et al. Qualitative and quantitative characterization of carbohydrate profiles in three different parts of Poria cocos. J Pharm Biomed Anal, 179: 113009, 2020

4

[6] Chong YM, How KY, Yin WF, Chan KG. The Effects of Chinese Herbal Medicines on the Quorum Sensing-Regulated Virulence in Pseudomonas aeruginosa PAO1. Molecules, 23 (4): 972, 2018
[7] Feng YL, Lei P, Tian T et al. Diuretic activity of some fractions of the epidermis of Poria cocos. J Ethnopharmacol, 150 (3): 1114–1118, 2013
[8] Zhao YY, Li HT, Feng YL et al. Urinary metabonomic study of the surface layer of Poria cocos as an effective treatment for chronic renal injury in rats. J Ethnopharmacol, 148 (2): 403–410, 2013
[9] Wang M, Chen DQ, Wang MC et al. Poricoic acid ZA, a novel RAS inhibitor, attenuates tubulo-interstitial fibrosis and podocyte injury by inhibiting TGF-β/Smad signaling pathway. Phytomedicine, 36: 243–253, 2017
[10] Wu ZL, Ren H, Lai WY et al. Sclederma of Poria cocos exerts its diuretic effect via suppression of renal aquaporin-2 expression in rats with chronic heart failure. J Ethnopharmacol, 155 (1): 563–571, 2014
[11] Feng YL, Cao G, Chen DQ et al. Microbiome-metabolomics reveals gut microbiota associated with glycine-conjugated metabolites and polyamine metabolism in chronic kidney disease. Cell Mol Life Sci, 76 (24): 4961–4978, 2019
[12] Duan B, Han L, Ming S et al. Fuling-Guizhi Herb Pair in Coronary Heart Disease: Integrating Network Pharmacology and In Vivo Pharmacological Evaluation. Evid Based Complement Alternat Med, 1489036, 2020
[13] Lee SM, Lee YJ, Yoon JJ et al. Effect of Poria cocos on hypertonic stress-induced water channel expression and apoptosis in renal collecting duct cells. J Ethnopharmacol, 141 (1): 368–376, 2012
[14] Li FF, Yuan Y, Liu Y et al. Pachymic acid protects H9c2 cardiomyocytes from lipopolysaccharide-induced inflammation and apoptosis by inhibiting the extracellular signal-regulated kinase 1/2 and p38 pathways. Mol Med Rep, 12 (2): 2807–2813, 2015
[15] Lee S, Choi E, Yang SM et al. Bioactive compounds from sclerotia extract of Poria cocos that control adipocyte and osteoblast differentiation. Bioorg Chem, 81: 27–34, 2018
[16] Wong KH, Cheung PC. Dietary fibers from mushroom Sclerotia: 2. In vitro mineral binding capacity under sequential simulated physiological conditions of the human gastrointestinal tract. J Agric Food Chem, 53 (24): 9401–9406, 2005
[17] Park YJ, Lee GS, Cheon SY et al. The anti-obesity effects of Tongbi-san in a high-fat diet-induced obese mouse model. BMC Complement Altern Med, 19 (1): 1, 2019
[18] Miao H, Zhao YH, Vaziri ND et al. Lipidomics Biomarkers of Diet-Induced Hyperlipidemia and Its Treatment with Poria cocos. J Agric Food Chem, 64 (4): 969–979, 2016
[19] Lee H, Cha HJ. Poria cocos Wolf extracts represses pigmentation in vitro and in vivo. Cell Mol Biol (Noisy-le-grand), 64 (5): 80–84, 2018

# 4.50 Puerariae radix / 葛根 / 갈근 (칡뿌리)

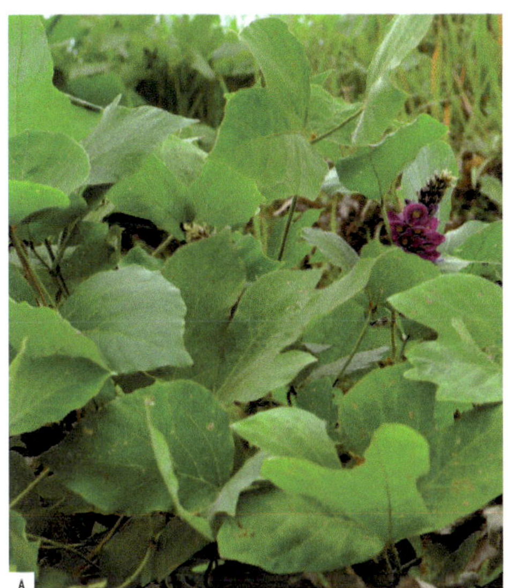

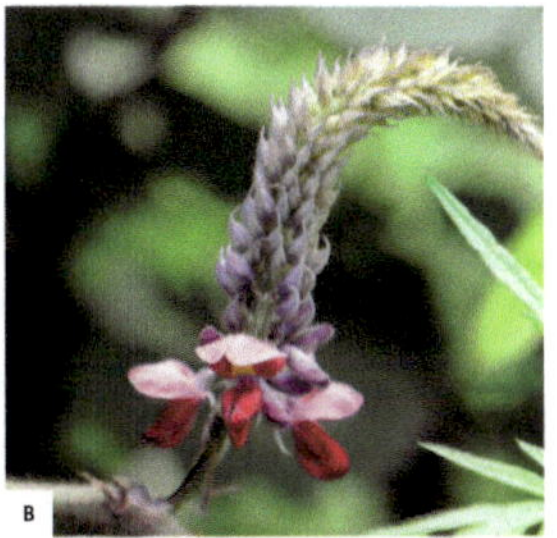

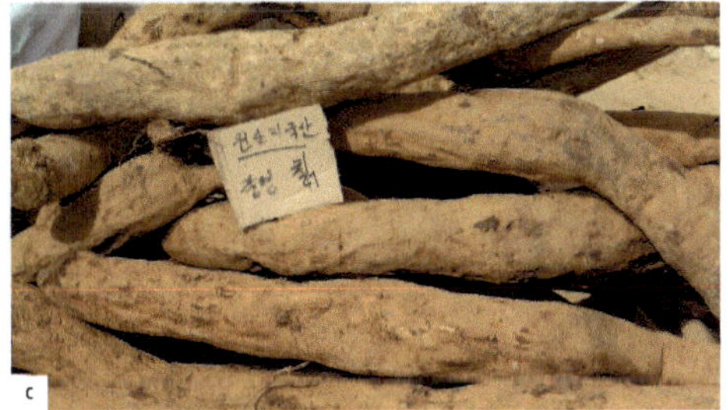

*Pueraria lobata* (WILLD.) OHWI **A** Pflanze, **B** Blüte, **C** frisch geerntete Wurzeln



## Donguibogam

**DB 2.5.28. F2, 1:** Verursacht leichtes Schwitzen, verteilt das Äußere und öffnet die Zwischenräume. In Wasser kochen und einnehmen.

**DB 3.8.11. F2, 1:** Es regt den Appetit an und verdaut die Nahrung. Es entgiftet von Alkoholgift. In Wasser kochen und trinken. Oder in Wasser levitieren und das schwebende Pulver sammeln, um es mit Wasser zu vermischen.

**DB 5.1.32. F10, 1–2:** Hilft hauptsächlich bei Kopfschmerzen, die durch einen Kälte- oder Windschlag verursacht werden. Zur Einnahme in Wasser kochen (1). Es ist die Droge, die Kopfschmerzen im Yang-Helligkeits-Meridian behandelt (2).

**DB 9.7.11. F4, 1–2:** Es kann eine geringe Menge an Schweiß fördern (1). Es fördert den Schweiß im hellen Yang-Meridian. 1 Nyang der Droge zerschneiden und mit Wasser kochen und dann trinken (2).

**DB 11.1.46. F4, 1:** Wenn man Kopfschmerzen und Fieber hat – ursprünglich durch Kälteschäden – 1 Nyang Puerariae radix (葛根) zerschneiden, in Wasser abkochen und einnehmen.

**DB 12.1.41. F25, 1–3:** Hilft, wenn man nicht nüchtern wird, und lindert Alkoholvergiftung. Die Droge zerstoßen und den Saft daraus extrahieren. 1–2 Doe davon trinken und der Patient wird aufwachen. Es ist auch gut, ein Dekokt zu verwenden (1). Die Wurzel zerstoßen, mit Wasser vermischen und das Sediment extrahieren. Wenn man die Droge für eine lange Zeit in kochendes Wasser legt, wird sie sich ähnlich wie Asini corii colla (阿膠) verfärben. Zum Trinken dann mit Honigwasser mischen. Ein wenig Ingwer hinzufügen und es ist noch besser. Es behandelt auch den Durst nach Alkohol sehr gut (2). Puerariae flos (葛花) behandelt Alkoholvergiftung auch sehr gut (3).

**DB 14.4.17. F10, 1:** Hilft hauptsächlich gegen Auszehrungsdurst. 5 Don mit Wasser abkochen. Oder roh zerstoßen, um Saft zu extrahieren, den man einnehmen kann.

DB 14.5.13. F4, 1: Behandelt die Ausscheidung von rötlichem Urin bzw. die Blockades des Urins aufgrund von alkoholischer Gelbsucht. Man kocht 1 Nyang der Droge mit Wasser zum Einnehmen.
DB 15.1.20. F3, 1: Behandelt Malaria. Man kocht 1 Nyang zum Einnehmen.

### Bewertung

Puerariae radix mit ihrem Hauptwirkstoff Puerarin ist als eine der wesentlichen pflanzlichen Arzneidrogen der fernöstlichen Medizin mit vielfachen Indikationen pharmakologisch gut belegt [1–3]. Von den im Donguibogam besonders erwähnten Indikationen sind Kopfschmerzen [4–5] und Fieber [6] sowie Alkoholabhängigkeit [7–9] und allgemeine Entzündungen [5, 10] experimentell dokumentiert. Für die Indikation Migräne liegt eine neuere medizinische Patientenstudie mit der auch als „Kudzu" bezeichneten Droge vor [4].

## 4.50.1 Puerariae radix Raw Juice / 生葛根汁 / 생갈근즙 (생 칡뿌리의 즙)

### Donguibogam

DB 15.2.12. F5, 1: Hilft bei epidemischen Seuchen oder Hitzekrankheiten. Man zerstößt Puerariae radix (葛根), um den Saft zu extrahieren und einzunehmen.

### Literatur


[1] Zhang Z, Lam TN, Zuo Z. Radix Puerariae: an overview of its chemistry, pharmacology, pharmacokinetics, and clinical use. J Clin Pharmacol, 53 (8): 787–811, 2013

[2] Maji AK, Pandit S, Banerji P, Banerjee D. Pueraria tuberosa: a review on its phytochemical and therapeutic potential. Nat Prod Res, 28 (23): 2111–2127, 2014

[3] Zhou YX, Zhang H, Peng C. Puerarin: a review of pharmacological effects. Phytother Res, 28 (7): 961–975, 2014

[4] Tullo V, Curone M, Colombo B et al. Response of migraine without aura to kudzu. Neurol Sci, 40 (Suppl 1): 203–205, 2019

[5] Ullah MZ, Khan AU, Afridi R et al. Attenuation of inflammatory pain by puerarin in animal model of inflammation through inhibition of pro-inflammatory mediators. Int Immunopharmacol, 61: 306–316, 2018

[6] Yao XJ, Yin JA, Xia YF et al. Puerarin exerts antipyretic effect on lipopolysaccharide-induced fever in rats involving inhibition of pyrogen production from macrophages. J Ethnopharmacol, 141 (1): 322–330, 2012

[7] Carai MA, Agabio R, Bombardelli E et al. Potential use of medicinal plants in the treatment of alcoholism. Fitoterapia, 71 Suppl 1: S38-S42, 2000

[8] Singh L, Joshi T, Tewari D et al. Ethnopharmacological Applications Targeting Alcohol Abuse: Overview and Outlook. Front Pharmacol, 10: 1593, 2020

[9] Ding RB, Tian K, Huang LL et al. Herbal medicines for the prevention of alcoholic liver disease: a review. J Ethnopharmacol, 144 (3): 457–465, 2012

[10] Jeon YD, Lee JH, Lee YM, Kim DK. Puerarin inhibits inflammation and oxidative stress in dextran sulfate sodium-induced colitis mice model. Biomed Pharmacother, 124: 109847, 2020

# 4.51 Rehmanniae radix / 地黃 / 지황 (지황의 뿌리)

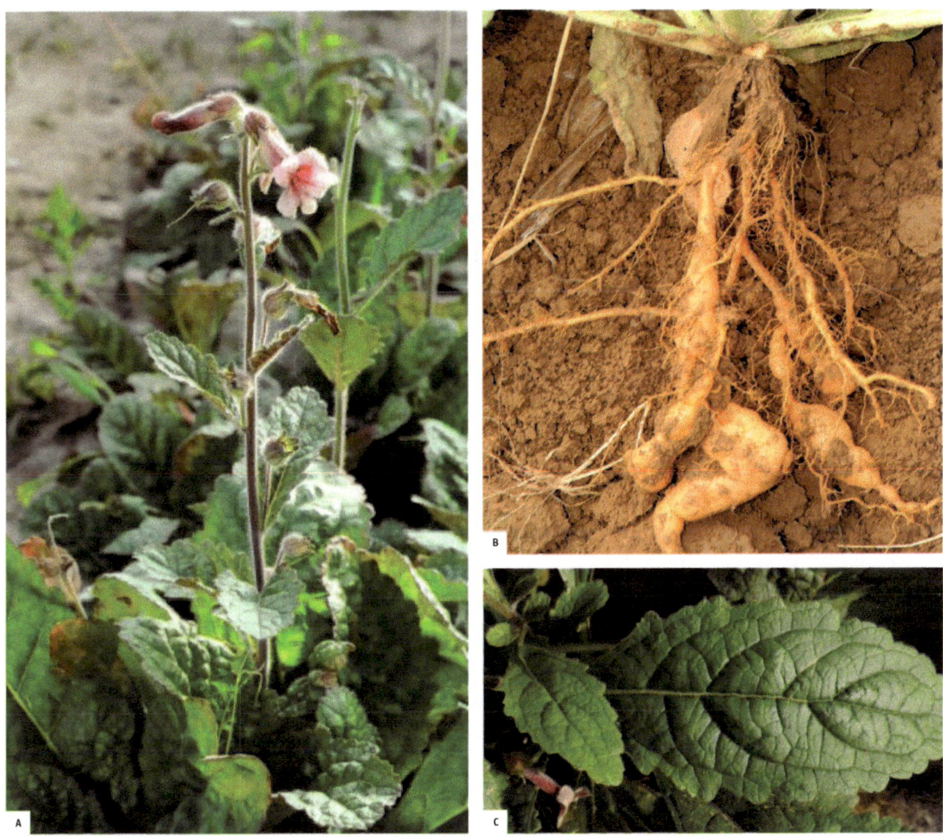

*Rehmannia glutinosa* LIBOSCHITZ ex STEUD. A Pflanze, B Wurzel, C Blatt (Detailansicht)

## Donguibogam

**DB 2.1.29. F3, 1:** Es behandelt alle Arten von Blutverlust wie Hämatemesis, Epistaxis, Hämatochezie und Hämaturie. Den Saft ausdrücken und einnehmen; 0,5 Doe 3-mal täglich oder mit dem Saft von Menthae herba (薄荷) und Zingiberis rhizoma (生薑) mischen. Sie alle sind wirksam.

**DB 3.3.15. F8, 1:** Es tonisiert das Herzblut und behandelt die Herzwärme. Als Frischpflanzensaft oder als Dekokt verwenden.

**DB 6.1.14. F5, 1:** Es heilt Tinnitus und Taubheit. Rehmanniae radix (生地黃) unter einem Aschenfeuer vergraben, wo es gebraten wird, dann in Baumwolle wickeln und in die Ohren stecken. Häufig austauschen, bis die Krankheit geheilt ist.

**DB 7.1.30. F6, 1:** Es behandelt alle Arten von Herzschmerzen. Es ist unabhängig von chronischen oder akuten Herzschmerzen wirksam. Pulverisieren und den Saft auspressen. Mehl mit diesem Saft verkneten, als Flocken oder Reiskugelkuchen zubereiten und einnehmen. Wenn es für eine lange Zeit eingenommen wird, geht ein 1 cheok langer Wurm ab, und man wird nicht rückfällig. Zwei Patienten quälten sich wegen Herzschmerzen, aber als sie mit diesem Rezept behandelt wurden, gingen die Würmer ab und sie waren geheilt.

DB 11.5.27. F2, 1: Es behandelt knochendämpfendes Fieber. Saft auspressen und 2 Hop 1–2-mal täglich einnehmen, bis der Körper wieder kalt wird. Oder Saft herstellen und mit weißem Haferschleim mischen. Auf nüchternen Magen einnehmen.
DB 16.1.17. F6, 1: Behandelt alle Arten von Schwellungen der Karbunkel. Frische Rehmanniae radix (地黃) dick schlagen, auf einem Tuch verteilen und mit dem Pulver von Aucklandiae-radix (木香) bestreuen. Die Paste von Rehmanniae radix (地黃) ausbreiten und auf die Schwellung auftragen. Nach drei Anwendungen sollte es geheilt sein.
DB 18.1.50. F6, 1: Es heilt unaufhörliche vaginale Blutungen während der Schwangerschaft. Wenn die Blutung nicht aufhört, wird die Scheide trocken und der Fötus stirbt. 1 Doe des Safts von Rehmanniae radix (生地黃) und 5 Hop Reiswein 3–5-mal aufkochen und 2–3-mal einnehmen.

## Bewertung

*Rehmannia glutinosa* gehört zu den wichtigsten Arzneipflanzen der fernöstlichen Medizin mit vielfältigen Indikationen [1]. Die im Donguibogam beschriebene blutungshemmende Wirkung der Droge ist auch experimentell belegt [2–7], was auch in direktem Zusammenhang mit der traditionellen Anwendung der Droge bei Erkrankungen des Herz-Kreislauf-Systems steht [7–12]. Auch der Einsatz bei allgemein entzündlichen Erkrankungen sowie insbesondere bei osteoporotischen Schwellungen kann pharmakologisch begründet werden [13–16]. Auch liegen experimentelle Untersuchungen zum Einsatz bei Tinnitus und Taubheit vor [17–18]. Klinische Untersuchungen fehlen weitgehend.

### Literatur

[1] Zhang RX, Li MX, Jia ZP. Rehmannia glutinosa: review of botany, chemistry and pharmacology. J Ethnopharmacol, 117 (2): 199–214, 2008
[2] Yang H, Fan Y, Cheng J et al. Network Pharmacology-Based Prediction of Active Ingredients and Potential Targets of ShengDiHuang Decoction for Treatment of Dysfunctional Uterine Bleeding. Evid Based Complement Alternat Med, 7370304, 2020
[3] Feng ZY, Cui Y, Ding G, Zhang B. Experimental research about the effect of Rehmannia glutinosa on the drug effect fingerprints of the rabbit's blood serum of Yin deficiency and heat flourishing syndrome. Zhong Yao Cai, 30 (12): 1545–8, 2007
[4] Qi XM, Meng XL, He MJ et al. Blood-cooling and hemostasis effects of Rehmanniae Radix before and after carbonizing. Zhongguo Zhong Yao Za Zhi, 44 (5): 954–961, 2019
[5] Bao BH, Qian Y, Cheng FF et al. A Novel Integrative Processing Technology for the Preparation of Rehmanniae Radix Slices. Evid Based Complement Alternat Med, 4524797, 2018
[6] Kubo M, Asano T, Matsuda H et al. Studies on Rehmanniae radix. III. The relation between changes of constituents and improvable effects on hemorheology with the processing of roots of Rehmannia glutinosa. Yakugaku Zasshi, 116 (2): 158–68, 1996
[7] Gong PY, Tian YS, Guo YJ et al. Comparisons of antithrombosis, hematopoietic effects and chemical profiles of dried and rice wine-processed Rehmanniae Radix extracts. J Ethnopharmacol, 231: 394–402, 2019
[8] Zhang X, Wang D, Ren X et al. System Bioinformatic Approach Through Molecular Docking, Network Pharmacology and Microarray Data Analysis to Determine the Molecular Mechanism Underlying the Effects of Rehmanniae Radix Praeparata on Cardiovascular Diseases. Curr Protein Pept Sci, 20 (10): 964–975, 2019
[9] Dong W, Xian Y, Yuan W et al. Catalpol stimulates VEGF production via the JAK2/STAT3 pathway to improve angiogenesis in rats' stroke model. J Ethnopharmacol, 191: 169–179, 2016

[10] Chae HJ, Kim HR, Kim DS et al. Saeng-Ji-Hwang has a protective effect on adriamycin-induced cytotoxicity in cardiac muscle cells. Life Sci, 76 (18): 2027–2042, 2005
[11] Kubo M, Asano T, Shiomoto H, Matsuda H. Studies on rehmanniae radix. I. Effect of 50 % ethanolic extract from steamed and dried rehmanniae radix on hemorheology in arthritic and thrombosic rats. Biol Pharm Bull, 17 (9): 1282–1286, 1994
[12] Zhou J, Xu G, Yan J et al. Rehmannia glutinosa (Gaertn.) DC. polysaccharide ameliorates hyperglycemia, hyperlipemia and vascular inflammation in streptozotocin-induced diabetic mice. J Ethnopharmacol, 164: 229–238, 2015
[13] Kim SH, Yook TH, Kim JU. Rehmanniae Radix, an Effective Treatment for Patients with Various Inflammatory and Metabolic Diseases: Results from a Review of Korean Publications. J Pharmacopuncture, 20 (2): 81–88, 2017
[14] Baek GH, Jang YS, Jeong SI et al. Rehmannia glutinosa suppresses inflammatory responses elicited by advanced glycation end products. Inflammation, 35 (4): 1232–1241, 2012
[15] Liu C, Ma R, Wang L et al. Rehmanniae Radix in osteoporosis: A review of traditional Chinese medicinal uses, phytochemistry, pharmacokinetics and pharmacology. J Ethnopharmacol, 198: 351–362, 2017
[16] Lau TW, Lam FF, Lau KM et al. Pharmacological investigation on the wound healing effects of Radix Rehmanniae in an animal model of diabetic foot ulcer. J Ethnopharmacol, 123 (1): 155–162, 2009
[17] Yu HH, Seo SJ, Kim YH et al. Protective effect of Rehmannia glutinosa on the cisplatin-induced damage of HEI-OC1 auditory cells through scavenging free radicals. J Ethnopharmacol, 107 (3): 383–388, 2006
[18] Yu HH, Kim YH, Jung SY et al. Rehmannia glutinosa activates intracellular antioxidant enzyme systems in mouse auditory cells. Am J Chin Med, 34 (6): 1083–1093, 2006



## 4.52 Rhei radix / 大黃 / 대황 (대황의 뿌리)

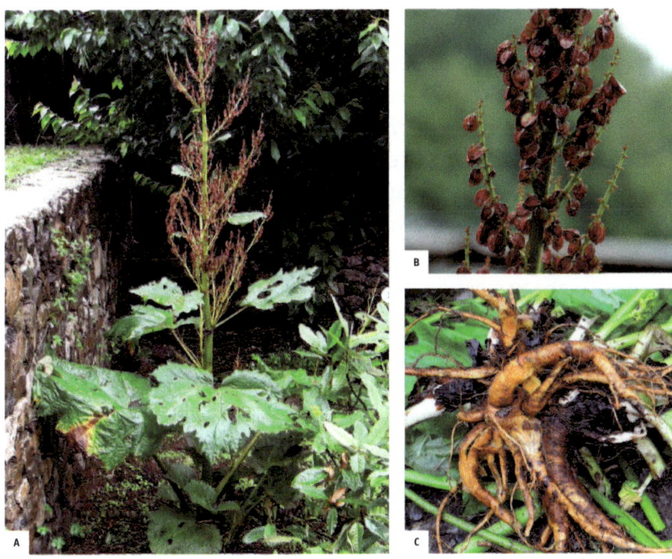


*Rheum* spec. A Pflanze, B Blüte, C Wurzel

## Donguibogam

DB 3.10.8. F11, 1: Es ermöglicht einen freien Fluss des Dünndarms und des Dickdarms. Man nimmt es in Form eines Sudes oder einer Tablette an. Beide Arten der Einnahme sind in Ordnung.

DB 3.13.23. F19, 1: Hilft hauptsächlich bei Menstruationsblockaden, die zu einer Blähung des Magens führen und alte Blutansammlungen bilden. Es kann entweder in Dekokt- oder Tablettenform eingenommen werden, beide Wege sind in Ordnung.

DB 4.2.28. F21, 1: Es induziert Kot und Urin und behandelt den Blutkreislauf bei Hitze-Dysenterie. In Wasser abkochen, um Kot zu induzieren, und in Alkohol abkochen, um die Wärmerückstände zu beseitigen.

DB 11.5.27. F8, 1–2: Es klärt die in den Eingeweiden und Därmen angesammelte, Wärme, Blutwärme und übermäßige Hitze (1). Es behandelt Wunden durch Windwärme. Man soll 2 Nyang von Rhei radix (大黃) und 4 Nyang von Schizonepetae spica (荊芥) kochen. Dies wird als Schizonopeta- und Rhabarber-Dekokt bezeichnet (2).

DB 16.1.17. F15, 1: Hilft gegen Hitze-Toxine von Abszessen und Karbunkeln (癰疽). Man kocht 2 Don von Rhei radix (大黃; mit Alkohol gewaschen und geschnitten) und 1 Don von Glycyrrhizae radix (甘草). Menschen, die einen vollen Puls haben und fettiges Essen zu sich nehmen, sollten es einnehmen.

DB 18.1.50. F52, 1: Die Droge wird verwendet, wenn giftiges Blut in das Herz aufsteigt, wenn die Plazenta nicht herauskommt oder wenn sich eine Masse in der Gebärmutter gebildet hat. Man mahlt 1 Nyang Rhei radix et rhizoma (大黃) und füge 0,5 Doe Essig hinzu, um eine Salbe herzustellen, und formt dann Pillen in der Größe eines Fingerhutsamens. Man nimmt 5 Pillen auf einmal mit warmem Essig. Die Einnahme dieses Medikaments für eine lange Zeit wird giftiges Blut herausziehen und den Patienten heilen.

## Bewertung

Rhei radix von *Rheum palmatum* und *R. officinale* zählen zu den „well established use"-Drogen zur Kurzbehandlung der Obstipation in der europäischen Phytotherapie [1]. Die Indikation „Menstruationsblockade" ist für die eng verwandte *R. rhaponticum* (*R. rhabarbarum*) gut dokumentiert und als Fertigarzneimittel in Deutschland erhältlich [2]. Für koreanische Rheum-Arten existieren entsprechende In-vitro-Untersuchungen [3]. Für die im Donguibogam aufgeführten positiven Effekte auf die Wundheilung existieren positive tierexperimentelle Nachweise [4]. Bezüglich des Aufsteigens von „giftigem Blut in das Herz" und „vollem Puls" nach „fettigem Essen" konnte eine kardiovaskuläre und antihyperlipidämische Wirkung experimentell nachgewiesen werden [5–6]. Zum Einsatz der Droge bei Ulkus des Dünndarms liegen auch klinische Daten vor [7].

### Literatur

[1] Committee on Herbal Medicinal Products (HMPC). Assessment report for Assessment Report for Rhubarb (Rhei Radix). EMEA/HMPC/189626/2007, 2008

[2] Heger M, Ventskovskiy BM, Borzenko I et al. Efficacy and safety of a special extract of Rheum rhaponticum (ERr 731) in perimenopausal women with climacteric complaints: a 12-week randomized, double-blind, placebo-controlled trial. Menopause, 13 (5): 744–759, 2006

[3] Lee D, Park S, Choi S et al. In Vitro Estrogenic and Breast Cancer Inhibitory Activities of Chemical Constituents Isolated from Rheum undulatum L. Molecules, 23 (5): 1215, 2018

[4] Yang WT, Ke CY, Wu WT, Harn HJ et al. Effects of Angelica dahurica and Rheum officinale Extracts on Excisional Wound Healing in Rats. Evid Based Complement Alternat Med, 1583031, 2017

[5] Pei L, Shen X, Qu K et al. The Study On Two-Way Adjustment Mechanism of Rhei Radix et Rhizoma for Cardiovascular Diseases. Comb Chem High Throughput Screen, 10.2174/13862073 23666200521120308, 2020
[6] Xie HC, Shang J. Study on the extraction process of total anthraquinones in Radix et Rhizoma Rhei and their antilipemic effects. Afr J Tradit Complement Altern Med, 11 (2): 358–362, 2014
[7] Zhou H, Jiao D. 312 cases of gastric and duodenal ulcer bleeding treated with 3 kinds of alcoholic extract rhubarb tablets. Zhong Xi Yi Jie He Za Zhi, 10 (3): 150–151, 131–132, 1990

## 4.53 Saposhnikoviae radix / 防風 / 방풍 (방풍의 뿌리)

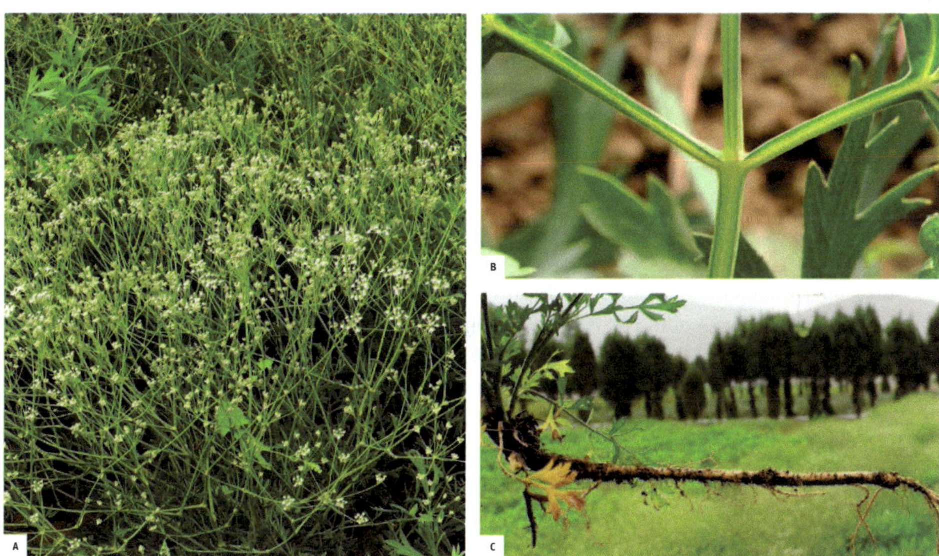

*Saposhnikovia divaricata* (Turcz.) Schischk. **A** Pflanze, **B** Blätter, **C** Wurzel

### Donguibogam

**DB 2.5.28. F20, 1:** Beendet das Schwitzen und Nachtschwitzen. In Wasser kochen. Die Blätter sind besser.

**DB 5.1.32. F7, 1–2:** Es wird normalerweise verwendet, um Schwindel und Kopfschmerzen aufgrund von starkem pathogenem Wind oder intermittierendem Syndrom zu behandeln, das durch einen windpathogenen Faktor verursacht wird, der den Kopf angreift. Sowohl Pulver als auch Brühen sind wirksam (1). Es ist eine wunderbare Medizin, die Wind im oberen Körper behandelt (2).

**DB 7.6.13. F5, 1:** Es behandelt Schmerzen an den Seiten durch Wind. Mit Wasser kochen und einnehmen.

**DB 8.1.20. F2, 1:** Heilt Krämpfe der vier Gliedmaßen. Als Absud einnehmen oder als Pille verschrieben.

**DB 10.1.60. F7, 1–2:** Diese Droge wird in Kopf, Körper und feine Wurzeln unterteilt. Jeder Teil der Droge behandelt entsprechend das Windpathogen im Oberkörper, Mittelkörper und Unterkörper (1). Es behandelt 36 Arten von Wind. Es ist die wichtigste Droge zur

Behandlung von Wind. 1 Nyang davon abschneiden und in Alkohol oder Wasser einweichen. Kochen und einnehmen (2).

## Bewertung

Von den im Donguibogam für Saposhnikoviae radix [1–2] angegebenen Indikationen, sind die entzündungshemmenden bzw. antipyretischen [3–6], analgetischen [4, 7–8], anti-konvulsiven [8–9] und antirheumatischen bzw. antiarthritischen [3, 6, 10] Eigenschaften der Droge experimentell-pharmakologisch belegt. Klinische Daten fehlen weitgehend.

### Literatur

[1] Kreiner J, Pang E, Lenon GB, Yang AWH. Saposhnikoviae divaricata: a phytochemical, pharmacological, and pharmacokinetic review. Chin J Nat Med, 15 (4): 255–264, 2017

[2] Yang M, Wang CC, Wang WL et al. Saposhnikovia divaricata – An Ethnopharmacological, Phytochemical and Pharmacological Review. Chin J Integr Med, 1–8, 2020

[3] Chun JM, Kim HS, Lee AY et al. Anti-Inflammatory and Antiosteoarthritis Effects of Saposhnikovia divaricata ethanol Extract: In Vitro and In Vivo Studies. Evid Based Complement Alternat Med, 1984238, 2016

[4] Yang JM, Jiang H, Dai HL et al. Feeble Antipyretic, Analgesic, and Anti-inflammatory Activities were Found with Regular Dose 4'-O-β-D-Glucosyl-5-O-Methylvisamminol, One of the Conventional Marker Compounds for Quality Evaluation of Radix Saposhnikoviae. Pharmacogn Mag, 13 (49): 168–174, 2017

[5] Zhou J, Sun YY, Sun MY et al. Prim-O-glucosylcimifugin Attenuates Lipopolysaccharideinduced Inflammatory Response in RAW 264.7 Macrophages. Pharmacogn Mag, 13 (51): 378–384, 2017

[6] Huang Y, Yu M, Wu T et al. Development of a method to screen and isolate lipoxidase inhibitors from Radix Saposhnikoviae via ultrafiltration liquid chromatography combined with metablism in vitro. Phytochem Anal, 10.1002/pca.2966, 2020

[7] Okuyama E, Hasegawa T, Matsushita T et al. Analgesic components of saposhnikovia root (Saposhnikovia divaricata). Chem Pharm Bull (Tokyo), 49 (2): 154–160, 2001

[8] Wang FR, Xu QP, Li P. Comparative studies on the febrifugal analgesic and anticonvulsive activities of water extracts from cultivated and wild Saposhnikovia divaricata. Zhong Xi Yi Jie He Za Zhi, 11 (12): 730–2, 710, 1991

[9] Chang CZ, Wu SC, Kwan AL, Lin CL. 4'-O-β-D-glucosyl-5-O-methylvisamminol, an active ingredient of Saposhnikovia divaricata, attenuates high-mobility group box 1 and subarachnoid hemorrhage-induced vasospasm in a rat model. Behav Brain Funct, 11 (1): 28, 2015

[10] Ci B, Wang W, Ni Y. Inhibitory effect of Saposhnikovia divaricate polysaccharide on fibroblast-like synoviocytes from rheumatoid arthritis rat in vitro. Pak J Pharm Sci, 31 (6, Special): 2791–2798, 2018

# 4.54 Schisandrae fructus / 五味子 / 오미자 (오미자의 열매)

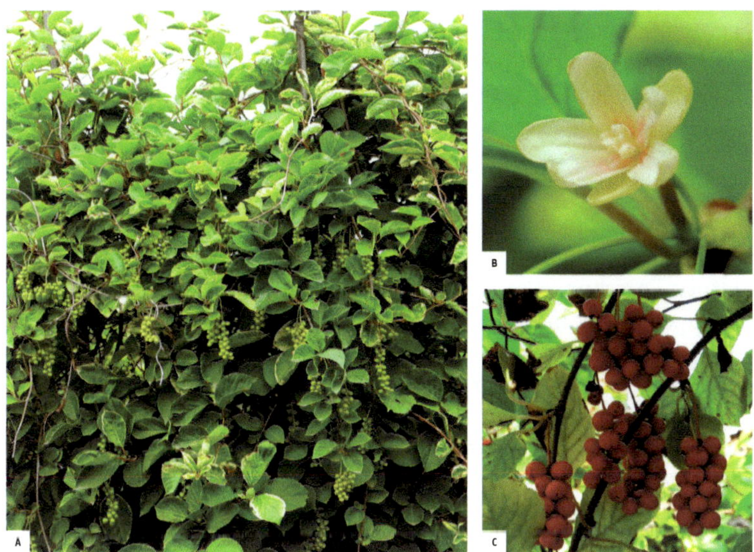

*Schisandra chinensis* (Turcz.) Baill. A Pflanze, B Blüte, C Früchte



## Donguibogam

DB 1.8.16. F4, 1–2: Es ergänzt die Essenz des Mannes (1). Schisandrae fructus (五味子) hält das Essenz-Qi gut und hilft daher gegen Traumemissionen und Spermatorrhö. Man wasche 1 Geun von Schisandrae fructus (五味子) gut, tränke sie eine Nacht lang in Wasser und zerreibe sie gut, um den Saft zu extrahieren. Man entfernt die Samen. In ein Leinentuch sieben und in einen Topf geben. Man füge 2 Geun Honig hinzu, der im Winter gesammelt wurde, und koche mit einem schwachen Feuer ein, um den Extrakt herzustellen. 1–2 Esslöffel mit gekochtem Wasser auf nüchternen Magen (2).

DB 3.5.14. F5, 1: Es zieht das Lungen-Qi zusammen. Man sollte jederzeit Pillen oder diesen Tee nehmen.

DB 3.6.16. F6, 1: Es wärmt und tonisiert die Nieren. Denn die Form emuliert die Nieren und gehört zur gleichen Art. Als Pillen oder Dekokt einnehmen.

DB 7.11.12. F5, 1: Stärkt Muskeln und Knochen. Es ist gut, eine Pille oder ein Rezept herzustellen und sie lange einzunehmen.

DB 12.2.28. F11, 1: Regelt einen durch eine Auszehrungskrankheit hervorgerufenen Gewichtsverlust, tonisiert Defizite, stellt den Glanz einer Person wieder her und lindert Hitze, die durch einen Mangel entstanden ist. Es wird mit Öl gebraten, als Pille genommen oder abgekocht. Alle sind empfehlenswert.

DB 13.3.28. F2, 1–4: Die Droge wird hauptsächlich bei Husten, Qi-Aufstieg und Fieber eingesetzt (1). Schisandrae fructus (五味子) adstringiert das Lungen-Qi; es ist ein unverzichtbares Medikament zur Behandlung von Feuerwärme (2). Ginseng radix (人參), Schisandrae fructus (五味子) und Liriopis tuber (麥門冬) sind alle heilige Medikamente gegen spontanes Schwitzen, Qi Mangel und Atemnot, die durch einen Lungenmangel verursacht werden (3). Schisandrae fructus (五味子) muss bei anhaltendem Husten verwendet werden. Dies ist eine von Dongyuan (東垣) vorgeschlagene Methode. Bei häufiger Anwen-

dung blockiert es jedoch den Durchtritt des pathogenen Qi, verhindert das Verlassen dieses und lässt es an Ort und Stelle bleiben. Daher sollte zunächst eine Dispersionsmethode verwendet werden. Die beiden Methoden können zusammen verwendet werden (4).
DB 14.4.17. F27, 1: Es hat die besten Effekte, um die Auszehrung zu stoppen. Man macht ein Getränk und nimmt es die ganze Zeit. Auch die Pillen nimmt man die ganze Zeit. Es erzeugt Flüssigkeit und stoppt den Durst.

## Bewertung

Schisandrafrüchte sind eine der zentralen pflanzlichen Arzneidrogen der fernöstlichen, insbesondere Koreanischen Medizin [1–2]. Von den vielfältigen traditionellen Indikationen, die in der modernen Forschungsliteratur gut belegt sind, stehen im Donguibogam insbesondere die adaptogene Wirkung gegen Muskel- und Knochenverlust bei Auszehrungskrankheiten [3–7], Krankheiten der Gelenke [8] sowie Wirkungen auf die Lunge (Husten, Asthma) [9, 10] und Nieren (Nephroprotektion) [11, 12] im Vordergrund. Auffällig sind die zahlreichen, auch klinischen Arbeiten zur Wirkung bei Muskelatrophie und zur Förderung des Zuwachses der Muskelmasse [3–7]. Der Nutzen bei erektiler Dysfunktion wurde pharmakologisch bestätigt [7, 13].

### Literatur


[1] Szopa A, Ekiert R, Ekiert H. Current knowledge of Schisandra chinensis (Turcz.) Baill. (Chinese magnolia vine) as a medicinal plant species: a review on the bioactive components, pharmacological properties, analytical and biotechnological studies. Phytochem Rev, 16 (2): 195–218, 2017

[2] Panossian A, Wikman G. Pharmacology of Schisandra chinensis Bail.: an overview of Russian research and uses in medicine. J Ethnopharmacol, 118 (2): 183–212, 2008

[3] Kim JW, Ku SK, Kim KY et al. Schisandrae Fructus Supplementation Ameliorates Sciatic Neurectomy-Induced Muscle Atrophy in Mice. Oxid Med Cell Longev, 872428, 2015

[4] Park J, Han S, Park H. Effect of Schisandra Chinensis Extract Supplementation on Quadriceps Muscle Strength and Fatigue in Adult Women: A Randomized, Double-Blind, Placebo-Controlled Trial. Int J Environ Res Public Health, 17 (7): 2475, 2020

[5] Kim JS, Takanche JS, Kim JE et al. Schisandra chinensis extract ameliorates age-related muscle wasting and bone loss in ovariectomized rats. Phytother Res, 33 (7): 1865–1877, 2019

[6] Kim KY, Ku SK, Lee KW et al. Muscle-protective effects of Schisandrae Fructus extracts in old mice after chronic forced exercise. J Ethnopharmacol, 212: 175–187, 2018

[7] Choi BR, Kim HK, Park JK. Effects of Schisandra chinensis fruit extract and gomisin A on the contractility of penile corpus cavernosum smooth muscle: a potential mechanism through the nitric oxide – cyclic guanosine monophosphate pathway. Nutr Res Pract, 12 (4): 291–297, 2018

[8] Choi SI, Park SR, Heo TR. Matrix degradation inhibitory effect of Schisandra fructus on human articular cartilage and chondrocytes. J Ethnopharmacol, 106 (2): 279–284, 2006

[9] Zhong S, Nie YC, Gan ZY et al. Effects of Schisandra chinensis extracts on cough and pulmonary inflammation in a cough hypersensitivity guinea pig model induced by cigarette smoke exposure. J Ethnopharmacol, 165: 73–82, 2015

[10] Kim H, Ahn YT, Kim YS et al. Antiasthmatic effects of schizandrae fructus extract in mice with asthma. Pharmacogn Mag, 10 (Suppl 1): S80-S85, 2014

[11] Zhang M, Liu M, Xiong M et al. Schisandra chinensis fruit extract attenuates albuminuria and protects podocyte integrity in a mouse model of streptozotocin-induced diabetic nephropathy. J Ethnopharmacol, 141 (1): 111–118, 2012

[12] Lai Q, Wei J, Mahmoodurrahman M et al. Pharmacokinetic and nephroprotective benefits of using Schisandra chinensis extracts in a cyclosporine A-based immune-suppressive regime. Drug Des Devel Ther, 9: 4997–5018, 2015
[13] Kim HK, Bak YO, Choi BR et al. The role of the lignan constituents in the effect of Schisandra chinensis fruit extract on penile erection. Phytother Res, 25 (12): 1776–1782, 2011

## 4.55 Schizonepetae spica / 荊芥 / 형개 (형개의 지상부)

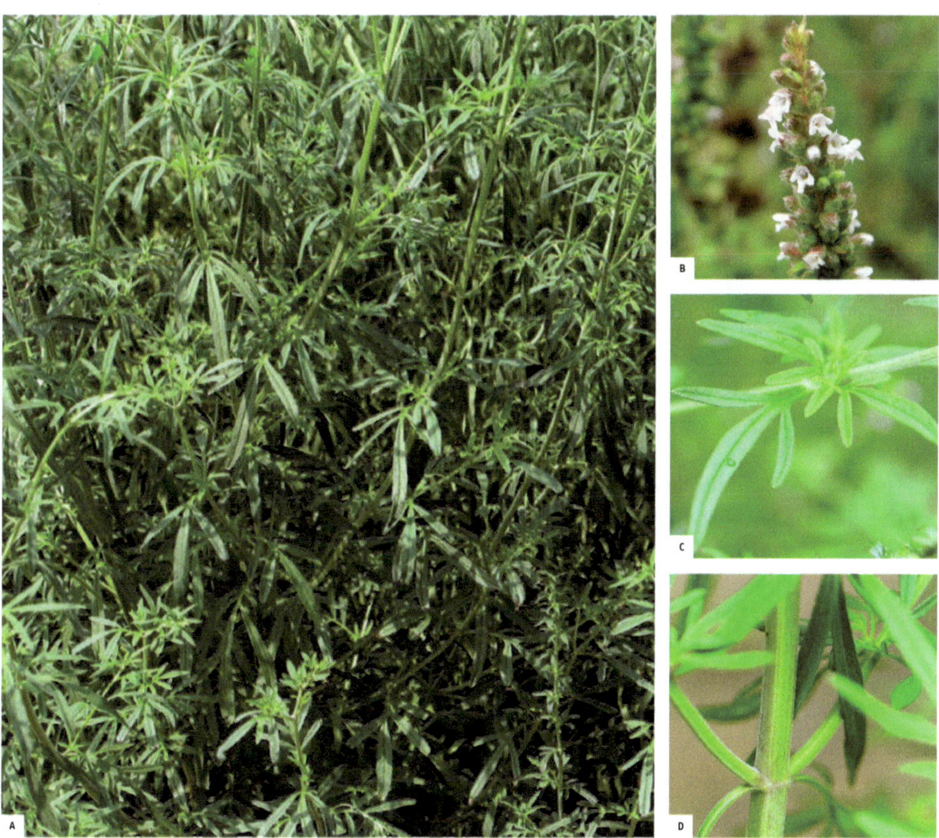


*Schizonepeta tenuifolia* Briq. A Pflanze, B Blüte, C Blätter, D Stengel

### Donguibogam

DB 2.5.28. F6, 1: Seine äußerlich ausströmende Wirkung führt zu Schwitzen. Kochen und einnehmen.

DB 5.1.32. F20, 1–2: Wird hauptsächlich zur Behandlung von Schwindel und verschwommenem Sehen eingesetzt. Es ist ein wichtiges Medikament, das Kopfschmerzen mit Schwindel behandelt. In Wasser abkochen oder zu Pulver für die Aufnahme mahlen, beide sind wirksam (1). Es behandelt Kopfschmerzen mit Schwindel, die von Wind verursacht sind. Zu gleichen Teilen Schizonepetae spica (荊芥穗) und erwärmtes Gypsum fibrosum (石膏)

mahlen und 2 Don eines Pulvers aus Zingiberis rhizoma (生薑) und Walisischer Zwiebel hinzugeben. Dies wird als Schizonepeta-Pulver bezeichnet (2).

**DB 7.10.14. F12, 1:** Heilt die Muskeln der Hände und Füße, die überdehnt werden. Das Dekokt trinken.

**DB 9.7.11. F5, 1:** Es fördert das Schwitzen. Es behandelt auch den Blutwind (血風). Mit Wasser kochen und trinken.

**DB 10.1.60. F29, 1:** Es behandelt Wind-Syndrome, die zu einer Lähmung der Augen und des Mundes, zu Muskelprotuberanz, Arthralgie und ähnlichen Symptomen führen können. Mit gekochtem Wasser einnehmen.

**DB 11.1.46. F14, 1:** Es wird hauptsächlich bei Kälteschäden verwendet. Dick mit 1 Nyang von Schizonepetae spica (荊芥穗) abkochen.

**DB 16.1.17. F36, 1:** Es ist sehr effektiv, um Geschwüre mit Schwellung zu behandeln (zerstoßen und gemischt mit Essig). Es ist auch effektiv, eine dicke Abkochung mit Wasser zuzubereiten.

## Bewertung

Pharmakologisch-experimentelle Untersuchungen zu Schizonepetae spica liegen für die Anwendung am Muskel-Skelett-System vor, insbesondere hinsichtlich ihrer entzündungshemmenden Wirkung [1–4]. Klinische Daten zur Einzeldroge wären wünschenswert. Analytisch ist insbesondere die Spica-Droge von *Schizonepeta tenuifolia* gut untersucht und von der Krautdroge klar unterschieden [5].

### Literatur

[1] Fung D, Lau CB. Schizonepeta tenuifolia: chemistry, pharmacology, and clinical applications. J Clin Pharmacol, 42 (1): 30–36, 2002

[2] Shan MQ, Qian Y, Yu S et al. Anti-inflammatory effect of volatile oil from Schizonepeta tenuifolia on carrageenin-induced pleurisy in rats and its application to study of appropriate harvesting time coupled with multi-attribute comprehensive index method. J Ethnopharmacol, 194: 580–586, 2016

[3] Kim JY, Baek JM, Ahn SJ et al. Ethanolic extract of Schizonepeta tenuifolia attenuates osteoclast formation and activation in vitro and protects against lipopolysaccharide-induced bone loss in vivo. BMC Complement Altern Med, 16 (1): 301, 2016

[4] Lin YH, Chen HY, Chiu JC et al. Immunomodulation Effects of Schizonepeta tenuifolia Briq. on the IgE-Induced Allergic Model of RBL-2H3 Cells. Evid Based Complement Alternat Med, 6514705, 2018

[5] Liu X, Zhang Y, Wu M et al. Color discrimination and gas chromatography-mass spectrometry fingerprint based on chemometrics analysis for the quality evaluation of Schizonepetae Spica. PLoS One, 15 (1): e0227235, 2020

# 4.56 Scutellariae radix / 黃芩 / 황금 (황금의뿌리)

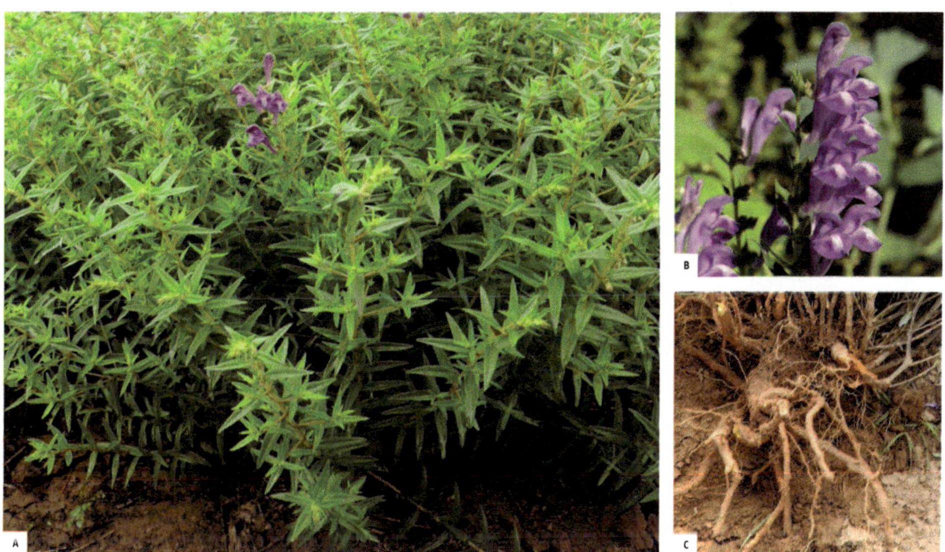

*Scutellaria baicalensis* GEORGI **A** Pflanze, **B** Blüte, **C** Wurzel

## Donguibogam

**DB 3.13.23. F8, 1–2:** Hilft gegen das Ausbleiben der Menstruation und Blutüberflutung (1). Bei Blutüberflutung gibt man 2 Don des Pulvers in den Reiswein, in den mit Feuer erhitzte Waagegewichte eingetaucht waren, und nimmt den Extrakt auf nüchternen Magen ein (2).

**DB 4.2.28. F16, 1:** Wird häufig bei Bauchschmerzen und körperlichem Fieber bei Dysenterie oder rot-weißer Dysenterie verwendet. Es wird mit Paeoniae radix (芍藥) verschrieben. Es wird in Form von Sud, Pulver oder Pillen eingenommen, die alle wirksam sind.

**DB 11.5.27. F6, 1–2:** Wird hauptsächlich gegen Wärmetoxine und Hitzegefühl in den Knochen verwendet. Zu Scutellariae radix (黃芩; eine Wurzel, die dick ist, aber sich leicht brechen lässt) Alkohol geben und unter Rühren braten. Es reinigt das Lungenfeuer und wird auch in Form einer Pille mit Spargelpaste eingenommen. Dies wird als „Klare Metall Pille" bezeichnet (1). Scutellariae radix (黃芩; eine Wurzel, die dünn und dicht im Inneren ist) reinigt Feuer im Dickdarm. Als Dekokt oder Pillen nehmen. Beide Methoden sind in Ordnung (2).

**DB 18.1.50. F12, 1–3:** Scutellariae radix (黃芩) und Atractylodis rhizoma alba (白朮) sind die goldenen Mittel zur Stärkung des Fötus vor der Geburt (1). Der Grund, warum Scutellariae radix (黃芩) den Fötus stärkt, ist, dass er das Feuer abbaut (2). Scutellariae radix (條芩) ist das heilige Mittel zur Stärkung des Fötus. Die einfachen Leute sagen unverantwortlich, dass eine warme Droge den Fötus stärkt. Weil sie nicht wissen, dass während der Schwangerschaft Hitze abgebaut und das Blut genährt werden muss, damit es nicht frei herumläuft und in den Meridianen bleibt. Eine dünne, lange und kompakte Scutellaria-Wurzel (條芩) muss verwendet werden. Die Rezeptur von Scutellaria- und-Atractylodes-Pillen enthält diese Zusammensetzung (3).

## Bewertung

Diese äußerst vielseitig verwendete Droge Scutellariae radix [1–3] und ihre Hauptwirkstoffe Baicalin bzw. Baicalein sind bereits in einer Vielzahl von Indikations- und Wirkungsmodellen erforscht worden. Für die im Donguibogam aufgeführten Einzelindikationen finden sich positive Befunde bei gynäkologischen [4–5] – insbesondere Menopause [6–7] und Geburt [8] – und gastrointestinalen [9, 10] Indikationen. Dies beinhaltet auch die Behandlung von Fieber [11–13] und viralen Infektionen aufgrund ihrer Neuraminidaseaktivität [12], Schmerzen [1–3], insbesondere Bauchschmerzen [9, 10] und Darmerkrankungen wie z. B. Colitis [14–17], sowie Knochenkrankheiten [6, 18]. Sämtliche angesprochenen Indikationen bedürfen jedoch noch klinischer Forschung.

### Literatur

[1] Zhao Q, Chen XY, Martin C. Scutellaria baicalensis, the golden herb from the garden of Chinese medicinal plants. Sci Bull (Beijing), 61 (18): 1391–1398, 2016

[2] Wang ZL, Wang S, Kuang Y et al. A comprehensive review on phytochemistry, pharmacology, and flavonoid biosynthesis of Scutellaria baicalensis. Pharm Biol, 56 (1): 465–484, 2018

[3] Zhao T, Tang H, Xie L et al. Scutellaria baicalensis Georgi. (Lamiaceae): a review of its traditional uses, botany, phytochemistry, pharmacology and toxicology. J Pharm Pharmacol, 71 (9): 1353–1369, 2019

[4] Shih HC, Hsu CS, Yang LL. In vitro study of the tocolytic effect of oroxylin A from Scutellaria baicalensis root. J Biomed Sci, 16 (1): 27, 2009

[5] Jin Z, Huang J, Zhu Z. Baicalein reduces endometriosis by suppressing the viability of human endometrial stromal cells through the nuclear factor-κB pathway in vitro. Exp Ther Med, 14 (4): 2992–2998, 2017

[6] Guo AJ, Choi RC, Cheung AW et al. Baicalin, a flavone, induces the differentiation of cultured osteoblasts: an action via the Wnt/beta-catenin signaling pathway. J Biol Chem, 286 (32): 27882–27893, 2011

[7] Shih HC, Yang LL. Relaxant effect induced by wogonin from Scutellaria baicalensis on rat isolated uterine smooth muscle. Pharm Biol, 50 (6):760–765, 2012

[8] Chen CM, Wang LF, Cheng KT. Maternal baicalin treatment increases fetal lung surfactant phospholipids in rats. Evid Based Complement Alternat Med, 408714, 2011

[9] Ji W, Liang K, An R, Wang X. Baicalin protects against ethanol-induced chronic gastritis in rats by inhibiting Akt/NF-κB pathway. Life Sci, 239: 117064, 2019

[10] Liang S, Deng X, Lei L et al. The Comparative Study of the Therapeutic Effects and Mechanism of Baicalin, Baicalein, and Their Combination on Ulcerative Colitis Rat. Front Pharmacol, 10: 1466, 2019

[11] Ye L, Tao Y, Wang Y et al. The effects of baicalin on the TLR2/4 signaling pathway in the peripheral blood mononuclear cells of a lipopolysaccharide-induced rat fever model. Int Immunopharmacol, 25 (1): 106–111, 2015

[12] Ding Y, Dou J, Teng Z et al. Antiviral activity of baicalin against influenza A (H1N1/H3N2) virus in cell culture and in mice and its inhibition of neuraminidase. Arch Virol, 159 (12): 3269–3278, 2014

[13] Jiang M, Li Z, Zhu G. Immunological regulatory effect of flavonoid baicalin on innate immune toll-like receptors. Pharmacol Res, 158: 104890, 2020

[14] Cui L, Feng L, Zhang ZH, Jia XB. The anti-inflammation effect of baicalin on experimental colitis through inhibiting TLR4/NF-κB pathway activation. Int Immunopharmacol, 23 (1): 294–303, 2014

[15] Fang P, Yu M, Shi M et al. Baicalin and its aglycone: a novel approach for treatment of metabolic disorders. Pharmacol Rep, 72 (1): 13–23, 2020
[16] Kim HJ, La JH, Kim HM et al. Anti-diarrheal effect of Scutellaria baicalensis is associated with suppression of smooth muscle in the rat colon. Exp Ther Med, 17 (6): 4748–4756, 2019
[17] Chung HL, Yue GG, To KF et al. Effect of Scutellariae Radix extract on experimental dextran-sulfate sodium-induced colitis in rats. World J Gastroenterol, 13 (42): 5605–5611, 2007
[18] Zhang G, Li C, Niu Y et al. Osteoprotective Effect of Radix Scutellariae in Female Hindlimb-Suspended Sprague-Dawley Rats and the Osteogenic Differentiation Effect of Its Major Constituent. Molecules, 22 (7): 1044, 2017

## 4.57 Viticis fructus / 蔓荊子 / 만형자 (순비기나무의 열매)

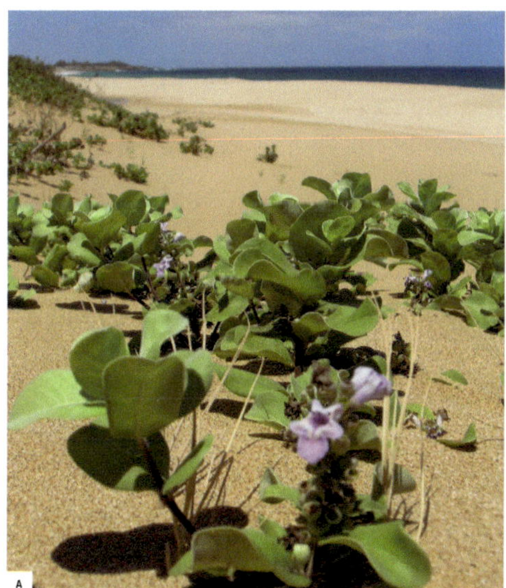
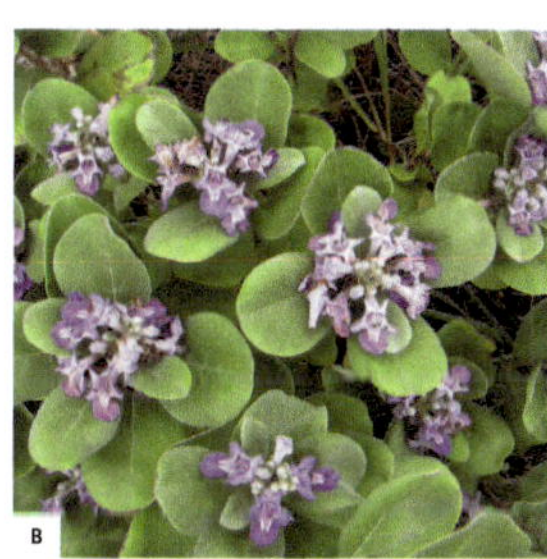
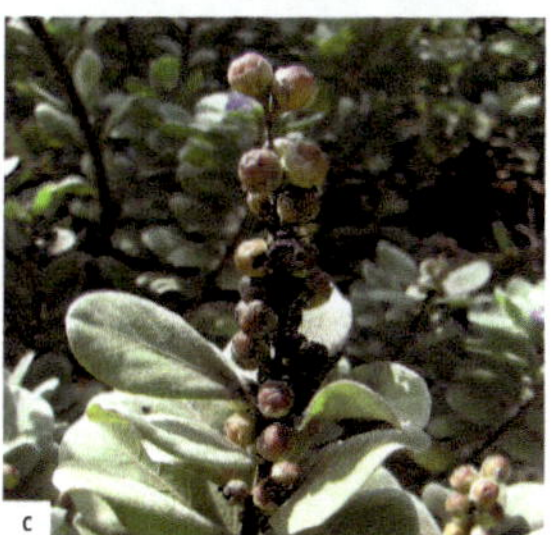

*Vitex rotundifolia* L. **A** Pflanze, **B** Pflanze, **C** Früchte

### Donguibogam

**DB 5.1.32. F16, 1–2:** Es wird hauptsächlich zur Behandlung von Kopfschmerzen aufgrund von Wind und pulsierendem Kopf eingesetzt. Zur Einnahme in Wasser kochen (1). Es ist die Medizin, die Kopfschmerzen im größeren Yang-Meridian behandelt. Es verteilt den Wind und behandelt Schwindel und verschwommenes Sehen (2).

### Bewertung

Wie im Donguibogam beschrieben, ist *Vitex rotundifolia* in der Indikation Kopfschmerzen sehr geläufig [1–2], was auch experimentell-pharmakologisch belegt ist [3–6], wobei allgemein entzündungshemmende Eigenschaften im Vordergrund stehen [7]. Klinische Daten fehlen.

### Literatur

[1] Cousins MM, Briggs J, Whitwell T. Beach Vitex (Vitex rotundifolia): Medicinal Properties, Biology, Invasive Characteristics and Management Options. Journal of Environmental Horticulture, 35 (4): 128–137, 2017

[2] Rani A, Sharma A. The genus Vitex: A review. Pharmacogn Rev, 7 (14): 188–198, 2013

[3] Song HM, Park GH, Park SB et al. Vitex rotundifolia Fruit Suppresses the Proliferation of Human Colorectal Cancer Cells through Down-regulation of Cyclin D1 and CDK4 via Proteasomal-Dependent Degradation and Transcriptional Inhibition. Am J Chin Med, 46 (1): 191–207, 2018

[4] Kim J, Seo YH, Kim J et al. Casticin ameliorates scopolamine-induced cognitive dysfunction in mice. J Ethnopharmacol, 259: 112843, 2020

[5] Okuyama E, Fujimori S, Yamazaki M, Deyama T. Pharmacologically active components of viticis fructus (Vitex rotundifolia). II. The components having analgesic effects. Chem Pharm Bull (Tokyo), 46 (4): 655–662, 1998

[6] Wen W, Chen H, Fu K et al. Fructus Viticis methanolic extract attenuates trigeminal hyperalgesia in migraine by regulating injury signal transmission. Exp Ther Med, 19 (1): 85–94, 2020

[7] Lee C, Lee JW, Jin Q et al. Anti-inflammatory constituents from the fruits of Vitex rotundifolia. Bioorg Med Chem Lett, 23 (21): 6010–6014, 2013

## 4.58 Zingiberis rhizoma / 生薑 / 생강 (생강의 뿌리)

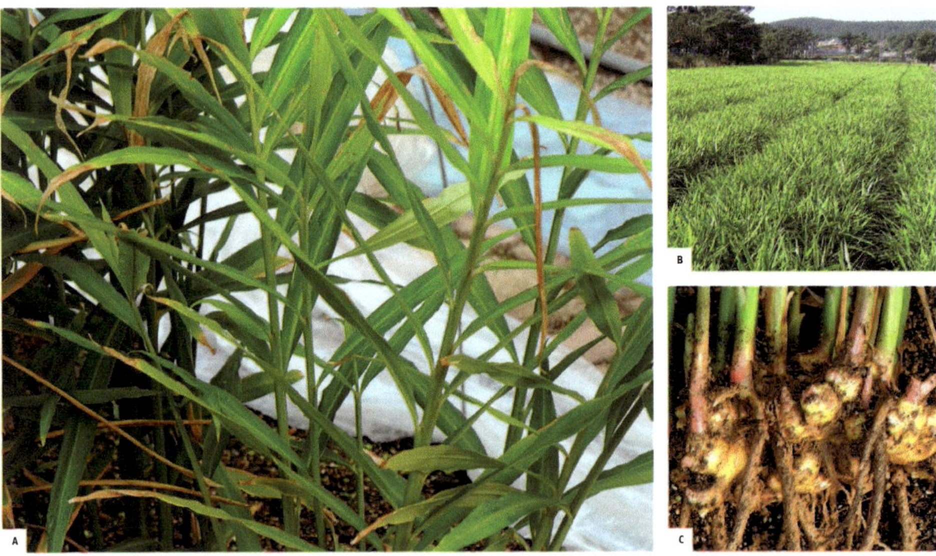


*Zingiber officinale* Roscoe **A** Pflanze, **B** Anbaufläche, **C** Wurzel/Wurzelstock

### Donguibogam

**DB 1.9.29. F5, 1–2:** Zhenheng sagte: „Zingiberis rhizoma (生薑) zerstreut Qi." (1) Laut der „Materia Medica für Dekokte" (湯液): „Dieses Medikament erleichtert den Fluss von Yang und löst Qi auf." Das Abkochen wird empfohlen (2).

DB 2.6.21. F6, 1–2: Entfernt Schleim und bringt Qi herunter. Es entfernt auch kalten Schleim und reguliert das Magen-Qi (1). Um die Schleimwand zu behandeln (痰癖), zerschneidet man 4 Don von Zingiberis rhizoma (生薑) und 2 Don von Aconiti lateralis radix praeparata (附子; roh). Mit Wasser kochen und einnehmen (2).
DB 3.1.20. F21, 1: Es öffnet die Eingeweide und den Darm. Empfohlen wird, es täglich einzunehmen.
DB 3.8.11. F11, 1: Es regt den Appetit an. Zur Einnahme auskochen.
DB 7.1.30. F8, 1–2: Mit Pinelliae tuber (半夏) auskochen. Es wird hauptsächlich zur Behandlung von plötzlichen Schmerzen unter dem Herzen verwendet (1). Darüber hinaus hat das Dekokt von Zingiberis rhizoma (生薑) mit Armeniacae semen (杏仁) zusammen eine große Wirkung bei der Linderung von klumpenhaftem Qi und Behinderungen in Herz und Brust (2).
DB 7.6.13. F7, 1: Es behandelt Achselgeruch. Droge entsaften und in den Achselhöhlen auftragen. Hiermit wird die Wurzel der Krankheit behandelt.
DB 13.2.11. F6, 1–3: Erbrechen wird durch aufsteigendes Qi verursacht. Aufsteigendes Qi sollte mit den scharfen Eigenschaften von Zingiberis rhizoma (生薑) abgebaut werden (1). Ein Haferbrei aus dem Saft von Zingiberis rhizoma (生薑) und Setariae semen (粟米) wird zur Behandlung von Erbrechen durch Magenreflux verwendet (2). 1 Doe des Safts von Zingiberis rhizoma (生薑) kann trockenes Würgen heilen (3).
DB 13.3.28. F3, 1–5: Wird vor allem bei Husten und dem Anstieg des Qi verwendet (1). Sowohl frisch als auch getrocknet heilt Zingiberis rhizoma (生薑) Husten (2). Zingiberis rhizoma (生薑) wird viel zur Heilung von Husten verwendet, da sein würziger Geschmack dispergierende Eigenschaften hat (3). Wenn man Husten und Dyspnoe hat, kocht man 1,5 Doe von Zingiberis rhizoma (生薑) und 5 Doe Zucker zusammen, bis die Menge auf die Hälfte reduziert ist. Man soll dieses Medikament immer einnehmen (4). Bei lang anhaltendem Schluckauf kocht man 0,5 Hop des Safts von Zingiberis rhizoma (生薑) und einen Löffel Honig. Man teilt das Medikament in 3 Einzeldosen und nimmt es ein, solange es noch warm ist (5).

## Bewertung

Ingwer ist eine der am besten erforschten pflanzlichen Arzneidrogen, deren vielfältige Wirkungen in einer großen Zahl von Studien und Übersichtsarbeiten veröffentlicht sind [1–2]. Ein aktuelles, systematisches Review berichtet über 109 verschiedene klinische Studien mit mannigfaltigen Indikationen, darunter als Antiemetikum und bei gastrointestinalen Störungen entsprechend dem Donguibogam [3]. Im Einzelnen seien hier frühere randomisierte Doppelblindstudien gegen Schwindel und Erbrechen – auch in der Schwangerschaft – aufgeführt [4–7]. Auch der analgetische Effekt gilt in der Literatur als erwiesen [8]. Für die Anwendung bei Erkältungskrankheiten liegen epidemiologische Daten vor [9].

### Literatur

[1] ESCOP Monograph on Zingiberis rhizoma. In: ESCOP monographs. The scientific foundation for herbal medicinal products, 2nd edition, supplement: 289–303, Ed. F.H. Kemper, Thieme Verlag, Stuttgart 2009
[2] Mao QQ, Xu XY, Cao SY et al. Bioactive Compounds and Bioactivities of Ginger (Zingiber officinale Roscoe). Foods, 8 (6): 185, 2019

4

[3] Anh NH, Kim SJ, Long NP et al. Ginger on Human Health: A Comprehensive Systematic Review of 109 Randomized Controlled Trials. Nutrients, 12 (1): 157, 2020
[4] Tóth B, Lantos T, Hegyi P et al. Ginger (Zingiber officinale): An alternative for the prevention of postoperative nausea and vomiting. A meta-analysis. Phytomedicine, 50: 8–18, 2018
[5] Ernst E, Pittler MH. Efficacy of ginger for nausea and vomiting: a systematic review of randomized clinical trials. Br J Anaesth, 84 (3): 367–371, 2000
[6] Vutyavanich T, Kraisarin T, Ruangsri R. Ginger for nausea and vomiting in pregnancy: randomized, double-masked, placebo-controlled trial. Obstet Gynecol, 97 (4): 577–582, 2001
[7] Smith C, Crowther C, Willson K et al. McMillian V. A randomized controlled trial of ginger to treat nausea and vomiting in pregnancy. Obstet Gynecol, 103 (4): 639–645, 2004
[8] Wilson PB. Ginger (Zingiber officinale) as an Analgesic and Ergogenic Aid in Sport: A Systemic Review. J Strength Cond Res, 29 (10): 2980–2995, 2015
[9] Suroowan S, Mahomoodally MF. A comparative ethnopharmacological analysis of traditional medicine used against respiratory tract diseases in Mauritius. J Ethnopharmacol, 177: 61–80, 2016

## 4.59 Ziziphi spinosae semen / 酸棗仁 / 산조인 (묏대추 씨)

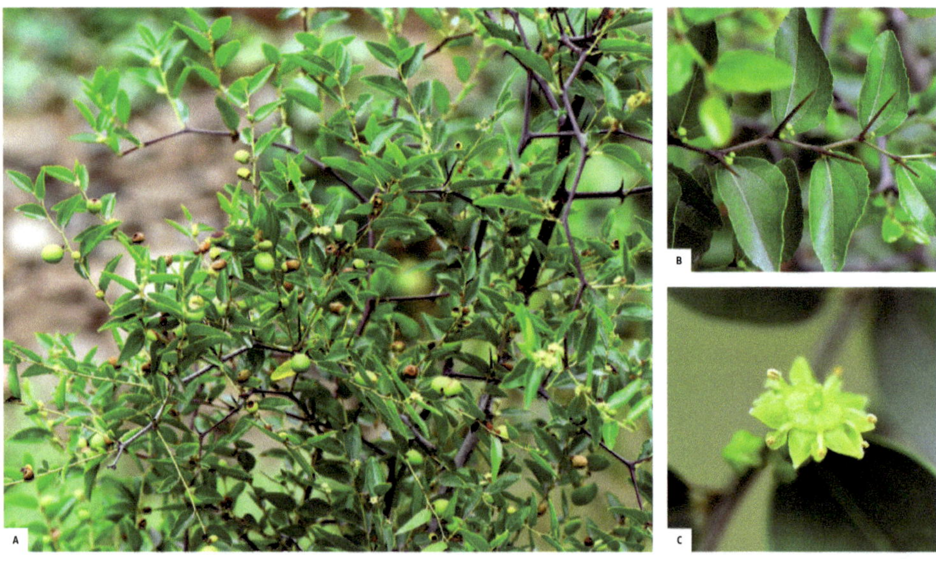

*Ziziphus jujuba* MILL. var. *spinosa* (BUNGE) HU ex H. F. CHOU **A** Pflanze, **B** Blätter, **C** Blüten

### Donguibogam

DB 2.2.15. F5, 1: Wenn der Patient zu viel schläft, verwendet man es roh. Wenn man nicht schlafen kann, verwendet man es geröstet.
DB 2.5.28. F16, 1: Stoppt das Schwitzen. Wird gegen nächtliches Schwitzen verwendet. Ziziphi spinosae semen (酸棗仁; gebacken), Ginseng radix (人參) und Poria sclerotium (白茯苓) fein mahlen, jeweils 2 Don mit einem dünnen Haferschleim vermischen und einnehmen.
DB 3.2.14. F10, 1: Es hilft dem Leber-Qi. Pulver und Extrakt wirken gut.

DB 7.10.14. F8, 1: Wird in der Regel bei Krämpfen und Schmerzen der Muskeln und Knochen durch Wind eingesetzt. Nach dem Zermahlen in Reiswein einnehmen. Andernfalls macht man einen Brei.

## Bewertung

Zu Ziziphi spinosae semen sind einige Review-Artikel publiziert worden [1–3], wobei die schlaffördernden [4–5] und antikonvulsiven [6–9] Eigenschaften gemäß dem Donguibogam experimentell-pharmakologisch gut dokumentiert sind. Die psychopharmakologischen Aktivitäten der Droge konnten auch klinisch nachgewiesen werden [2–3].

### Literatur

[1] He SR, Zhao CB, Zhang JX et al. Botanical and Traditional Uses and Phytochemical, Pharmacological, Pharmacokinetic, and Toxicological Characteristics of Ziziphi Spinosae Semen: A Review. Evid Based Complement Alternat Med, 2020: 5861821, 2020

[2] Shergis JL, Ni X, Sarris J et al. Ziziphus spinosa seeds for insomnia: A review of chemistry and psychopharmacology. Phytomedicine, 34: 38–43, 2017

[3] Rodríguez Villanueva J, Rodríguez Villanueva L. Experimental and Clinical Pharmacology of Ziziphus jujuba Mills. Phytother Res, 31 (3): 347–365, 2017

[4] Ma Y, Han H, Eun JS et al. Sanjoinine A isolated from Zizyphi Spinosi Semen augments pentobarbital-induced sleeping behaviors through the modification of GABA-ergic systems. Biol Pharm Bull, 30 (9): 1748–1753, 2007

[5] Ma Y, Han H, Nam SY et al. Cyclopeptide alkaloid fraction from Zizyphi Spinosi Semen enhances pentobarbital-induced sleeping behaviors. J Ethnopharmacol, 117 (2): 318–324, 2008

[6] Rong CL, Dai YX, Cui Y. Effects of Semen Ziziphi Spinosae on the anxiety behavior of the yin deficiency mice. Zhong Yao Cai, 31 (11): 1703–5, 2008

[7] Ma Y, Yun SR, Nam SY et al. Protective effects of sanjoinine A against N-methyl-D-aspartate-induced seizure. Biol Pharm Bull, 31 (9): 1749–1754, 2008

[8] Yoon SR, Jo YJ, Yang S et al. Sanjoinine A isolated from Semen Zizyphi Spinosi protects against kainic acid-induced convulsions. Arch Pharm Res, 32 (11): 1515–1523, 2009

[9] Han H, Ma Y, Eun JS et al. Anxiolytic-like effects of sanjoinine A isolated from Zizyphi Spinosi Semen: possible involvement of GABAergic transmission. Pharmacol Biochem Behav, 92 (2): 206–213, 2009

# 4.60 Massa medicata fermentata / 神麴 / 神穀 / 神迪 / 신곡

Abbildung siehe ▸Kap. 7.60.

## Donguibogam

**DB 3.4.14. F19, 1:** Massa medicata fermentata stärkt die Milz und verdaut die Nahrung. Sowohl in gemahlener Form als auch als Dekokt ist diese Droge zu empfehlen.

**DB 4.2.28. F48, 1–2:** Massa medicata fermentata stoppt Durchfall und Dysenterie. Man soll sie braten, pulverisieren und mit Hirsebrei gemischt dreimal täglich jeweils 2 Don einnehmen (1). Akuter Durchfall im Sommer sollte mit Massa medicata fermentata (神麯, gebraten) und Atractylodis rhizoma (蒼朮, verarbeitet) behandelt werden. Die beiden Drogen sollen zusammen im Mischungsverhältnis 1:1 gemahlen, dann mit Mehlpaste vermengt zu Pillen von der Größe der Samen eines Chinesischen Sonnenschirmbaums (梧桐, *Firmiana simplex* (L.) W. Wight; entsprechend ca. 0,6 cm) geformt werden. Es sollten jeweils 30 dieser Pillen mit Hirsebrei eingenommen werden. Diese Rezeptur wird als medizinische Atractylodes-Sauerteigpille (麴朮丸) bezeichnet (2).

**DB 12.1.41. F17, 1:** Massa medicata fermentata verdaut die Nahrung und beseitigt Nahrungsreste. Sie wird entweder zu Pulver gemahlen oder als Dekokt verabreicht. Beides sind gute Einnahmeformen.

## Bewertung

Klinische Daten fehlen weitgehend, wären aber sehr wünschenswert. Tierexperimentell konnten positive Effekte auf das Mikrobiom des Darms gezeigt werden [1, 2], was wiederum mit einer positiven Beeinflussung der Verdauung und des Immunsystems einhergeht [2]. Insbesondere verringerte die Droge die Serumspiegel von TNF-α und IFN-λ. Die Behandlung verbesserte die Morphologie der duodenalen Darmzotten und schützte die Darmschleimhaut bei Ratten mit funktioneller Dyspepsie [2].

## Literatur

[1] Zhang X, Zhang H, Huang Q et al. Effect of Massa Medicata Fermentata on the Gut Microbiota of Dyspepsia Mice Based on 16S rRNA Technique. Evid Based Complement Alternat Med, 2020: 7643528, 2020

[2] Bai Y, Zheng M, Fu R et al. Effect of Massa Medicata Fermentata on the intestinal flora of rats with functional dyspepsia. Microb Pathog, 174: 105927, 2022

## 4.61 Gypsum / 石膏 / 석고

Abbildung siehe ▶ Kap. 7.61.

### Donguibogam

DB 2.5.28. F1, 1: Gips ist chemisch wasserhaltiges Calciumsulfat mit der Zusammensetzung $Ca(SO_4) \cdot 2H_2O$. Gips induziert leichtes Schwitzen, um Giftstoffe zu entfernen. Man soll den Gips fein mahlen, in Wasser suspendieren und einnehmen.

DB 3.8.11. F1, 1: Gips entfernt die Hitze im Magen. Er purgiert ausschließlich die Hitze im Magen. Man soll den Gips zermahlen und 1 Nyang in Wasser geben und kochen oder 2 Don in Wasser suspendieren und trinken.

DB 7.2.15. F1, 1–2: Gips fördert die Produktion von Muttermilch. Man soll 2 Nyang davon in Wasser kochen und das Dekokt dreimal pro Tag einnehmen (1). Falls sich ein Brustabszess zu formen beginnt, soll man Gips im Feuer verbrennen, anschließend zermahlen und 3 Don mit warmem Alkohol gemischt anwenden (2).

DB 7.9.23. F14, 1: Gips hilft bei beschleunigtem Pulsschlag. Wenn nach erfolgreicher Behandlung anderer Krankheiten die Pulsfrequenz erhöht bleibt, soll man diese Droge gekocht einnehmen.

DB 9.7.11. F1, 1–2: Gips setzt eine kleine Menge Schweiß frei und treibt giftigen Schweiß aus (1). Man soll 1 Nyang davon zerbrechen, in Wasser kochen und dann trinken. Der Schweiß wird aus dem hellen Yang-Meridian austreten (2).

### Bewertung

Gips ist in der westlichen Humanmedizin fast ausschließlich in seiner Anwendung als Gipsverband bei Knochenbrüchen bekannt. Zur innerlichen Anwendung als Medikament liegen in der europäischen Humanmedizin keine Berichte vor. Die im Donguibogam beschriebene Anwendung zur Förderung der Produktion von Muttermilch findet sich jedoch in der Veterinärmedizin wieder und ist dort auch experimentell untersucht. So konnte bereits in den 1970er Jahren durch Isotopenmarkierung gezeigt werden, dass bei einer Supplementierung von Calciumsulfat bei Milchkühen ein signifikanter Anteil (0,5 % der Gesamtdosis) des enthaltenen Schwefels in die Aminosäurekette für die Kaseinsynthese geleitet wurde und so die Milchproduktion gefördert wurde [1]. In veterinärmedizinischen Untersuchungen mit einem Calciumchlorid-Calciumsulfat-Kombinationspräparat (Calcium-Bolus: Bovikalc®) bei Kühen nach dem Kalben konnte ein signifikanter Anstieg des ionisierten Calciumspiegels im Serum und eine Senkung des pH-Werts im Urin nachgewiesen werden [2]. In neueren Untersuchungen konnte dabei auch ein positiver Einfluss auf das Immunsystem nachgewiesen werden [3]. Ähnliche klinische Untersuchung am Menschen liegen nicht vor, wären jedoch wünschenswert.

### Literatur

[1] Bouchard R, Conrad HR. Sulfur requirement of lactating dairy cows. 3. Fate of sulfur-35 from sodium and calcium sulfate. J Dairy Sci, 56 (11): 1435–1438, 1973

[2] Sampson JD, Spain JN, Jones C, Carstensen L. Effects of calcium chloride and calcium sulfate in an oral bolus given as a supplement to postpartum dairy cows. Vet Ther, 10 (3): 131–139, 2009

[3] Reitsma LM, Batchelder TA, Davis EM et al. Effects of oral calcium bolus supplementation on intracellular polymorphonuclear leukocyte calcium levels and functionality in primiparous and multiparous dairy cows. J Dairy Sci, 103 (12): 11876–11888, 2020

4

## 4.62 Natrii sulfas / 芒硝 / 망초

Abbildung siehe Kap. ▸Kap. 7.62.

### Donguibogam

DB 3.13.23. F3, 1: Natriumsulfat ($Na_2SO_4$ bzw. Mirabilit ($Na_2SO_4 \cdot 10\ H_2O$) helfen bei ausbleibender Menstruation und Blutansammlungen. Man soll Glaubersalz zu Pulver mahlen und jeweils 1 Don auf nüchternen Magen in Wasser mit Essigzusatz einnehmen.

DB 7.7.18. F5, 1: Natriumsulfat wird oft bei verschiedensten Hautflecken verwendet. Dazu wird es mit Wasser aufgekocht und dann aufgetragen. Auch Mirabilit kann so verwendet werden.

DB 9.8.9. F12, 1: Natriumsulfat löst Stauungen auf und erleichtert den Stuhlgang und das Wasserlassen. Dazu soll man 1–2 Don davon in warmes Wasser geben. Man kann Glaubersalz auch zu anderen Pillen oder Pulvern mit dieser Indikation hinzufügen und sie in Kombination einnehmen.

### Bewertung

Unter dem Namen Glaubersalz ist Natriumsulfat ($Na_2SO_4$) auch in Europa seit Jahrhunderten als Abführmittel bekannt. Bereits 1625 wurde die Substanz von seinem westlichen Entdecker, dem Alchemisten Johann Rudolph Glauber (1604–1670), in dieser Indikation beschrieben [1]. In Europa ist die Anwendung heute weitgehend auf diese Indikation beschränkt. Neuere klinische Untersuchengen liegen nicht vor, wären jedoch wünschenswert.

### Literatur

[1] Hill JC. Johann Glauber's discovery of sodium sulfate – Sal Mirabile Glauberi. Journal of Chemical Education, 56 (9): 593, 1979

# 5 Pharmakopunktur

Die Pharmakopunktur nimmt als erneuerte Schulrichtung in der Koreanischen Medizin eine Sonderstellung ein, die sich in keiner anderen medizinischen Tradition in auch nur annähernd ähnlicher Weise findet. Mehr noch kann man diese Therapieform zu Recht als eine heute fast exklusive koreanische Form der Phytotherapie bezeichnen.

## 5.1 Pharmakon und Akupunktur vereint

Dabei werden – wie der Name als Kofferwort von „Pharmakon" und „Akupunktur" bereits nahelegt – pharmakologisch wirksame Arzneipflanzenextrakte in Akupunkturpunkte injiziert, wobei idealerweise die Indikation des Extrakts nach der traditionellen koreanischen Phytomedizin mit der entsprechenden Indikation der betreffenden Akupunkturpunkte übereinstimmen sollte. Da die Phytotherapie in der Koreanischen Medizin auf der Theorie der Zuordnung von Qi und Geschmacksrichtungen aufbaut und die Akupunktur auf der Meridiantheorie beruht, können beide kombiniert werden, ohne dass sich Schwierigkeiten in der philosophischen Begründung ihrer Wirksamkeit ergeben. Während in der herkömmlichen Akupunktur ein mechanischer Reiz gesetzt wird, wird in der Pharmakopunktur zusätzlich ein chemischer Reiz gesetzt, welcher durch die pharmakologisch aktive Substanz bzw. Substanzmischung den therapeutischen Effekt der Akupunktur verstärkt.

Dabei darf die Pharmakopunktur nicht mit einer herkömmlichen Injektion verwechselt werden, wie sie häufig in der konventionellen westlichen Medizin zur Anwendung kommt. Während bei einer Injektion 0,1 bis über 10 ml an Flüssigkeit lokal an einer einzelnen Stelle des Körpers intramuskulär oder subkutan injiziert werden, werden in der Pharmakopunktur die Kanülen als Nadeln nach der Koreanischen Akupunkturtradition gesetzt und anschließend meist kleine Mengen (typisch ca. 0,02–0,05 ml) Flüssigextrakt in die Akupunkturpunkte injiziert. In selteneren Fällen kann in der Pharmakopunktur bis zu 6 ml an einer Stelle injiziert werden, dies insbesondere bei der Behandlung von starken Rückenschmerzen infolge eines Bandscheibenvorfalls. Im Koreanischen Medizinsystem werden Injektionen konventioneller Arzneistoffe nur vom westlichen Zweig des öffentlichen Gesundheitssystems ausgeführt. Im Gegensatz dazu wird Pharmakopunktur von Ärzten der Koreanischen Medizin (KM) im traditionellen Zweig angeboten.

Obwohl die Pharmakopunktur heute international als exklusive koreanische Tradition erscheint, geht auch sie – wie die meisten Aspekte der Koreanischen Medizin – auf Ursprünge in der Antiken Chinesischen Medizin (ACM) zurück. So wurden beispielsweise bei der Ausgrabung eines auf das Jahr 168 v. Chr. datierten Grabhügel bei Mawangdui (馬王堆) in der chinesischen Präfektur Hunan die medizinischen Traktate Yangshengfang (養生方) und Zaliaofang (雜療方) ausgegraben, die die Extraktion von Bienengift und seine Applikation mittels Akupunkturnadeln beschreiben. Darüber hinaus berichten diese Schriften auch über die Anwendung von Ingwer- und Knoblauchextrakten in der Akupunktur, um Blasen und Hyperämie in Akupunkturpunkten zu induzieren.

Obwohl die Kombination von Akupunktur und Pharmakotherapie somit offensichtlich bereits in einigen der ältesten Werke der ACM bekannt war, ist diese Therapieform doch über Jahrhunderte in Vergessenheit geraten, bevor sie zu Beginn des 20. Jahrhunderts in Korea wiederbelebt und modernisiert wurde. Dabei taucht der Begriff „Pharmakopunktur" bzw. kor. „Yakchim" (약침 / 藥鍼) erstmals in einem Zeitungsartikel der Kwonup-Zeitung aus dem Jahre 1914 auf. In den folgenden Jahrzehnten war jedoch nur eine recht geringe Zahl von Pharmakopunktur-Lösungen auf dem koreanischen Markt.

Der Aufschwung der Pharmakopunktur in der Koreanischen Medizin zu ihrer heutigen Bedeutung erfolgte in den 1960er Jahren. Dabei ist besonders das Werk von Nam Sang-Cheon zu nennen. Sein Artikel „Meridian Injektionstherapie" in der Korean Pharmaceutical Industry News (1965) sowie seine Bücher „Meridian I" und „Meridian II" (1967) bilden die Grundlage der heutigen Praxis.

## 5.2 Herstellung einer Pharmakopunktur-Lösung

Basierend auf der Herstellungsmethode der angewandten Pharmakopunktur-Lösung kann zwischen vier Typen unterschieden werden:

Die **Alkoholimmersion** kommt bei den Lösungen auf Grundlage der Drogen Fel ursi (Bärengalle), Bezoar bovis (Rindergallensteine), Cervi cornu parvum (Hirsch-Bastgeweih) und Scolopendra (Hundertfüßer) zur Anwendung. Nach der Extraktion wird der Alkohol durch Gefriertrocknung entfernt. Der so gewonnene Trockenextrakt wird in isotonische Kochsalzlösung aufgenommen, sterilisiert und filtriert.

Die **Wasserdampfdestillation** wird zur Herstellung der Lösungen für die Berg-Ginseng-Pharmakopunktur (Ginseng radix, kultiviert aus von Wildpflanzen gesammeltem Saatgut) und besonders für die Acht-Prinzipien-Pharmakopunktur verwendet.

**Heilpflanzenöl**, das mittels einer Presse direkt aus den Arzneidrogen gewonnen wird, kommt bei Pharmakopunktur-Lösungen auf Grundlage der Einzeldrogen Carthami semen (Saflorsamen) und Juglandis semen (Walnüsse) zur Anwendung.

**Verdünnungen** der giftigen Ausgangsstoffe werden zur Herstellung der Pharmakopunktur-Lösungen auf Grundlage der Einzeldrogen Apis melliferae venenum (Bienengift), Melittin (isolierter Hauptbestandteil im Bienengift), Secretio bufonis (Krötengift), das Gift Viperae venenum der koreanischen Viper (*Agkistrodon blomhoffii brevicaudus*) sowie Moschus eingesetzt.

Mit Ausnahme der Acht-Prinzipien-Pharmakopunktur kommen somit hauptsächlich Einzeldrogenextrakte zur Anwendung, denen traditionell folgende Indikationen zugeordnet werden (siehe Tabelle mit den gängigen, in der Pharmakopunktur verwendeten Einzelmittel und ihren Indikationen).

| Droge, lateinisch | Droge, deutsch | Indikation |
|---|---|---|
| Fel ursi | Bärengalle | Kopfschmerzen, Ohrenschmerzen, kardiovaskuläre Erkrankungen, gastrointestinale Störungen, Prellungen, Myalgie |
| Bezoar bovis | Rindergallensteine | Fieber, Infektionskrankheiten, Bewusstseinstrübung, nervöse Unruhe, Krämpfe, Spätfolgen von Schlaganfällen mit vermehrtem Phlegma |
| Cervi cornu parvum | Hirsch-Bastgeweih | Niereninsuffizienz mit Lendenwirbelschmerzen, Schwindel, Trigeminus-Neuralgie, Rückenschmerzen, Beschwerden des Kniegelenks, Schmerzen |
| Scolopendra | Hundertfüßer | Arthritis, muskuloskelettale Erkrankungen, Entzündungen, Verstauchungen |
| Ginseng radix | Ginsengwurzel | Qi-Mangel, schwache Konstitution, chronische Krankheiten, Autoimmunerkrankungen, Krebs (hier ausnahmsweise intravenöse Injektion von bis zu 40 ml Lösung, besonders bei Krebspatienten in der Endphase der Erkrankung) |

| Droge, lateinisch | Droge, deutsch | Indikation |
|---|---|---|
| Carthami semen | Saflorsamen | Prellungen, Myalgie |
| Juglandis semen | Walnüsse | Kopfschmerzen, Niereninsuffizienz, Schulterprobleme, Beschwerden des Kniegelenks, muskuloskelettale Erkrankungen |
| Apis melliferae venenum | Bienengift | Immunstörungen, rheumatische Arthritis, Lupus erythematodes, Lendenwirbelschmerzen, Bandscheibenvorfall, degenerative Gonarthritis, „Frozen Shoulder", Trigeminus-Neuralgie |
| Melittin | Melittin | s. o., aber mit deutlich geringerem allergischem Potenzial |
| Secretio bufonis | Krötengift | verstärkt die Kontraktion des Herzens, stimuliert die Atmung, erhöht den Blutdruck, Anti-Tumor-Effekt |
| Viperae venenum | Viperngift | Krebs, Antikoagulans, rheumatische Arthritis, Asthma |
| Moschus | Moschus | Diuretikum, stimuliert das Nerven-, Kreislauf- und Atmungssystem, entzündungshemmend, antibakteriell, stimuliert den Uterus, Anti-Tumor-Effekt |

Die Acht-Prinzipien-Pharmakopunktur steht durch Verwendung traditioneller pflanzlicher Rezepturen der Koreanischen Medizin deutlich näher als die Einzeldrogen-Pharmakopunktur. In ihrer heutigen Form wurde diese Variante der Pharmakopunktur 1980 durch das Buch „Wundervolle Pharmakopunktur-Behandlung" von Kim Jung-Un begründet. Dabei wird dem Patienten nach den acht Prinzipien der Koreanischen Medizin – Yin/Yang, Innerlich/Äußerlich, Kälte/Hitze, Mangel/Überschuss – eine traditionelle Diagnose gestellt, und eine klassische KM-Rezeptur verschrieben, die in der KM-Phytotherapie normalerweise als Dekokt verabreicht würde. Stattdessen wird jedoch eine Wasserdampfdestillation der Rohdrogen vorgenommen und das so gewonnene Destillat, welches in der zugrundeliegenden Philosophie dem Qi der traditionellen Rezeptur zugeordnet wird, in die mit der Indikation der Rezeptur übereinstimmenden Akupunkturpunkte injiziert. Dabei sollten möglichst Alarmpunkte, Transportpunkte, Druckpunkte oder solche Akupunkturpunkte ausgewählt werden, die für die zu behandelnde Krankheit von besonderer Bedeutung sind. Aufgrund dieser Vorgehensweise empfiehlt es sich für den behandelnden Arzt, möglichst eine Rezeptur zur Behandlung auszuwählen, die einen hohen Anteil an Ätherischöl-Drogen enthält. Spezifische traditionelle Indikationen und Rezepturen, die in ihrer Behandlung mittels der Acht-Prinzipien-Pharmakopunktur Anwendung finden, sind in der folgenden Tabelle dargestellt.

| Indikation | Rezeptur |
|---|---|
| Qi-Mangel in der Milz | Sagunja-tang (사군자탕 / 四君子湯),<br>Samryeongbaekchul-san (삼령백출산 / 蔘苓白朮散) |
| Qi-Mangel in der Lunge | Bopye-tang (보폐탕 /補肺湯),<br>Bowon-tang (보원탕 / 保元湯),<br>Moryeo-san (모려산 / 牡蠣散) |
| Yang-Mangel in den Nieren | Palmi-hwan (팔미환 / 八味丸),<br>Ugwi-eum (우귀음 / 右歸飮),<br>Sasin-hwan (사신환 / 四神丸) |
| Yang-Mangel in der Milz | Yijung-tang (이중탕 / 理中湯),<br>Bujaijung-tang (부자이중탕 / 附子理中湯) |
| Yang-Mangel im Herzen | Jagamcho-tang (자감초탕 / 炙甘草湯),<br>Bowon-tang (보원탕 / 保元湯) |
| Blut-Mangel im Herzen | Samul-tang (사물탕 / 四物湯),<br>Gwibi-tang (귀비탕 / 歸脾湯) |
| Blut-Mangel in der Leber | Samul-tang (사물탕 / 四物湯),<br>Bopye-tang (보폐탕 /補肺湯),<br>Heugsoyo-san (흑소요산 / 黑逍遙散) |
| Yin-Mangel im Magen | Maegmundong-tang (맥문동탕 / 麥門冬湯),<br>Yangwi-tang (양위탕 / 養胃湯) |
| Aufsteigendes Leber-Yang | Gamisoyo-san (가미소요산 / 加味逍遙散) |

Neben den oben genannten Rezepturen kann in der Acht-Prinzipien-Pharmakopunktur jedoch auch eine große Zahl von einzelnen Ätherischöl-Drogen gemäß ihrer traditionellen Indikation in der Koreanischen Medizin zur Anwendung kommen. Die Auswahl dieser Arzneidrogen erfolgt dabei genauso, wie im Rest des vorlegenden Werkes für die Traditionelle Koreanische Phytotherapie beschrieben.

Zusätzlich zu den oben beschriebenen, allgemein etablierten Formen der Pharmakopunktur sind noch spezielle Extrakte zu erwähnen, die in spezialisierten KM-Privatkliniken entwickelt und auch wissenschaftlich untersucht wurden und in großem Rahmen bei muskuloskelettalen Erkrankungen klinisch eingesetzt werden. Unter diesen innovativen Privatrezepturen sind insbesondere zu erwähnen:

- Harpagophyti radix (Teufelskrallenwurzel): degenerative Arthritis, Arthrosen, Bandscheibenvorfall, Gicht,
- Shinbaro (신바로), ein Kombinationspräparat aus Paeoniae radix (Pfingstrosenwurzel), Notopterygii rhizoma (Notopterygium-Wurzel), Angelicae pubescentis radix (Flaumige Engelwurzwurzel), Eucommiae cortex (chinesische Guttapercharinde), Achyranthis bidentatae radix (Achyranthis-Wurzel), Cibotii rhizoma (Cobotium-Wurzelstock), Ledebouriellae radix (Ledebouriella-Wurzel), Acanthopanacis cortex (Wurzelrinde des Sibirischen Ginseng) und Scolopendra (Hundertfüßer): Bandscheibenvorfall, degenerative Wirbelsäulenerkrankung, degenerative Arthrose, Rückenschmerzen.

Leider kann im Rahmen dieses Buchs nur ein kurzer Überblick über das Feld der koreanischen Pharmakopunktur gegeben werden. Eine ausführliche Darstellung würde ein eigenes Werk erfordern, welches sich gegenwärtig in Planung befindet. In diesem Zusammenhang gilt es auch zu betonen, dass sich dieses Buch mit der phytotherapeutischen Tradition der Koreanischen Medizin beschäftigt. Daher kann an dieser Stelle auf die besonderen Aspekte der koreanischen Akupunktur, wie sie bei der Pharmakopunktur zur Anwendung kommen, nicht in ausreichender Genauigkeit eingegangen werden. Was diesen Punkt betrifft sei an dieser Stelle auf das „Lehrbuch SaAm-Akupunktur: Koreanische Vier-Nadel-Technik“ von Tae-Cheong Choo et al., erschienen bei Müller & Steinicke 2017, verwiesen.

# 6 Theoretische Grundlagen zu den Drogen-Monographien

Die Traditionelle Koreanische Medizin basiert wie auch die anderen phytotherapeutischen Interventionen, z. B. die TCM und KAMPO, aber auch die westliche Phytotherapie in Europa auf der Verwendung geeigneter, meist pflanzlicher Rohstoffe. Darüber hinaus werden in diversen Zubereitungen vor allem in Asien bis zum heutigen Tage tierische und mineralische Bestandteile beigefügt, während in Europa hingegen aus zulassungstechnischer Sicht die Verwendung tierischer Bestandteile fast komplett eliminiert wurde.

## 6.1 Allgemeines

Natürliche Rohstoffe enthalten neben den therapeutisch wirksamen Komponenten auch vielfach biochemische Bestandteile, deren Verträglichkeit, aber auch Toxizität bei jeder Applikation am oder im Patienten zu betrachten ist. Traditionell wurden daher über Jahrtausende die Pflanzen selektiert, die einerseits eine geeignete Menge an wirksamen Bestandteilen enthielten und gleichzeitig keine bis geringfügige bzw. vernachlässigbare Nebenwirkungen zeigten.

Aufgrund dieser Selektion konnten die relevanten wirksamen Arzneipflanzenarten identifiziert und selektiert werden. Auch heute werden im Rahmen der Arzneimittelzulassung relevante Wirkungs-Nebenwirkungs-Verhältnisse bewertet und im Optimalfall als günstig bis sehr gut bezeichnet. Es ist somit absolut notwendig, die Identität der verwendeten pflanzlichen Rohstoffe eindeutig zu klären, um eine tragfähige Therapie überhaupt erst ermöglichen zu können. Schon sehr nahe verwandte Pflanzenarten enthalten oftmals die relevanten wirksamen Inhaltsstoffe nicht oder in nicht ausreichenden Mengen bzw. enthalten sogar für den Patienten schädliche Komponenten. Somit stellt die eindeutige Identifikation der verwendeten Arzneipflanzen die primäre Grundlage für die Therapiesicherheit dar.

Im folgenden Teil wurden die 60 wichtigsten Therapiedrogen der Traditionellen Koreanischen Medizin zusammengestellt und die relevanten Identifikations- und Qualitätskriterien nach dem Stand von Wissenschaft und Technik sowie dem Arzneimittelrecht beschrieben.

6

Da sich auch im pflanzlichen Bereich neben regionalen Varietäten diverse Variationen bezüglich der relevanten Inhaltsstoffe manifestieren, sind neben den Identifikationskriterien auch Reinheits- und Qualitätsaspekte dieser pharmazeutischen Rohstoffe für den Patienten relevant. Somit stellt die Auswahl der richtigen Arzneipflanze das primäre Kriterium dar, das noch durch die Selektion des richtigen Pflanzenteils vervollständigt wird. Somit ist eine Arzneidroge die Kombination des richtigen Pflanzenteils und der richtigen Arzneipflanze.

Aus biologischer bzw. biochemischer Sicht sind die wirksamkeitsrelevanten Inhaltsstoffe dieser Arzneidrogen pflanzliche Sekundärstoffe, deren natürliche Relevanz in der Abwehr von Schadorganismen für die jeweilige Arzneipflanze liegt, seien sie nun mikrobiologischer oder tierischer Natur (Fraßfeinde). Somit hängt die Ausbildung dieser Stoffe einerseits an der genotypischen Fähigkeit zur Bildung dieser meist komplexen biologischen Strukturen (siehe oben), andererseits aber noch viel mehr an den jeweiligen Außenbedingungen beim Wachstum bzw. beim Anbau dieser Arzneipflanzen, die für die jeweiligen phänotypischen Ausprägungen dieser Arzneidrogen letztendlich verantwortlich sind. Genetisch sehr gute und richtige Drogen bilden oftmals unter optimalen Wachstumsbedingungen (z. B. im Gewächshaus) wenige bis keine schützenden Sekundärstoffe aus, die aber wiederum für die Anwender als Grundlage der Therapie wichtig sind. Rüde Umweltbedingungen reduzieren zwar einerseits die Arzneidrogenausbeute beim Anbau, schaffen aber in aller Regel Arzneidrogen mit hohen Anteilen an Sekundärstoffen und somit einer überdurchschnittlichen Qualität. Aus diesen Gründen ist zwar theoretisch die Wildsammlung einer schonenden Kultivierung vorzuziehen, bringt aber hinsichtlich der wirtschaftlichen Bereitstellung der relevanten und therapeutisch benötigten Mengen und hinsichtlich der ökologischen Nachhaltigkeit derart große Nachteile, dass heute fast alle wichtigen Arzneidrogen unter normalen Außenbedingungen mehr oder minder intensiv monokulturell angebaut werden. Nur in wenigen Ausnahmefällen wird auch heute noch auf Wildsammlungen zurückgegriffen. Diese generelle Feststellung bezieht sich analog auch auf europäische Arzneidrogen für die moderne westliche Phytotherapie (z. B. Weißdorn).

Aufgrund dieser Erkenntnisse muss auch die immer wieder gestellte Forderung, die Prüfung der Arzneidrogen doch heute allein mit gentechnologischen Verfahren durchzuführen, als Irrweg einer Überinterpretation moderner Technologien angesehen werden. Für die Feststellung der richtigen Art mag das ganz nützlich sein, stellt aber oftmals schon bei natürlich vorkommenden Varietäten und züchtungstechnischen Anpassungen erhebliche Probleme dar. Hinsichtlich der Inhaltsstoffe, die ja für die Therapie von Belang sind, ist die Technik nicht ausreichend. Dies manifestiert sich auch in der Tatsache, dass zwar potenziell alle Zellen einer Pflanze die genotypischen, also genetischen Voraussetzungen für die Entwicklung pharmakologisch relevanter Verbindungen besitzen, aber erfahrungsgemäß diese in aller Regel nur in bestimmten Pflanzenteilen in ausreichender Menge oder ohne andere störende Komponenten vorkommen.

■ **MERKE** Der Genotyp ist nur die biologische Voraussetzung für die potenzielle Ausprägung eines entsprechenden Phänotyps. Die Kombination aus geeignetem Genotyp und qualitativ entsprechendem Phänotyp reicht aber ebenfalls nur bedingt aus, um den sicheren Therapieerfolg gewährleisten zu können.

Um die Wirkkomplexe dieser Arzneidrogen für die Therapie im positiven Sinne nutzen zu können, werden für diverse Arzneidrogen Mindestgehalte an relevanten Stoffgruppen, z. B. ätherischen Ölen, aber auch an wirksamkeitsrelevanten Inhaltstoffen über die Hilfskonstruktion von Mindestgehalten an Markerverbindungen als Qualitätskriterien in den Monographien definiert. Markerverbindungen gelten in der Regel als in den Arzneidrogen natürlich vorkommende Komponenten, die einerseits analytisch vernünftig nachweisbar und quantifizierbar sind und andererseits wenigstens als wirksamkeitsbegleitend anzusehen sind. Aus diesen Gründen sind somit in den nachfolgenden Monographien Referenzsubstanzen und bei Bedarf Mindestgehalte an diesen Komponenten rechtlich verbindlich festgelegt, damit die pharmakologisch therapeutische Wirkung im Sinne der traditionellen Anwendung sichergestellt werden kann (Mindestdosis).

Im vorangegangenen Teil wurde nun die Wichtigkeit der sicheren Drogenauswahl über die genaue Drogenbeschreibung und einer selektiven Identitätsprüfung beschrieben, die den relevanten Genotyp festlegt.

Durch die Definition von Reinheits- und Qualitätskriterien können die Anforderungen an den Phänotyp dieser Arzneidrogen definiert werden.

Wie oben schon erwähnt, wurde in der Traditionellen Medizin meist die klassische therapeutische Darreichungsform in Form eines „Medizinaltees" über Jahrtausende eingesetzt. In der modernen Welt gelten derartige Applikationen als überholt und werden gerne durch moderne Darreichungsformen wie Granulate, Kapseln oder Tabletten und andere Sonderformen ersetzt. Diese Abwandlung hat neben der höheren Akzeptanz beim Anwender aber auch nicht unerhebliche Risiken. Über Jahrtausende konnte durch Versuch und Irrtum sichergestellt werden, dass mit der traditionellen Anwendungsform des heiß-wässrigen Dekokts keine oder nur vernachlässigbare Nebenwirkungen auftreten. Chemisch-technologisch gesehen, handelt es sich bei traditionellen Darreichungen um hydrophile Auszüge, also um Extrakte mit wasserlöslichen Verbindungen. Die Rückstände bei der

Teezubereitung bzw. Extraktion wurden in aller Regel kompostiert und nicht dem Patienten appliziert. (Ausnahme z. B. bei „-san"-Drogen der japanischen Kampo-Medizin).

■ **MERKE** Die Verwendung des richtigen Pflanzenteils definiert die Arzneidrogen.

Werden heute moderne Produkte hergestellt, wird oftmals statt einer heiß-wässrigen Extraktion auf organische Lösungsmittel wie Alkohole, Aceton und andere Lösemittel zurückgegriffen, die einerseits nach der Extraktion kostensparend zurückgewonnen werden können und andererseits eine höhere Mengenausbeute der Inhaltsstoffe aus dem betreffende Pflanzenmaterial erzielen. Hier ist deutlich darauf hinzuweisen, dass die Verwendung eines geeigneten Rohmaterials allein (siehe oben) die Therapiesicherheit noch nicht gewährleistet, da durch die Verschiebung der Extraktion in dem eher lipophilen (fettliebenden) Teil plötzlich ganz andere Inhaltsstoffe dieser Pflanzen angereichert werden können und gleichzeitig wasserlösliche (hydrophile) Anteile massiv ins Hintertreffen geraten. Durch die Verschiebung des Inhaltsstoffspektrums kommt es dann unter Umständen zu Misserfolgen bei der Therapie, bis hin zu Vergiftungen beim Anwender.

Es ist somit nicht ausreichend, nur die richtige Pflanze bzw. den richtigen Pflanzenteil mit entsprechender Qualität als Rohstoff zu verwenden, sondern auch das anzuwendende Extraktionsverfahren entweder nach traditioneller Erfahrung (als Tee) oder nach Trocknung des Dekokts als Granulat oder Kapsel sicherzustellen. Nur in diesen Fällen kann die Ungefährlichkeit der traditionellen Anwendung für den Patienten als sicher gelten.

Andere Extraktionen erzeugen andere, teils risikoreiche Extrakte, deren Sicherheit nur nach intensiven klinischen Studien und Toxizitätsprüfungen, analog einer modernen Arzneimittelzulassung, sichergestellt werden können und sollten daher von Therapeutenseite ohne sichere wissenschaftliche bzw. rechtliche Basis unter allen Umständen vermieden werden.

6

■ **MERKE** Nur die richtige Extraktion der relevanten Inhaltsstoffe stellt eine risikolose und effiziente Therapie sicher.

In den folgenden Abhandlungen werden sowohl die generellen Anforderungen für Arzneidrogen und davon abgeleiteten Produkten des europäischen Arzneimittelrechtes als auch die grundlegenden Qualitätsanforderungen an die zu verwendenden Arzneidrogen im Detail beschrieben.

Die Monographien beinhalten die jeweiligen Identitätskriterien und Mindestanforderungen an die Reinheit des Koreanischen Arzneibuchs, wurden aber hinsichtlich der Identitäts- und Qualitätsprüfungen mit chromatographischen Verfahren dem Stand von Wissenschaft und Technik angepasst. Die dokumentierten Mindestgehalte, bzw. andere Limits, wurden rechtsverbindlich aus der Koreanischen Pharmakopoeia übernommen.

Über diese arzneimittelrechtliche Struktur ist es somit möglich, auch die Traditionelle Koreanische Medizin problemlos in die westlichen Therapiesysteme zu integrieren.

■ **MERKE** Aufgrund der eindeutigen Rechtssituation gelten Einzeldrogen als pharmazeutische Rohstoffe, die nach Qualitätskontrolle analog den Monographien zu Wirkstoffen werden, die dann im Rahmen der Rezeptur oder Defektur durch Mischung in der Apotheke zum eigentlichen Arzneimittel ohne generelle behördliche Zulassung werden.

## 6.2 Analytische Verfahren

Moderne Fertigprodukte der Koreanischen Medizin können dagegen aber legal nur dann verordnet werden, wenn diese Produkte eine deutsche bzw. europäische Arzneimittelzulassung oder Arzneimittelregistrierung als „Tradtional Herbal Medicinal Product“ (tHMP) besitzen. Hinsichtlich der Convienence bieten sich aber mit der Verwendung qualitativ hochwertiger Granulate und Kompaktate nach dem momentan entwickelten ISO-Standard akzeptable Lösungen für den europäischen Anwender an.

Für die Qualitätskontrolle pflanzlicher Arzneimittel jeglicher Herkunft definiert das Europäische Arzneibuch sowie nachgeordnet das Deutsche Arzneibuch eine Reihe genereller und individueller gesetzlicher Anforderungen. Die individuellen Anforderungen für Arzneidrogen werden weltweit in Form von drogenspezifischen Monographien formuliert. Diese Monographien für die wichtigsten Arzneidrogen der Traditionellen Koreanischen Medizin finden sich im Anschluss an die generellen Anforderungen (Monographien A bis Z, ▸Kap. 7; Übersichtstabelle ▸Kap. 6.3).

Die generellen Anforderungen und ihre Untergliederung sind in der nachfolgenden Abbildung strukturiert und anschließend im Detail beschrieben.

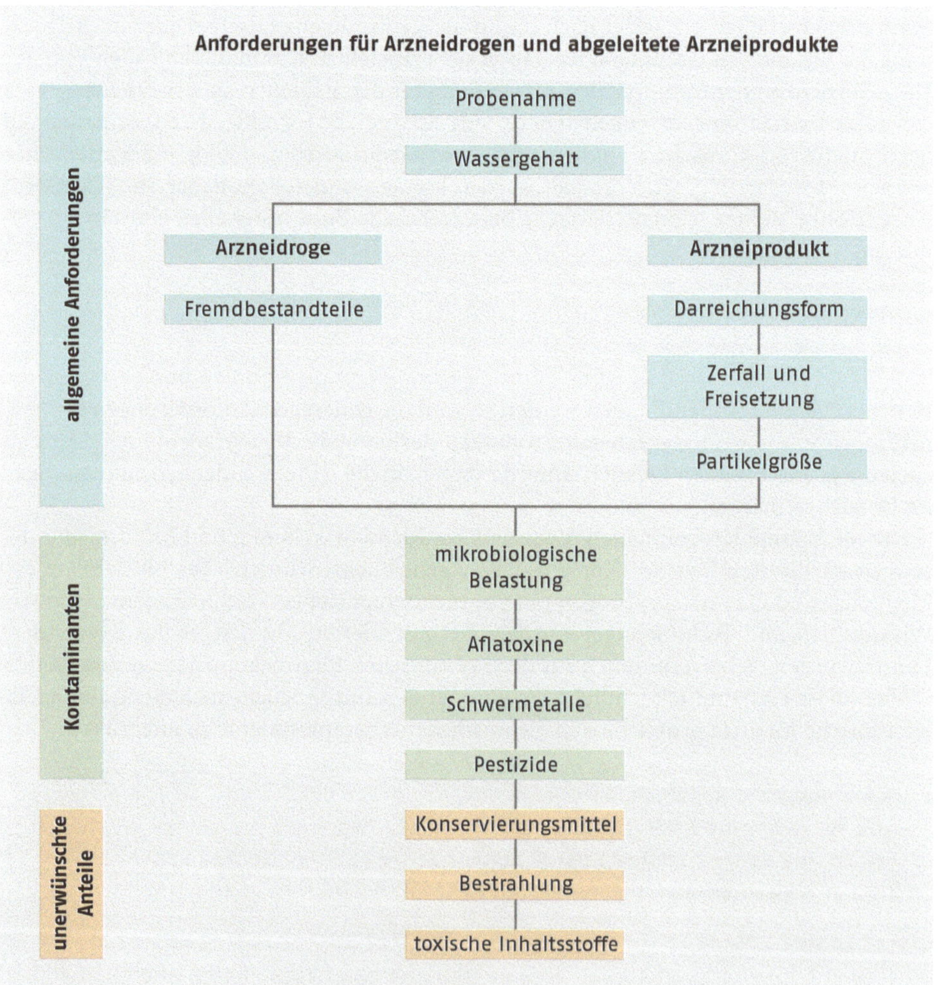

## 6.2.1 Allgemeine Anforderungen

### Probenahme

Um die Auswirkungen von Inhomogenitäten der Arzneidroge bzw. der daraus hergestellten Produkte bei der qualitativen und quantitativen Analyse zu minimieren, ist mit geeigneten Methoden sicherzustellen, dass die Zusammensetzungen der verwendeten Analysenproben repräsentativ für die zu untersuchenden Materialchargen sind.

Eine Sammelmischprobe entsteht durch Vereinigen und gründliches Mischen der entnommenen Teilproben aus den Behältern, Ballen, Säcken usw.

Aus jedem Transport- bzw. Lagerbehältnis ist eine Teilprobe zu entnehmen. Die Proben werden aus dem oberen, mittleren oder unteren Teil des Gebindes entnommen und so vermischt, dass die Proben für die verschiedenen Ebenen der Behältnisse repräsentativ sind, deren Zusammensetzung durch Entmischung entstanden sein können.

Zur Reduzierung der Größe der Probe wird entweder die Viertelungsmethode oder ein anderes angemessenes Verfahren angewendet, das sicherstellt, dass diese Teilproben repräsentativ zur Gesamtprobe bleiben.

Die Mindestmengen der Testproben für die verschiedenen Drogenteile sind wie folgt geregelt:

| Art der Droge | Mindestgewicht der Testprobe |
|---|---|
| Wurzeln, Rhizome, Rinden, Kräuter | 250 g oder die Gesamtmasse der Sammelmischprobe, falls diese weniger als 250 g ist |
| Blätter, Blüten, Samen, Früchte | 125 g oder die Gesamtmasse der Sammelmischprobe, falls diese weniger als 125 g ist |
| Gebrochene und zerkleinerte Drogen (Stücke mit einer Durchschnittsmasse unter 0,5 g) | 75 g |

### Viertelungsmethode

Die Sammelmischprobe wird gründlich gemischt und als ebener und quadratischer Haufen platziert. Das Material wird diagonal in 4 gleich große Portionen geteilt. Zwei sich gegenüberliegende Viertel werden vereinigt und sorgfältig neu gemischt sowie wieder geviertelt. Dieser Vorgang wird bei Bedarf so oft wiederholt, bis die erforderliche Mindestmasse für die Testprobe erreicht ist.

### Vorbereitung der Testprobe

#### Chemische und chromatographische Analysen

Die Testprobe wird gemahlen und mit einem Sieb mit einer Maschenweite von 1 mm bzw. einer in der jeweiligen Monographie anderweitig beschriebenen Maschenweite gesiebt. Der Rückstand auf dem Sieb soll nicht mehr als 10 % der gesamten vermahlenen Probe sein.

In den Fällen, in denen diese Anforderungen aufgrund der physikalischen Eigenschaften des natürlichen Materials nicht erfüllt werden können, muss die zu analysierende Testprobe aus den beiden getrennt gemessenen Teilen bestehen. Daher ist die für jede Analyse erforderliche Menge durch Wiegen der proportionalen Mengen des Pulvers und des Rückstands zu berücksichtigen.

6

#### Mikroskopische Analysen

Ein Teil der gemahlenen Testprobe für chromatographische Analysen wird weiter gemahlen und mit einem Sieb mit einer Maschenweite von 0,355 mm gesiebt.

### 6.2.2 Prüfung auf Fremdbestandteile

Pflanzendrogen sollten frei von Schimmel, Insekten und anderen tierischen Kontaminationen sowie Schmutz sein. Akzeptable Anteile von Fremdbestandteilen sind in den relevanten Monographien beschrieben.

Materialien, die visuell als Fremdbestandteile erkannt werden können, werden manuell getrennt und gewogen. Der Anteil von Fremdbestandteilen wird im Verhältnis zur Gesamtmasse der Testprobe in Prozent angegeben.

### 6.2.3 Wassergehalt

Der Wassergehalt von gelagertem Pflanzenmaterial sollte nicht höher als 10 % sein, da sonst die Stabilität von getrockneten Rohstoffen und resultierenden Produkten aus pflanzlichen Materialien beeinträchtigt ist. Abweichende Wassergehalte für Einzeldrogen sind in den individuellen Monographien beschrieben.

Auf der einen Seite benötigen chemische Reaktionen in einer großen Anzahl von Reaktionsarten Wasser als Lösungsmittel oder als Reaktant. Auf der anderen Seite bieten höhere Restwassermengen in Rohmaterialien sowie in Fertigprodukten zusammen mit organischen Stoffen und Wärme beste Wachstumsbedingungen für Mikroorganismen, wobei auch deren Abbauprodukte Risikofaktoren für die Anwender darstellen.

#### Bestimmung des Wassergehalts in Pflanzendrogen und ihren Produkten

Der Wassergehalt kann mittels des Verfahrens zur Bestimmung des Trocknungsverlustes, aber auch mit einer alternativen quantitativen Analyse des Wassergehalts bestimmt werden.

#### Trocknungsverlust

Die Methode zur Ermittlung des Trocknungsverlusts bestimmt den absoluten Gehalt von Wasser und anderen flüchtigen Bestandteilen, z. B. den Gehalt an ätherischen Ölen.

Für die **Probenvorbereitung** werden zügig etwa 0,50 g des zu untersuchenden fein gepulverten Materials in ein Wägegefäß mit einem Durchmesser von ungefähr 50 mm und einer Höhe von ungefähr 30 mm eingewogen.

Je nach zu erwartendem Gehalt der flüchtigen Bestandteile wird eine der folgenden Methoden eingesetzt:

#### Methode für Rohmaterialien und Produkte ohne oder mit geringem Gehalt an ätherischem Öl

Die Probe wird in einem Ofen bei 100–105 °C für 3 Stunden getrocknet. Nach dem Abkühlen in einem Exsikkator über Diphosphorpentoxid oder wasserfreiem Kieselgel wird die Probe gewogen. Das Ergebnis wird in Massenprozent angegeben.

### Methode für Rohmaterialien und Produkte mit hohem Gehalt an ätherischem Öl

Die Probe wird in einem Exsikkator bei Normaldruck und Raumtemperatur über Diphosphorpentoxid bis zur Gewichtskonstanz getrocknet. Nach dem letzten Wiegen der Probe, wird das Ergebnis in Massenprozent angegeben.

### Methode für Rohmaterialien und Produkte mit instabilen Inhaltsstoffen

Die Probe wird in einem Exsikkator im Vakuum bei 1,5–2,5 kPa und Raumtemperatur über Diphosphorpentoxid bis zur Gewichtskonstanz getrocknet. Nach dem letzten Wiegen der Probe, wird das Ergebnis in Massenprozent angegeben. Abweichende Bedingungen sind in den relevanten Monographien dokumentiert.

### Quantitative Analysen des Wassergehalts

Für die quantitative Analyse des Wassergehalts können nach ISO 19609 die Titration nach Karl Fischer, die coulometrische Bestimmung von Wasser, die Bestimmung von Wasser mittels Destillation oder auch die Bestimmung von Wasser mittels Gaschromatographie mit einem Wärmeleitfähigkeitsdetektor (WLD) verwendet werden.

## 6.2.4 Modernisierte traditionelle und neuartige KM-Produkte

Sowohl modernisierte als auch neuartige KM-Produkte müssen die Anforderungen für pharmazeutische Produkte erfüllen.

**Modernisierte traditionelle KM-Produkte** sind Produkte aus Arzneidrogen, die durch rein wässrige Extraktion und in wenigen gesetzlich geregelten Ausnahmefällen auch in pulverisierter Form der Arzneidroge mit oder ohne Hilfsstoffe zu neuen Darreichungsformen wie Kapseln, Pillen, Tabletten, Dragees usw. verarbeitet sind. Für den zukünftigen legalen Einsatz in der Form von Granulaten, Kompaktaten usw. ist es aber zwingend notwendig, ein evidenzbasiertes therapeutisches Droge-Extrakt-Verhältnis ($DEV_{th}$) für jedes Granulat bzw. Kompaktat gemäß ISO 23419 zu definieren, um eine zuverlässige therapeutische Dosierbarkeit zu gewährleisten. Damit entfällt rechtlich die Verpflichtung der Zulassung bzw. Registrierung für diese Produkte in Europa für Rezepturen durch Therapeuten und individueller Mischung in der Apotheke. Damit können die Patienten mit sicheren, aber bei Weitem attraktiveren Darreichungsformen zuverlässig und wirksam versorgt und die Individualherstellung im Haushalt (Dekoktion) ersetzt werden.

**Neuartige KM-Produkte** in Korea sind alle anderen auf den traditionell verwendeten Arzneidrogen basierende Produkte, die nicht traditionell wässrig, sondern meist mit organischen Lösungsmitteln extrahiert und mit Hilfsstoffen zu modernen Darreichungsformen (Kapseln, Pillen, Tabletten usw.) verarbeitet sind.

Neuartige KM-Produkte in Form moderner Phytotherapeutika als Fertigarzneimittel auf der Basis organischer bzw. organisch-wässriger Extrakte erfordern in Deutschland eine Registrierung oder Zulassung gemäß Arzneimittelrecht. Derzeit sind in Europa derartige Produkte der KM nicht bekannt und nicht im Markt verfügbar bzw. legal anwendbar.

## Anforderungen und Testmethoden für modernisierte und neuartige KM-Produkte

Ein Wirkstoff für KM-Produkte darf nur das natürliche Material, in der Regel in Form von Extrakten von einem oder mehreren Pflanzendrogen in einer homogenen Mischung sein, bei dem der Gehalt aller Inhaltsstoffe und Hilfsstoffe deklariert ist. In wenigen Ausnahmefällen kann auch das gemahlene Pulver der jeweiligen Arzneidrogen Verwendung finden.

## Bestimmung der Gleichförmigkeit der Masse

Es werden 20 zufällige Einheiten einzeln gewogen und die Durchschnittsmasse bestimmt.

**Anforderungen:**

a) Nicht mehr als 2 der gewogenen Massen der Einheiten dürfen um mehr als den in der Tabelle vorgegebenen prozentualen Wert von der Durchschnittsmasse abweichen.
b) Keine der Proben darf mehr als das doppelte von diesem prozentualen Wert abweichen.

| Darreichungsform | Durchschnittsmasse | Prozentuale Abweichung |
|---|---|---|
| Tabletten (beschichtet und unbeschichtet) | 80 mg oder weniger | 10 |
| | mehr als 80 mg und weniger als 250 mg | 7,5 |
| | 250 mg | 5 |
| Kapseln, Granulate (unbeschichtet, Einzeldosis) und Pulver (Einzeldosis) | weniger als 300 mg | 10 |
| | 300 mg oder mehr | 7,5 |
| Pulver für parenterale Anwendung (Einzeldosis) | mehr als 40 mg | 10 |

## Bestimmung der Gleichförmigkeit der Masse von einzelnen Dosierungen aus Behältern für Mehrfachdosierungen

Dieser Test ist für Darreichungsformen zur oralen Applikation wie Granulate, Pulver und Flüssigkeiten vorgesehen, die in Behältern für Mehrfachdosierungen geliefert und nach ihrer Herstellung mit einer Dosierhilfe ausgestattet sind (z. B. Dosierlöffel, Dosierbecher usw.).

Es werden 20 Dosierungen zufällig aus einem oder mehreren Behältern mit ihrer beigefügten Dosierhilfe einzeln portioniert und gewogen und die Durchschnittsmasse bestimmt.

**Anforderungen:**

a) Nicht mehr als 2 der gewogenen Massen der Dosierungen dürfen um mehr als 10 Prozent von der Durchschnittsmasse abweichen.
b) Keine der Proben darf mehr als 20 Prozent von der Durchschnittsmasse abweichen.

## Zerfallszeit fester Darreichungsformen

Tabletten und Kapseln müssen nach den Vorgaben der Arzneibücher unter experimentellen Bedingungen in einer vorgegebenen Flüssigkeit einer beschriebenen Apparatur unter definierten Bedingungen innerhalb einer vorgegebenen Zeit zerfallen.

Beim Zerfall handelt es sich nicht um das komplette Auflösen einer Tablette bzw. Kapsel oder gar ihres Wirkstoffs. Der Zerfall ist definiert als der Zustand, bei dem keine Rückstände – bis auf Fragmente von unlöslichen Beschichtungen oder Kapselhüllen – in der Apparatur zurückbleiben, oder sich nur noch eine weiche Masse darin befindet.

Die erforderlichen Apparaturen und Methoden zur Bestimmung der Zerfallszeit fester Darreichungsformen sind u. a. in der ISO-Norm 19609 und im Europäischen Arzneibuch (2.9.1 Zerfallszeit von Tabletten und Kapseln) beschrieben.

## Partikelgröße von kleinen Darreichungsformen

Die Partikelgrößen von kleinen Darreichungsformen, wie Pulvern, Granulaten und anderen, sollen durch eine Siebanalyse bestimmt werden. Alternative Verfahren können nach Beweis ihrer Validität ebenfalls eingesetzt werden.

Nach dem Koreanischen Arzneibuch müssen die Partikelgrößenverteilungen für Pulver und Granulate wie folgt sein:

| **Pulver** | |
|---|---|
| **Siebmaschenweite** | **maschengängiger Anteil** |
| 850 µm | 100 % |
| 500 µm | ≥ 95 % |
| 75 µm | ≤ 10 % |

| **Granulate** | |
|---|---|
| **Siebmaschenweite** | **maschengängiger Anteil** |
| 1700 µm | 100 % |
| 1400 µm | ≥ 95 % |
| 355 µm | ≤ 15 % |

## Freisetzung von Wirkstoffen aus festen Darreichungsformen

Die Freisetzung ist das Ausmaß und die Geschwindigkeit, in der eine Darreichungsform, wie Tabletten, Kapseln oder andere, einen Wirkstoff in eine Flüssigkeit abgibt. Bei Darreichungsformen pflanzlicher Drogen handelt es sich dabei in der Regel um ihre Markersubstanz. So ist der Test für die Freisetzung von pflanzlichem Drogenmaterial nur dann sinnvoll, wenn dieser Gehalt einer Markersubstanz auf der Packung beschrieben ist.

Die erforderlichen Apparaturen und Methoden zur Bestimmung der Freisetzung von Wirkstoffen aus festen Darreichungsformen sind u. a. in der ISO 19609 oder im Europäischen Arzneibuch (5.1.7 Empfehlungen zur Bestimmung der Wirkstofffreisetzung) beschrieben.

Für die Gehaltsbestimmung der erhaltenen Proben sollen die Gehaltsbestimmungsmethoden der Markersubstanzen in den jeweiligen Monographien oder geeignete andere adaptiert werden.

## Prüfung auf Kontaminanten

Aus arzneimittelrechtlicher Sicht gelten 4 Gruppen an Kontaminanten als prüfpflichtig. Es handelt sich dabei um:

- Kontamination durch Mikroorganismen,
- Kontamination durch Schimmelgifte (hier Aflatoxine),
- Kontamination durch Schwermetalle,
- Kontamination durch Agrochemikalien (hier Pestizide).

### Mikrobiologische Belastung

Mikroorganismen können eine Vielzahl an Problemen in und an den Menschen verursachen. Die Anwesenheit bestimmter Mikroorganismen in nicht sterilen Arzneimitteln kann nicht nur die therapeutische Wirksamkeit reduzieren oder gar ganz inaktivieren, sondern auch die Gesundheit des Patienten negativ beeinträchtigen.

Natürliches Material und damit verbundene Produkte sind jedoch typischerweise immer mit Mikroorganismen kontaminiert. Deshalb können zur Reduzierung der an den Oberflächen befindlichen Mikroorganismen Waschprozesse eingesetzt oder zusätzliche spezielle Methoden zur Dekontamination verwendet werden. Bei den verschiedenen Methoden, die eingesetzt werden, um die mikrobiologische Belastung zu verringern, ist darauf zu achten, dass einige in Deutschland nicht erlaubt sind, z. B. der Einsatz von Schwefeldioxid oder anderen Schwefelderivaten, Ethylenoxid und die radioaktive bzw. ionisierende Bestrahlung.

Die Bestimmung der mikrobiologischen Belastung wird nach den Methoden u. a. gemäß ISO 19609 oder nach dem Europäischen Arzneibuch (5.1.8 Mikrobiologische Qualität von pflanzlichen Arzneimitteln zum Einnehmen und von Extrakten zu deren Herstellung **A**) durchgeführt. Dabei sind die Grenzwerte des Europäischen Arzneibuchs zu beachten:

| **Parameter** | **Grenzwert*** |
|---|---|
| Gesamtzahl aerober Mikroorganismen | Akzeptanzkriterium: $10^7$ KBE · $g^{-1}$,<br>maximale akzeptierbare Anzahl: 50 000 000 KBE · $g^{-1}$ |
| Gesamtzahl an Hefen und Schimmelpilzen | Akzeptanzkriterium: $10^5$ KBE · $g^{-1}$,<br>maximale akzeptierbare Anzahl: 500 000 KBE · $g^{-1}$ |
| *Escherichia coli* | Akzeptanzkriterium: $10^3$ KBE · $g^{-1}$ |
| Salmonellen | Abwesenheit (25 g) |

* Ph. Eur. Stand 05/2022, KBE: koloniebildende Einheiten

### Aflatoxine

Aflatoxine sind natürlich vorkommende, sehr giftige und karzinogene Mykotoxine, die hauptsächlich von der Spezies *Aspergillus* (Gießkannenschimmel) produziert werden.

Diese Pilze sind in der Natur weltweit verbreitet und finden mit pflanzlichem Material als Kohlenstoffquelle sowie hoher Feuchtigkeit und Temperatur vorteilhafte Wachstumsbedingungen.

Mindestens 13 verschiedene Aflatoxintypen werden in der Natur produziert, wobei das Aflatoxin $B_1$ als das giftigste angesehen wird. Pflanzliches Drogenmaterial, das mit Aflatoxin produzierenden Pilzen belastet sein kann, muss auf Aflatoxine hin untersucht werden.

Die Bestimmung der Aflatoxinbelastung wird nach den Methoden u. a. gemäß ISO 22283, ISO 19609 oder des Europäischen Arzneibuchs (2.8.18 Bestimmung von Aflatoxin $B_1$ in pflanzlichen Drogen) durchgeführt. Dabei sind die Grenzwerte des Europäischen Arzneibuchs zu beachten:

| Parameter | Grenzwert* |
|---|---|
| Gesamtgehalt an Aflatoxinen $B_1$, $B_2$, $G_1$ und $G_2$ | $\leq 4$ µg/kg |
| Gehalt an Aflatoxin $B_1$ | $\leq 2$ µg/kg |

* Ph. Eur. Stand 05/2022

**Schwermetalle**

Viele Schwermetalle, besonders Blei, Cadmium und Quecksilber, sind für den menschlichen Organismus schon in geringen Mengen sehr giftig und können nur über Jahrzehnte bzw. überhaupt nicht aus dem Körper ausgeschieden werden. Schwermetalle reichern sich bevorzugt im Zentralnervensystem, in den Knochen und anderen Organen, im Fall von Quecksilber sogar in der Hypophyse des Gehirns an. Die toxischen Auswirkungen sind weitreichend und zeigen ein breites Wirkspektrum. So sorgen Schwermetalle unter anderem für Wechselwirkungen mit Spurenelementen wie Calcium, Eisen, Zink und Selen, deren Aufnahme daraufhin reduziert wird, wodurch Stoffwechselstörungen auftreten können. Auch werden Zellstrukturen vom Immun- und Nervensystem geschädigt, woraufhin zentrale Regulationsmechanismen blockiert werden können. Ebenso binden Schwermetalle, aufgrund ihrer hohen Affinität zu Schwefel an Disulfid- und Sulfhydrylgruppen von Proteinen und Enzymen und verändern ihre Strukturen und beeinträchtigen somit gravierend ihre Funktionen.

Die Bestimmung von Schwermetallen wird nach den Methoden u. a. gemäß ISO 18664 bzw. ISO 19609 oder des Europäischen Arzneibuchs (Pflanzliche Drogen für homöopathische Zubereitungen) durchgeführt. Dabei sind die Grenzwerte des Europäischen Arzneibuchs zu beachten:

| Parameter | Grenzwert* |
|---|---|
| Blei | höchstens 5,0 ppm |
| Cadmium | höchstens 1,0 ppm |
| Quecksilber | höchstens 0,1 ppm |

* Ph. Eur. Stand 05/2022, ppm: part per million, $10^{-6}$

### Pestizide

Bei Pestiziden handelt sich um einen Sammelbegriff für eine große Anzahl unterschiedlichster Chemikalien, die das Abtöten, Vertreiben oder Hemmen des Wachstums von ungewollten Schädlingen zum Ziel haben. Die Aufnahme solcher Substanzen kann neben akuten Vergiftungserscheinungen, wie Empfindungsstörungen, Hautausschlägen, Übelkeit oder Sehstörungen, auch chronische Auswirkungen auf den menschlichen Organismus haben. So können bei vielen Pestiziden, wenn sie über einen längeren Zeitraum aufgenommen werden, unter anderem Beeinträchtigungen des Nervensystems und Immunsystems, sowie Störungen des Hormonsystems auftreten. Ebenfalls sind einige Pestizide teratogen, mutagen oder karzinogen.

Die Bestimmung von Pestiziden wird nach den Methoden u. a. gemäß ISO 22258 bzw. ISO 19609 und dem Europäischen Arzneibuch (2.8.13 Pestizid-Rückstände) durchgeführt. Dabei sind die aktuellen Grenzwerte der im Europäischen Arzneibuch gelisteten Pestizide zu beachten.

## Prüfung auf unerwünschte Bestandteile

### Prüfung auf Konservierungsmittel

**Schwefeldioxid** ist ein starkes Atemgift. Schon eine geringe Konzentration von 0,04 % in der Luft können Husten, Atemnot oder eine Entzündung der Atemwege und der Schleimhäute hervorrufen. In Europa ist der Einsatz von Schwefeldioxid als Konservierungsmittel streng verboten.

Die Bestimmung von Schwefeldioxid in Arzneidrogen und daraus hergestellten Produkten wird u. a. nach der Methode gemäß ISO 19609 oder nach dem Europäischen Arzneibuch (2.5.29 Schwefeldioxid) durchgeführt.

**Ethylenoxid** ist ein giftiges karzinogenes Gas, das bei längerer Exposition Schäden an Leber und Nieren, sowie Ödeme in der Lunge verursachen kann. In Europa ist der Einsatz von Ethylenoxid als Konservierungsmittel für Produkte ebenfalls streng verboten.

Die Bestimmung von Ethylenoxid in Arzneidrogen und daraus hergestellten Produkten wird u. a. nach der Methode gemäß ISO 19609 oder nach dem Europäischen Arzneibuch (2.4.25 Ethylenoxid und Dioxan) durchgeführt.

**Andere Konservierungsmittel** sind für Arzneidrogen nicht vorgesehen. Auch für Produkte aus Arzneidrogen, wie Granulate, ist der Einsatz von Konservierungsmitteln derzeitig nicht üblich sowie bei Tabletten oder Kapseln selten. In jedem Fall ist eine Deklaration verpflichtend.

Nach dem deutschen Arzneimittelgesetz sind **bestrahlte** Arzneimittel generell **nicht** erlaubt. Das AMG § 7 (Radioaktive und mit ionisierenden Strahlen behandelte Arzneimittel) besagt:

„(1) Es ist verboten, radioaktive Arzneimittel oder Arzneimittel, bei deren Herstellung ionisierende Strahlung verwendet worden sind, in den Verkehr zu bringen, es sein denn, dass dies durch Rechtsverordnung nach Absatz 2 zugelassen ist."

### Aristolochiasäuren

Aristolochiasäuren sind giftige Verbindungen, die zu schweren Nierenschäden und Blasenkrebs führen.

Aristolochiasäuren und aristolochiasäurenhaltige Drogen sind inzwischen u. a. in Europa und Japan geächtet. Dies beruht auf einer falschen Interpretation bezüglich der therapeutischen Verwendung. Da in China Aristolochiae herba seit Jahrhunderten erfolgreich eingesetzt wurde, ist der Maximalgehalt für Aristolochiasäuren auch in der Monographie des Chinesischen Arzneibuchs festgelegt.

Die Ächtung beruht auf massiven Schädigungen von Anwendern, die falsch extrahierte (lipohile) Drogenauszüge konsumiert hatten. Rein rechtlich ist derzeit der Einsatz solcher aristolochiahaltigen Arzneidrogen nicht möglich.

Die Bestimmung von Aristolochiasäuren wird nach der Methode gemäß ISO 19609 durchgeführt.

### Alkaloide

Alkaloide als typische toxische Fraßgifte von Pflanzen stellen ab gewissen Konzentrationen ein nicht zu unterschätzendes Risikopotenzial für den Patienten dar.

Sind derartige Inhaltsstoffe in kritischen Konzentrationen in einzelnen Arzneidrogen enthalten, so ist jeweils in der zugehörigen Monographie ein entsprechendes Limit-Analysenverfahren integriert, das auch die einzuhaltenden Grenzwerte beinhaltet. Analytisch gesehen können entweder alle Alkaloide mit einem Summenverfahren oder einzelne kritische Alkaloide mit einem Individualverfahren quantifiziert werden.

Andererseits sind auch gewisse Alkaliode als wirksamkeitsrelevant anzusehen, bei denen dann sogar Mindestgehalte in den entsprechenden Monographien festgelegt sind.

Im folgenden Teil sind die individuellen Anforderungen in Form standardisierter Monographien beschrieben.

6

## 6.3 Übersichtstabelle der Drogenmonographien

| Lateinische Bezeichnung | Deutsche Bezeichnung | Englische Bezeichnung | Koreanischer Name | Englischer Name im Koreanischen Arzneibuch |
|---|---|---|---|---|
| Alismatis rhizoma | Orientalischer Froschlöffelwurzelstock | Oriental Waterplantain Rhizome | 택사 | Alisma Rhizome |
| Amomi fructus | Amomum-villosum-Früchte | Amomum Fruit | 사인 | Amomum Fruit |
| Anemarrhenae rhizoma | Muttergedenken-Wurzelstock | Anemarrhena Rhizome | 지모 | Anemarrhena Rhizome |
| Angelicae dahuricae radix | Sibirische Engelwurz | Angelica Dahurica Root | 백지 | Angelica Dahurica Root |
| Angelicae gigantis radix | Rote Engelwurz | Angelica Gigas Root | 당귀 | Angelica Gigas Root |
| Araliae continentalis radix | Aralienwurzel | Manchurian Spienard Root | 독활 | Aralia Continentalis Root |
| Armeniacae semen | Aprikosenkerne | Apricot Kernel | 행인 | Apricot Kernel |
| Asiasari radix et rhizoma | Chinesische Haselwurz | Manchurian Wildginger | 세신 | Asiasarum Herb and Root |
| Astragali radix | Tragantwurzel | Milkvetch Root | 황기 | Astragalus Root |
| Atractylodis rhizoma alba | Großköpfiges-Speichelkraut-Wurzelstock | Largehead Atracylodes Rhizome | 백출 | Atractylodes Rhizome White |
| Atractylodis rhizoma | Speichelkrautwurzelstock | Atractylodes Rhizome | 창출 | Atractylodes Rhizome |
| Aucklandiae radix | Himalayascharten-wurzel | Common Aucklandia Root | 목향 | – |
| Aurantii fructus immaturus | Unreife Pomeranze (Bitterorange) | Unripened Bitter Orange Fruit | 지각 | – |
| Bupleuri radix | Chinesische Hasenohrwurzel | Chinese Thorawax Root | 시호 | Bupleurum Root |

| Lateinische Bezeichnung | Deutsche Bezeichnung | Englische Bezeichnung | Koreanischer Name | Englischer Name im Koreanischen Arzneibuch |
|---|---|---|---|---|
| Chrysanthemi indici flos | Herbst-Chrysanthemenblüte | Wild Chrysanthemum Flower | 감국화 | – |
| Cimicifugae rhizoma | Silberkerzenwurzelstock | Black Cohosh Rhizome | 승마 | Cimicifuga Rhizome |
| Cinnamomi cortex | Zimtrinde | Cinnamon Bark | 육계 | Cinnamon Bark |
| Cinnamomi ramulus | Zimtzweig | Cinnamon Twig | 계지 | – |
| Citri unshius pericarpium | Mandarinenschale | Mandarin peel | 진피 | Citrus Unshiu Peel |
| Cnidii rhizoma | Brenndoldenwurzelstock | Cnidium Rhizome | 천궁 | Cnidium Rhizome |
| Coptidis rhizoma | Goldfadenwurzelstock | Golden Thread Rhizome | 황련 | Coptis Rhizome |
| Crataegi fructus | Fiederweisdornbeeren | Hawthorn Fruit | 산사 | Hawthorn Fruit |
| Cyperi rhizoma | Rundes Zyperngraswurzelstock | Nutgrass Galingale Rhizome | 향부자 | Cyperus Rhizome |
| Ephedrae herba | Meerträubelkraut | Ephedra Herb | 마황 | Ephedra Herb |
| Forsythiae fructus | Forsythienfrüchte | Forsythia Fruit | 연교 | Forsythia Fruit |
| Fritillariae thunbergii bulbus | Kaiserkronenzwiebel | Thunberg Fritillary Bulb | 패모 | Fritillaria Thunbergii Bulb |
| Gardeniae fructus | Gardenienfrüchte | Cape Jasmine Fruit | 치자 | Gardenia Fruit |
| Gastrodiae rhizoma | Himmelshanfwurzelstock | Heavenly Hemp Root | 천마 | Gastrodia Rhizome |
| Ginseng radix | Echte Ginsengwurzel | Ginseng Root | 인삼 | Ginseng |
| Glycyrrhizae radix | Süßholzwurzel | Liquorice Root | 감초 | Licorice |
| Hordei fructus germinatus | Gekeimtes Gerstenkorn | Barley Sprout | 맥아 | – |

| Lateinische Bezeichnung | Deutsche Bezeichnung | Englische Bezeichnung | Koreanischer Name | Englischer Name im Koreanischen Arzneibuch |
|---|---|---|---|---|
| Jujubae fructus | Chinesische Dattel | Chinese Date | 대조 | Jujube |
| Liriopis tuber | Lilientraubenwurzelknolle | Lilyturf Tuber | 맥문동 | Liriope Tuber |
| Lonicerae flos | Geißblattblüten | Japanese Honeysuckle Flower | 금은화 | Lonicera Flower |
| Magnoliae cortex | Echte Magnolienrinde | Officinal Magnolia Bark | 후박 | Magnolia Bark |
| Menthae herba | Chinesische Ackerminze | Peppermint | 박하 | Mentha Herb |
| Mori cortex | Wurzelrinde des weißen Maulbeerbaums | White Mulberry Root-Bark | 상백피 | Mullberry Root Bark |
| Osterici radix | Gebirgsangelikawurzel | Incised Notopterygium Root | 강활 | Ostericum Root |
| Paeoniae moutan cortex | Strauchpaeonienwurzelrinde | Moutan Root Bark | 목단피 | Moutan Root Bark |
| Paeoniae radix alba | Pfingstrosenwurzel | Peony Root | 작약 | Peony Root |
| Perillae folium | Schwarznesselblätter | Perilla Leaf | 자소엽 | Perilla Leaf |
| Persicae semen | Pfirsichsamen | Peach Kernel | 도인 | Peach Kernel |
| Peucedani radix | Haarstrangwurzel | Hogfennel Root | 전호 | – |
| Phellodendri cortex | Amur-Korkbaumrinde | Phellodendron Bark | 황백 | Phellodendron Bark |
| Pinelliae tuber | Mittsommerpflanzenknolle | Pinellia Tuber | 반하 | Pinellia Tuber |
| Platycodonis radix | Ballonblumenwurzel | Platycodon Root | 길경 | Platycodon Root |
| Pogostemonis herba | Cablins-Patchulikraut | Cablin's Patchouli Herb | (광) 곽향 | Pogostemon Herb |
| Ponciri fructus immaturus | Unreife Bitterorange (Bitterzitrone) | Unripened Trifoliate Orange Fruit | 지실 | Poncirus Immaturus Fruit |

| Lateinische Bezeichnung | Deutsche Bezeichnung | Englische Bezeichnung | Koreanischer Name | Englischer Name im Koreanischen Arzneibuch |
|---|---|---|---|---|
| Poria sclerotium | Kokospilz | Indian Bread | 복령 | Poria |
| Puerariae radix | Kopoubohnenwurzel | Kudzuvine Root | 갈근 | Pueraria Root |
| Rehmanniae radix | Rehmanniawurzelknolle | Rehmannia Root | 생지황 | Rehmannia Root |
| Rhei radix | Medizinal-Rhabarberwurzelstock | Rhubarb | 대황 | Rhubarb |
| Saposhnikoviae radix | Windschutzwurzel | Saposhnikovia Root | 방풍 | Saposhnikovia Root |
| Schisandrae fructus | Schisandrafrüchte | Chinese Magnoliavine Fruit | 오미자 | Schisandra Fruit |
| Schizonepetae spica | Katzenminzekraut | Fineleaf Schizonepeta Herb | 형개 | Schizonepeta Herb |
| Scutellariae radix | Baikal-Helmkraut | Baikal Skullcap | 황금 | Scutellaria Root |
| Viticis fructus | Vitexfrüchte | Vitex Fruit | 만형자 | Vitex Fruit |
| Zingiberis rhizoma | Ingwerwurzelstock | Ginger Rhizome | 생강 | Ginger |
| Ziziphi spinosae semen | Stacheljujubensamen | Spine Date Seed | 산조인 | Ziziphus Seed |
| Massa medicata fermentata | Heil-Sauerteig | Medicated Leaven | 신곡 | – |
| Gypsum | Gips | Gypsum | 석고 | Exsiccated Gypsum |
| Natrii sulfas | Glaubersalz, Natriumsulfat | Glauber's Salt | 망초 | – |

# 7 Monographien A bis Z

Kapitel 7 enthält die Prüfvorschriften zu den Drogen in Kapitel 4.

## 7.1 Alismatis rhizoma (澤瀉 / 택사)

Synonyme: Orientalischer Froschlöffelwurzelstock, Oriental Waterplantain Rhizome, Alisma Rhizome
Stammpflanze: *Alisma orientale* (SAM.) JUZ.

### Drogenbeschreibung

| | |
|---|---|
| Makroskopie | Kugelförmig, elliptisch oder eiförmig, 2–7 cm lang und 2–6 cm im Durchmesser; Außenfläche gelblich weiß oder hellgelbbraun, mit unregelmäßigen, ringförmigen, flachen Furchen und zahlreichen dünnen, kleinen, vorstehenden Wurzelnarben; Rhizom leicht; Textur fest; Schnittfläche gelblich weiß, pulverartig, feine Poren |
| Mikroskopie | Keine Angabe |
| Organoleptik | Geruch schwach charakteristisch<br>Geschmack schwach charakteristisch |

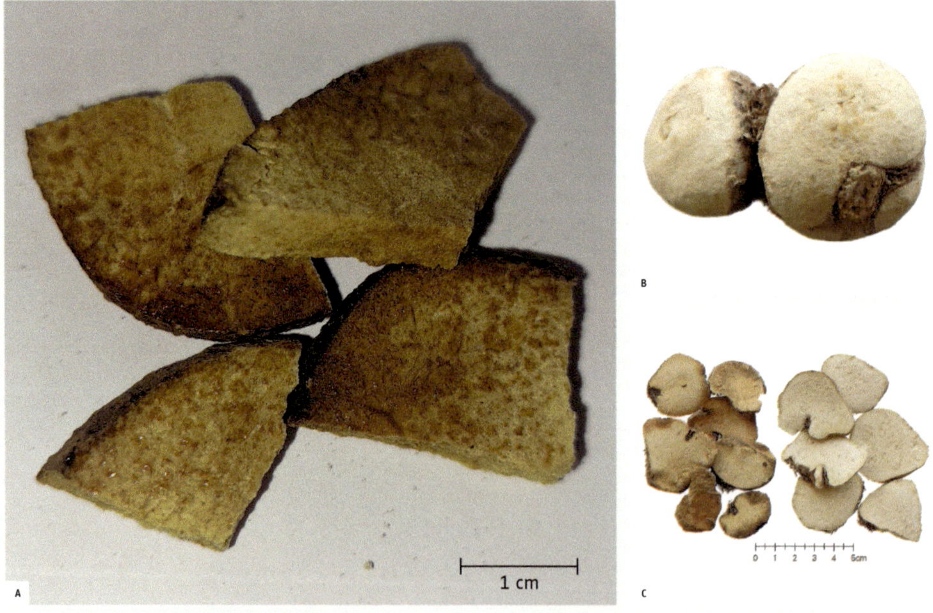


**A** Schnittdroge deutscher Markt, **B** Droge koreanischer Markt, **C** Schnittdroge koreanischer Markt

## Identitätsprüfung (DC)

| | |
|---|---|
| Probenvorbereitung | 1 g zerkleinerte Droge in 10 ml Methanol suspendieren, 15 min im Ultraschallbad 1-mal extrahieren und filtrieren |
| Referenzlösung | 1 mg Alisol B 23-Acetat in 1 ml Methanol |
| DC-Plattentyp | Kieselgel 60 $F_{254}$, Trennbedingungen ▶Kap. 8.1, unkonditioniert |
| Auftragung | Je 10 µl punktförmig, anschließend abblasen und trocknen |
| Fließmittel | Chloroform/Methanol (3:1) |
| Derivatisierung | Mit Anisaldehyd-Schwefelsäure-Reagenz besprühen und bei 105 °C entwickeln |
| Detektion | Mit sichtbarem Licht |
| Auswertung | Vergleichbarkeit der Substanzzonen bezüglich Farbe, Intensität und Lage |

## Reinheit

| | | | |
|---|---|---|---|
| Trocknungsverlust | – | Asche | ≤ 5,0 % |
| Extrahierbarer Anteil | – | Säureunlösliche Asche | – |
| Fremdbestandteile | – | | |

## Gehaltsbestimmung (HPLC)

| | | | |
|---|---|---|---|
| Probenvorbereitung | 0,5 g zerkleinerte Droge in 25 ml Methanol suspendieren, 15 min im Ultraschallbad 1-mal extrahieren und filtrieren | | |
| Referenzlösung | 1 mg Alisol B 23-Acetat in 10 ml Methanol | | |
| Stationäre Phase | C18-Säule 25 cm/4–6 mm/5 µm | UV-VIS 208 nm | Temperatur 25 °C |
| Mobile Phase | Zeit (min) | A Acetonitril | B 0,05 % $H_3PO_4$ |
| Gradient | 0 | 73 | 27 |
| | 30 | 73 | 27 |
| Injektionsvolumen | Probe 10 µl | Referenz 10 µl | Flussrate 1 ml/min |
| Auswertung | Gehalt an Referenzkomponente | | |
| Soll-Gehalt | Alisol B 23-Acetat | $C_{32}H_{50}O_5$ | 514,75 |

# 7.2 Amomi fructus (砂仁 / 사인)

Synonyme: Amomum-villosum-Früchte, Amomum Fruit, Amomum-Früchte (Ph. Eur.)
Stammpflanze: *Amomum villosum* LOUR. oder *A. villosum* LOUR. var. *xanthioides* T. L. WU et SENJEN

## Drogenbeschreibung

| | | |
|---|---|---|
| **Makroskopie** | Ellipsoide oder eiförmige Frucht; 3-teilig; 15–20 mm lang und 10–15 mm im Durchmesser; Außenfläche hellbraun, dicht mit stacheligen Vorsprüngen bedeckt; Basis oft mit Fruchtstiel; Perikarp dünn und weich; Fruchtzentrum durch weiße Septen in 3 Räume unterteilt mit je 5–26 Samen; Samen unregelmäßig polyedrisch, etwa 3 mm im Durchmesser; äußere Oberfläche rotbraun oder dunkelbraun; äußere Schicht hellbraun; Textur hart; Endosperm grauweiß | |
| **Mikroskopie** | Keine Angabe | |
| **Organoleptik** | Geruch charakteristisch | Geschmack schwach bitter, scharf, kühlend |

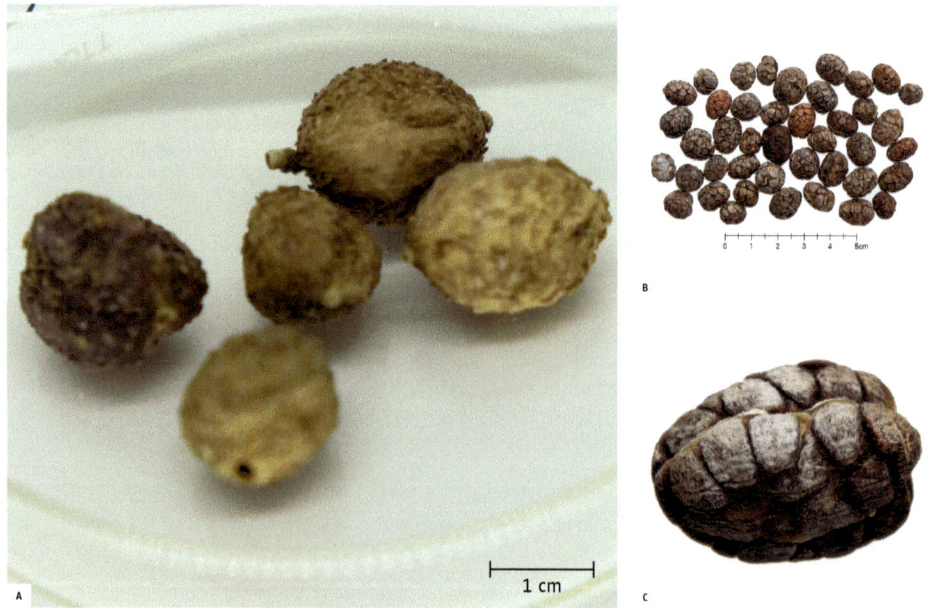


A Droge deutscher Markt, B Droge koreanischer Markt, C Droge koreanischer Markt (Detailansicht)

## Identitätsprüfung (DC)

| | |
|---|---|
| Probenvorbereitung | 1 g zerkleinerte Droge in 20 ml Methanol suspendieren, 15 min im Ultraschallbad 1-mal extrahieren und filtrieren |
| Referenzlösung | 1 mg Campher in 10 ml Methanol lösen |
| DC-Plattentyp | Kieselgel 60 $F_{254}$, Trennbedingungen ▶ Kap. 8.1, unkonditioniert |
| Auftragung | Je 10 µl punktförmig, anschließend abblasen und trocknen |
| Fließmittel | Toluol/Ethylacetat/Essigsäure (45:10:1) |
| Derivatisierung | Mit Anisaldehyd-Schwefelsäure-Reagenz besprühen und bei 105 °C entwickeln |
| Detektion | Mit sichtbarem Licht |
| Auswertung | Vergleichbarkeit der Substanzzonen bezüglich Farbe, Intensität und Lage |

## Reinheit

| | | | |
|---|---|---|---|
| Trocknungsverlust | – | Asche | ≤ 9,0 % |
| Extrahierbarer Anteil | – | Säureunlösliche Asche | ≤ 3,0 % |
| Fremdbestandteile | – | Ätherischöl-Gehalt | ≥ 0,6 ml (30 g) |

## Gehaltsbestimmung (HPLC)

| | | | |
|---|---|---|---|
| Probenvorbereitung | 1 g zerkleinerte Droge in 20 ml Methanol suspendieren, 15 min im Ultraschallbad 1-mal extrahieren und filtrieren; Rückstand 2-mal mit je 10 ml Methanol, 15 min im Ultraschallbad 1-mal extrahieren und filtrieren; Extrakte vereinigen und auf 50 ml mit Methanol auffüllen | | |
| Referenzlösung | 1 mg Campher in 10 ml Methanol lösen | | |
| Stationäre Phase | C18-Säule 25 cm/4–6 mm/5 µm | UV-VIS 290 nm | Temperatur 25 °C |
| Mobile Phase | Zeit (min) | A Acetonitril | B 0,05 % $H_3PO_4$ |
| Gradient | 0 | 50 | 50 |
| | 10 | 50 | 50 |
| | 20 | 90 | 10 |
| | 25 | 90 | 10 |
| Injektionsvolumen | Probe 20 µl | Referenz 20 µl | Flussrate 1 ml/min |
| Auswertung | Gehalt an Referenzkomponente | | |
| Soll-Gehalt | Campher | $C_{16}H_{10}O$ | 152,23 |

# 7.3 Anemarrhenae rhizoma (知母 / 지모)

Synonyme: Muttergedenken-Wurzelstock, Anemarrhena Rhizome, Anemarrhena-asphodeloides-Wurzelstock (Ph. Eur.)
Stammpflanze: *Anemarrhena asphodeloides* BUNGE

## Drogenbeschreibung

| | | |
|---|---|---|
| **Makroskopie** | Flaches, stabförmiges Rhizom; leicht gebogen; 3–15 cm lang und 5–15 mm im Durchmesser; Außenfläche gelblich braun bis braun; Oberseite mit einer Längsfurche und haarähnlichen Resten oder Narben der Blattscheide; Unterseite mit Wurzelnarben in Form zahlreicher runder fleckenartiger Vertiefungen; leicht und leicht zu brechen; Bruchfläche hellgelbbraun; Querschnitt mit extrem engem Kortex und porösem Mark mit vielen unregelmäßig gestreuten Gefäßbündeln | |
| **Mikroskopie** | Querschnitt des Phelloderms mit mehreren Schichten Korkzellen und flachen, rechteckigen Zellen; Gefäßbündelscheide mit leicht verdickter Zellwand; manchmal leicht verholzt; im Inneren des Parenchyms mit Calciumoxalat-Raphiden-Bündeln, die säulenförmig über das Parenchym um die Gefäßbündel herum verteilt sind; Parenchymzellen mit fettigen Öltropfen | |
| **Organoleptik** | Geruch schwach charakteristisch | Geschmack schwach süß, schleimig, im Anschluss bitter |

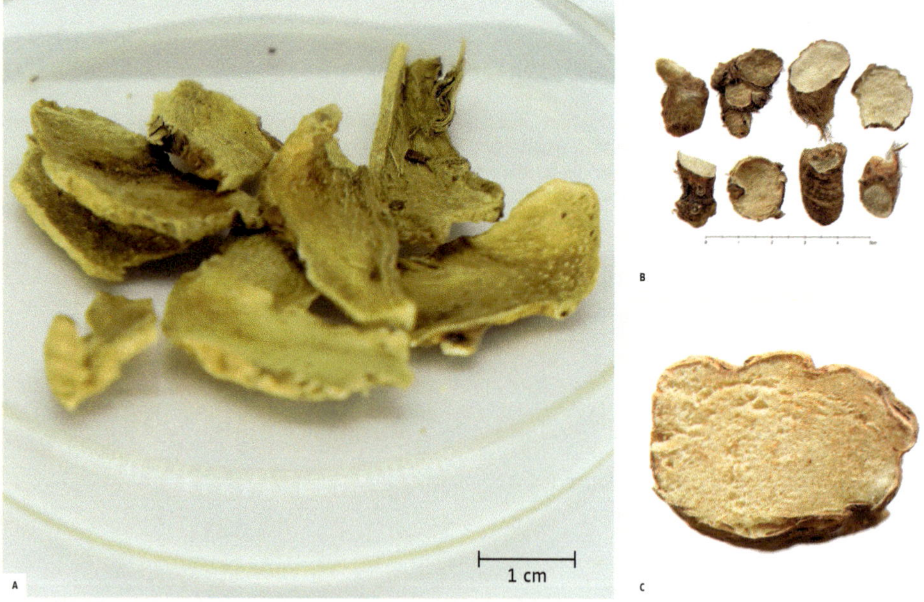


A Droge deutscher Markt, B Droge koreanischer Markt, C Droge koreanischer Markt (Detailansicht)

## Identitätsprüfung (DC)

| | |
|---|---|
| Probenvorbereitung | 0,5 g zerkleinerte Droge in 10 ml Ethanol 70 % suspendieren, 15 min im Ultraschallbad 1-mal extrahieren und filtrieren |
| Referenzlösung | 1 mg Mangiferin in 10 ml Ethanol 70 % lösen |
| DC-Plattentyp | Kieselgel 60 $F_{254}$, Trennbedingungen ▶ Kap. 8.1, unkonditioniert |
| Auftragung | Je 5 µl punktförmig, anschließend abblasen und trocknen |
| Fließmittel | Ethylacetat/Ameisensäure/Essigsäure/Wasser (100:11:11:27) |
| Derivatisierung | – |
| Detektion | Mit UV-Licht bei 366 nm |
| Auswertung | Vergleichbarkeit der Substanzzonen bezüglich Farbe, Intensität und Lage |

## Reinheit

| | | | |
|---|---|---|---|
| Trocknungsverlust | – | Asche | ≤ 7,0 % |
| Extrahierbarer Anteil | – | Säureunlösliche Asche | ≤ 2,5 % |
| Fremdbestandteile (Blattfasern und sonstige) | ≤ 3,0 % | | |

## Gehaltsbestimmung (HPLC)

| | | | |
|---|---|---|---|
| Probenvorbereitung | 0,05 g zerkleinerte Droge in 10 ml Ethanol 70 % suspendieren, 60 min im Ultraschallbad 1-mal extrahieren und filtrieren | | |
| Referenzlösung | 1 mg Mangiferin in 10 ml Ethanol 70 % lösen | | |
| Stationäre Phase | C18-Säule 25 cm/4–6 mm/5 µm | UV-VIS 260 nm | Temperatur 25 °C |
| Mobile Phase | Zeit (min) | A Acetonitril | B 0,05 % $H_3PO_4$ |
| Gradient | 0 | 10 | 90 |
| | 4 | 20 | 80 |
| | 6 | 40 | 60 |
| | 10 | 50 | 50 |
| | 16 | 100 | 0 |
| | 22 | 100 | 0 |
| Injektionsvolumen | Probe 10 µl | Referenz 10 µl | Flussrate 1 ml/min |
| Auswertung | Gehalt an Referenzkomponente | | |
| Soll-Gehalt | Mangiferin | $C_{19}H_{18}O_{11}$ | 422,33 (≥ 0,7 %) |

7

## 7.4 Angelicae dahuricae radix (白芷 / 백지)

Synonyme: Sibirische Engelwurz, Angelica Dahurica Root, Angelica-dahurica-Wurzel (Ph. Eur.)
Stammpflanze: *Angelica dahurica* BENTH. & HOOK.F. oder *A. dahurica* BENTH. & HOOK.F. var. *formosana* SHAN et YUAN

### Drogenbeschreibung

| | | |
|---|---|---|
| **Makroskopie** | Hauptwurzel, von der viele Langwurzeln verzweigt und fast fusiform sind; 10–25 cm lang und 15–25 mm im Durchmesser; Außenfläche graubraun bis dunkelbraun, mit Längsfalten und zahlreichen Narben von Wurzeln seitlich verlängert und vorstehend; im Querschnitt außen grauweiß und in der Mitte dunkelbraun | |
| **Mikroskopie** | Im Querschnitt Gefäße und die radial aus dem Zentrum entwickelten medullären Strahlen, viele Stärkekörner und Calciumoxalatdrusen in Parenchymzellen | |
| **Organoleptik** | Geruch charakteristisch | Geschmack schwach bitter |

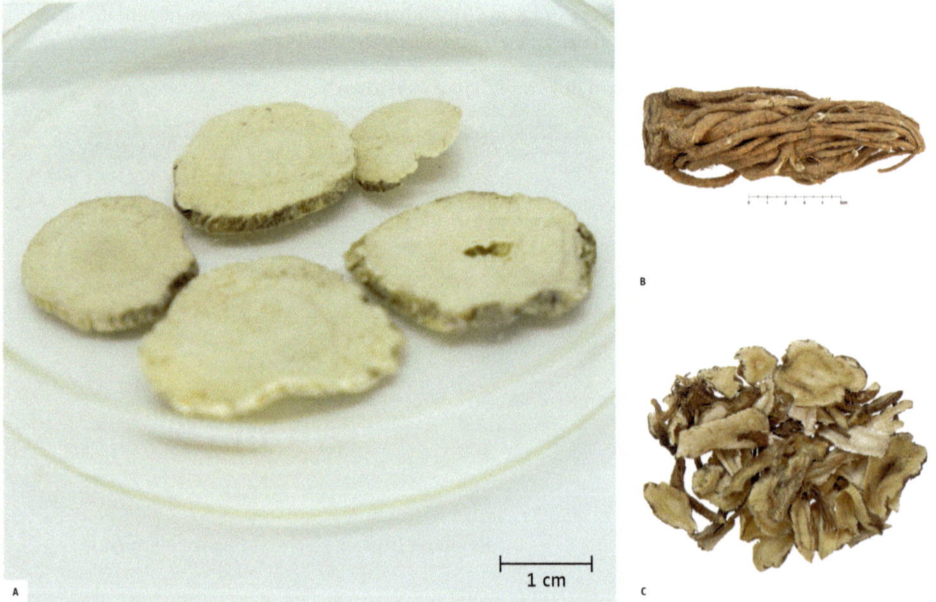


**A** Schnittdroge deutscher Markt, **B** Ganzdroge koreanischer Markt, **C** Schnittdroge koreanischer Markt

## Identitätsprüfung (DC)

| | |
|---|---|
| Probenvorbereitung | 1 g zerkleinerte Droge in 20 ml Methanol suspendieren, 15 min im Ultraschallbad 1-mal extrahieren und filtrieren |
| Referenzlösung | 1 mg Oxypeucedanin in 10 ml Methanol<br>1 mg Imperatorin in 10 ml Methanol<br>1 mg Isoimperatorin in 10 ml Methanol lösen |
| DC-Plattentyp | Kieselgel 60 $F_{254}$, Trennbedingungen ▶ Kap. 8.1, unkonditioniert |
| Auftragung | Je 2 µl punktförmig, anschließend abblasen und trocknen |
| Fließmittel | Toluol/Ethylacetat/Essigsäure (45:10:1) |
| Derivatisierung | – |
| Detektion | Mit UV-Licht bei 366 nm |
| Auswertung | Vergleichbarkeit der Substanzzonen bezüglich Farbe, Intensität und Lage |

## Reinheit

| | | | |
|---|---|---|---|
| Trocknungsverlust | – | Asche | ≤ 7,0 % |
| Extrahierbarer Anteil | ≥ 25,0 % in Ethanol | Säureunlösliche Asche | ≤ 2,0 % |
| Fremdbestandteile (Blattscheide) | ≤ 3,0 % | Fremdbestandteile (nicht Blattscheide) | ≤ 1,0 % |

## Gehaltsbestimmung (HPLC)

| | | | |
|---|---|---|---|
| Probenvorbereitung | 1 g zerkleinerte Droge in 50 ml Methanol suspendieren, 60 min im Ultraschallbad 1-mal extrahieren und filtrieren; Rückstand mit 50 ml Methanol 60 min im Ultraschallbad 1-mal extrahieren und filtrieren, Extrakte vereinigen und auf 10 ml einengen | | |
| Referenzlösung | 1 mg Oxypeucedanin in 10 ml Methanol<br>1 mg Imperatorin in 10 ml Methanol<br>1 mg Isoimperatorin in 10 ml Methanol | | |
| Stationäre Phase | C18-Säule<br>25 cm/4–6 mm/5 µm | UV-VIS 254 nm | Temperatur 25 °C |
| Mobile Phase | Zeit (min) | A Acetonitril | B 0,05 % $H_3PO_4$ |
| Gradient | 0 | 65 | 35 |
| | 30 | 65 | 35 |
| Injektionsvolumen | Probe 10 µl | Referenz 10 µl | Flussrate 1 ml/min |
| Auswertung | Gehalt an Referenzkomponenten | | |
| Soll Gehalt | Oxypeucedanin | $C_{16}H_{14}O_5$ | 286,29 |
| | Imperatorin | $C_{16}H_{14}O_4$ | 270,29 |
| | Isoimperatorin | $C_{16}H_{14}O_4$ | 270,29 (Σ ≥ 0,7 %) |

7

## 7.5 Angelicae gigantis radix (當歸 / 당귀)

Synonyme: Rote Engelwurzwurzel, Angelica Gigas Root
Stammpflanze: *Angelica gigas* NAKAI

### Drogenbeschreibung

| | |
|---|---|
| **Makroskopie** | Konische Wurzel, meist verzweigt, 15–25 cm Länge und 2–5 cm Durchmesser; Außenfläche hellgelbbraun bis schwarzbraun mit unregelmäßigen Längsfalten; Wurzelkrone breit, meist mit Resten von Stielen und Blättern; Textur hart, aber zerbrechlich; Bruchfläche weist einen hellbraunen oder gelblich braunen, relativ dünnen Kortex mit zahlreichen Spalten auf; Xylem weiß oder gelblich weiß |
| **Mikroskopie** | Querschnitt: Kork, bestehend aus 5–6 Schichten quer ausgerichteter Zellen; rechteckige Parenchymzellen vom primären Kortex bis zum Xylem mit zahlreichen Stärkekörnern; Kortex mit schizogenem interzellulärem Raum; Sekundärkanal mit gelbbraunen Bestandteilen und Bastfaserbündeln; Gefäß skalariform oder spiralig |
| **Organoleptik** | Geruch schwach charakteristisch Geschmack schwach bitter, süßlich |

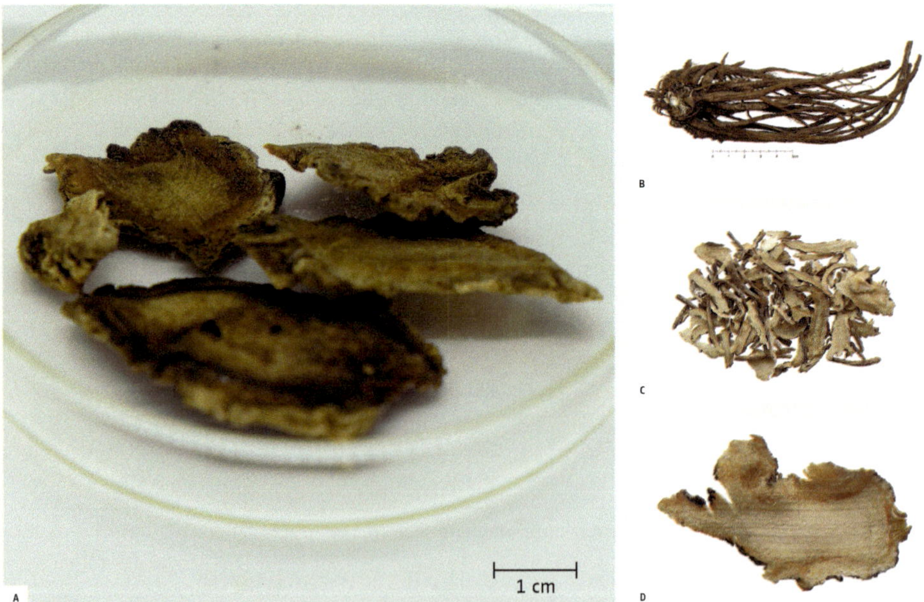


**A** Schnittdroge deutscher Markt, **B** Ganzdroge koreanischer Markt, **C** Schnittdroge koreanischer Markt, **D** Schnittdroge koreanischer Markt (Detailansicht)

## Identitätsprüfung (DC)

| | |
|---|---|
| Probenvorbereitung | 0,5 g zerkleinerte Droge in 10 ml Methanol suspendieren, 15 min im Ultraschallbad 1-mal extrahieren und filtrieren |
| Referenzlösung | 1 mg Nodakenin in 10 ml Methanol |
| DC-Plattentyp | Kieselgel 60 $F_{254}$, Trennbedingungen ▶ Kap. 8.1, unkonditioniert |
| Auftragung | Je 5 µl punktförmig, anschließend abblasen und trocknen |
| Fließmittel | Ethylacetat/Methanol/Wasser (100:17:13) |
| Detektion | Mit UV-Licht bei 366 nm |
| Auswertung | Vergleichbarkeit der Substanzzonen bezüglich Farbe, Intensität und Lage |

## Reinheit

| | | | |
|---|---|---|---|
| Trocknungsverlust | – | Asche | ≤ 6,0 % |
| Extrahierbarer Anteil | – | Säureunlösliche Asche | – |
| Fremdbestandteile (Stängel und Holz) | ≤ 5,0 % | Fremdbestandteile (sonstige) | ≤ 1,0 % |

## Gehaltsbestimmung (HPLC)

| | | | |
|---|---|---|---|
| Probenvorbereitung | 0,5 g zerkleinerte Droge in 20 ml Methanol suspendieren, 15 min im Ultraschallbad 1-mal extrahieren und filtrieren; Rückstand mit 20 ml Methanol 15 min im Ultraschallbad 1-mal extrahieren und filtrieren; Extrakte vereinigen und auf 50 ml mit Methanol auffüllen | | |
| Referenzlösung | 1 mg Nodakenin in 10 ml Methanol<br>2 mg Decursin in 10 ml Methanol | | |
| Stationäre Phase | C18-Säule<br>25 cm/4–6 mm/5 µm | UV-VIS 330 nm | Temperatur 25 °C |
| Mobile Phase | Zeit (min) | A Acetonitril | B 0,05 % $H_3PO_4$ |
| Gradient | 0 | 20 | 80 |
| | 3 | 20 | 80 |
| | 8 | 30 | 70 |
| | 18 | 30 | 70 |
| | 19 | 50 | 50 |
| | 40 | 50 | 50 |
| Injektionsvolumen | Probe 10 µl | Referenz 10 µl | Flussrate 1 ml/min |
| Auswertung | Gehalt an Referenzkomponente; Decursin- und Decursinolangelat-Peak zusammengenommen (relative Retentionszeit von Decursinolangelat zu Decursin = 1,02) | | |
| Soll-Gehalt | Nodakenin | $C_{20}H_{24}O_9$ | 408,40 |
| | Decursin | $C_{19}H_{20}O_5$ | 328,36 |
| | Decursinolangelat | $C_{19}H_{20}O_5$ | 328,36 (Σ ≥ 6,0 %) |

7

## 7.6 Araliae continentalis radix (獨活 / 독활)

Synonyme: Aralienwurzel, Manchurian Spikenard Root, Aralia Continentalis Root
Stammpflanze: *Aralia continentalis* KITAG.

### Drogenbeschreibung

| | | |
|---|---|---|
| **Makroskopie** | Wurzel, lang, zylindrisch bis stabförmig; 10–30 cm lang und 5–20 mm im Durchmesser; Außenfläche grauweiß bis graubraun, mit Längsfalten und Wurzelnarben; Bruchfläche faserig mit hellgelbem Mark; Textur leicht und locker | |
| **Mikroskopie** | Querschnitt: Harzkanal mit Sekretzellen im Kollenchym; Kambium aus 3–5 Zellreihen; Markstrahlen mit Phloem verbunden | |
| **Organoleptik** | Geruch charakteristisch | Geschmack unangenehm, schwach bitter |

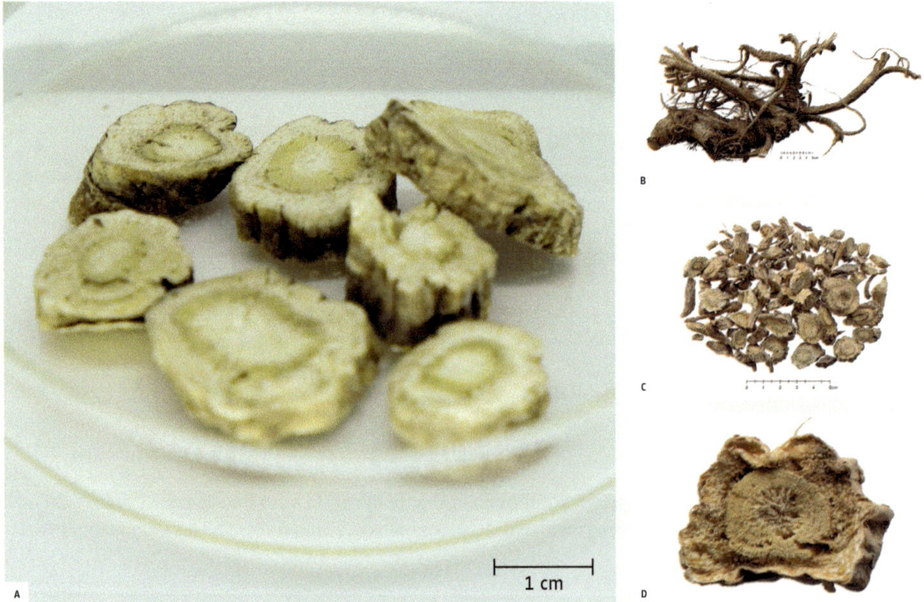


A Schnittdroge deutscher Markt, B Ganzdroge koreanischer Markt, C Schnittdroge koreanischer Markt, D Detailansicht koreanischer Markt

## Identitätsprüfung (DC)

| | |
|---|---|
| Probenvorbereitung | 1 g zerkleinerte Droge in 10 ml Methanol suspendieren, 60 min im Ultraschallbad 1-mal extrahieren und filtrieren |
| Referenzlösung | 1 g zerkleinerte Referenzdroge in 10 ml Methanol suspendieren, 60 min im Ultraschallbad 1-mal extrahieren und filtrieren |
| DC-Plattentyp | Kieselgel 60 $F_{254}$, Trennbedingungen ▶ Kap. 8.1, unkonditioniert |
| Auftragung | Je 5 µl punktförmig, anschließend abblasen und trocknen |
| Fließmittel | n-Hexan/Ethylacetat (2:1) |
| Derivatisierung | Mit Anisaldehyd-Schwefelsäure-Reagenz besprühen und bei 105 °C entwickeln |
| Detektion | Mit sichtbarem Licht |
| Auswertung | Vergleichbarkeit der Substanzzonen bezüglich Farbe, Intensität und Lage |

## Reinheit

| | | | |
|---|---|---|---|
| Trocknungsverlust | < 12,0 % (in 6 h) | Asche | ≤ 9,0 % |
| Extrahierbarer Anteil | – | Säureunlösliche Asche | ≤ 2,0 % |
| Fremdbestandteile | – | | |

## Gehaltsbestimmung (HPLC)

| | | | |
|---|---|---|---|
| Probenvorbereitung | 0,2 g zerkleinerte Droge in 10 ml Methanol suspendieren, 60 min im Ultraschallbad 1-mal extrahieren und filtrieren; Rückstand 2-mal mit je 15 ml Methanol 30 min im Ultraschallbad 1-mal extrahieren und filtrieren; Extrakte vereinigen und auf 50 ml mit Methanol auffüllen | | |
| Referenzlösung | 2 mg Continentalsäure in 10 ml Methanol<br>2 mg Kaurensäure in 10 ml Methanol | | |
| Stationäre Phase | C18-Säule<br>25 cm/4–6 mm/5 µm | UV-VIS 205 nm | Temperatur 25 °C |
| Mobile Phase | Zeit (min) | A Acetonitril | B 0,05 % $H_3PO_4$ |
| Gradient | 0 | 65 | 35 |
| | 30 | 65 | 35 |
| Injektionsvolumen | Probe 10 µl | Referenz 10 µl | Flussrate 1,5 ml/min |
| Auswertung | Gehalt an Referenzkomponente | | |
| Soll-Gehalt | Continentalsäure | $C_{20}H_{30}O_2$ | 302,04 |
| | Kaurensäure | $C_{20}H_{30}O_2$ | 302,04 (Σ ≥ 0,4 %) |

7

# 7.7 Armeniacae semen (杏仁 / 행인)

Synonyme: Aprikosenkerne, Apricot Kernel
Stammpflanze: *Prunus armeniaca* L., *P. armeniaca* L. var. *ansu* MAXIM., *P. sibirica* L. oder *P. mandshurica* KOEHNE var. *glabra* NAKAI

## Drogenbeschreibung

| | | |
|---|---|---|
| **Makroskopie** | Abgeflachte eiförmige Samen, 10–18 mm lang, 8–13 mm breit und 4–7 mm dick; ein Ende ist spitz und das andere Ende ist abgerundet, verdickt und asymmetrisch; kurzes, lineares Hilum auf der einen Seite des spitzen Endes und die Chalaza am runden Ende; Samenschale braun, Oberfläche mit epidermalen Zellen, die durch Reiben leicht abnehmbar sind; tiefbraune Gefäßmuster von der Chalaza nach oben; Samenschale und das helltransluzente weiße Eiweiß trennen sich leicht vom Keimblatt, wenn sie in heißem Wasser enthärtet werden; zwei Kotyledonen, milchig weiß und ölig | |
| **Mikroskopie** | Querschnitt mit einer Reihe von epidermalen Zellen auf der Außenseite, darunter gelbe gleichförmige Steinzellen, eckig, 60–90 µm im Durchmesser, mit gleichmäßig verdickter Zellwand; Zellmembran an der Spitze deutlich verdickt; im unteren Teil Zellen in einer faltigen Nährstoffschicht mit dünnen, kleinen Gefäßbündeln; Unterhaut aus einer Reihe mit gelben Substanzen; Perisperm aus mehreren Reihen von degeneriertem Parenchym und das Endosperm mit einer Reihe von rechteckigen Zellen, die Aleuronkörner und fettes Öl enthalten | |
| **Organoleptik** | Geruch geruchlos | Geschmack bitter |

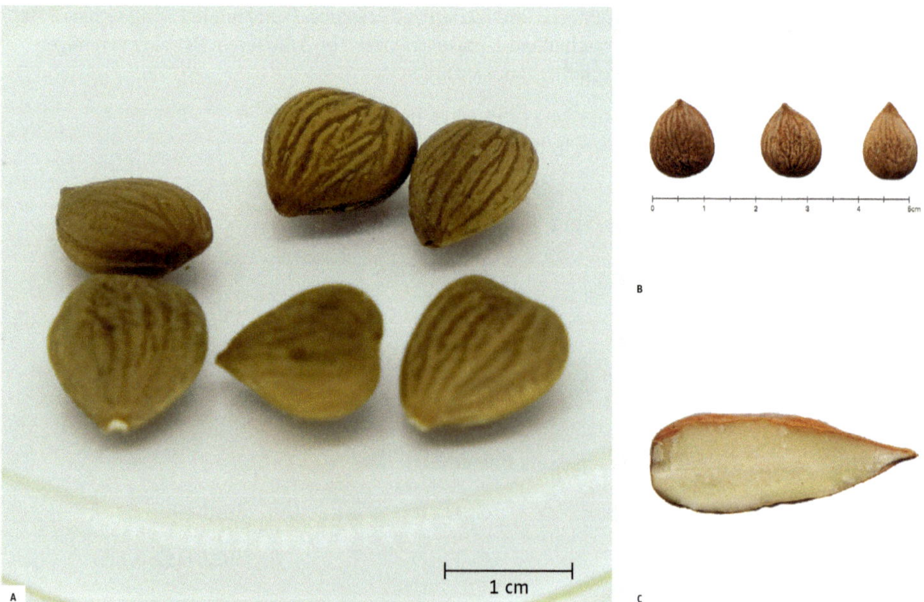


**A** Ganzdroge deutscher Markt, **B** Ganzdroge koreanischer Markt, **C** Detailansicht koreanischer Markt

## Identitätsprüfung (DC)

| | |
|---|---|
| Probenvorbereitung | 1 g zerkleinerte Droge in 10 ml Methanol suspendieren, 10 min im Ultraschallbad 1-mal extrahieren und filtrieren |
| Referenzlösung | 2 mg Amygdalin in 1 ml Methanol |
| DC-Plattentyp | Kieselgel 60 $F_{254}$, Trennbedingungen ▶ Kap. 8.1, unkonditioniert |
| Auftragung | Je 10 µl punktförmig, anschließend abblasen und trocknen |
| Fließmittel | Ethylacetat/Methanol/Wasser (7:3:1) |
| Derivatisierung | Mit Schwefelsäure 10 % besprühen und bei 105 °C entwickeln |
| Detektion | Mit sichtbarem Licht |
| Auswertung | Vergleichbarkeit der Substanzzonen bezüglich Farbe, Intensität und Lage |

## Reinheit

| | | | |
|---|---|---|---|
| Trocknungsverlust | – | Asche | – |
| Extrahierbarer Anteil | – | Säureunlösliche Asche | – |
| Fremdbestandteile | kein Enodkarp | | |

## Gehaltsbestimmung (HPLC)

| | | | |
|---|---|---|---|
| Probenvorbereitung | 0,5 g zerkleinerte Droge in 50 ml Petrolether (60–90 °C) suspendieren, 60 min im Ultraschallbad 1-mal extrahieren und filtrieren; den abgetrennten Petrolether verwerfen; Rückstand trocknen, anschließend in 50 ml Methanol suspendieren, 60 min im Ultraschallbad 1-mal extrahieren und filtrieren; Extrakt auf 50 ml mit Methanol auffüllen; wenn nötig, Probelösung entsprechend verdünnen | | |
| Referenzlösung | 1 mg Amygdalin in 10 ml Methanol | | |
| Stationäre Phase | C18-Säule 25 cm/4–6 mm/5 µm | UV-VIS 214 nm | Temperatur 25 °C |
| Mobile Phase | Zeit (min) | A Methanol | B 0,05 % $H_3PO_4$ |
| Gradient | 0 | 20 | 80 |
| | 30 | 20 | 80 |
| Injektionsvolumen | Probe 10 µl | Referenz 10 µl | Flussrate 1 ml/min |
| Auswertung | Gehalt an Referenzkomponente | | |
| Soll-Gehalt | Amygdalin | $C_{20}H_{27}NO_{11}$ | 457,43 (≥ 3,0 %) |

7

# 7.8 Asiasari radix et rhizoma (細辛 / 세신)

**Synonyme:** Chinesische Haselwurz, Manchurian Wildginger, Asiasarum Herb and Root
**Stammpflanze:** *Asiasarum heterotropoides* F.MAEK. var. *mandshuricum* F.MAEK oder *A. sieboldii* Miq. var. *seoulense* NAKAI

Aristolochiasäurenhaltige Droge: Bestimmung gemäß ISO 19609 (▶ Kap. 6.2.4)!

## Drogenbeschreibung

| | |
|---|---|
| **Makroskopie** | Wurzel und Rhizom zu einer einzigen Masse gerollt; Rhizom als unregelmäßige Zylinder, kurz verzweigt, 1–10 cm lang und 0,2–0,4 cm im Durchmesser; Außenfläche graubraun mit ringförmigen Knoten, schalenförmige Stammnarben am verzweigten Ende; Wurzel dünn und lang, auf dem Rhizomknoten, 10–20 cm lang und 0,1 cm im Durchmesser; Außenfläche der Wurzel graugelb, glatt gestreckt oder faltig und mit Nebenwurzeln bzw. Wurzelnarben; Textur zerbrechlich und leicht zu schneiden; Schnittfläche glatt, gelblich weiß oder weiß |
| **Mikroskopie** | Querschnitt: Rinde, Zellen einreihig; Kortex aus 10–17 Zellschichten und der intrazelluläre Raum ist unterschiedlich; Zellen in der Außenschicht dicht selten mit gelbem oder gelbbraunem Inhalt; Kortex mit zahlreichen verstreuten Ölzellen, deren Wände suberifiziert sind; Parenchymzellen der Rinde mit Stärkekörnern; Sekundärgewebe nicht entwickelt, primäres Xylem diarch zu triarch mit 13–27 Gefäßen; unter den Phloembündeln 1–3 große Parenchymzellen sichtbar, von Phloemzellen umgeben; *Asiasarum sieboldii*, hat aber 25–43 Gefäße an der Spitze der Wurzel |
| **Organoleptik** | Geruch charakteristisch — Geschmack stechend, leicht betäubend |

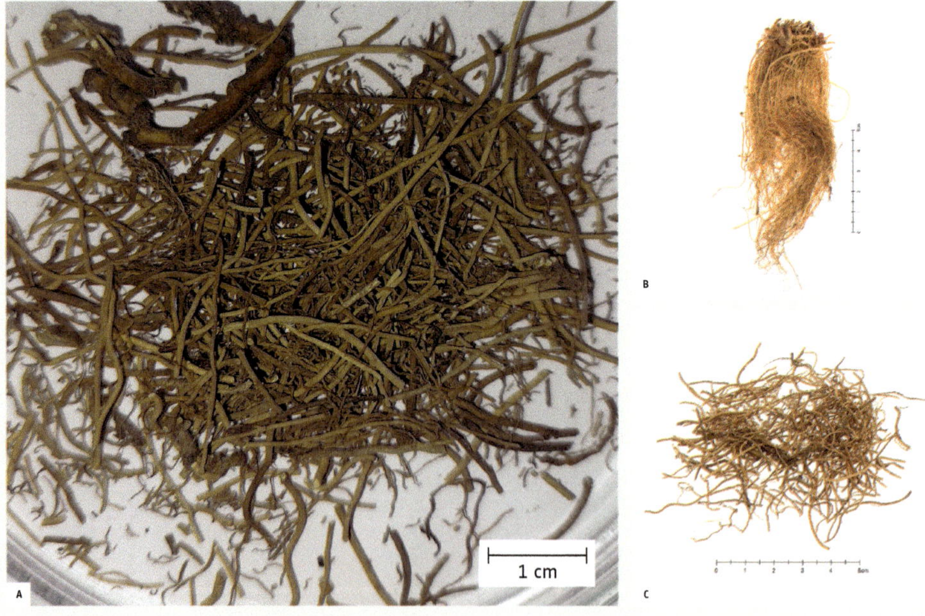


**A** Schnittdroge deutscher Markt, **B** Droge koreanischer Markt, **C** Schnittdroge koreanischer Markt

## Identitätsprüfung (DC)

| | |
|---|---|
| Probenvorbereitung | 1 g zerkleinerte Droge in 10 ml Methanol suspendieren, 15 min im Ultraschallbad 1-mal extrahieren und filtrieren |
| Referenzlösung | 1 mg Methyleugenol in 10 ml Methanol |
| DC-Plattentyp | Kieselgel 60 $F_{254}$, Trennbedingungen ▶ Kap. 8.1, unkonditioniert |
| Auftragung | Je 10 µl punktförmig, anschließend abblasen und trocknen |
| Fließmittel | Toluol/Ethylacetat/Essigsäure (19:1:1) |
| Derivatisierung | Mit Anisaldehyd-Schwefelsäure-Reagenz besprühen und bei 105 °C entwickeln |
| Detektion | Mit sichtbarem Licht |
| Auswertung | Vergleichbarkeit der Substanzzonen bezüglich Farbe, Intensität und Lage |

## Reinheit

| | | | |
|---|---|---|---|
| Trocknungsverlust | – | Asche | ≤ 10,0 % |
| Extrahierbarer Anteil | – | Säureunlösliche Asche | ≤ 3,0 % |
| Fremdbestandteile | – | Ätherischöl-Gehalt | ≥ 0,6 ml (30 g) |

## Gehaltsbestimmung (HPLC)

| | | | |
|---|---|---|---|
| Probenvorbereitung | 1 g zerkleinerte Droge in 10 ml Methanol suspendieren, 15 min im Ultraschallbad 1-mal extrahieren und filtrieren; Rückstand 2-mal mit je 10 ml Methanol 15 min im Ultraschallbad 1-mal extrahieren und filtrieren; Extrakte vereinigen und auf 5 ml einengen | | |
| Referenzlösung | 1 mg Methyleugenol in 10 ml Methanol | | |
| Stationäre Phase | C18-Säule 25 cm/4–6 mm/5 µm | UV-VIS 254 nm | Temperatur 25 °C |
| Mobile Phase | Zeit (min) | A Acetonitril | B 0,05 % $H_3PO_4$ |
| Gradient | 0 | 45 | 55 |
| | 30 | 45 | 55 |
| Injektionsvolumen | Probe 20 µl | Referenz 10 µl | Flussrate 1 ml/min |
| Auswertung | Gehalt an Referenzkomponente | | |
| Soll-Gehalt | Methyleugenol | $C_{11}H_{14}O_2$ | 178,23 |

7

## 7.9 Astragali radix (黃芪 / 황기)

Synonyme: Tragantwurzel, Milkvetch Root, Astragalus Root, Chinesischer-Tragant-Wurzel (Ph. Eur.)
Stammpflanze: *Astragalus membranaceus* BUNGE oder *A. membranaceus* BUNGE var. *mongholicus* HSIAO

### Drogenbeschreibung

| | | |
|---|---|---|
| **Makroskopie** | Zylindrische Wurzel, 30–100 cm lang und 7–20 mm im Durchmesser, mit kleinen Basen der Seitenwurzeln auf der Oberfläche; Außenfläche hellgraugelb bis hellgelbbraun und mit unregelmäßigen, verstreuten Längsfalten und horizontallentizellenartigen Mustern bedeckt; Textur dicht und schwierig zu brechen; Bruchfläche faserig; im Querschnitt eine äußere Schicht aus Periderm, Kortex hellgelblich weiß | |
| **Mikroskopie** | Xylem hellgelb und um das Kambium bräunlich; Dicke des Kortex etwa ein Drittel bis die Hälfte des Durchmessers des Xylems; der weiße Markstrahl verläuft vom Xylem bis zum Kortex in dünnen Wurzeln, bei dicken Wurzeln mit Rissen in den Strahlen; normalerweise ist das Mark nicht erkennbar | |
| **Organoleptik** | Geruch charakteristisch | Geschmack süß |

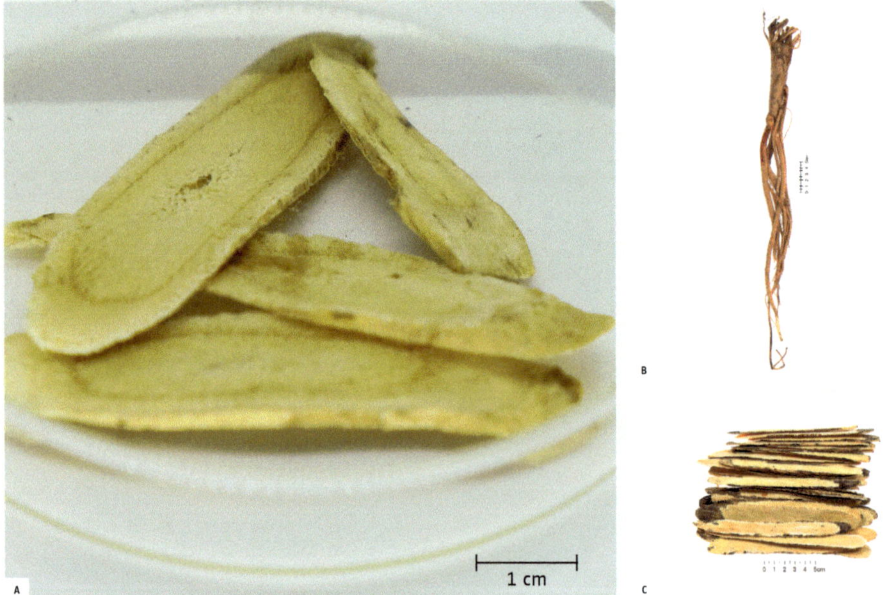


**A** Schnittdroge deutscher Markt, **B** Ganzdroge koreanischer Markt, **C** Schnittdroge koreanischer Markt

## Identitätsprüfung (DC)

| | |
|---|---|
| Probenvorbereitung | 2 g zerkleinerte Droge in 20 ml Methanol suspendieren, 15 min im Ultraschallbad 1-mal extrahieren und filtrieren; Extrakt bis zur Trockenheit eindampfen und in 1 ml Methanol lösen |
| Referenzlösung | 1 mg Calycosin-7-O-β-D-glucosid in 10 ml Methanol |
| DC-Plattentyp | Kieselgel 60 $F_{254}$, Trennbedingungen ▶ Kap. 8.1, unkonditioniert |
| Auftragung | Je 10 µl punktförmig, anschließend abblasen und trocknen |
| Fließmittel | Ethylacetat/Essigsäure/Ameisensäure/Wasser (100:11:11:27) |
| Derivatisierung | Mit ethanolischer $AlCl_3$-Lsg. 1 % besprühen und bei 105 °C entwickeln |
| Detektion | Mit UV-Licht bei 366 nm |
| Auswertung | Vergleichbarkeit der Substanzzonen bezüglich Farbe, Intensität und Lage |

## Reinheit

| | | | |
|---|---|---|---|
| Trocknungsverlust | ≤ 13,0 % (6 h) | Asche | ≤ 5,0 % |
| Extrahierbarer Anteil | – | Säureunlösliche Asche | ≤ 1,0 % |
| Extrahierbarer Anteil | – | | |
| Fremdbestandteile z. B. Süßkleewurzel (Hedysarum) | *Astragalus* enthält unter einem Mikroskop betrachtet keine Oxalat-Solitärkristalle außerhalb der Faserbündel | | |

## Gehaltsbestimmung (HPLC)

| | | | |
|---|---|---|---|
| Probenvorbereitung | 1 g zerkleinerte Droge in 50 ml Methanol suspendieren, 15 min im Ultraschallbad 1-mal extrahieren; wenn nötig, mit Methanol wieder auf 50 ml ergänzen und filtrieren; 25 ml des Filtrats nehmen, zu 5 ml einengen und filtrieren | | |
| Referenzlösung | 1 mg Calycosin-7-O-β-D-glucosid in 10 ml Methanol | | |
| Stationäre Phase | C18-Säule 25 cm/4–6 mm/5 µm | UV-VIS 260 nm | Temperatur 25 °C |
| Mobile Phase | Zeit (min) | A Acetonitril | B 0,05 % $H_3PO_4$ |
| Gradient | 0 | 20 | 80 |
| | 20 | 40 | 60 |
| | 30 | 40 | 60 |
| Injektionsvolumen | Probe 10 µl | Referenz 5 µl | Flussrate 1 ml/min |
| Auswertung | Gehalt an Referenzkomponente | | |
| Soll-Gehalt | Calycosin-7-O-β-D-glucosid | $C_{22}H_{22}O_{10}$ | 446,41 |

# 7.10 Atractylodis rhizoma (蒼朮 / 창출)

Synonyme: Speichelkrautwurzelstock, Atractylodes Rhizome, Atractylodes-lancea-Wurzelstock (Ph. Eur.)
Stammpflanze: *Atractylodes lancea* DC oder *A. chinensis* Koidz.

## Drogenbeschreibung

| | | |
|---|---|---|
| **Makroskopie** | Zylindrisches, unregelmäßig gekrümmtes Rhizom, 3–10 cm lang und 10–25 mm im Durchmesser; Außenfläche dunkelgraubraun bis dunkelgelbbraun; Querschnitt nahezu orbikulär, mit hellbraunen bis rotbraunen Sekretpunkten; bei langer Lagerung Oberfläche mit weißen Kristallen | |
| **Mikroskopie** | Querschnitt ohne Fasern im Parenchym des Kortex, Endbereich der Markstrahlen besitzen Ölbehälter mit hellbraunem bis gelbbraunem Inhalt; Xylem mit Gefäßen, die von Faserbündeln umgeben und radial auf dem an das Kambium angrenzenden Bereich angeordnet sind; Mark und Markstrahlen mit gleichen Ölbehältern wie im Kortex; Parenchymzellen enthalten Inulinsphärokristalle und feine Calciumoxalatnadeln | |
| **Organoleptik** | Geruch charakteristisch | Geschmack schwach bitter |

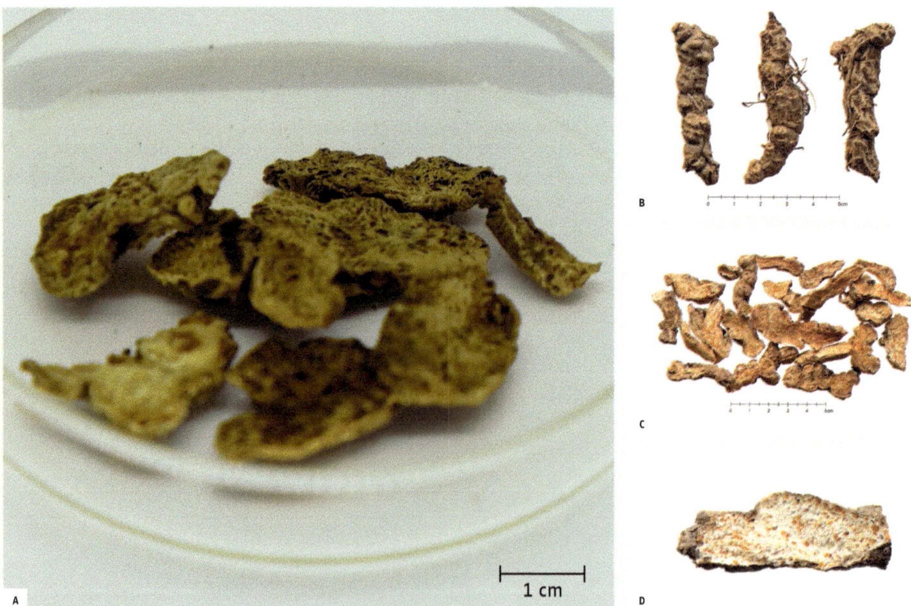


**A** Schnittdroge deutscher Markt, **B** Droge koreanischer Markt, **C** Schnittdroge koreanischer Markt, **D** Schnittdroge koreanischer Markt (Detailansicht)

## Identitätsprüfung (DC)

| | |
|---|---|
| Probenvorbereitung | 0,5 g zerkleinerte Droge in 20 ml n-Hexan suspendieren, 15 min im Ultraschallbad 1-mal extrahieren, filtrieren und bis zur Trockenheit eindampfen; Rückstand mit 5 ml Ethanol aufnehmen und filtrieren |
| Referenzlösung | 1 mg Atractylodin in 50 ml Methanol |
| DC-Plattentyp | Kieselgel 60 $F_{254}$, Trennbedingungen ▶ Kap. 8.1, unkonditioniert |
| Auftragung | Je 5 µl punktförmig, anschließend abblasen und trocknen |
| Fließmittel | Toluol/Ethylacetat/Essigsäure (45:10:1) |
| Derivatisierung | Mit Anisaldehyd-Schwefelsäure-Reagenz besprühen und bei 105 °C entwickeln |
| Detektion | Mit sichtbarem Licht |
| Auswertung | Vergleichbarkeit der Substanzzonen bezüglich Farbe, Intensität und Lage |

## Reinheit

| | | | |
|---|---|---|---|
| Trocknungsverlust | – | Asche | ≤ 7,0 % |
| Extrahierbarer Anteil | – | Säureunlösliche Asche | ≤ 1,5 % |
| – | – | Ätherischöl-Gehalt | ≥ 0,7 ml (50 g) |
| Fremdbestandteile (Atractylodis rhizoma alba) | 0,5 g zerkleinerte Droge in 5 ml Ethanol 2 min in einem Wasserbad mazerieren und filtrieren; zu 2 ml Filtrat werden 0,5 ml Vanillin-Salzsäure-Reagenz (5 mg Vanillin in 0,5 ml Ethanol und 3 ml konz. Salzsäure) zugeben und schütteln; innerhalb 1 min entsteht keine rote bis rotviolette Färbung | | |

## Gehaltsbestimmung (HPLC)

| | | | |
|---|---|---|---|
| Probenvorbereitung | 0,5 g zerkleinerte Droge in 20 ml n-Hexan suspendieren, 15 min im Ultraschallbad 1-mal extrahieren, filtrieren und bis zur Trockenheit eindampfen; Rückstand mit 5 ml Ethanol aufnehmen und filtrieren | | |
| Referenzlösung | 1 mg Atractylodin in 50 ml Methanol | | |
| Stationäre Phase | C18-Säule 25 cm/4–6 mm/5 µm | UV-VIS 340 nm | Temperatur 25 °C |
| Mobile Phase | Zeit (min) | A Acetonitril | B 0,05 % $H_3PO_4$ |
| Gradient | 0 | 62 | 38 |
| | 10 | 70 | 30 |
| | 12 | 95 | 5 |
| | 20 | 95 | 5 |
| Injektionsvolumen | Probe 10 µl | Referenz 10 µl | Flussrate 1 ml/min |
| Auswertung | Gehalt an Referenzkomponente | | |
| Soll-Gehalt | Atractylodin | $C_{13}H_{10}O$ | 182,22 |

7

## 7.11 Atractylodis rhizoma alba (白朮 / 백출)

Synonyme: Großköpfiges-Speichelkraut-Wurzelstock, Largehead Atractylodes Rhizome, Atractylodes Rhizome White, Atractylodes-macrocephala-Wurzelstock (Ph. Eur.)
Stammpflanze: *Atractylodes macrocephala* KOIDZ.

### Drogenbeschreibung

| | | |
|---|---|---|
| **Makroskopie** | Rhizom, 3–13 cm lang und 15–70 mm im Durchmesser; Außenfläche graugelb oder dunkelbraun, mit sporadisch auftretenden, knopfförmigen kleinen Vorsprüngen, unterbrochenen Längsfalten und Rillen sowie Narben von faserigen Wurzeln; an der Spitze mit Resten von Stielen und Knospennarben; Textur hart und schwer brechbar; Bruchfläche uneben und spitz, gelblich weiß bis hellbraun mit vielen gelblich braunen Ölbehältern | |
| **Mikroskopie** | Querschnitt mit einer Steinzellschicht im Periderm, meist keine im Kortex; in den Phloemstrahlen und ihren Spitzen sind Ölbehälter mit gelbbraunen Substanzen; Kambiumring unterschiedlich; äußere Gefäße des Xylems meist in 1–3 Reihen, ohne Xylemfaserbündel in ihrer Umgebung; eng angeordnete Gefäße im Inneren in Gruppen mit nahegelegenen Xylemfaserbündeln, die den großen Markraum umgeben; Strahlen mit Ölbehältern, Parenchym mit Inulinkristallen und kleinen Calciumoxalatnadeln | |
| **Organoleptik** | Geruch charakteristisch | Geschmack süß, zäh beim Kauen |

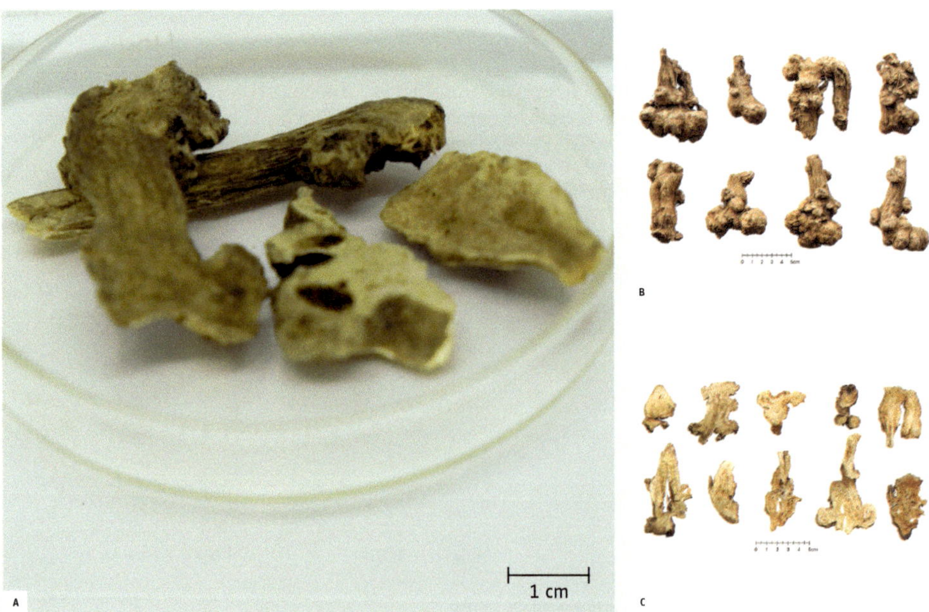


**A** Schnittdroge deutscher Markt, **B** Droge koreanischer Markt, **C** Schnittdroge koreanischer Markt

## Identitätsprüfung (DC)

| | |
|---|---|
| Probenvorbereitung | 2 g zerkleinerte Droge in 20 ml Ethanol suspendieren, 15 min im Ultraschallbad 1-mal extrahieren und filtrieren |
| Referenzlösung | 1 mg Atractylenolid III in 20 ml Ethanol |
| DC-Plattentyp | Kieselgel 60 $F_{254}$, Trennbedingungen ▶ Kap. 8.1, unkonditioniert |
| Auftragung | Je 5 µl punktförmig, anschließend abblasen und trocknen |
| Fließmittel | Toluol/Ethylacetat/Essigsäure (45:10:1) |
| Derivatisierung | Mit Anisaldehyd-Schwefelsäure-Reagenz besprühen und bei 105 °C entwickeln |
| Detektion | Mit sichtbarem Licht |
| Auswertung | Vergleichbarkeit der Substanzzonen bezüglich Farbe, Intensität und Lage |

## Identitätsprüfung

0,5 g zerkleinerte Droge in 5 ml Ethanol 2 min in einem Wasserbad mazerieren und filtrieren; zu 2 ml Filtrat werden 0,5 ml Vanillin-Salzsäure-Reagenz (5 mg Vanillin in 0,5 ml Ethanol und 3 ml konz. Salzsäure) zugeben und schütteln; innerhalb 1 min entsteht eine rote bis rotviolette Färbung

## Reinheit

| | | | |
|---|---|---|---|
| Trocknungsverlust | – | Asche | ≤ 7,0 % |
| Extrahierbarer Anteil | – | Säureunlösliche Asche | ≤ 1,0 % |
| Fremdbestandteile | – | Ätherischöl-Gehalt | ≥ 0,5 ml (50 g) |

## Gehaltsbestimmung (HPLC)

| | | | |
|---|---|---|---|
| Probenvorbereitung | 2 g zerkleinerte Droge in 10 ml Ethanol 70 % suspendieren, 30 min im Ultraschallbad 1-mal extrahieren und filtrieren; Rückstand 2-mal mit je 10 ml Ethanol 70 % 30 min im Ultraschallbad 1-mal extrahieren und filtrieren; Extrakte vereinigen, auf 50 ml mit Ethanol 70 % auffüllen und filtrieren | | |
| Referenzlösung | 1 mg Atractylenolid III in 20 ml Ethanol | | |
| Stationäre Phase | C18-Säule<br>25 cm/4–6 mm/5 µm | UV-VIS 220 nm | Temperatur 25 °C |
| Mobile Phase | Zeit (min) | A Methanol | B 0,05 % $H_3PO_4$ |
| Gradient | 0 | 70 | 30 |
| | 30 | 70 | 30 |
| Injektionsvolumen | Probe 10 µl | Referenz 10 µl | Flussrate 1 ml/min |
| Auswertung | Gehalt an Referenzkomponente | | |
| Soll-Gehalt | Atractylenolide III | $C_{14}H_{18}O_3$ | 234,01 |

7

## 7.12 Aucklandiae radix (木香 / 목향)

Synonyme: Saussurea Lappa Root, Common Aucklandia Root, Himalayaschartenwurzel (Ph. Eur.)
Stammpflanze: *Aucklandia lappa* DECNE.

### Drogenbeschreibung

| | |
|---|---|
| **Makroskopie** | Zylindrisch oder halbzylindrisch, 5–10 cm lang, 0,5–5 cm im Durchmesser; äußerlich gelblich braun, mit ausgeprägten Falten, Längsfalten und seitlichen Wurzelnarben; Textur hart, unregelmäßig gebrochen; Bruch graubraun bis dunkelbraun, die Außenschicht gräulich gelb oder hellbraungelb, Kambiumring braun, radial gerippt und mit braunen verstreuten Ölhohlräumen |
| **Mikroskopie** | Pulver gelblichhellgrün; Inulin häufiger, mit radialen Streifen; Xylemfasern oft in Bündeln, lang fusiform, 16–24 µm im Durchmesser; Gefäße 30–90 µm im Durchmesser; sichtbare Fragmente von Ölhohlräumen mit gelbem oder braunem Inhalt |
| **Organoleptik** | Geruch charakteristisch und aromatisch Geschmack schwach bitter |

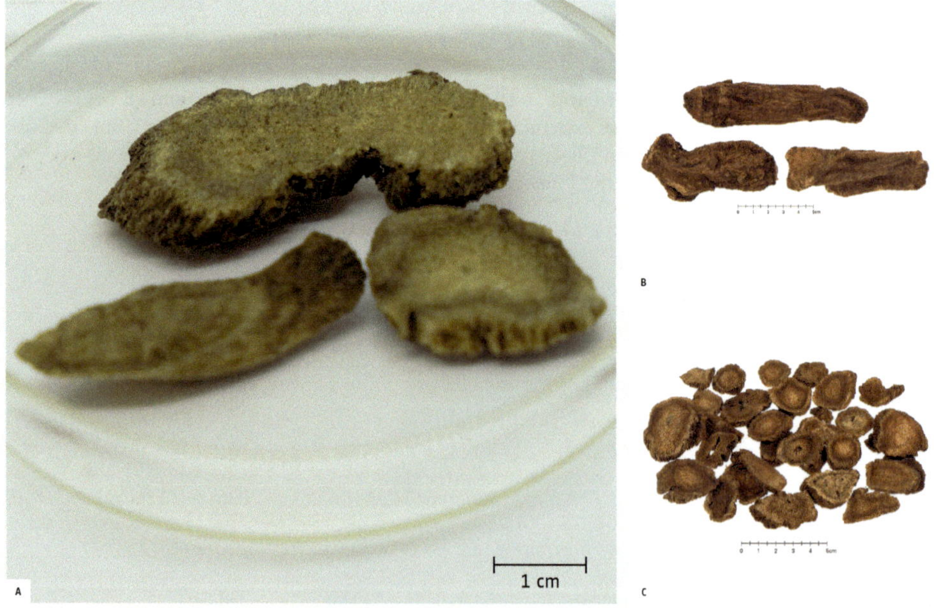


**A** Schnittdroge deutscher Markt, **B** Ganzdroge koreanischer Markt, **C** Schnittdroge koreanischer Markt

## Identitätsprüfung (DC)

| | |
|---|---|
| Probenvorbereitung | 1 g zerkleinerte Droge in 10 ml Methanol suspendieren, 15 min im Ultraschallbad 1-mal extrahieren und filtrieren |
| Referenzlösung | 1 mg Costunolid in 10 ml Methanol<br>1 mg Dehydrocostuslacton in 10 ml Methanol |
| DC-Plattentyp | Kieselgel 60 $F_{254}$, Trennbedingungen ▶ Kap. 8.1, unkonditioniert |
| Auftragung | Je 10 µl punktförmig, anschließend abblasen und trocknen |
| Fließmittel | Cyclohexan/Ethylacetat/Ameisensäure (15:5:1) |
| Derivatisierung | Mit Anisaldehyd-Schwefelsäure-Reagenz besprühen und bei 105 °C entwickeln |
| Detektion | Mit sichtbarem Licht |
| Auswertung | Vergleichbarkeit der Substanzzonen bezüglich Farbe, Intensität und Lage |

## Reinheit

| | | | |
|---|---|---|---|
| Trocknungsverlust | – | Asche | – |
| Extrahierbarer Antcil | – | Säureunlösliche Asche | – |
| Fremdbestandteile | – | | |

## Gehaltsbestimmung (HPLC)

| | | | | |
|---|---|---|---|---|
| Probenvorbereitung | 0,3 g zerkleinerte Droge in 50 ml Methanol suspendieren, 30 min im Ultraschallbad 1-mal extrahieren und filtrieren | | | |
| Referenzlösung | 1 mg Costunolid in 10 ml Methanol<br>1 mg Dehydrocostuslacton in 10 ml Methanol | | | |
| Stationäre Phase | C18-Säule<br>25 cm/4–6 mm/5 µm | UV-VIS 225 nm | | Temperatur 25 °C |
| Mobile Phase | Zeit (min) | A Acetonitril | | B 0,05 % $H_3PO_4$ |
| Gradient | 0 | 60 | | 40 |
| | 30 | 60 | | 40 |
| Injektionsvolumen | Probe 10 µl | Referenz 10 µl | | Flussrate 1 ml/min |
| Auswertung | Gehalt an Referenzkomponente | | | |
| Soll-Gehalt | Costunolid | | $C_{15}H_{20}O_2$ | 232,32 |
| | Dehydrocostuslacton | | $C_{15}H_{18}O_2$ | 230,30 |

# 7.13 Aurantii fructus immaturus (枳殼 / 지각)

Synonyme: Unreife Pomeranze (Bitterorange), Unripened Bitter Orange Fruit
Stammpflanze: *Citrus × aurantium* L.

## Drogenbeschreibung

| | | |
|---|---|---|
| **Makroskopie** | Halbkugelförmig, einige kugelförmig, 0,5–0,25 cm im Durchmesser; Exokarp dunkelgrün oder dunkelbraun, mit körnigen Strukturen und Falten, Überresten des Fruchtstiels oder deren Narbe; Mesokarp im Querschnitt leicht erweitert, gelblich weiß oder gelblich braun, 0,3–1,2 mm dick, mit 1–2 Reihen von Ölgefäßen im Außenbereich; Endokarp und Saftvesikel braun; harte Textur | |
| **Mikroskopie** | Pulver: hellgelb oder bräunlichgelb; Zellen von Mesokarp halbrund oder unregelmäßig, die meisten Zellwände ungleichmäßig verdickt; epidermale Zellen des Perikarps polygonal oder rechteckig in der Oberflächenansicht; Spaltöffnungen unterlagert, 18–26 µm im Durchmesser, Nebenzellen 5–9; mit Kutikula; Calciumoxalat-Prismen, in Zellen der Perikarp- und Saftvesikel (rhombisch, polyedrisch oder bikonisch, mit einem Durchmesser von 2–24 µm); Parenchymzellen mit gelben oder farblosen Hesperidinkristallen, in abgerundeten oder amorphen Massen; Fragmente der Ölbehälter reichlich; sekretorische Zellen eng und gekrümmt; Spiral- und Netzgefäße und Tracheiden klein | |
| **Organoleptik** | Geruch aromatisch | Geschmack bitter, schwach sauer |

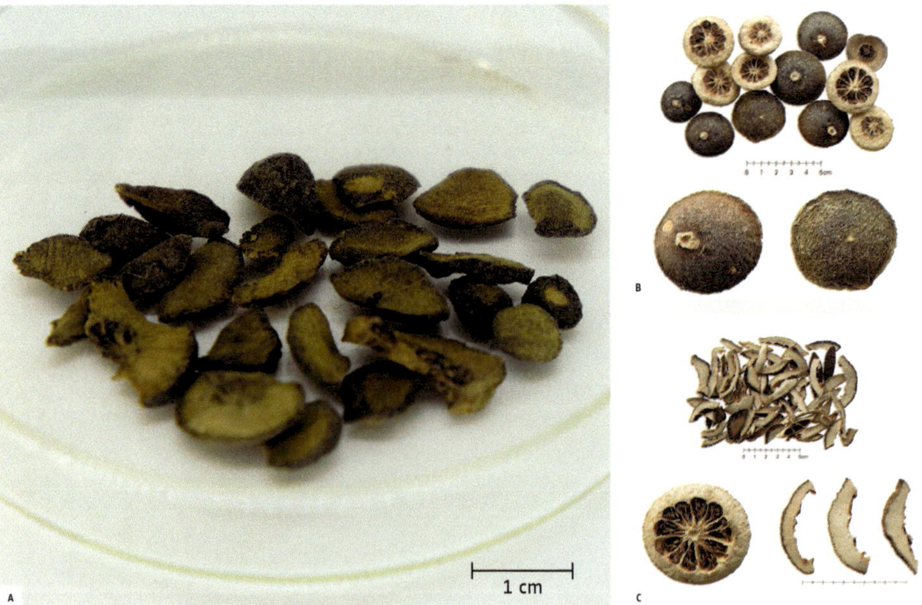


**A** Schnittdroge deutscher Markt, **B** Ganzdroge koreanischer Markt, **C** Schnittdroge koreanischer Markt

## Identitätsprüfung (DC)

| | |
|---|---|
| Probenvorbereitung | 0,5 g zerkleinerte Droge in 10 ml Methanol suspendieren, 15 min im Ultraschallbad 1-mal extrahieren und filtrieren |
| Referenzlösung | 1 mg Naringin in 10 ml Methanol |
| DC-Plattentyp | Kieselgel 60 $F_{254}$, Trennbedingungen ▶ Kap. 8.1, unkonditioniert |
| Auftragung | Je 5 µl punktförmig, anschließend abblasen und trocknen |
| Fließmittel | Ethylacetat/Essigsäure/Ameisensäure/Wasser (100:11:11:27) |
| Derivatisierung | Mit ethanolischer $AlCl_3$-Lsg. 1 % besprühen und bei 105 °C entwickeln |
| Detektion | Mit UV-Licht bei 366 nm |
| Auswertung | Vergleichbarkeit der Substanzzonen bezüglich Farbe, Intensität und Lage |

## Reinheit

| | | | |
|---|---|---|---|
| Trocknungsverlust | – | Asche | – |
| Extrahierbarer Anteil | – | Säureunlösliche Asche | – |
| Fremdbestandteile | – | | |

## Gehaltsbestimmung (HPLC)

| | | | |
|---|---|---|---|
| Probenvorbereitung | 0,2 g zerkleinerte Droge in 50 ml Methanol suspendieren, 60 min im Ultraschallbad 1-mal extrahiert; Extrakt, wenn nötig, wieder auf 50 ml mit Methanol auffüllen und filtrieren; 10 ml der Lösung abpipettieren und auf 25 ml mit Methanol auffüllen | | |
| Referenzlösung | 1 mg Naringin in 10 ml Methanol | | |
| Stationäre Phase | C18-Säule 25 cm/4–6 mm/5 µm | UV-VIS 283 nm | Temperatur 25 °C |
| Mobile Phase | Zeit (min) | A Acetonitril | B 0,05 % $H_3PO_4$ |
| Gradient | 0 | 20 | 80 |
| | 30 | 20 | 80 |
| Injektionsvolumen | Probe 10 µl | Referenz 10 µl | Flussrate 1 ml/min |
| Auswertung | Gehalt an Referenzkomponente | | |
| Soll-Gehalt | Naringin | $C_{27}H_{32}O_{14}$ | 580,55 |

## 7.14 Bupleuri radix (柴胡 / 시호)

Synonyme: Chinesische Hasenohrwurzel, Chinese Thorawax Root, Bupleurum Root
Stammpflanze: *Bupleurum falcatum* L.

### Drogenbeschreibung

| | | |
|---|---|---|
| **Makroskopie** | Wurzel, in Form eines langen Kegels oder einer Säule, einzeln oder verzweigt, 10–15 cm lang und 5–15 mm im Durchmesser; der obere Teil dick, der untere dünn, Spitze mit zahlreichen haarigen Fasern aus verwelkten Blättern; Außenseite hellbraun bis braun mit tiefen Falten; Textur leicht zu brechen, Bruchfläche etwas faserig | |
| **Mikroskopie** | Querschnitt: Dicke des Kortex zwischen ⅓ bis ½ des Radius, tangential verlängerte Spalten im Kortex, mit vielen verstreuten interzellulären schizogenen Ölkanälen von 15–35 µm im Durchmesser; im Xylem sind die Gefäße radial oder stufenweise ausgekleidet und besitzen eingestreute Fasergruppen; Mark an der Krone hat auch Ölkanäle; Parenchymzellen mit Stärkekörnern und Öltropfen | |
| **Organoleptik** | Geruch charakteristisch | Geschmack schwach bitter |

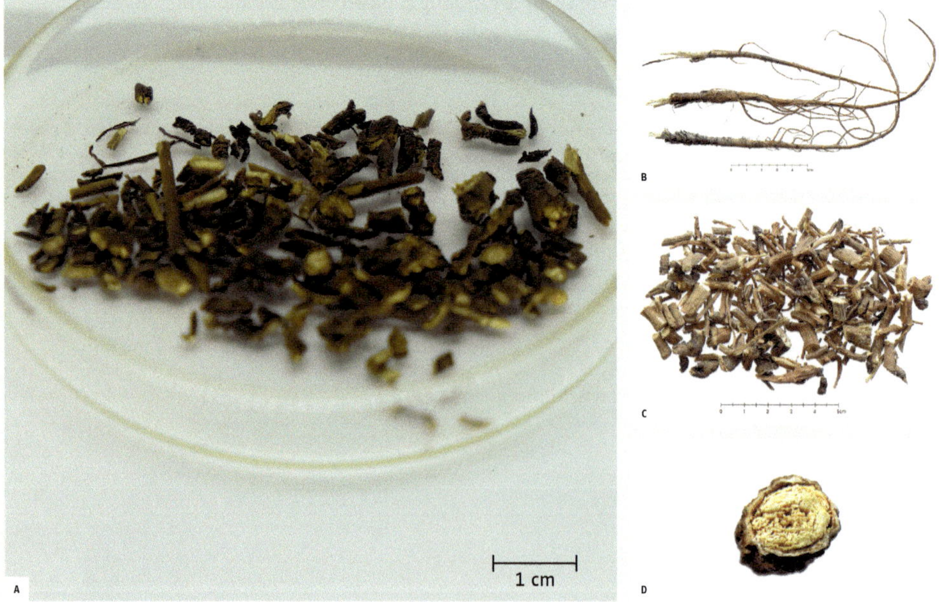


**A** Schnittdroge deutscher Markt, **B** Droge koreanischer Markt, **C** Schnittdroge koreanischer Markt, **D** Schnittdroge koreanischer Markt (Detailansicht)

## Identitätsprüfung (DC)

| | |
|---|---|
| Probenvorbereitung | 1 g zerkleinerte Droge in 10 ml Methanol suspendieren, 5 min im Ultraschallbad 1-mal extrahieren und filtrieren |
| Referenzlösung | 1 mg Saikosaponin a in 1 ml Methanol lösen |
| DC-Plattentyp | Kieselgel 60 $F_{254}$, Trennbedingungen ▶ Kap. 8.1, unkonditioniert |
| Auftragung | Je 10 µl punktförmig, anschließend abblasen und trocknen |
| Fließmittel | Ethylacetat/Methanol/Wasser (100:17:13) |
| Derivatisierung | Mit Anisaldehyd-Schwefelsäure-Reagenz besprühen und bei 105 °C entwickeln |
| Detektion | Mit sichtbarem Licht |
| Auswertung | Vergleichbarkeit der Substanzzonen bezüglich Farbe, Intensität und Lage |

## Reinheit

| | | | |
|---|---|---|---|
| Trocknungsverlust | – | Asche | ≤ 6,5 % |
| Extrahierbarer Anteil | – | Säureunlösliche Asche | ≤ 2,0 % |
| Fremdbestandteile (Blätter und Stiele) | < 10,0 % | Fremdbestandteile (sonstige) | < 1,0 |

## Gehaltsbestimmung (HPLC)

| | | | |
|---|---|---|---|
| Probenvorbereitung | 0,2 g zerkleinerte Droge in einer Lösung von 2,5 ml konz. Ammoniak und 47,5 ml Methanol suspendieren, 2 h im Ultraschallbad 1-mal extrahieren und filtrieren: Lösung auf 50 ml mit Methanol auffüllen, 30 ml entnehmen und auf 5 ml einengen | | |
| Referenzlösung | 10 mg Saikosaponin in 20 ml Methanol lösen | | |
| Stationäre Phase | C18-Säule 25 cm/4–6 mm/5 µm | UV-VIS 203 nm | Temperatur 25 °C |
| Mobile Phase | Zeit (min) | A Acetonitril | B 0,05 % $H_3PO_4$ |
| Gradient | 0 | 34 | 66 |
| | 30 | 34 | 66 |
| Injektionsvolumen | Probe 5 µl | Referenz 5 µl | Flussrate 1,0 ml/min |
| Auswertung | Gehalt an Referenzkomponente | | |
| Soll-Gehalt | Saikosaponin a | $C_{42}H_{68}O_{13}$ | 780,99 (≥ 0,3 %) |

# 7.15 Chrysanthemi indici flos (甘菊 / 감국)

Synonyme: Herbst-Chrysanthemenblüten, Wild Chrysanthemum Flower
Stammpflanze: *Chrysanthemum indicum* L.

## Drogenbeschreibung

| | | |
|---|---|---|
| **Makroskopie** | Halbrund, 0,3–1 cm im Durchmesser, bräunlich gelb; Deckblatt bestehend aus 4–5 Hüllblätter, die äußeren oval oder streifenförmig, der mittlere Teil der Außenfläche in der Mitte graugrün oder hellbraun, oft mit weißen Haaren bedeckt, Rand genarbt; die inneren Hüllblätter länglich-elliptisch, genarbt; Haare auf der Außenfläche fehlen; verbleibendes Pedikel an der Basis verbinden die Röschen zu einem Quirl, gelb, zerknittert und gerollt; Tubularröschen zahlreich, tiefgelbe Blüten; Textur leicht | |
| **Mikroskopie** | Keine Angabe | |
| **Organoleptik** | Geruch aromatisch | Geschmack bitter |

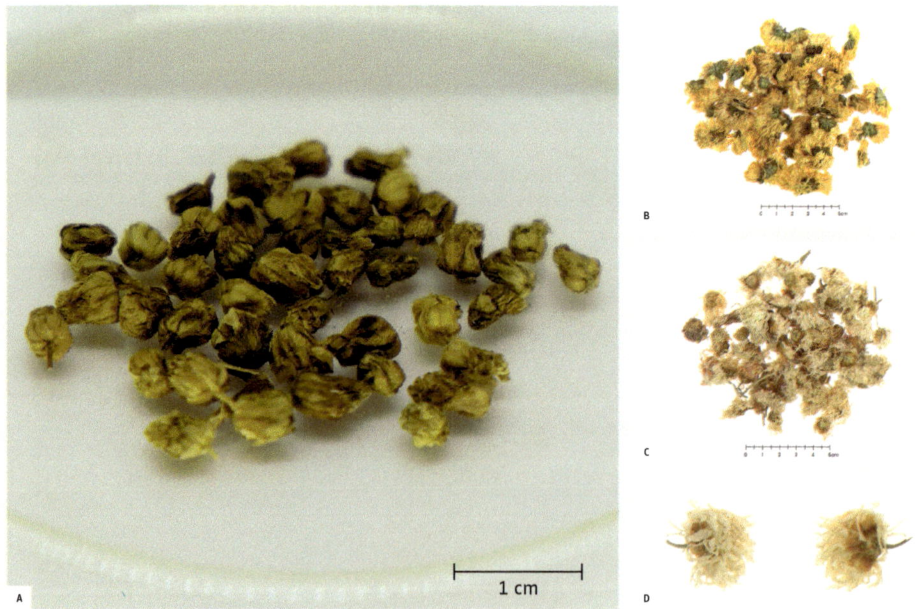


**A** Droge deutscher Markt, **B** Droge koreanischer Markt (gelb), **C** Droge koreanischer Markt (weiß), **D** Droge koreanischer Markt (Detailansicht)

## Identitätsprüfung (DC)

| | |
|---|---|
| Probenvorbereitung | 1 g zerkleinerte Droge in 10 ml Methanol suspendieren, 15 min im Ultraschallbad 1-mal extrahieren und filtrieren |
| Referenzlösung | 1 mg Luteolin in 10 ml Methanol |
| DC-Plattentyp | Kieselgel 60 $F_{254}$, Trennbedingungen ▶ Kap. 8.1, unkonditioniert |
| Auftragung | Je 10 µl punktförmig, anschließend abblasen und trocknen |
| Fließmittel | Ethylacetat/2-Butanon/Wasser/Ameisensäure (25:3:1:1) |
| Derivatisierung | Mit ethanolischer $FeCl_3$-Lsg. 1 % besprühen und bei 105 °C entwickeln |
| Detektion | Mit sichtbarem Licht |
| Auswertung | Vergleichbarkeit der Substanzzonen bezüglich Farbe, Intensität und Lage |

## Reinheit

| | | | |
|---|---|---|---|
| Trocknungsverlust | – | Asche | – |
| Extrahierbarer Anteil | – | Säureunlösliche Asche | – |
| Fremdbestandteile | – | | |

## Gehaltsbestimmung (HPLC)

| | | | | |
|---|---|---|---|---|
| Probenvorbereitung | 1 g zerkleinerte Droge in 15 ml Methanol suspendieren, 15 min im Ultraschallbad 1-mal extrahieren und filtrieren; Rückstand 2-mal mit je 10 ml Methanol 15 min im Ultraschallbad 1-mal extrahieren und filtrieren; Extrakte vereinigen und auf 50 ml mit Methanol auffüllen | | | |
| Referenzlösung | 1 mg Luteolin in 10 ml Methanol | | | |
| Stationäre Phase | C18-Säule 25 cm/4–6 mm/5 µm | | UV-VIS 347 nm | Temperatur 25 °C |
| Mobile Phase | Zeit (min) | | A Acetonitril | B 0,05 % $H_3PO_4$ |
| Gradient | 0 | | 28 | 72 |
| | 30 | | 28 | 72 |
| Injektionsvolumen | Probe 20 µl | | Referenz 20 µl | Flussrate 1 ml/min |
| Auswertung | Gehalt an Referenzkomponente | | | |
| Soll-Gehalt | Luteolin | $C_{15}H_{10}O_6$ | | 286,24 |

7

## 7.16 Cimicifugae rhizoma (升麻 / 승마)

Synonyme: Silberkerzenwurzelstock, Black Cohosh Rhizome, Cimicifuga Rhizome
Stammpflanze: *Cimicifuga heracleifolia* KOM., *C. dahurica* (TURCZ.) MAXIM. oder *C. foetida* L.

### Drogenbeschreibung

| | | |
|---|---|---|
| **Makroskopie** | Rhizom, unregelmäßig lang, häufig verzweigt, mit Knoten, 10–20 cm lang und 2–4 cm im Durchmesser; Außenfläche schwarzbraun bis kastanienbraun, leicht rau und uneben; Oberseite weist mehrere leere runde Löcher und Stammnarben auf; die Innenwand der Löcher weist ein ausgeprägtes, leicht verbeultes, gitterartiges Muster auf; der Unterteil hat Narben von Wurzeln; Textur leicht, hart und nicht leicht zu schneiden; Schnittfläche uneben mit offenen Spalten, faserig, gelblich grün bis hellgelblich weiß | |
| **Mikroskopie** | Keine Angabe | |
| **Organoleptik** | Geruch nahezu geruchlos | Geschmack bitter, leicht adstringierend |

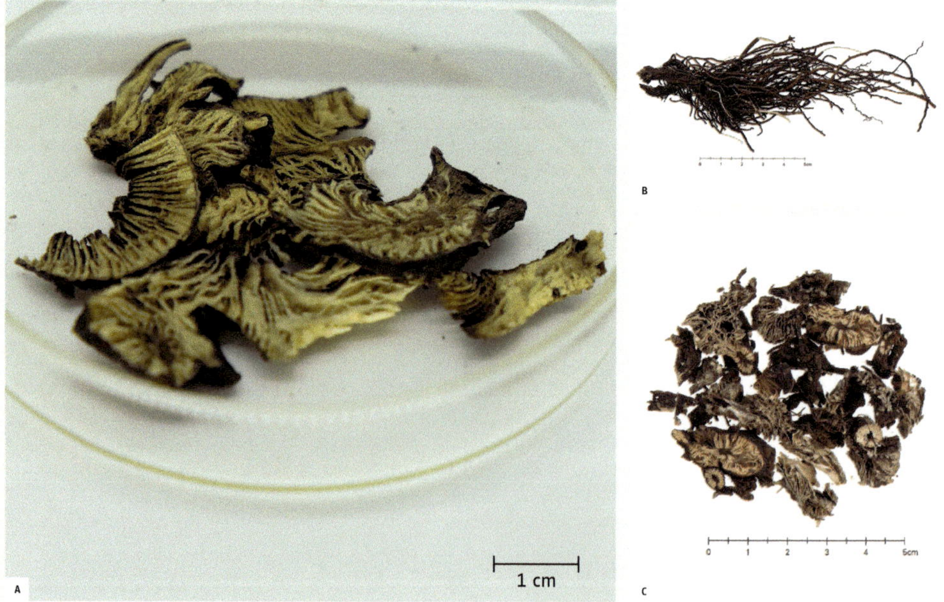


A Schnittdroge deutscher Markt, B Droge koreanischer Markt, C Schnittdroge koreanischer Markt

## Identitätsprüfung (DC)

| | |
|---|---|
| Probenvorbereitung | 2 g zerkleinerte Droge in 20 ml Methanol suspendieren, 30 min im Ultraschallbad 1-mal extrahieren und filtrieren; Extrakt auf 2 ml einengen |
| Referenzlösung | 1 mg Ferulasäure in 10 ml Methanol<br>1 mg Isoferulasäure in 10 ml Methanol |
| DC-Plattentyp | Kieselgel 60 $F_{254}$, Trennbedingungen ▶ Kap. 8.1, unkonditioniert |
| Auftragung | Je 10 µl punktförmig, anschließend abblasen und trocknen |
| Fließmittel | Toluol/Ethylacetat/Ameisensäure (10:10:3) |
| Derivatisierung | – |
| Detektion | Mit UV-Licht bei 245 nm |
| Auswertung | Vergleichbarkeit der Substanzzonen bezüglich Farbe, Intensität und Lage |

## Reinheit

| | | | |
|---|---|---|---|
| Trocknungsverlust | – | Asche | ≤ 9,0 % |
| Extrahierbarer Anteil | ≥ 18 % in Ethanol | Säureunlösliche Asche | ≤ 1,5 % |
| Fremdbestandteile (Astilben) | Unter einem Mikroskop betrachtet, keine Kristalldrusen im Parenchym zu sehen | | |

## Gehaltsbestimmung (HPLC)

| | | | |
|---|---|---|---|
| Probenvorbereitung | 0,5 g zerkleinerte Droge in 30 ml Methanol suspendieren, 60 min im Ultraschallbad bei 60 °C 1-mal extrahieren und filtrieren; Rückstand 3-mal mit je 10 ml Methanol 60 min Ultraschallbad bei 60 °C 1-mal extrahieren und filtrieren; Extrakte vereinigen und auf 10 ml einengen | | |
| Referenzlösung | 1 mg Isoferulasäure in 50 ml Methanol lösen | | |
| Stationäre Phase | C18-Säule 25 cm/4–6 mm/5 µm | UV-VIS 316 nm | Temperatur 25 °C |
| Mobile Phase | Zeit (min) | A Acetonitril | B 0,05 % $H_3PO_4$ |
| Gradient | 0 | 20 | 80 |
| | 10 | 20 | 80 |
| | 15 | 100 | 0 |
| | 30 | 100 | 0 |
| Injektionsvolumen | Probe 10 µl | Referenz 10 µl | Flussrate 1 ml/min |
| Auswertung | Gehalt an Referenzkomponente | | |
| Soll-Gehalt | Isoferulasäure $C_{10}H_{10}O_4$ | | 194,00 |

7

## 7.17 Cinnamomi cortex (肉桂 / 육계)

Synonyme: Zimtrinde, Cinnamon Bark, Cassia-Zimtrinde
Stammpflanze: *Cinnamomum cassia* (L.) J. Presl.

### Drogenbeschreibung

| | | |
|---|---|---|
| **Makroskopie** | Rindenstücke zylindrisch oder zylindrisch gerollt, 5–50 cm lang und 15–50 cm im Durchmesser, 1–5 mm dick; Außenfläche dunkelrotbraun, Innenfläche rotbraun und glatt; Rinde spröde und Bruchfläche leicht faserig, rotbraun mit einer hellbraunen, dünnen Schicht | |
| **Mikroskopie** | Querschnitt: primärer und sekundärer Kortex, getrennt durch einen fast durchgehenden Ring aus Steinzellen; fast runde Faserbündel im äußeren Bereich des Rings; Wand der Steinzellen oft U-förmig verdickt; sekundärer Kortex steinzellarm, mit einer geringen Anzahl sklerenchymatöser Fasern; Parenchymgewebe mit Ölzellen, Schleimzellen und Zellen mit feinen Nadeln aus Calciumoxalat, Parenchymzellen enthalten Stärkekörner | |
| **Organoleptik** | Geruch charakteristisch | Geschmack scharf, süß, nach Zimt |

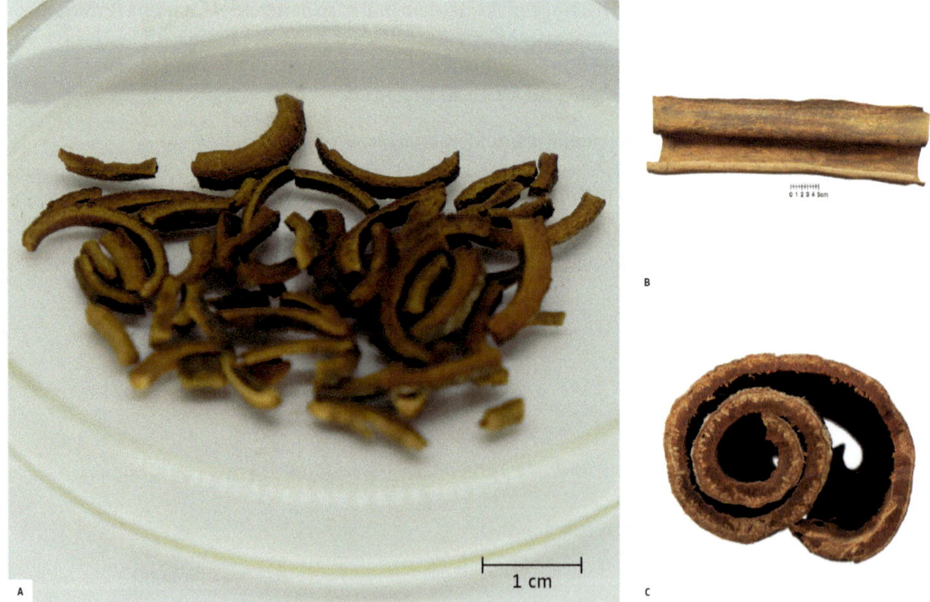


**A** Schnittdroge deutscher Markt, **B** Droge koreanischer Markt, **C** Schnittdroge koreanischer Markt

## Identitätsprüfung (DC)

| | |
|---|---|
| Probenvorbereitung | 2 g zerkleinerte Droge in 20 ml Methanol suspendieren, 15 min im Ultraschallbad 1-mal extrahieren und filtrieren |
| Referenzlösung | 1 mg Zimtsäure in 10 ml Methanol |
| DC-Plattentyp | Kieselgel 60 $F_{254}$, Trennbedingungen ▶ Kap. 8.1, unkonditioniert |
| Auftragung | Je 10 µl punktförmig, anschließend abblasen und trocknen |
| Fließmittel | Ethylacetat/Methanol/Wasser (100:17:13) |
| Derivatisierung | – |
| Detektion | Mit UV-Licht bei 254 nm |
| Auswertung | Vergleichbarkeit der Substanzzonen bezüglich Farbe, Intensität und Lage |

## Reinheit

| | | | |
|---|---|---|---|
| Trocknungsverlust | ≤ 15,5 % (6 h) | Asche | ≤ 5,0 % |
| Extrahierbarer Anteil | – | Säureunlösliche Asche | – |
| Fremdbestandteile | – | | |

## Gehaltsbestimmung (HPLC)

| | | | |
|---|---|---|---|
| Probenvorbereitung | 1 g zerkleinerte Droge in 50 ml Methanol suspendieren, 15 min im Ultraschallbad 1-mal extrahieren und filtrieren; Extrakt mit Methanol auf 50 ml auffüllen | | |
| Referenzlösung | 1 mg Zimtsäure in 10 ml Methanol | | |
| Stationäre Phase | C18-Säule 25 cm/4–6 mm/5 µm | UV-VIS 280 nm | Temperatur 25 °C |
| Mobile Phase | Zeit (min) | A Acetonitril | B 0,05 % $H_3PO_4$ |
| Gradient | 0 | 68 | 32 |
| | 30 | 68 | 32 |
| Injektionsvolumen | Probe 10 µl | Referenz 10 µl | Flussrate 1 ml/min |
| Auswertung | Gehalt an Referenzkomponente | | |
| Soll-Gehalt | Zimtsäure | $C_9H_8O_2$ | 148,16 (≥ 0,03 %) |

7

## 7.18 Cinnamomi ramulus (桂枝 / 계지)

Synonyme: Zimtzweig, Cinnamon Twig
Stammpflanze: *Cinnamomum cassia* (L.) J. PRESL.

### Drogenbeschreibung

| | | |
|---|---|---|
| **Makroskopie** | Lang zylindrisch, stark verzweigt, 30–75 cm lang, dickes Ende 0,3–1 cm stark; außen braun bis rotbraun, mit Längskanten, feinen Falten, gepunkteten Blattnarben, Ast- und Knospennarben, Lentizellen gepunktet; Textur hart und zerbrechlich; Scheiben 2–4 mm dick, Schnittfläche rotbraun in der Rinde, gelblich weiß bis hellgelbbraun in Holz | |
| **Mikroskopie** | Steinzellen quadratisch oder rund, 30–64 µm im Durchmesser, Wände meist verdickt; Bastfasern in Bündeln oder isoliert, farblos oder braun, fusiform; 10–40 µm Durchmesser, mit stark verdickten Wänden, verholzt; Ölzellen mit einem Durchmesser von 41–104 µm abgerundet oder elliptisch; Xylemfasern zahlreich, meist in Bündeln, Korkzellen gelblich braun, polygonal, mit rötlich braunem Inhalt; Gefäße bis zu einem Durchmesser von 76 µm | |
| **Organoleptik** | Geruch charakteristisch | Geschmack scharf, süß, nach Zimt, holzig |

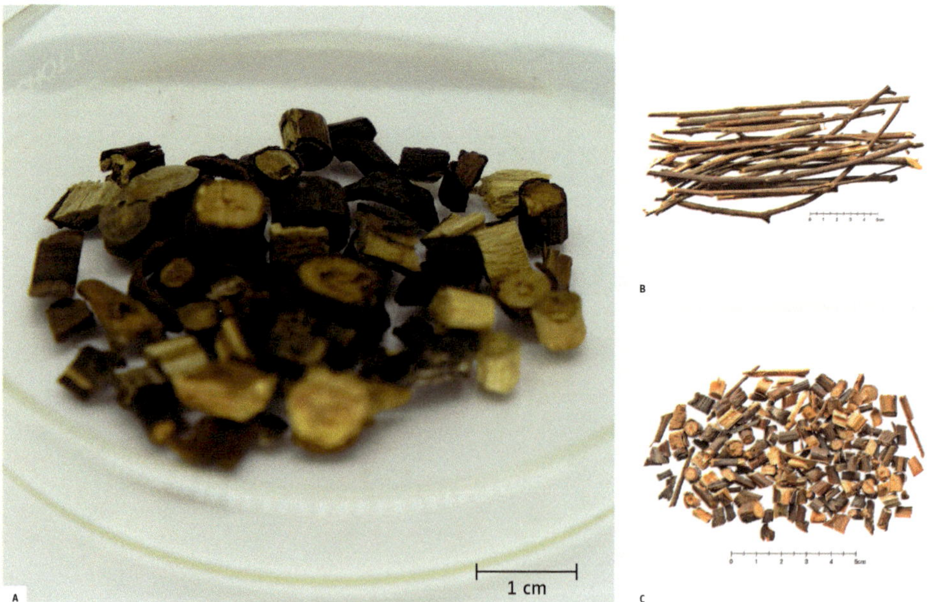


**A** Schnittdroge deutscher Markt, **B** Droge koreanischer Markt, **C** Schnittdroge koreanischer Markt

## Identitätsprüfung (DC)

| | |
|---|---|
| Probenvorbereitung | 2 g zerkleinerte Droge in 10 ml Methanol suspendieren, 15 min im Ultraschallbad 1-mal extrahieren und filtrieren |
| Referenzlösung | 1 mg Zimtsäure in 10 ml Methanol |
| DC-Plattentyp | Kieselgel 60 $F_{254}$, Trennbedingungen ▶ Kap. 8.1, unkonditioniert |
| Auftragung | Je 10 µl punktförmig, anschließend abblasen und trocknen |
| Fließmittel | Ethylacetat/Methanol/Wasser (100:17:13) |
| Derivatisierung | – |
| Detektion | Mit UV-Licht bei 254 nm |
| Auswertung | Vergleichbarkeit der Substanzzonen bezüglich Farbe, Intensität und Lage |

## Reinheit

| | | | |
|---|---|---|---|
| Trocknungsverlust | ≤ 15,5 % (6 h) | Asche | ≤ 5,0 % |
| Extrahierbarer Anteil | – | Säureunlösliche Asche | – |
| Fremdbestandteile | – | | |

## Gehaltsbestimmung (HPLC)

| | | | |
|---|---|---|---|
| Probenvorbereitung | 1 g zerkleinerte Droge in 50 ml Methanol suspendieren, 15 min im Ultraschallbad 1-mal extrahieren und filtrieren; Extrakt mit Methanol auf 50 ml auffüllen | | |
| Referenzlösung | 1 mg Zimtsäure in 10 ml Methanol | | |
| Stationäre Phase | C18-Säule 25 cm/4–6 mm/5 µm | UV-VIS 280 nm | Temperatur 25 °C |
| Mobile Phase | Zeit (min) | A Acetonitril | B 0,05 % $H_3PO_4$ |
| Gradient | 0 | 68 | 32 |
| | 30 | 68 | 32 |
| Injektionsvolumen | Probe 10 µl | Referenz 10 µl | Flussrate 1 ml/min |
| Auswertung | Gehalt an Referenzkomponente | | |
| Soll-Gehalt | Zimtsäure | $C_9H_8O_2$ | 148,16 |

7

## 7.19 Citri unshius pericarpium (陳皮/진피)

Synonyme: Mandarin peel, Citrus Unshiu Peel, Mandarinenschale (Ph. Eur.)
Stammpflanze: *Citrus unshiu* (SWINGLE) MARCOW. oder *C. reticulata* BLANCO

### Drogenbeschreibung

| | | |
|---|---|---|
| **Makroskopie** | Perikarp, unregelmäßiges, plattenförmiges Stück, etwa 2 mm dick; Außenfläche gelbrot bis dunkelgelbrot bis dunkelgelbbraun, mit zahlreichen kleinen Beulen, die mit Ölbehältern assoziiert sind; Innenseite weiß bis hellgrau, gelblich tiefbraun; Textur leicht und spröde | |
| **Mikroskopie** | Keine Angabe | |
| **Organoleptik** | Geruch charakteristisch | Geschmack bitter, leicht scharf |

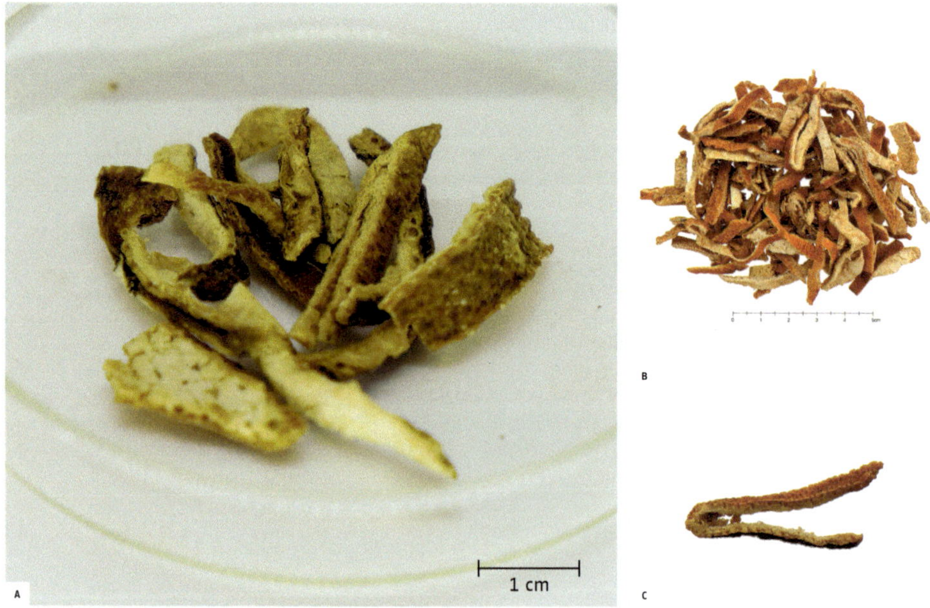


A Schnittdroge deutscher Markt, B Schnittdroge koreanischer Markt, C Schnittdroge koreanischer Markt (Detail)

## Identitätsprüfung (DC)

| | |
|---|---|
| Probenvorbereitung | 1 g zerkleinerte Droge in 10 ml Methanol suspendieren, 20 min im Ultraschallbad 1-mal extrahieren und filtrieren |
| Referenzlösung | 2 mg Hesperidin in 10 ml Methanol |
| DC-Plattentyp | Kieselgel 60 $F_{254}$, Trennbedingungen ▶ Kap. 8.1, unkonditioniert |
| Auftragung | Je 10 µl punktförmig, anschließend abblasen und trocknen |
| Fließmittel | Ethylacetat/Methanol/Wasser (100:17:3) |
| Derivatisierung | Mit ethanolischer $AlCl_3$-Lsg. 1 % besprühen und bei 105 °C entwickeln |
| Detektion | Mit UV-Licht bei 365 nm |
| Auswertung | Vergleichbarkeit der Substanzzonen bezüglich Farbe, Intensität und Lage |

## Reinheit

| | | | |
|---|---|---|---|
| Trocknungsverlust | ≤ 13,0 % (6 h) | Asche | ≤ 4,0 % |
| Extrahierbarer Anteil | – | Säureunlösliche Asche | – |
| Fremdbestandteile | – | | |

## Gehaltsbestimmung (HPLC)

| | | | |
|---|---|---|---|
| Probenvorbereitung | 0,5 g zerkleinerte Droge in 60 ml Methanol suspendieren, 15 min im Ultraschallbad 1-mal extrahieren und filtrieren; Rückstand mit 30 ml Methanol 15 min im Ultraschallbad 1-mal extrahieren und filtrieren; Extrakte vereinigen und auf 100 ml mit Methanol auffüllen | | |
| Referenzlösung | 2 mg Hesperidin in 10 ml Methanol | | |
| Stationäre Phase | C18-Säule 25 cm/4–6 mm/5 µm | UV-VIS 280 nm | Temperatur 25 °C |
| Mobile Phase | Zeit (min) | A Acetonitril | B 0,05 % $H_3PO_4$ |
| Gradient | 0 | 40 | 60 |
| | 30 | 40 | 60 |
| Injektionsvolumen | Probe 10 µl | Referenz 10 µl | Flussrate 1 ml/min |
| Auswertung | Gehalt an Referenzkomponente | | |
| Soll-Gehalt | Hesperidin | $C_{28}H_{34}O_{15}$ | 610,56 (≥ 4,0 %) |

7

## 7.20 Cnidii rhizoma (川芎 / 천궁)

Synonyme: Brenndoldenwurzelstock, Cnidium Rhizome
Stammpflanze: *Cnidium officinale* Makino oder *Ligusticum chuanxiong* Hort

### Drogenbeschreibung

| | | |
|---|---|---|
| **Makroskopie** | Unregelmäßig massives, geknotetes Rhizom, 5–10 cm lang und 3–5 cm stark; Außenfläche graubraun bis dunkelbraun, grob, faltig, mit zahlreichen parallel vorstehenden Knotenringen; oberer Teil konkav mit fast orbikulären Stammnarben; unterer Teil und oberhalb der Nodalringe mit vielen strumösen Wurzelnarben | |
| **Mikroskopie** | Querschnitt: Korkschicht, aus etwa 10 Reihen von flachen Korkzellen; Kortex schmal, mit Wurzelgefäßbündeln; Zellen quer lang mit vielen fast orbikulären Ölbehältern; Phloem relativ breit, verstreut mit Siebgefäßgruppen; Kambiumring; Gefäße polygonal oder fast orbikulär im Xylem, meist einreihig oder v-förmig; Mark relativ groß und das Parenchym mit Ölbehältern übersät; Parenchymzellen enthalten Stärkekörner, manchmal Calciumoxalatkristalle, orbikuläre Massen oder Rosettenkristalle | |
| **Organoleptik** | Geruch charakteristisch | Geschmack schwach bitter |

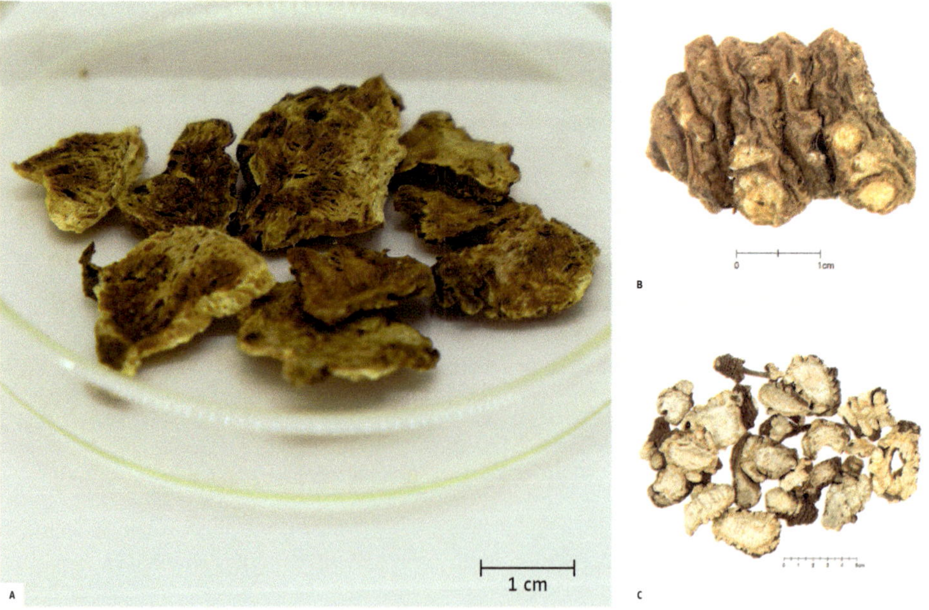


**A** Schnittdroge deutscher Markt, **B** Droge koreanischer Markt, **C** Schnittdroge koreanischer Markt

## Identitätsprüfung (DC)

| | |
|---|---|
| Probenvorbereitung | 2 g zerkleinerte Droge in 10 ml Methanol suspendieren, 15 min im Ultraschallbad 1-mal extrahieren und filtrieren |
| Referenzlösung | 1 mg Z-Ligustilid in 10 ml Methanol |
| DC-Plattentyp | Kieselgel 60 $F_{254}$, Trennbedingungen ▶ Kap. 8.1, unkonditioniert |
| Auftragung | Je 5 µl punktförmig, anschließend abblasen und trocknen |
| Fließmittel | Toluol/Ethylacetat/Essigsäure (45:10:1) |
| Derivatisierung | – |
| Detektion | Mit UV-Licht bei 366 nm |
| Auswertung | Vergleichbarkeit der Substanzzonen bezüglich Farbe, Intensität und Lage |

## Reinheit

| | | | |
|---|---|---|---|
| Trocknungsverlust | – | Asche | ≤ 6,0 % |
| Extrahierbarer Anteil | – | Säureunlösliche Asche | ≤ 1,0 % |
| Fremdbestandteile | – | | |

## Gehaltsbestimmung (HPLC)

| | | | |
|---|---|---|---|
| Probenvorbereitung | 1 g zerkleinerte Droge in 10 ml Methanol suspendieren, 15 min im Ultraschallbad 1-mal extrahieren und filtrieren; Rückstand 2-mal mit je 10 ml Methanol 15 min im Ultraschallbad 1-mal extrahieren und filtrieren; Extrakte vereinigen und auf 50 ml mit Methanol auffüllen | | |
| Referenzlösung | 1 mg Z-Ligustillid in 10 ml Methanol | | |
| Stationäre Phase | C18-Säule 25 cm/4–6 mm/5 µm | UV-VIS 325 nm | Temperatur 25 °C |
| Mobile Phase | Zeit (min) | A Acetonitril | B 0,05 % $H_3PO_4$ |
| Gradient | 0 | 0 | 100 |
| | 2 | 40 | 60 |
| | 10 | 60 | 40 |
| | 20 | 80 | 20 |
| | 30 | 100 | 0 |
| | 45 | 100 | 0 |
| Injektionsvolumen | Probe 10 µl | Referenz 10 µl | Flussrate 1 ml/min |
| Auswertung | Gehalt an Referenzkomponente | | |
| Soll-Gehalt | Z-Ligustilid | $C_{19}H_{18}O_{11}$ | 422,34 |

7

## 7.21 Coptidis rhizoma (黃連 / 황련)

Synonyme: Golden Thread Rhizome, Coptis Rhizome, Goldfadenwurzelstock (Ph. Eur.)
Stammpflanze: *Coptis japonica* MAKINO, *C. chinensis* FRANCH., *C. deltoidea* C. Y. CHENT et HSIAO oder *C. teeta* WALL.

### Drogenbeschreibung

| | |
|---|---|
| **Makroskopie** | Zylindrisches Rhizom, 2–4 cm, selten bis zu 10 cm lang und 2–7 mm im Durchmesser, leicht gebogen und oft verzweigt; Außenfläche graubraun, gelbbraun, mit Ringknoten und zahlreichen Wurzelresten; oft an einem Ende Reste von Blattstielen vorhanden; Bruchfläche eher faserig; Korkschicht hellgraubraun, Kortex gelbbraun bis rötlich gelbbraun, Xylem gelb bis rotgelb und Mark gelbbraun |
| **Mikroskopie** | Querschnitt: eine Korkschicht aus dünnwandigen Korkzellen; Parenchymzellen des Kortex in der Regel mit Gruppen von Steinzellen in der Nähe der Korkschicht und gelbe Phloemfasern in der Nähe des Kambiums; Xylem hauptsächlich aus Gefäßen, Luftröhren- und Holzfasern; Marktstrahl unterschiedlich; Mark groß; im Markraum manchmal Steinzellen oder Steinzellen mit dicken und verholzten Zellen; Parenchymzellen mit winzigen Stärkekörnern |
| **Organoleptik** | Geruch schwach charakteristisch Geschmack extrem bitter |

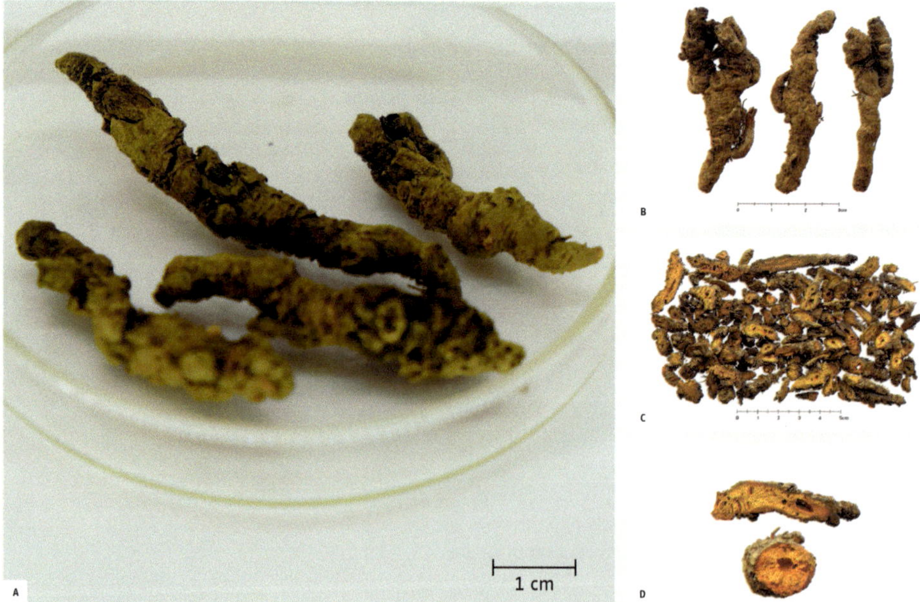


**A** Droge deutscher Markt, **B** Droge koreanischer Markt, **C** Schnittdroge koreanischer Markt, **D** Schnittdroge koreanischer Markt (Detail)

## Identitätsprüfung (DC)

| | |
|---|---|
| Probenvorbereitung | 0,5 g zerkleinerte Droge in 20 ml Methanol und 0,1 ml Salzsäure suspendieren, 30 min im Ultraschallbad 1-mal extrahieren und filtrieren |
| Referenzlösung | 1 mg Berberinchlorid in 10 ml Methanol |
| DC-Plattentyp | Kieselgel 60 $F_{254}$, Trennbedingungen ▶ Kap. 8.1, unkonditioniert |
| Auftragung | Je 5 µl punktförmig, anschließend abblasen und trocknen |
| Fließmittel | Ethylacetat/Essigsäure/Ameisensäure/Wasser (100:11:11:27) |
| Derivatisierung | – |
| Detektion | Mit UV-Licht bei 365 nm |
| Auswertung | Vergleichbarkeit der Substanzzonen bezüglich Farbe, Intensität und Lage |

## Reinheit

| | | | |
|---|---|---|---|
| Trocknungsverlust | ≤ 11,0 % (6 h) | Asche | ≤ 4,0 % |
| Extrahierbarer Anteil | – | Säureunlösliche Asche | ≤ 1,0 % |
| Fremdbestandteile | – | | |

## Gehaltsbestimmung (HPLC)

| | | | |
|---|---|---|---|
| Probenvorbereitung | 0,5 g zerkleinerte Droge in 30 ml einer Mischung aus Methanol und verdünnter Salzsäure (100:1) suspendieren, 30 min im Ultraschallbad 1-mal extrahieren und filtrieren; Rückstand 1-mal mit 30 ml wie oben beschrieben extrahieren und 1-mal mit 20 ml wie oben beschrieben extrahieren; Rückstand anschließend in 10 ml Methanol suspendieren, schütteln und filtrieren; Extrakte vereinigen und auf 100 ml mit Methanol auffüllen | | |
| Referenzlösung | 1 mg Berberinchlorid in 10 ml Methanol | | |
| Stationäre Phase | C18-Polymersäule (25 cm/4–6 mm/5 µm) | UV-VIS 345 nm | Temperatur 25 °C |
| Mobile Phase | Zeit (min) | A Acetonitril | B 0,05 % $H_3PO_4$ |
| Gradient | 0 | 35 | 65 |
| | 30 | 35 | 65 |
| Injektionsvolumen | Probe 10 µl | Referenz 10 µl | Flussrate 0,8 ml/min |
| Auswertung | Gehalt an Referenzkomponente | | |
| Soll-Gehalt | Berberinchlorid | $C_{20}H_{18}ClNO_4$ | 371,81 (≥ 4,2 %) |
| Systemeignung | Trennung zwischen Palmatinchlorid und Berberinchlorid ist ausreichend | | |

7

## 7.22 Crataegi fructus (山楂子 / 산사자)

Synonyme: Fiederweißdornbeeren, Hawthorn Fruit
Stammpflanze: *Crataegus pinnatifida* BUNGE

### Drogenbeschreibung

| | | |
|---|---|---|
| **Makroskopie** | Frucht, kreisförmig oder lang, mit einem Durchmesser von 1–2,5 cm; Außenfläche rotbraun bis dunkelrot mit spärlich weißen, runden Flecken; Scheitelpunkt mit anhaltendem Kelch, der tief konkav ist und unten eine Fruchtstielnarbe aufweist; die meisten werden quer oder längs bearbeitet und geschnitten, 2–6 mm dick, faltig und uneben; es gibt 4–5 Samen, selten 3, die meisten sind ausgefallen, Textur hart und lang nierenförmig, die dorsale Seite rundlich mit einem Tal und zwei Erhebungen in der Mitte | |
| **Mikroskopie** | Keine Angabe | |
| **Organoleptik** | Geruch schwach charakteristisch | Geschmack sauer |

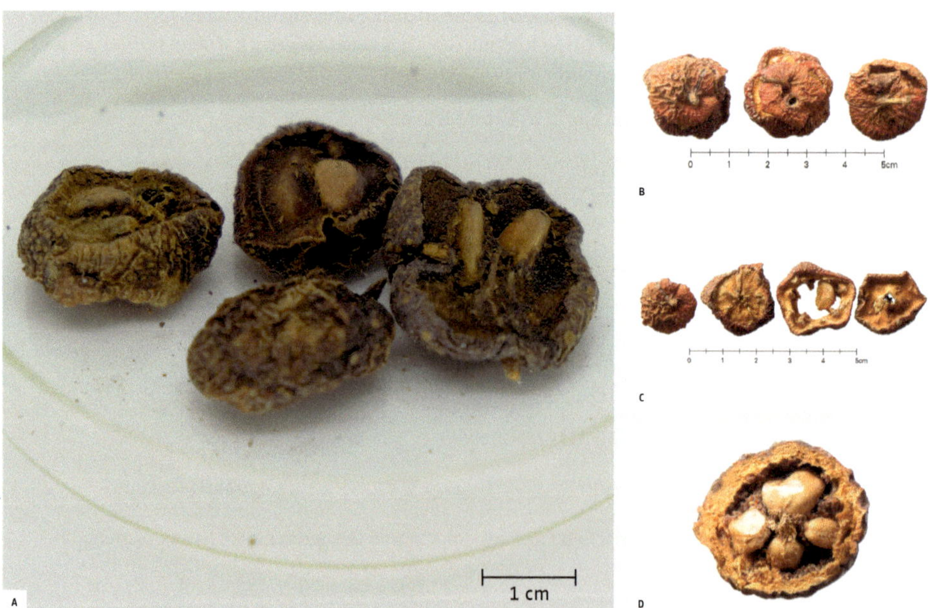


A Schnittdroge deutscher Markt, B Droge koreanischer Markt, C Schnittdroge koreanischer Markt, D Schnittdroge koreanischer Markt (Detail)

## Identitätsprüfung (DC)

| | |
|---|---|
| Probenvorbereitung | 2 g zerkleinerte Droge in 10 ml Methanol suspendieren, 15 min im Ultraschallbad 1-mal extrahieren und filtrieren |
| Referenzlösung | 1 mg Ursolsäure in 10 ml Methanol |
| DC-Plattentyp | Kieselgel 60 $F_{254}$, Trennbedingungen ▶ Kap. 8.1, unkonditioniert |
| Auftragung | Je 5 µl punktförmig, anschließend abblasen und trocknen |
| Fließmittel | Toluol/Ethylacetat/Essigsäure (45:10:1) |
| Derivatisierung | Mit Anisaldehyd-Schwefelsäure-Reagenz besprühen und bei 105 °C entwickeln |
| Detektion | Mit sichtbarem Licht |
| Auswertung | Vergleichbarkeit der Substanzzonen bezüglich Farbe, Intensität und Lage |

## Reinheit

| | | | |
|---|---|---|---|
| Trocknungsverlust | – | Asche | ≤ 6,0 % |
| Extrahierbarer Anteil | – | Säureunlösliche Asche | – |
| Fremdbestandteile | – | | |

## Gehaltsbestimmung (HPLC)

| | | | |
|---|---|---|---|
| Probenvorbereitung | 2 g zerkleinerte Droge in 10 ml Methanol suspendieren, 15 min im Ultraschallbad 1-mal extrahieren und filtrieren; Rückstand 2-mal mit je 15 ml Methanol 15 min im Ultraschallbad 1-mal extrahieren und filtrieren; Extrakte vereinigen und auf 50 ml mit Methanol auffüllen | | |
| Referenzlösung | 1 mg Ursolsäure in 10 ml Methanol | | |
| Stationäre Phase | C18-Säule 25 cm/4–6 mm/5 µm | UV-VIS 254 nm | Temperatur 25 °C |
| Mobile Phase | Zeit (min) | A Acetonitril | B 0,05 % $H_3PO_4$ |
| Gradient | 0 | 80 | 20 |
| | 10 | 90 | 10 |
| | 20 | 95 | 5 |
| Injektionsvolumen | Probe 10 µl | Referenz 10 µl | Flussrate 1 ml/min |
| Auswertung | Gehalt an Referenzkomponente | | |
| Soll-Gehalt | Ursolsäure | $C_{30}H_{48}O_3$ | 456,70 |

## 7.23 Cyperi rhizoma (香附子 / 향부자)

Synonyme: Rundes Zyperngraswurzelstock, Nutgrass Galingale Rhizome, Cyperus Rhizome
Stammpflanze: *Cyperus rotundus* L.

### Drogenbeschreibung

| | | |
|---|---|---|
| **Makroskopie** | Rhizom, hauptsächlich fusiform, 15–35 mm lang und 5–10 mm im Durchmesser; Außenfläche kastanienbraun bis schwarzbraun, in Längsrichtung faltig, manchmal mit Resten des Stiels an der Spitze; 5–10 unregelmäßige Ringknoten, die vorstehen, sowie welche mit Narben von braunen Wurzelhaaren und Wurzeln; diejenigen, bei denen die Wurzelhaare bereits entfernt wurden, sind relativ glatt und die Ringknoten sind nicht ausgeprägt; Textur hart; Schnittfläche von gedünsteten oder gekochten Drogen gelbbraun oder rotbraun und spitz; Schnittfläche der getrockneten weiß und deutlich pulverförmig; Endodermis mit ausgeprägtem Ringmuster und Stele mit einer relativ intensiven Farbe und mit punktförmigen Gefäßbündeln übersät | |
| **Mikroskopie** | Keine Angabe | |
| **Organoleptik** | Geruch charakteristisch | Geschmack schwach bitter |

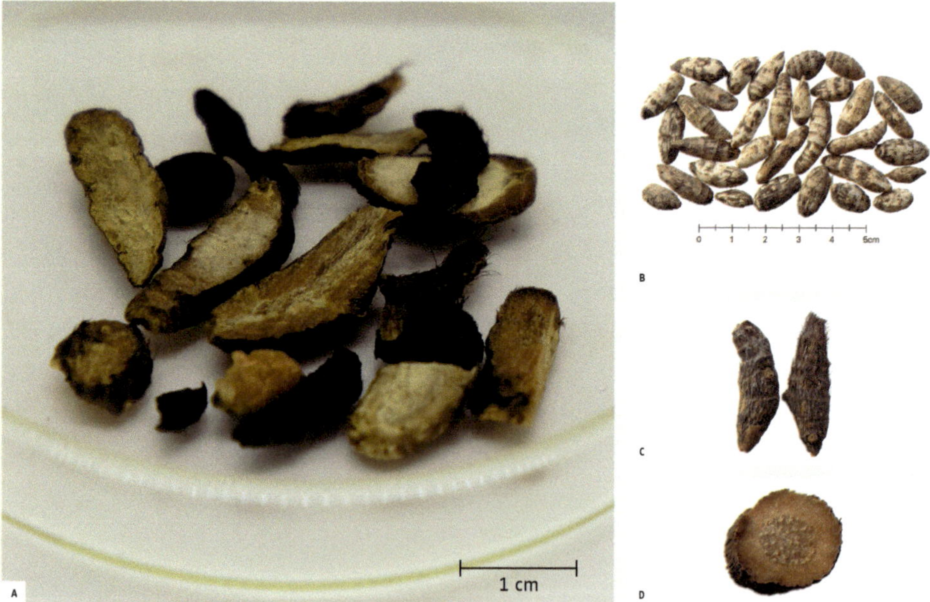


A Schnittdroge deutscher Markt, B Droge koreanischer Markt, C Droge koreanischer Markt (Detailansicht), D Schnittdroge koreanischer Markt (Detailansicht)

## Identitätsprüfung (DC)

| | |
|---|---|
| Probenvorbereitung | 3 g zerkleinerte Droge in 20 ml Methanol suspendieren, 30 min im Ultraschallbad 1-mal extrahieren und filtrieren |
| Referenzlösung | 1 mg α-Cyperon in 100 ml Methanol |
| DC-Plattentyp | Kieselgel 60 $F_{254}$, Trennbedingungen ▶ Kap. 8.1, unkonditioniert |
| Auftragung | Je 5 µl punktförmig, anschließend abblasen und trocknen |
| Fließmittel | n-Hexan/Ethylacetat/Essigsäure (90:10:1) |
| Derivatisierung | Mit 2,4-Dinitrophenylhydrazin-Reagenz besprühen und entwickeln |
| Detektion | Mit sichtbarem Licht |
| Auswertung | Vergleichbarkeit der Substanzzonen bezüglich Farbe, Intensität und Lage |

## Reinheit

| | | | |
|---|---|---|---|
| Trocknungsverlust | – | Asche | ≤ 3,0 % |
| Extrahierbarer Anteil | – | Säureunlösliche Asche | ≤ 1,5 % |
| Fremdbestandteile | – | Ätherischöl-Gehalt | ≤ 0,3 % (50 g) |

## Gehaltsbestimmung (HPLC)

| | | | |
|---|---|---|---|
| Probenvorbereitung | 0,5 g zerkleinerte Droge in 20 ml 70 % Methanol suspendieren, 30 min im Ultraschallbad 1-mal extrahieren und filtrieren; Rückstand 3-mal mit 20 ml Methanol für 30 min im Ultraschallbad 1-mal extrahieren und filtrieren; alle 4 Extrakte zusammenfügen und mit Methanol auf 100 ml auffüllen | | |
| Referenzlösung | 1 mg α-Cyperon in 100 ml Methanol | | |
| Stationäre Phase | C18-Säule 25 cm/4–6 mm/5 µm | UV-VIS 253 nm | Temperatur 25 °C |
| Mobile Phase | Zeit (min) | A Acetonitril | B 0,05 % $H_3PO_4$ |
| Gradient | 0 | 70 | 30 |
| | 40 | 70 | 30 |
| Injektionsvolumen | Probe 10 µl | Referenz 10 µl | Flussrate 1 ml/min |
| Auswertung | Gehalt an Referenzkomponente | | |
| Soll-Gehalt | α-Cyperon | $C_{15}H_{22}O$ | 218,34 |

7

## 7.24 Ephedrae herba (麻黃 / 마황)

Synonyme: Meerträubelkraut, Ephedra Herb, Ephedrakraut (Ph. Eur.)
Stammpflanze: *Ephedra sinica* STAPF, *E. intermedia* SCHRENK & C. A. MEY. oder *E. equisetina* BUNGE

Aktuelle rechtliche Einstufung klären (Einschränkungen im internationalen Handel)!

### Drogenbeschreibung

| | | |
|---|---|---|
| **Makroskopie** | Stamm, dünn zylindrisch, 5–25 cm lang, 1–2 mm im Durchmesser und 3–5 cm in der Länge der Internodien; Kräuter blassgrün bis gelblich grün; Oberfläche mit zahlreichen parallelen und vertikalen Furchen; schuppige Blätter befinden sich am Knotenvolumen; Blätter 2–4 mm lang, hellbraun bis braun, meist an jedem Knoten gegenüberliegend, bilden eine röhrenförmige Hülle um den Stamm | |
| **Mikroskopie** | Querschnitt des Stiels als Kreis und Ellipse, das Außenvolumen gräulich grün bis gelbgrün und das Zentrum mit einer rotvioletten Substanz gefüllt oder leer; um die gebrochene Oberfläche herum ist sie faserig und lässt sich leicht vertikal spalten | |
| **Organoleptik** | Geruch schwach | Geschmack adstringierend, schwach bitter, schwache Anästhesierung der Zunge |

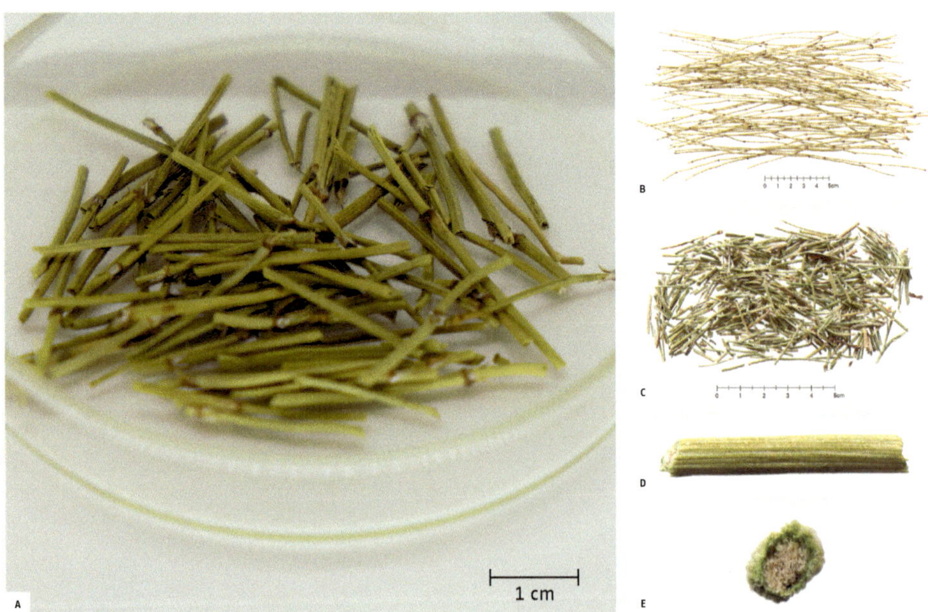


**A** Schnittdroge deutscher Markt, **B** Droge koreanischer Markt, **C** Schnittdroge koreanischer Markt, **D** Schnittdroge koreanischer Markt (Detailansicht), **E** Schnittdroge koreanischer Markt (Detailansicht)

## Identitätsprüfung (DC)

| | |
|---|---|
| Probenvorbereitung | 0,5 g zerkleinerte Droge in 10 ml Methanol suspendieren, 10 min im Ultraschallbad 1-mal extrahieren und filtrieren |
| Referenzlösung | 1 mg Ephedrinhydrochlorid in 20 ml 33 % Methanol |
| DC-Plattentyp | Kieselgel 60 $F_{254}$, Trennbedingungen ▶ Kap. 8.1, unkonditioniert |
| Auftragung | Je 10 µl punktförmig, anschließend abblasen und trocknen |
| Fließmittel | n-Butanol/Wasser/Essigsäure (7:2:1) |
| Derivatisierung | Mit Ninhydrin-Reagenz besprühen und bei 105 °C entwickeln |
| Detektion | Mit sichtbarem Licht |
| Auswertung | Vergleichbarkeit der Substanzzonen bezüglich Farbe, Intensität und Lage |

## Reinheit

| | | | |
|---|---|---|---|
| Trocknungsverlust | – | Asche | ≤ 11,0 % |
| Extrahierbarer Anteil | – | Säureunlösliche Asche | ≤ 2,0 % |
| Fremdbestandteile | ≤ 5,0 % | | |

## Gehaltsbestimmung (HPLC)

| | | | |
|---|---|---|---|
| Probenvorbereitung | 0,5 g zerkleinerte Droge in 20 ml 33 % Methanol suspendieren, 30 min im Ultraschallbad 1-mal extrahieren und filtrieren; Rückstand 2-mal mit 20 ml 33 % Methanol 30 min Ultraschallbad 1-mal extrahieren und filtrieren; Extrakte vereinigen und auf 100 ml mit 33 % Methanol auffüllen | | |
| Referenzlösung | 1 mg Ephedrinhydrochlorid in 20 ml 33 % Methanol<br>1 mg Pseudoephedrinhydrochlorid in 20 ml 33 % Methanol | | |
| Stationäre Phase | C18-Polymersäule (25 cm/4–6 mm/5 µm) | UV-VIS 207 nm | Temperatur 25 °C |
| Mobile Phase | Zeit (min) | A Acetonitril | B 0,05 % $H_3PO_4$ |
| Gradient | 0 | 4 | 96 |
| | 20 | 4 | 96 |
| Injektionsvolumen | Probe 10 µl | Referenz 10 µl | Flussrate 2 ml/min |
| Auswertung | Gehalt an Gesamtalkaloiden | | |
| Soll-Gehalt | Ephedrin | $C_{10}H_{15}NO$ | 165,23 |
| | Pseudoephedrin | $C_{10}H_{15}NO$ | 165,23 (Σ ≥ 0,7 %) |
| Systemeignung | Trennung zwischen Ephedrinhydrochlorid und Atropinsulfat ist ausreichend | | |

## 7.25 Forsythiae fructus (連翹 / 연교)

Synonyme: Forsythia Fruit, Forsythienfrüchte (Ph. Eur.)
Stammpflanze: *Forsythia viridissima* LINDL. oder *F. suspensa* VAHL

### Drogenbeschreibung

| | |
|---|---|
| **Makroskopie** | *Forsythia viridissima*: oval flach, 10–17 mm lang und 5–12 mm Durchmesser; die Spitze ist sehr spitz und offen wie ein Vogelschnabel; unterer Teil rundlich mit oder ohne Stiel; Außenfläche braun oder grün, leicht gewölbt und ungleichmäßig faltig;<br>*F. suspensa*: länglich oval bis oval leicht flach, 15–25 mm lang und 5–13 mm im Durchmesser; die Außenfläche mit unregelmäßigen Längsfalten und kleinen, hervorstehenden Stellen; 1 ausgeprägte Längsfalte auf jeder Seite; oberes Ende stumpf, unteres Ende spitz mit oder ohne Stiel |
| **Mikroskopie** | Keine Angabe |
| **Organoleptik** | Geruch schwach charakteristisch Geschmack bitter |

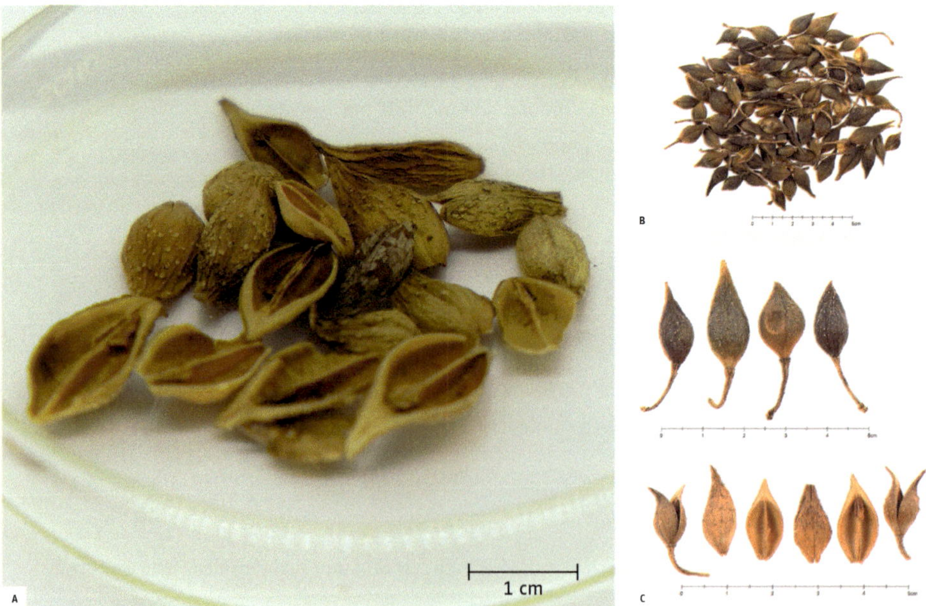


**A** Droge deutscher Markt, **B** Droge koreanischer Markt, **C** Droge koreanischer Markt (Detailansicht)

## Identitätsprüfung (DC)

| | |
|---|---|
| Probenvorbereitung | *Forsythia viridissima*, *F. suspensa*: 1 g zerkleinerte Droge in 10 ml Methanol suspendieren, 15 min im Ultraschallbad 1-mal extrahieren und filtrieren |
| Referenzlösung | *Forsythia viridissima*: 5 mg Arctigenin in 1 ml Methanol<br>*F. suspensa*: 5 mg Forsythiasid A in 1 ml Methanol |
| DC-Plattentyp | Kieselgel 60 $F_{254}$, Trennbedingungen ▶ Kap. 8.1, unkonditioniert |
| Auftragung | Je 5 µl punktförmig, anschließend abblasen und trocknen |
| Fließmittel | Ethylacetat/Ameisensäure/Essigsäure/Wasser (100:11:11:27) |
| Derivatisierung | Mit Anisaldehyd-Schwefelsäure-Reagenz besprühen und bei 105 °C entwickeln |
| Detektion | Mit sichtbarem Licht |
| Auswertung | Vergleichbarkeit der Substanzzonen bezüglich Farbe, Intensität und Lage |

## Reinheit

| | | | |
|---|---|---|---|
| Trocknungsverlust | – | Asche | ≤ 5,0 % |
| Extrahierbarer Anteil | ≥ 10,0 % in Ethanol | Säureunlösliche Asche | – |
| Fremdbestandteile (Stängel) | < 5,0 % | Fremdbestandteile (sonstige) | ≤ 1,0 % |

## Gehaltsbestimmung (HPLC)

| | | | |
|---|---|---|---|
| Probenvorbereitung | *Forsythia viridissima*/*F. suspensa*: 0,1 g zerkleinerte Droge in 50 ml 50 % Methanol suspendieren, 30 min im Ultraschallbad 1-mal extrahieren, wieder auf 50 ml mit Methanol auffüllen und filtrieren | | |
| Referenzlösung | *Forsythia viridissima*: 10 mg Arctigenin in 50 ml Methanol; *F. suspensa*: 10 mg Forsythiasid A in 50 ml Methanol | | |
| Stationäre Phase | C18-Säule 25 cm/4–6 mm/5 µm | UV-VIS 280 nm | Temperatur 25 °C |
| Mobile Phase | Zeit (min) | A Methanol | B 0,05 % $H_3PO_4$ |
| Gradient | 0 | 45 | 55 |
| | 30 | 45 | 55 |
| Injektionsvolumen | Probe 10 µl | Referenz 10 µl | Flussrate 1,0 ml/min |
| Auswertung | Gehalt an Referenzkomponente | | |
| Soll-Gehalt | Arctigenin | $C_{21}H_{24}O_6$ | 372,42 (≥ 0,4 %) |
| | Forsythiasid A | $C_{29}H_{36}O_{15}$ | 624,59 (≥ 0,25 %) |

## 7.26 Fritillariae thunbergii bulbus (浙貝母 / 절패모)

Synonyme: Kaiserkronenzwiebel, Thunberg Fritillary Bulb, Fritillaria Thunbergii Bulb
Stammpflanze: *Fritillaria thunbergii* MIQ. oder andere der gleichen Gattung

### Drogenbeschreibung

| | | |
|---|---|---|
| **Makroskopie** | **Daepae:** Zwiebel und das äußere einteilige Blatt einer Zwiebel, fast halbmondförmig, 1–2 cm hoch und 20–35 mm im Durchmesser; Außenfläche milchig weiß bis hellgelb, Innenfläche weiß oder hellbraun, mit weißem Pulver bedeckt; Textur hart und spröde, Bruchfläche weiß bis gelblich weiß, stark stärkehaltig<br>**Jupae:** ganze Zwiebel abgeplattet, 10–15 mm hoch und 10–25 mm im Durchmesser; die Außenfläche ist milchig weiß, Außenschuppenblätter prall und fleischig, ergänzend, mit 2–3 kleinschuppigen Blättern und getrockneten geschrumpften Stielresten<br>**Jeolpaepyeon:** Zwiebel sowie Scheiben aus dem äußeren einteiligen Blatt einer Zwiebel, elliptisch oder halbrund, mit einem Durchmesser von 1–2 cm; die Oberfläche der Kante ist hellgelb; die Textur ist zerbrechlich und leicht zu schneiden; die gebrochene Oberfläche ist pulverweiß, stark stärkehaltig | |
| **Mikroskopie** | Keine Angabe | |
| **Organoleptik** | Geruch schwach charakteristisch | Geschmack schwach bitter |

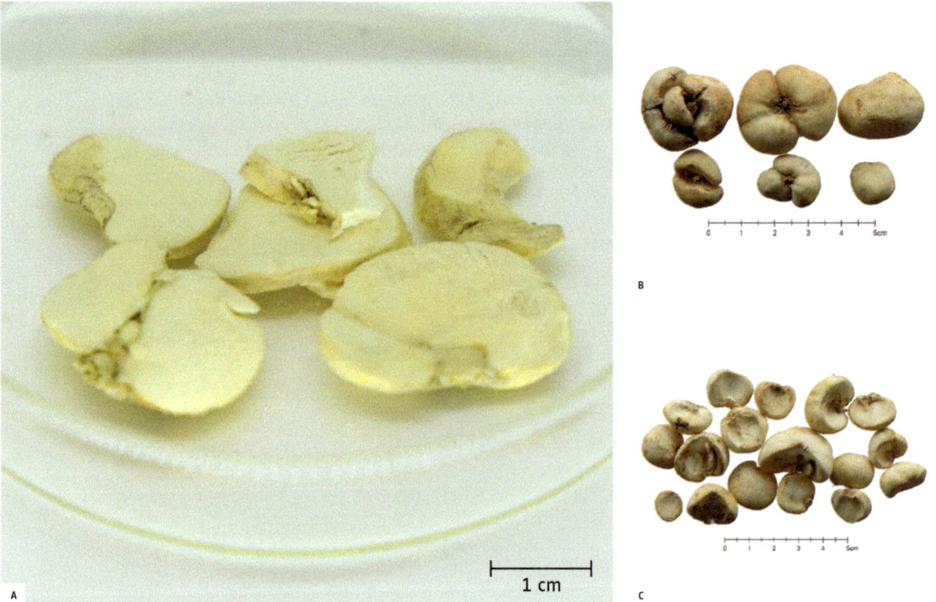


**A** Schnittdroge deutscher Markt, **B** Droge koreanischer Markt, **C** Schnittdroge koreanischer Markt

## Identitätsprüfung (DC)

| | |
|---|---|
| Probenvorbereitung | 5 g zerkleinerte Droge in 2 ml konz. Ammoniak und 20 ml Methanol suspendieren, 15 min im Ultraschallbad 1-mal extrahieren und filtrieren; Extrakt auf 5 ml einengen |
| Referenzlösung | 5 g zerkleinerte Referenzdroge in 2 ml konz. Ammoniak und 20 ml Methanol suspendieren, 30 min [sic] im Ultraschallbad 1-mal extrahieren und filtrieren; Extrakt auf 5 ml einengen |
| DC-Plattentyp | Kieselgel 60 $F_{254}$, Trennbedingungen ▶ Kap. 8.1, unkonditioniert |
| Auftragung | Je 10 µl punktförmig, anschließend abblasen und trocknen |
| Fließmittel | Ethylacetat/Methanol/konz. Ammoniak (85:10:5) |
| Derivatisierung | Mit Anisaldehyd-Schwefelsäure-Reagenz besprühen und bei 105 °C entwickeln |
| Detektion | Mit sichtbarem Licht |
| Auswertung | Vergleichbarkeit der Substanzzonen bezüglich Farbe, Intensität und Lage |

## Reinheit

| | | | |
|---|---|---|---|
| Trocknungsverlust | ≤ 15,0 % (6 h) | Asche | ≤ 5,0 % |
| Extrahierbarer Anteil | ≥ 9,0 % in Ethanol 50 % | Säureunlösliche Asche | – |
| Fremdbestandteile | – | | |

## Gehaltsbestimmung (HPLC)

| | | | |
|---|---|---|---|
| Probenvorbereitung | 2,5 g zerkleinerte Droge in 20 ml Ethanol 50 % suspendieren, 60 min stehen lassen, dann 30 min im Ultraschallbad 1-mal extrahieren und filtrieren; Rückstand 2-mal mit 10 ml Ethanol 50 % 30 min Ultraschallbad 1-mal extrahieren und filtrieren; Extrakte vereinigen und auf 50 ml mit Ethanol 50 % auffüllen | | |
| Referenzlösung | 1 mg Verticine in 10 ml Ethanol 50 % | | |
| Stationäre Phase | C18-Säule 25 cm/4–6 mm/5 µm | UV-VIS 254 nm | Temperatur 25 °C |
| Mobile Phase | Zeit (min) | A Acetonitril | B 1 % Triethylamin (aq.) |
| Gradient | 0 | 70 | 30 |
| | 35 | 70 | 30 |
| Injektionsvolumen | Probe 10 µl | Referenz 10 µl | Flussrate 1 ml/min |
| Auswertung | Gehalt an Referenzkomponente | | |
| Soll-Gehalt | Verticine | $C_{27}H_{45}NO_3$ | 431,65 |

7

# 7.27 Gardeniae fructus (梔子 / 치자)

Synonyme: Cape Jasmine Fruit, Gardenia Fruit, Gardenienfrüchte (Ph. Eur.)
Stammpflanze: *Gardenia jasminoides* J. ELLIS

## Drogenbeschreibung

| | | |
|---|---|---|
| **Makroskopie** | Eiförmige bis längliche Frucht, 1–3,5 cm lang und 10–15 mm breit; Außenfläche gelbbraun bis rotbraun, meist mit 5–7 ausgeprägten flügelförmigen langen Gewebelippen; Kelch oder Narbe oben vorhanden und der untere Teil leicht spitz und manchmal mit Fruchtstiel; Perikarp dünn und leicht zerbrechlich; Innenseite der Schnittfläche relativ wenig farbintensiv, aber glänzend mit 2–3 Reihen vorstehender Häute, die Samen enthalten; Samen eiförmig abgeflacht, mehrere Samen zu Massen zusammengefügt; sie sind tiefrot oder gelbrot mit einer dichten Anordnung von dünnen, kleinen Ausbeulungen auf der Außenfläche | |
| **Mikroskopie** | Keine Angabe | |
| **Organoleptik** | Geruch schwach charakteristisch | Geschmack bitter |

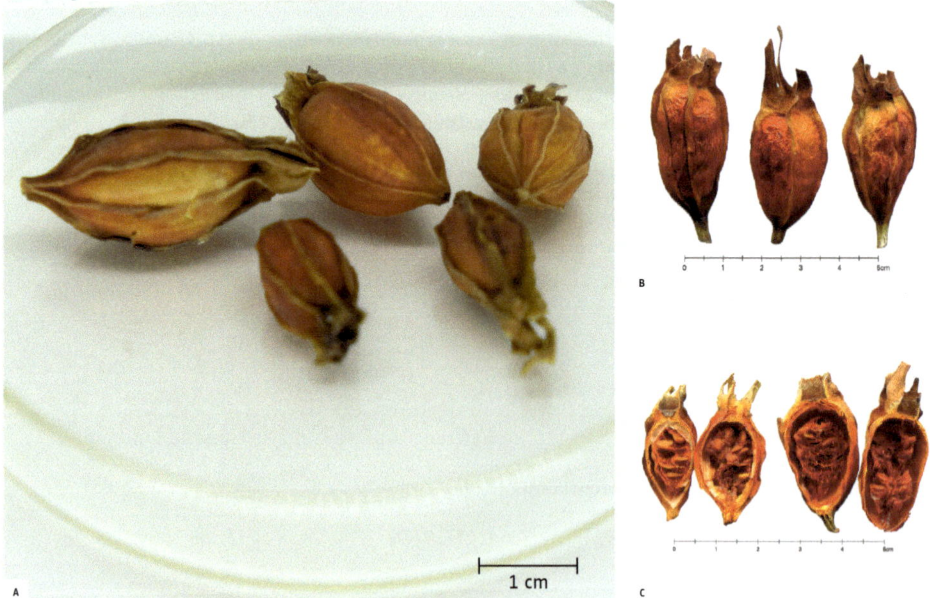


**A** Droge deutscher Markt, **B** Droge koreanischer Markt, **C** Schnittdroge koreanischer Markt

## Identitätsprüfung (DC)

| | |
|---|---|
| Probenvorbereitung | 1 g zerkleinerte Droge in 20 ml Methanol suspendieren, 15 min im Ultraschallbad 1-mal extrahieren und filtrieren |
| Referenzlösung | 1 mg Gardenosid in 1 ml Methanol |
| DC-Plattentyp | Kieselgel 60 $F_{254}$, Trennbedingungen ▶ Kap. 8.1, unkonditioniert |
| Auftragung | Je 10 µl punktförmig, anschließend abblasen und trocknen |
| Fließmittel | Ethylacetat/Methanol/Wasser (100:17:13) |
| Derivatisierung | Mit Anisaldehyd-Schwefelsäure-Reagenz besprühen und bei 105 °C entwickeln |
| Detektion | Mit sichtbarem Licht |
| Auswertung | Vergleichbarkeit der Substanzzonen bezüglich Farbe, Intensität und Lage |

## Reinheit

| | | | |
|---|---|---|---|
| Trocknungsverlust | – | Asche | ≤ 6,0 % |
| Extrahierbarer Anteil | – | Säureunlösliche Asche | – |
| Fremdbestandteile | – | | |

## Gehaltsbestimmung (HPLC)

| | | | |
|---|---|---|---|
| Probenvorbereitung | 1 g zerkleinerte Droge in 50 ml Methanol suspendieren, 60 min im Ultraschallbad 1-mal extrahieren und filtrieren | | |
| Referenzlösung | 1 mg Geniposid in 1 ml Methanol<br>1 mg Gardenosid in 1 ml Methanol | | |
| Stationäre Phase | C18-Säule<br>25 cm/4–6 mm/5 µm | UV-VIS 254 nm | Temperatur 25 °C |
| Mobile Phase | Zeit (min) | A Acetonitril | B 0,05 % $H_3PO_4$ |
| Gradient | 0 | 9 | 91 |
| | 8 | 14 | 86 |
| | 35 | 14 | 86 |
| | 40 | 19 | 81 |
| | 45 | 100 | 0 |
| Injektionsvolumen | Probe 20 µl | Referenz 20 µl | Flussrate 0,6 ml/min |
| Auswertung | Gehalt an Referenzkomponente | | |
| Soll-Gehalt | Geniposid | $C_{17}H_{24}O_{10}$ | 388,37 (≥ 3,0 %) |
| | Gardenosid | $C_{17}H_{24}O_{11}$ | 404,37 (≥ 1,8 %) |

7

# 7.28 Gastrodiae rhizoma (天麻 / 천마)

Synonyme: Himmelshanfwurzelstock, Heavenly Hemp Root, Gastrodia Rhizome, Gastrodienwurzelstock (Ph. Eur.)
Stammpflanze: *Gastrodia elata* BLUME

## Drogenbeschreibung

| | |
|---|---|
| **Makroskopie** | Rhizom, leicht gebogen abgeflacht zylindrisch bis fusiform, 3–15 cm lang, 1,5–5 cm breit und 0,5–2 cm dick; Außenfläche hellgelblich weiß bis gelbbraun, mit unregelmäßigen langen Knicken und mehreren Windungen von Querringen aus der latenten Knospe, manchmal mit Hyphen; oberer Teil mit rotbraunen bis dunkelbraunen Trieben, wie ein Papageienschnabel oder Reste von Stielen geformt, anderes Ende mit runder Narbe; Textur sehr hart und schwer zu schneiden; Schnittfläche relativ flach, gelblich weiß bis hellbraun und spitz |
| **Mikroskopie** | Querschnitt: epidermales Gewebe mit hellbrauner Farbe; Kortex mit langen Zellen, äußerste Zellwand bis mehreren Zellreihen leicht verdickt; relativ große Parenchymzellen, fast orbikulär oder polygonal, manchmal mit Lochmustern; Gefäßbündel collateral oder amphicribral, verstreut, Gefäße in Gruppen von zwei oder mehr, polygonal geformt; Parenchymzellen mit Polysaccharidmassen und teilweise mit Calciumkristall-Raphiden-Bündeln |
| **Organoleptik** | Geruch schwach charakteristisch     Geschmack süß |

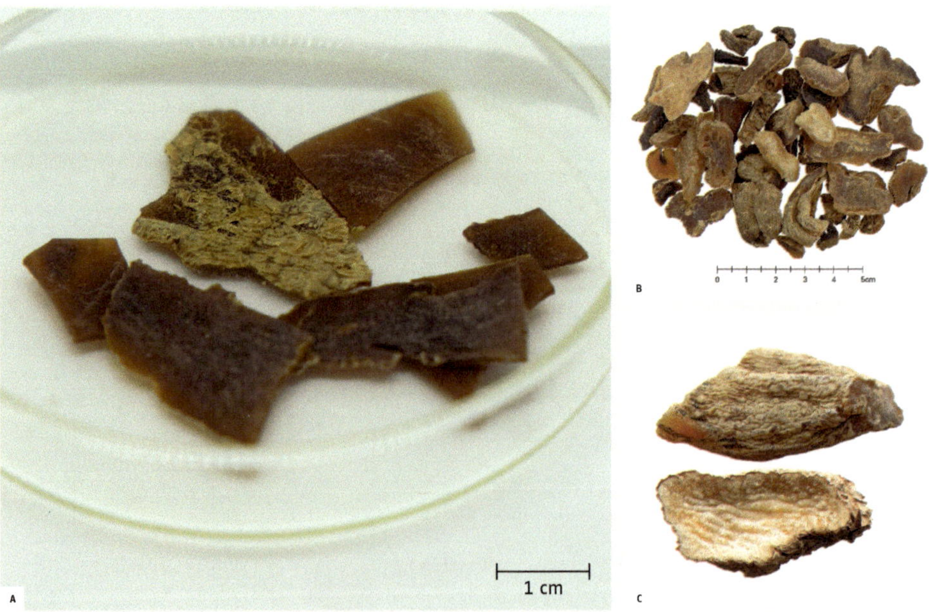


**A** Schnittdroge deutscher Markt (CITES), **B** Schnittdroge koreanischer Markt, **C** Schnittdroge koreanischer Markt (Detailansicht)

## Identitätsprüfung (DC)

| | |
|---|---|
| Probenvorbereitung | 0,5 g zerkleinerte Droge in 10 ml Methanol suspendieren, 15 min im Ultraschallbad 1-mal extrahieren und filtrieren |
| Referenzlösung | 1 mg Gastrodin in 10 ml Methanol |
| DC-Plattentyp | Kieselgel 60 $F_{254}$, Trennbedingungen ▶ Kap. 8.1, unkonditioniert |
| Auftragung | Je 10 µl punktförmig, anschließend abblasen und trocknen |
| Fließmittel | Ethylacetat/Methanol/Wasser (100:17:13) |
| Derivatisierung | Mit Anisaldehyd-Schwefelsäure-Reagenz besprühen und bei 105 °C entwickeln |
| Detektion | Mit sichtbarem Licht |
| Auswertung | Vergleichbarkeit der Substanzzonen bezüglich Farbe, Intensität und Lage |

## Reinheit

| | | | |
|---|---|---|---|
| Trocknungsverlust | ≤ 13,0 % (6 h) | Asche | ≤ 6,0 % |
| Extrahierbarer Anteil | ≥ 17,0 % in Ethanol | Säureunlösliche Asche | – |
| Fremdbestandteile | – | | |

## Gehaltsbestimmung (HPLC)

| | | | |
|---|---|---|---|
| Probenvorbereitung | 2 g zerkleinerte Droge in 50 ml Methanol suspendieren, 30 min im Ultraschallbad 1-mal extrahieren und filtrieren; 10 ml des Extrakts entnehmen und auf 25 ml mit Methanol auffüllen | | |
| Referenzlösung | 1 mg Gastrodin in 10 ml Methanol | | |
| Stationäre Phase | C18-Säule 25 cm/4–6 mm/5 µm | UV-VIS 254 nm | Temperatur 25 °C |
| Mobile Phase | Zeit (min) | A Acetonitril | B 0,05 % $H_3PO_4$ |
| Gradient | 0 | 3 | 97 |
| | 30 | 3 | 97 |
| Injektionsvolumen | Probe 5 µl | Referenz 5 µl | Flussrate 1 ml/min |
| Auswertung | Gehalt an Referenzkomponente | | |
| Soll-Gehalt | Gastrodin | $C_{13}H_{18}O_7$ | 286,27 |

7

# 7.29 Ginseng radix (人蔘 / 인삼)

Synonyme: Echte Ginsengwurzel, Ginseng Root, Ginseng, Ginsengwurzel (Ph. Eur.)
Stammpflanze: *Panax ginseng* C. A. Mey.

## Drogenbeschreibung

| | |
|---|---|
| **Makroskopie** | Dünne und lange zylindrische Wurzel, oft mit 2–5 Seitenwurzeln aus der Mitte; 5–20 cm lang, Hauptwurzel, 5–30 mm im Durchmesser; Außenfläche hellgelbbraun bis hellgraubraun, mit Längsfalten und Wurzelnarben, manchmal mit geschwungener Krone und kurzen Rhizomresten; gebrochene Oberfläche ist praktisch eben, hellgelbbraun und in der Nähe des Kambiums braun |
| **Mikroskopie** | Querschnitt: dünnwandige Parenchymzellen, mit Stärkekörnern gefüllt; Kortex aus verstreuten Sekretgefäßen, mit gelbem bis gelbrotem Inhalt; Calciumoxalat-Aggregatkristalle in Parenchymzellen des Phloems |
| **Organoleptik** | Geruch charakteristisch Geschmack schwach süß, anschließend schwach bitter |

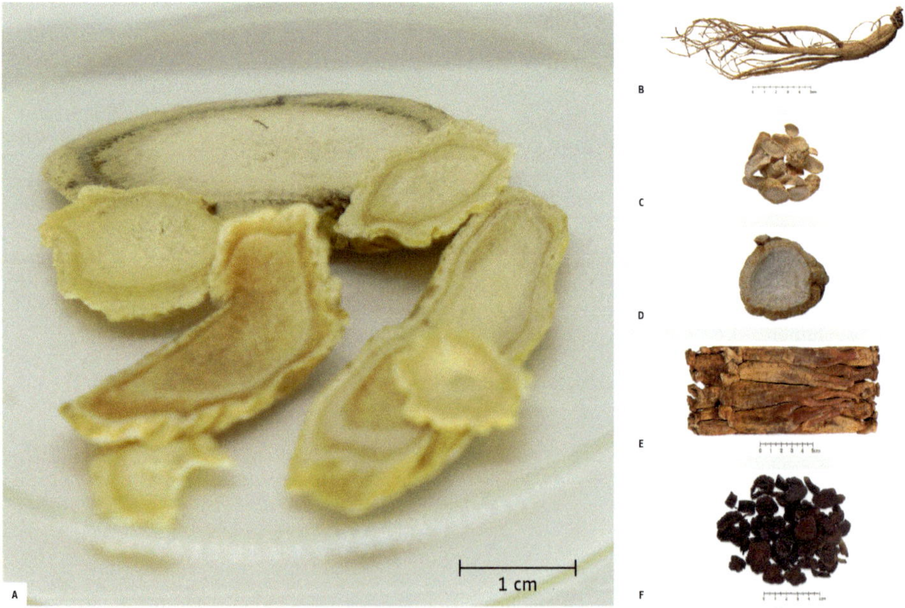


**A** Schnittdroge deutscher Markt, **B** Droge koreanischer Markt, **C** Schnittdroge koreanischer Markt, **D** Schnittdroge koreanischer Markt (Detailansicht), **E** Verarbeitete Droge als „Roter Ginseng" koreanischer Markt, **F** Verarbeitete Schnittdroge als „Roter Ginseng" koreanischer Markt

## Identitätsprüfung (DC)

| | |
|---|---|
| Probenvorbereitung | 2 g zerkleinerte Droge in 10 ml Methanol suspendieren, 15 min im Ultraschallbad 1-mal extrahieren und filtrieren |
| Referenzlösung | 1 mg Ginsenosid Rb1 in 10 ml Methanol<br>1 mg Ginsenosid Rg1 in 10 ml Methanol |
| DC-Plattentyp | Kieselgel 60 $F_{254}$, Trennbedingungen ▶ Kap. 8.1, unkonditioniert |
| Auftragung | Je 10 µl punktförmig, anschließend abblasen und trocknen |
| Fließmittel | Chloroform/Methanol/Wasser (64:50:10) |
| Derivatisierung | Mit Anisaldehyd-Schwefelsäure-Reagenz besprühen und bei 105 °C entwickeln |
| Detektion | Mit sichtbarem Licht |
| Auswertung | Vergleichbarkeit der Substanzzonen bezüglich Farbe, Intensität und Lage |

## Reinheit

| | | | |
|---|---|---|---|
| Trocknungsverlust | ≤ 15,0 % (6 h) | Asche | ≤ 5,0 % |
| Extrahierbarer Anteil | ≥ 14,0 % in Ethanol 50 % | Säureunlösliche Asche | – |
| Fremdbestandteile | ≤ 2,0 % | | |

## Gehaltsbestimmung (HPLC)

| | | | |
|---|---|---|---|
| Probenvorbereitung | 1 g zerkleinerte Droge in 20 ml Methanol suspendieren, 15 min im Ultraschallbad 1-mal extrahieren und filtrieren; Rückstand 2-mal mit je 10 ml Methanol 15 min im Ultraschallbad 1-mal extrahieren und filtrieren; Extrakte vereinigen und auf 50 ml mit Methanol auffüllen | | |
| Referenzlösung | 1 mg Ginsenosid Rb1 in 10 ml Methanol<br>1 mg Ginsenosid Rg1 in 10 ml Methanol | | |
| Stationäre Phase | C18-Säule<br>25 cm/4–6 mm/5 µm | UV-VIS 254 nm | Temperatur 25 °C |
| Mobile Phase | Zeit (min) | A Acetonitril | B 0,05 % $H_3PO_4$ |
| Gradient | 0 | 20 | 80 |
| | 35 | 20 | 80 |
| | 52 | 29 | 71 |
| | 70 | 29 | 71 |
| | 100 | 40 | 60 |
| Injektionsvolumen | Probe 10 µl | Referenz 10 µl | Flussrate 1 ml/min |
| Auswertung | Gehalt an Referenzkomponente | | |
| Soll-Gehalt | Ginsenosid Rb1 | $C_{54}H_{92}O_{23}$ | 1109,29 (≥ 0,20 %) |
| | Ginsenosid Rg1 | $C_{42}H_{72}O_{14}$ | 801,01 (≥ 0,10 %) |
| Systemeignung | Trennung zwischen Ginsenosid Rb1 und Ginsenosid Re ist ausreichend, Trennung zwischen Ginsenosid Rg1 und Ginsenosid Rc ist ausreichend | | |

7

## 7.30 Glycyrrhizae radix (甘草 / 감초)

Synonyme: Süßholzwurzel, Liquorice Root, Licorice, Liquiritiae radix (Ph. Eur.)
Stammpflanze: *Glycyrrhiza uralensis* FISCH., *G. glabra* L. oder *G. inflata* BATALIN

### Drogenbeschreibung

| | | |
|---|---|---|
| **Makroskopie** | Zylindrische Stücke, 5–35 mm Durchmesser; Oberfläche rotbraun bis gelbbraun mit deutlichen Längsfalten, Beulen und Lentizellen; spärliche, dünne Wurzelnarben; Textur hart; Querschnitt faserig, gelblich weiß, pulverig und mit ausgeprägten Kambiumringen | |
| **Mikroskopie** | Mehrere Schichten gelbbrauner Korkeinlagen und eine bis dreizellige Schicht Korkzellen im Inneren; Phloemfasern mit dicken, aber unvollständig verholzten Wänden, von Kristallzellen umgeben; Markstrahlen radial, durchdringen das Kambium; Zellen mit Stärkekörnern; Xylemfaserbündel, von Kristallzellen umgeben verstreut zwischen den Gefäßen; Einzelkristalle aus Calciumoxalat und Stärkekörner | |
| **Organoleptik** | Geruch schwach charakteristisch | Geschmack süß |

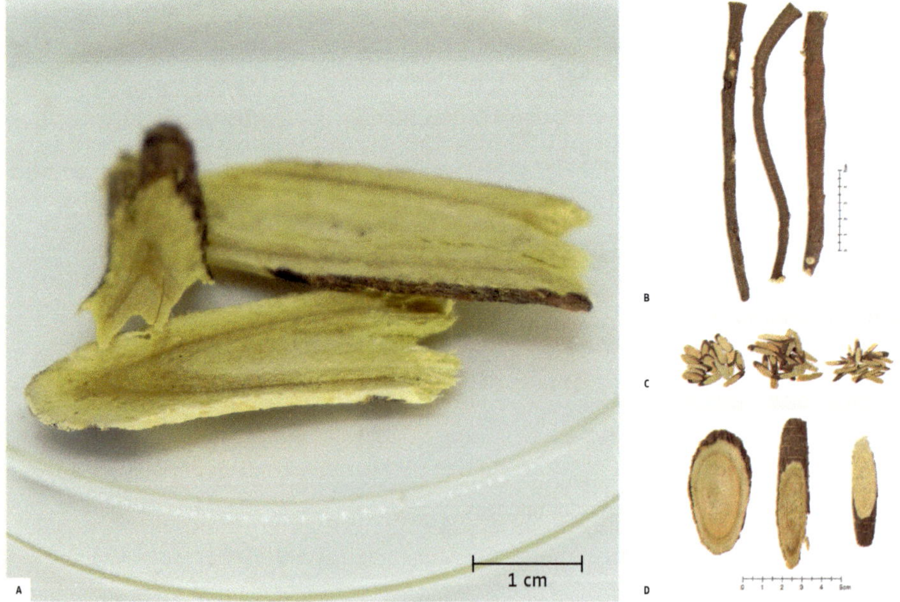


**A** Schnittdroge deutscher Markt, **B** Droge koreanischer Markt, **C** Schnittdroge koreanischer Markt, **D** Schnittdroge koreanischer Markt (Detailansicht)

## Identitätsprüfung (DC)

| | |
|---|---|
| Probenvorbereitung | 2 g zerkleinerte Droge in 20 ml Methanol suspendieren, 15 min im Ultraschallbad 1-mal extrahieren und filtrieren |
| Referenzlösung | 5 mg Glycyrrhizinsäure in 10 ml Methanol lösen |
| DC-Plattentyp | Kieselgel 60 $F_{254}$, Trennbedingungen ▶ Kap. 8.1, unkonditioniert |
| Auftragung | Je 2 µl punktförmig, anschließend abblasen und trocknen |
| Fließmittel | Ethylacetat/Ameisensäure/Essigsäure/Wasser (15:1:1:2) |
| Derivatisierung | – |
| Detektion | Mit UV-Licht bei 254 nm |
| Auswertung | Vergleichbarkeit der Substanzzonen bezüglich Farbe, Intensität und Lage |

## Reinheit

| | | | |
|---|---|---|---|
| Trocknungsverlust | – | Asche | ≤ 7,0 % |
| Extrahierbarer Anteil | – | Säureunlösliche Asche | ≤ 2,0 % |
| Fremdbestandteile | – | | |

## Gehaltsbestimmung (HPLC)

| | | | |
|---|---|---|---|
| Probenvorbereitung | 0,5 g zerkleinerte Droge in 40 ml Ethanol 70 % suspendieren, 60 min im Ultraschallbad 1-mal extrahieren und filtrieren; Rückstand mit 30 ml Ethanol 70 % 60 min im Ultraschallbad 1-mal extrahieren und filtrieren; Extrakte vereinigen und auf 100 ml mit Ethanol 70 % auffüllen | | |
| Referenzlösung | 2 mg Glycyrrhizinsäure in 10 ml Ethanol 70 % lösen | | |
| Stationäre Phase | C18-Säule 25 cm/4–6 mm/5 µm | UV-VIS 254 nm | Temperatur 25 °C |
| Mobile Phase | Zeit (min) | A Acetonitril | B 0,05 % $H_3PO_4$ |
| Gradient | 0 | 40 | 60 |
| | 30 | 40 | 60 |
| Injektionsvolumen | Probe 20 µl | Referenz 20 µl | Flussrate 1 ml/min |
| Auswertung | Gehalt an Referenzkomponente | | |
| Soll-Gehalt | Glycyrrhizinsäure | $C_{42}H_{62}O_{16}$ | 822,93 (≥ 2,5 %) |
| Systemeignung | Trennung zwischen Glycyrrhizinsäure und Propylparaben ist ausreichend | | |

7

## 7.31 Hordei fructus germinatus (麥芽 / 맥아)

Synonyme: Gekeimtes Gerstenkorn, Barley Sprout
Stammpflanze: *Hordeum vulgare* L.

### Drogenbeschreibung

| | | |
|---|---|---|
| **Makroskopie** | Fusiform, 8–12 mm lang, 3–4 mm im Durchmesser; äußerlich hellgelb; Knospe und faserige Wurzel an der Basis der Radikula; Knospe lang lanzettlich, etwa 5 mm lang, Fasern fein und geschwungen; Textur hart, Bruch weiß, stärkehaltig | |
| **Mikroskopie** | Pulver: grauweiß; einfaches Stärkegranulat mit einem Durchmesser von 2–60 µm, Hilum V- oder schlitzförmig; in der Oberflächenansicht der äußeren Epidermis lange Zellen und zwei Arten von kurzen Zellen (suberifizierte Zellen und silikatreiche Zellen) abwechselnd angeordnet; lange Zellen mit verdickten, kompakten und tief gewundenen, nicht drüsigen Haaren, meist gebrochen; nicht drüsige Haare der Epidermis mit relativ verdickten Wänden, 80–230 µm lang | |
| **Organoleptik** | Geruch schwach | Geschmack schwach süß |

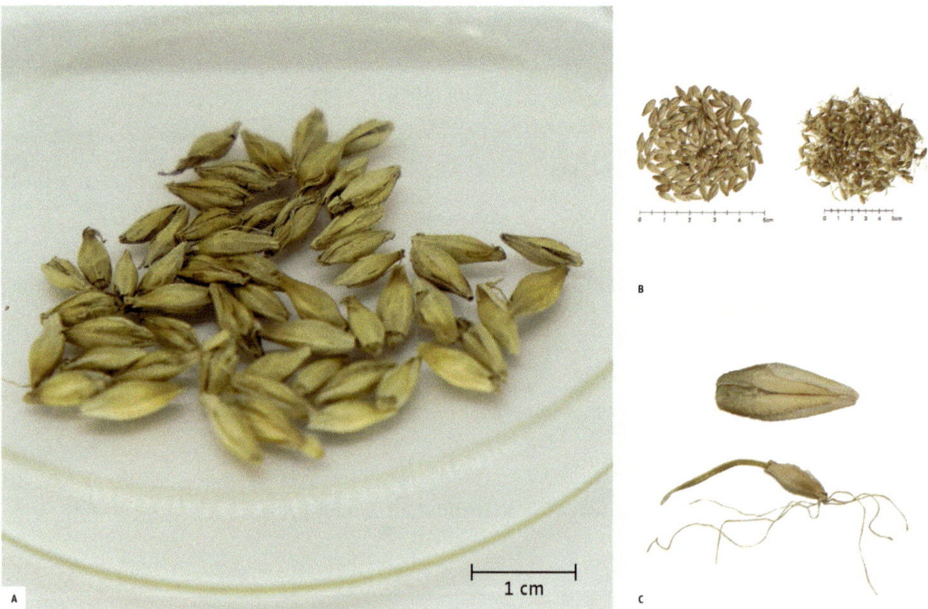


**A** Droge (Malz) deutscher Markt, **B** Droge koreanischer Markt, **C** Droge koreanischer Markt (Detailansicht)

## Identitätsprüfung (DC)

| | |
|---|---|
| Probenvorbereitung | 5 g zerkleinerte Droge in 30 ml Methanol suspendieren, 60 min im Ultraschallbad 1-mal extrahieren und filtrieren; Extrakt auf 1 ml einengen |
| Referenzlösung | 1 mg Ferulasäure in 10 ml Methanol |
| DC-Plattentyp | Kieselgel 60 $F_{254}$, Trennbedingungen ▶ Kap. 8.1, unkonditioniert |
| Auftragung | Je 10 µl punktförmig, anschließend abblasen und trocknen |
| Fließmittel | Toluol/Ethylacetat/Ameisensäure (10:10:3) |
| Derivatisierung | – |
| Detektion | Mit UV-Licht bei 254 nm |
| Auswertung | Vergleichbarkeit der Substanzzonen bezüglich Farbe, Intensität und Lage |

## Reinheit

| | | | |
|---|---|---|---|
| Trocknungsverlust | – | Asche | – |
| Extrahierbarer Anteil | – | Säureunlösliche Asche | – |
| Fremdbestandteile | – | | |

## Gehaltsbestimmung (HPLC)

| | | | |
|---|---|---|---|
| Probenvorbereitung | 5 g zerkleinerte Droge in 30 ml Methanol suspendieren, 1 h im Ultraschallbad 1-mal extrahieren und filtrieren; Rückstand 2-mal mit je 15 ml Methanol 30 min im Ultraschallbad 1-mal extrahieren und filtrieren; Extrakte vereinigen und auf 1 ml einengen | | |
| Referenzlösung | 1 mg Ferulasäure in 10 ml Methanol | | |
| Stationäre Phase | C18-Säule 25 cm/4–6 mm/5 µm | UV-VIS 322 nm | Temperatur 25 °C |
| Mobile Phase | Zeit (min) | A Acetonitril | B 0,05 % $H_3PO_4$ |
| Gradient | 0 | 18 | 82 |
| | 30 | 18 | 82 |
| Injektionsvolumen | Probe 50 µl | Referenz 10 µl | Flussrate 1 ml/min |
| Auswertung | Gehalt an Referenzkomponente | | |
| Soll-Gehalt | Ferulasäure | $C_{10}H_{10}O_4$ | 194,19 |

7

## 7.32 Jujubae fructus (大棗/대조)

Synonyme: Chinesische Dattel, Chinese Date, Jujube

Stammpflanze: *Ziziphus jujuba* MILL. var. *inermis* REHDER oder *Z. jujuba* MILL. var. *hoonensis* T. B. LEE

### Drogenbeschreibung

| | | |
|---|---|---|
| **Makroskopie** | Frucht, ellipsenförmig oder kugelförmig, 2–3 cm lang und 1–2 cm im Durchmesser; Außenfläche rotbraun bis dunkelrot mit Falten und glänzend; beide Enden leicht eingedrückt, mit einer Narbe Fruchtstiels am Ende; Epikarp dünn und ledrig; Mesokarp dick, dunkelgraubraun, schwammig, weich und haftend; Endokarp extrem hart, fusiform und in zwei Behältern mit flachen und eiförmigen Samen unterteilt; Textur hart | |
| **Mikroskopie** | Keine Angabe | |
| **Organoleptik** | Geruch schwach charakteristisch | Geschmack süß |

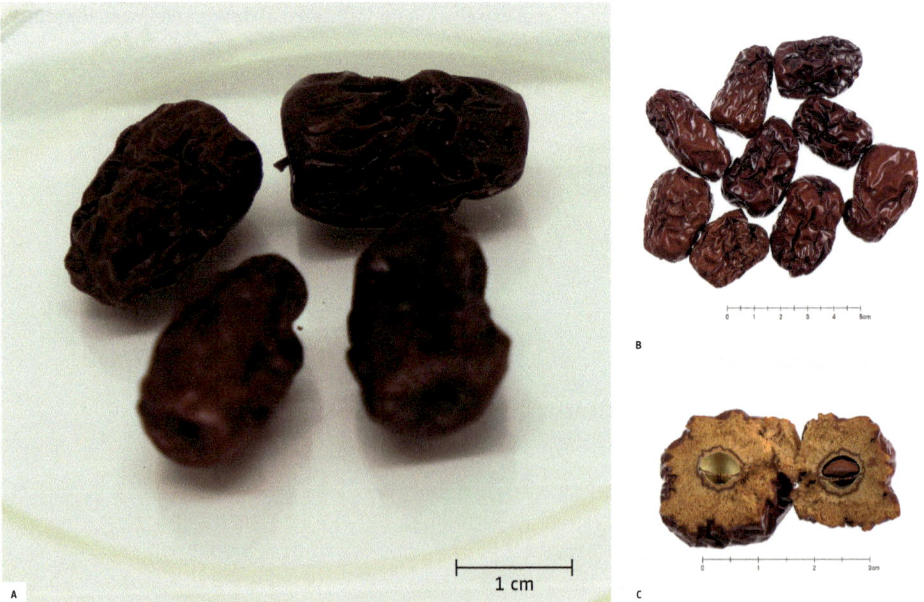


**A** Droge deutscher Markt, **B** Droge koreanischer Markt, **C** Querschnitt

## Identitätsprüfung (DC)

| | |
|---|---|
| Probenvorbereitung | 2 g zerkleinerte Droge in 10 ml Methanol suspendieren, 15 min im Ultraschallbad 1-mal extrahieren und filtrieren |
| Referenzlösung | 1 mg Oleanolsäure in 10 ml Methanol<br>1 mg Betulinsäure in 10 ml Methanol |
| DC-Plattentyp | Kieselgel 60 $F_{254}$, Trennbedingungen ▶ Kap. 8.1, unkonditioniert |
| Auftragung | Je 10 µl punktförmig, anschließend abblasen und trocknen |
| Fließmittel | n-Hexan/Ethylacetat/Ameisensäure (15:5:0,5) |
| Derivatisierung | Mit Anisaldehyd-Schwefelsäure-Reagenz besprühen und bei 105 °C entwickeln |
| Detektion | Mit sichtbarem Licht |
| Auswertung | Vergleichbarkeit der Substanzzonen bezüglich Farbe, Intensität und Lage |

## Reinheit

| | | | |
|---|---|---|---|
| Trocknungsverlust | – | Asche | ≤ 3,0 % |
| Extrahierbarer Anteil | – | Säureunlösliche Asche | – |
| Fremdbestandteile | – | | |

## Gehaltsbestimmung (HPLC)

| | | | |
|---|---|---|---|
| Probenvorbereitung | 2 g zerkleinerte Droge in 20 ml Methanol suspendieren, 15 min im Ultraschallbad 1-mal extrahieren und filtrieren; Rückstand 2-mal mit je 10 ml Methanol 15 min im Ultraschallbad 1-mal extrahieren und filtrieren; Extrakte vereinigen und auf 50 ml mit Methanol auffüllen | | |
| Referenzlösung | 1 mg Oleanolsäure in 10 ml Methanol<br>1 mg Betulinsäure in 10 ml Methanol | | |
| Stationäre Phase | C18-Säule<br>25 cm/4–6 mm/5 µm | UV-VIS 210 nm | Temperatur 25 °C |
| Mobile Phase | Zeit (min) | A Acetonitril | B 0,05 % $H_3PO_4$ |
| Gradient | 0 | 80 | 20 |
| | 10 | 90 | 10 |
| | 20 | 95 | 5 |
| Injektionsvolumen | Probe 40 µl | Referenz 40 µl | Flussrate 1 ml/min |
| Auswertung | Gehalt an Referenzkomponente | | |
| Soll-Gehalt | Oleanolsäure | $C_{30}H_{48}O_3$ | 456,71 |
| | Betulinsäure | $C_{30}H_{48}O_3$ | 456,71 |

7

# 7.33 Liriopis tuber (麥門冬 / 맥문동)

Synonyme: Lilientraubenwurzelknolle, Lilyturf Tuber, Liriope Tuber
Stammpflanze: *Liriope platyphylla* F. T. WANG & TANG

## Drogenbeschreibung

| | | |
|---|---|---|
| **Makroskopie** | Knolle in Form eines langen oder runden Rechtecks, 12–40 mm lang und 4–9 mm im Durchmesser; Oberfläche hellgelb, in Längsrichtung faltig; Textur weich und zäh; Bruchfläche gelblich weiß, transparent; Stele dünn, stark und zäh | |
| **Mikroskopie** | Querschnitt, rechteckige oder polygonale Zellen; äußere Zellen in 1–2 Reihen, größer als Epidermiszellen, verholzt; Kortex sehr breit, aus 30 Zellreihen mit Schleim und Calciumoxalatkristallen; äußere Schicht mit 1–3 Reihen aus Steinzellen; innere Zellen gleichmäßig verdickte Zellwände; Gefäßbündel radial mit 12–20 Leitbündeln, bogenförmig im Xylem vertieft | |
| **Organoleptik** | Geruch schwach charakteristisch | Geschmack schwach süß, schleimig |

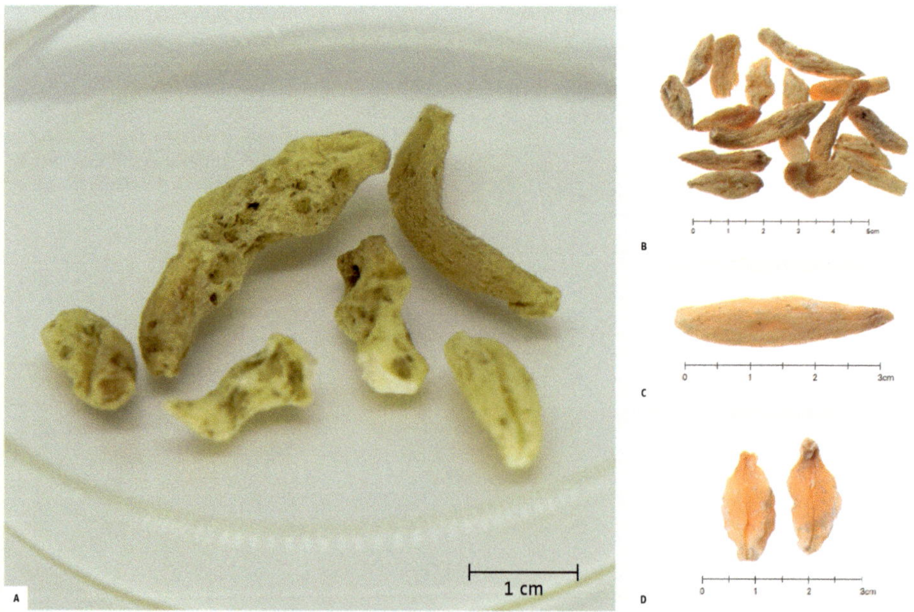


A Droge deutscher Markt, B Droge koreanischer Markt, C Droge koreanischer Markt (Detailansicht), D Droge koreanischer Markt (Detailansicht)

## Identitätsprüfung (DC)

| | |
|---|---|
| Probenvorbereitung | 1 g zerkleinerte Droge in 10 ml Methanol suspendieren, 15 min im Ultraschallbad 1-mal extrahieren und filtrieren |
| Referenzlösung | 1 g zerkleinerte Referenzdroge in 10 ml Methanol suspendieren, 15 min im Ultraschallbad 1-mal extrahieren und filtrieren |
| DC-Plattentyp | Kieselgel 60 $F_{254}$, Trennbedingungen ▶ Kap. 8.1, unkonditioniert |
| Auftragung | Je 10 µl punktförmig, anschließend abblasen und trocknen |
| Fließmittel | Chloroform/Methanol/Wasser (64:50:10) |
| Derivatisierung | Mit Anisaldehyd-Schwefelsäure-Reagenz besprühen und bei 105 °C entwickeln |
| Detektion | Mit sichtbarem Licht |
| Auswertung | Vergleichbarkeit der Substanzzonen bezüglich Farbe, Intensität und Lage |

## Reinheit

| | | | |
|---|---|---|---|
| Trocknungsverlust | – | Asche | ≤ 3,0 % |
| Extrahierbarer Anteil | – | Säureunlösliche Asche | – |
| Fremdbestandteile (Wurzeln) | < 1,0 % | | |

## Qualitätsbestimmung (HPLC)

| | | | |
|---|---|---|---|
| Probenvorbereitung | 1 g zerkleinerte Droge in 10 ml Methanol suspendieren, 15 min im Ultraschallbad 1-mal extrahieren und filtrieren; Extrakt auf 2 ml einengen | | |
| Referenzlösung | 1 g zerkleinerte Referenzdroge in 10 ml Methanol suspendieren, 15 min im Ultraschallbad 1-mal extrahieren und filtrieren; Extrakt auf 2 ml einengen | | |
| Stationäre Phase | C18-Säule 25 cm/4–6 mm/5 µm | UV-VIS 205 nm | Temperatur 25 °C |
| Mobile Phase | Zeit (min) | A Acetonitril | B 0,05 % $H_3PO_4$ |
| Gradient | 0 | 45 | 95 |
| | 55 | 90 | 10 |
| | 60 | 90 | 10 |
| Injektionsvolumen | Probe 10 µl | Referenz 10 µl | Flussrate 1 ml/min |
| Auswertung | Fingerprint der Droge mit der Referenzdroge vergleichen | | |

## 7.34 Lonicerae flos (金銀花 / 금은화)

Synonyme: Geißblattblüten, Japanese Honeysuckle Flower, Lonicera Flower
Stammpflanze: *Lonicera japonica* THUNB.

### Drogenbeschreibung

| | | |
|---|---|---|
| **Makroskopie** | Blütenknospe oder Blüte; Blütenknospen klein, kegelförmig; Blüten lippenförmig, 15–35 mm lang, Durchmesser etwa 3 mm im Oberteil und 1,5 mm im Unterteil; Außenfläche gelblich weiß oder grünlich weiß, bei Lagerung allmählich nachdunkelnd; blassbräunliche Haare; Kelch grün, an der Spitze fünfteilig, Lappen sind behaart, etwa 2 mm lang; 5 Staubblätter, 1 Stempel, kahl | |
| **Mikroskopie** | Keine Angabe | |
| **Organoleptik** | Geruch schwach charakteristisch | Geschmack schwach bitter |

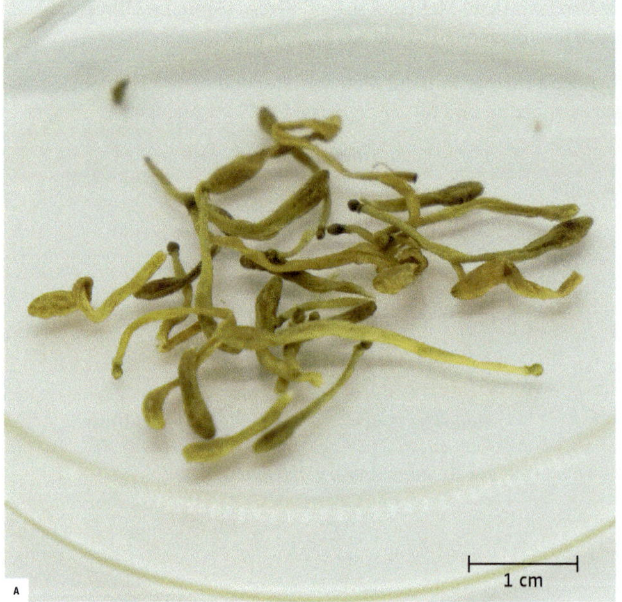


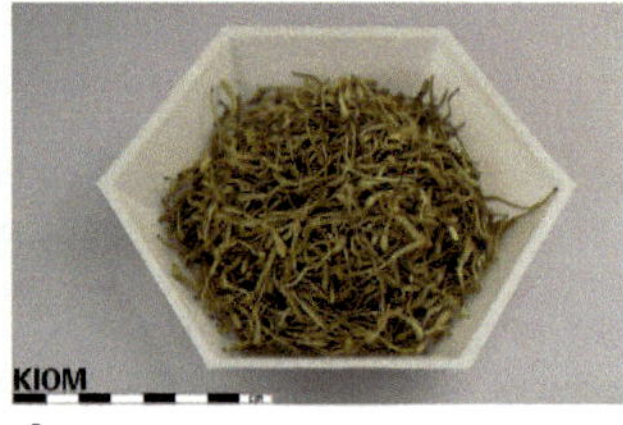


**A** Droge deutscher Markt, **B** Droge koreanischer Markt

## Identitätsprüfung (DC)

| | |
|---|---|
| Probenvorbereitung | 0,5 g zerkleinerte Droge in 10 ml Methanol suspendieren, 15 min im Ultraschallbad 1-mal extrahieren und filtrieren |
| Referenzlösung | 1 mg Chlorogensäure in 10 ml Methanol |
| DC-Plattentyp | Kieselgel 60 $F_{254}$, Trennbedingungen ▶ Kap. 8.1, unkonditioniert |
| Auftragung | Je 5 µl punktförmig, anschließend abblasen und trocknen |
| Fließmittel | Ethylacetat/Wasser/Ameisensäure (18:3:3) |
| Derivatisierung | – |
| Detektion | Mit UV-Licht bei 365 nm |
| Auswertung | Vergleichbarkeit der Substanzzonen bezüglich Farbe, Intensität und Lage |

## Reinheit

| | | | |
|---|---|---|---|
| Trocknungsverlust | ≤ 15,0 % (6 h | Asche | ≤ 9,0 % |
| Extrahierbarer Anteil | ≥ 16 % in Ethanol 50 % | Säureunlösliche Asche | – |
| Fremdbestandteile (Blätter und Stiele) | ≤ 5,0 % | | |

## Gehaltsbestimmung (HPLC)

| | | | |
|---|---|---|---|
| Probenvorbereitung | 1 g zerkleinerte Droge in 30 ml 50 % Methanol suspendieren, 15 min im Ultraschallbad 1-mal extrahieren und filtrieren; Rückstand mit 15 ml 50 % Methanol 15 min im Ultraschallbad 1-mal extrahieren und filtrieren; Extrakte vereinigen und auf 50 ml mit 50 % Methanol auffüllen | | |
| Referenzlösung | 1 mg Chlorogensäure in 10 ml Methanol | | |
| Stationäre Phase | C18-Säule 25 cm/4–6 mm/5 µm | UV-VIS 327 nm | Temperatur 25 °C |
| Mobile Phase | Zeit (min) | A Acetonitril | B 0,05 % $H_3PO_4$ |
| Gradient | 0 | 13 | 87 |
| | 30 | 13 | 87 |
| Injektionsvolumen | Probe 10 µl | Referenz 10 µl | Flussrate 1 ml/min |
| Auswertung | Gehalt an Referenzkomponente | | |
| Soll-Gehalt | Chlorogensäure | $C_{16}H_{18}O_9$ | 354,31 |

7

# 7.35 Magnoliae cortex (厚朴 / 후박)

Synonyme: Echte Magnolienrinde, Officinal Magnolia Bark, Magnolia Bark, Magnolienrinde (Ph. Eur.)

Stammpflanze: *Magnolia obovata* THUNB., *M. officinalis* REHDER et WILSON oder *M. officinalis* REHDER et WILSON var. *biloba* REHDER et WILSON

## Drogenbeschreibung

| | | |
|---|---|---|
| **Makroskopie** | Plattenförmige oder halbzylindrische Rinde 2–7 mm dick; Außenfläche grauweiß bis graubraun und rau, manchmal Korkablagerungen entfernt und außen rotbraun; Innenfläche hellbraun bis dunkelviolettbraun; Schnittfläche extrem faserig und hellrotbraun bis violettbraun | |
| **Mikroskopie** | Querschnitt: eine dicke oder mehrere dünne Korkschichten, die innen an das kreisförmige Gewebe von Steinzellen mit etwa gleichem Durchmesser angrenzen; der primäre Kortex ist dünn; Fasergruppen sind im Perizykel verstreut; Phloemfasern zwischen den Markstrahlen im sekundären Kortex; Ölzellen sind im primären und sekundären Kortex verstreut, werden aber manchmal auch in den engen Markstrahlen beobachtet | |
| **Organoleptik** | Geruch schwach charakteristisch | Geschmack bitter |

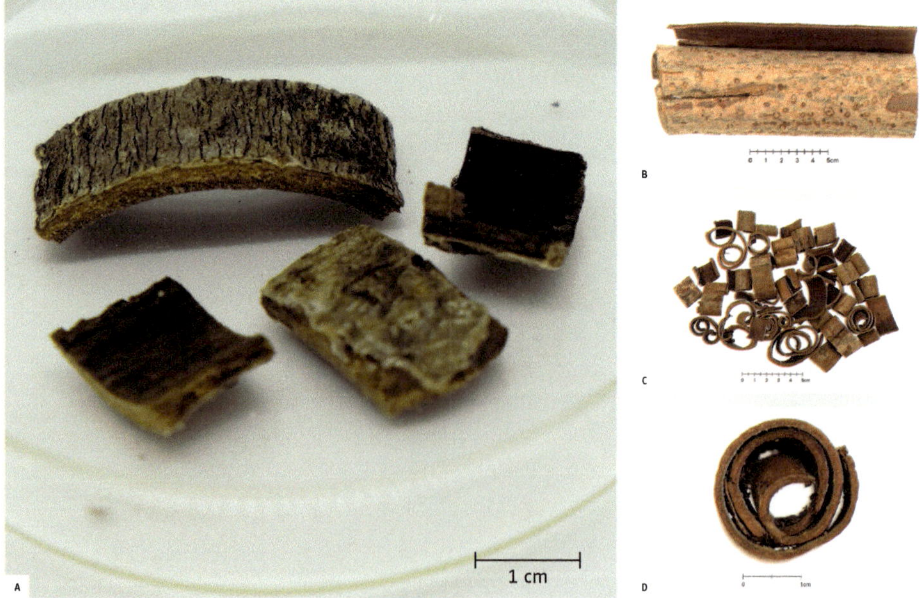


**A** Schnittdroge deutscher Markt, **B** Droge koreanischer Markt, **C** Schnittdroge koreanischer Markt, **D** Schnittdroge koreanischer Markt (Detailansicht)

## Identitätsprüfung (DC)

| | |
|---|---|
| Probenvorbereitung | 1 g zerkleinerte Droge in 10 ml Methanol suspendieren, 15 min im Ultraschallbad 1-mal extrahieren und filtrieren |
| Referenzlösung | 1 mg Magnolol in 10 ml Methanol<br>1 mg Honokiol in 10 ml Methanol |
| DC-Plattentyp | Kieselgel 60 $F_{254}$, Trennbedingungen ▶ Kap. 8.1, unkonditioniert |
| Auftragung | Je 5 µl punktförmig, anschließend abblasen und trocknen |
| Fließmittel | Toluol/Methanol (17:1) |
| Derivatisierung | Mit Anisaldehyd-Schwefelsäure-Reagenz besprühen und bei 105 °C entwickeln |
| Detektion | Mit sichtbarem Licht |
| Auswertung | Vergleichbarkeit der Substanzzonen bezüglich Farbe, Intensität und Lage |

## Reinheit

| | | | |
|---|---|---|---|
| Trocknungsverlust | – | Asche | ≤ 6,0 % |
| Extrahierbarer Anteil | – | Säureunlösliche Asche | – |
| Fremdbestandteile | – | | |

## Gehaltsbestimmung (HPLC)

| | | | |
|---|---|---|---|
| Probenvorbereitung | 0,1 g zerkleinerte Droge in 100 ml Methanol suspendieren, 20 min im Ultraschallbad 1-mal extrahieren und filtrieren; Extrakt mit Methanol auf 100 ml auffüllen | | |
| Referenzlösung | 1 mg Magnolol in 100 ml Methanol<br>1 mg Honokiol in 100 ml Methanol | | |
| Stationäre Phase | C18-Säule 25 cm/4–6 mm/5 µm | UV-VIS 289 nm | Temperatur 25 °C |
| Mobile Phase | Zeit (min) | A Acetonitril | B 0,05 % $H_3PO_4$ |
| Gradient | 0 | 65 | 35 |
| | 25 | 65 | 35 |
| Injektionsvolumen | Probe 10 µl | Referenz 10 µl | Flussrate 1 ml/min |
| Auswertung | Gehalt an Referenzkomponente | | |
| Soll-Gehalt | Magnolol $C_{18}H_{18}O_2$ | 266,33 (≥ 0,8 %) | |
| | Honokiol $C_{18}H_{18}O_2$ | 266,33 (Σ ≥ 1,0 %) | |

7

## 7.36 Menthae herba (薄荷 /박하)

Synonyme: Chinesische Ackerminze, Peppermint, Mentha Herb
Stammpflanze: *Mentha haplocalyx* Briq. oder *M. arvensis* L. var. *piperascens*

### Drogenbeschreibung

| | | |
|---|---|---|
| **Makroskopie** | Oberirdischer Pflanzenteil mit Stiel (quadratisch, 15–40 cm lang und 0,2–0,4 cm im Durchmesser) und gegenständigen Blättern; Außenfläche violettbraun bis hellgrün mit kurzen Haaren am Rand; Internodien 2–5 cm; Textur schwach; Schnittfläche weiß und mittig hohle Markröhre; Blätter mit kurzen Stielen, Blattspreite lang eiförmig bis eiförmig, 2–7 cm lang und 1–3 cm breit, oft zusammengerollt; Blattvorderseite tiefgrün, Rückseite graugrün, selten mit kurzen Haaren bedeckt, mit konkaven, fleckartigen Schuppen; Blüten in Achselhöhlen, Kelch glockenförmig 5-teilig, Blütenkrone hellviolett | |
| **Mikroskopie** | Keine Angabe | |
| **Organoleptik** | Geruch charakteristisch, erfrischend | Geschmack scharf, kühlend |

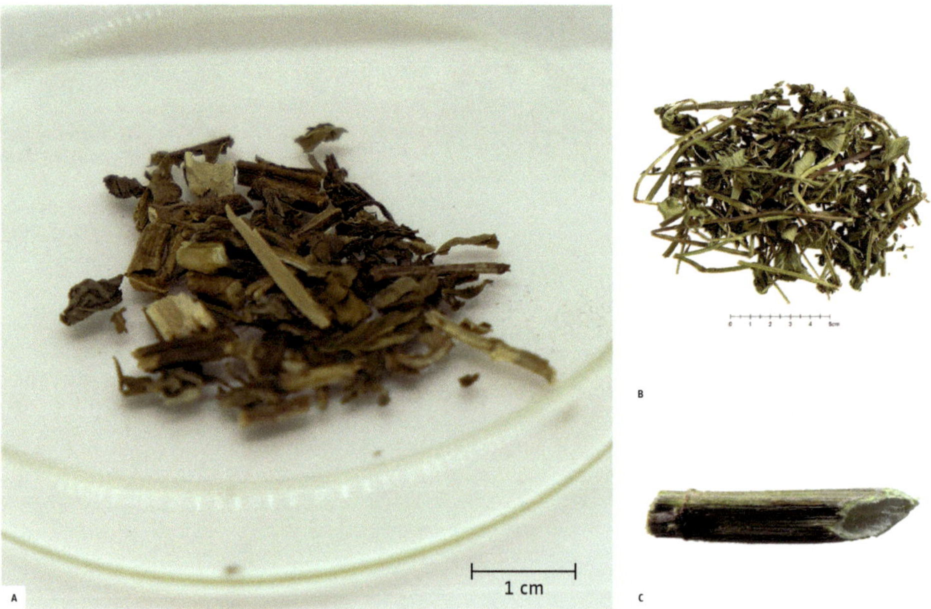


**A** Schnittdroge deutscher Markt, **B** Schnittdroge koreanischer Markt, **C** Schnittdroge koreanischer Markt (Detailansicht)

## Identitätsprüfung (DC)

| | |
|---|---|
| Probenvorbereitung | 1 g zerkleinerte Droge in 10 ml Methanol suspendieren, 15 min im Ultraschallbad 1-mal extrahieren und filtrieren |
| Referenzlösung | 1 mg Menthol in 10 ml Methanol |
| DC-Plattentyp | Kieselgel 60 $F_{254}$, Trennbedingungen ▶ Kap. 8.1, unkonditioniert |
| Auftragung | Je 10 µl punktförmig, anschließend abblasen und trocknen |
| Fließmittel | Toluol/Ethylacetat (93:7) |
| Derivatisierung | Mit Anisaldehyd-Schwefelsäure-Reagenz besprühen und bei 105 °C entwickeln |
| Detektion | Mit sichtbarem Licht |
| Auswertung | Vergleichbarkeit der Substanzzonen bezüglich Farbe, Intensität und Lage |

## Reinheit

| | | | |
|---|---|---|---|
| Trocknungsverlust | ≤ 15,0 % (6 h) | Asche | ≤ 11,0 % |
| Extrahierbarer Anteil | – | Säureunlösliche Asche | ≤ 2,5 % |
| Fremdbestandteile | < 2,0 % | Ätherischöl-Gehalt | ≥ 0,4 ml (50,0 g) |

## Qualitätsbestimmung (HPLC)

| | | | |
|---|---|---|---|
| Probenvorbereitung | 1 g zerkleinerte Droge in 10 ml Methanol suspendieren, 15 min im Ultraschallbad 1-mal extrahieren und filtrieren | | |
| Referenzlösung | 1 g zerkleinerte Referenzdroge in 10 ml Methanol suspendieren, 15 min im Ultraschallbad 1-mal extrahieren und filtrieren | | |
| Stationäre Phase | C18-Säule 25 cm/4–6 mm/5 µm | UV-VIS 210 nm | Temperatur 25 °C |
| Mobile Phase | Zeit (min) | A Acetonitril | B 0,05 % $H_3PO_4$ |
| Gradient | 0 | 10 | 90 |
| | 30 | 40 | 60 |
| Injektionsvolumen | Probe 10 µl | Referenz 10 µl | Flussrate 1 ml/min |
| Auswertung | Fingerprint der Droge mit der Referenzdroge vergleichen | | |

7

# 7.37 Mori cortex (桑白皮 / 상백피)

Synonyme: Wurzelrinde des weißen Maulbeerbaums, White Mulberry Root-Bark, Mulberry Root Bark
Stammpflanze: *Morus alba* L.

## Drogenbeschreibung

| | |
|---|---|
| **Makroskopie** | Wurzelrinde, röhrenförmig, halbschlauchig oder gebündelt, 1–6 mm dick; Außenfläche weiß bis hellgelbbraun und Periderm gelbbraun, leicht zu schälen, mit zahlreichen Längs- und Feinfalten und zahlreichen rotbraunen Lentizellen; Innenfläche gelblich weiß oder gräulich gelb mit einem feinen Longitudinalmuster; leicht und zäh, stark faserig und schwer zu schneiden; Schnittfläche weiß bis hellbraun und faserig |
| **Mikroskopie** | Transversalschnitt mit deutlichen Markstrahlen, aus 2–6 Zellreihen; Gefäße durchgehend verstreut und Zellwände leicht verdickt; Fasern einzeln oder in Gruppen; Parenchymzellen mit Stärkekörner und prismatischen sowie rhombischen Kristallen aus Calciumoxalat; Wurzelrinde im Alter enthält eine kleine Anzahl von Steinzellgruppen; die meisten Zellräume mit prismatischen Kristallen; Steinzellgruppen sind intermittierend innerhalb des Phloemrings angeordnet |
| **Organoleptik** | Geruch schwach charakteristisch Geschmack nahezu geschmacklos |

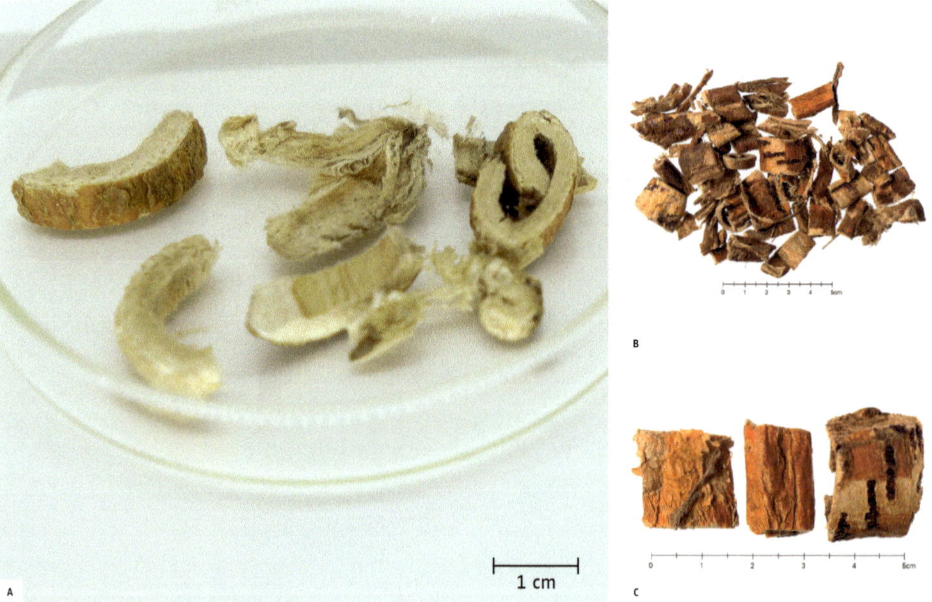


**A** Schnittdroge deutscher Markt, **B** Schnittdroge koreanischer Markt, **C** Detailansicht

## Identitätsprüfung (DC)

| | |
|---|---|
| Probenvorbereitung | 2 g zerkleinerte Droge in 10 ml Methanol suspendieren, 15 min im Ultraschallbad 1-mal extrahieren und filtrieren |
| Referenzlösung | 1 mg Betulinsäure in 10 ml Methanol |
| DC-Plattentyp | Kieselgel 60 $F_{254}$, Trennbedingungen ▶ Kap. 8.1, unkonditioniert |
| Auftragung | Je 5 µl punktförmig, anschließend abblasen und trocknen |
| Fließmittel | Toluol/Ethylacetat/Essigsäure (45:10:1) |
| Derivatisierung | Mit Anisaldehyd-Schwefelsäure-Reagenz besprühen und bei 105 °C entwickeln |
| Detektion | Mit sichtbarem Licht |
| Auswertung | Vergleichbarkeit der Substanzzonen bezüglich Farbe, Intensität und Lage |

## Reinheit

| | | | |
|---|---|---|---|
| Trocknungsverlust | – | Asche | ≤ 11,0 % |
| Extrahierbarer Anteil | – | Säureunlösliche Asche | ≤ 1,0 % |
| Fremdbestandteile | ≤ 1,0 % | | |

## Gehaltsbestimmung (HPLC)

| | | | |
|---|---|---|---|
| Probenvorbereitung | 1 g zerkleinerte Droge in 10 ml Methanol suspendieren, 15 min im Ultraschallbad 1-mal extrahieren und filtrieren; Rückstand 2-mal mit je 10 ml Methanol 15 min im Ultraschallbad 1-mal extrahieren und filtrieren; Extrakte vereinigen und auf 50 ml mit Methanol auffüllen | | |
| Referenzlösung | 1 mg Betulinsäure in 10 ml Methanol | | |
| Stationäre Phase | C18-Säule 25 cm/4–6 mm/5 µm | UV-VIS 206 nm | Temperatur 25 °C |
| Mobile Phase | Zeit (min) | A Acetonitril | B 0,05 % $H_3PO_4$ |
| Gradient | 0 | 80 | 20 |
| | 10 | 90 | 10 |
| | 20 | 95 | 5 |
| Injektionsvolumen | Probe 10 µl | Referenz 10 µl | Flussrate 1 ml/min |
| Auswertung | Gehalt an Referenzkomponente | | |
| Soll-Gehalt | Betulinsäure | $C_{30}H_{48}O_3$ | 456,73 |

# 7.38 Osterici radix (羌活 / 강활)

Synonyme: Gebirgsangelikawurzel, Incised Notopterygium Root, Ostericum Root
Stammpflanze: *Ostericum koreanum* MAXIM.

## Drogenbeschreibung

| | |
|---|---|
| **Makroskopie** | Wurzel, konisch oder lang konisch mit mehreren Verzweigungen, 15–30 cm lang und 2–5 cm im Durchmesser; Außenfläche gelbbraun bis braun mit spärlichen Nebenwurzeln oder Wurzelnarben; horizontale Muster, die Ringe bilden, in der Nähe der Krone; Krone relativ breit, meist mit Resten von Stielbasen; Textur hart, aber zerbrechlich; Querschnitt: hellbrauner oder gelbbrauner Kortex, relativ spärlich mit mehreren Spalten und weißem oder gelblich weißem Xylem |
| **Mikroskopie** | Äußerste Schicht der Wurzel aus 3–4 Reihen von Korkzellen und darunter 4 bis 8 Schichten von Kollenchymen; Sekretkanäle in den Kollenchymen oder im Phloem selten; 1–3 Reihen von Markstrahlen, die vom sekundären Xylem bis zum Kortex reichen; Kambium besteht aus 3–4 Reihen; interzelluläre Räume sind an der Rinde besonders zahlreich und das Parenchym ist mit Stärkekörnern gefüllt |
| **Organoleptik** | Geruch charakteristisch — Geschmack süß, kühlend, schwach bitter |

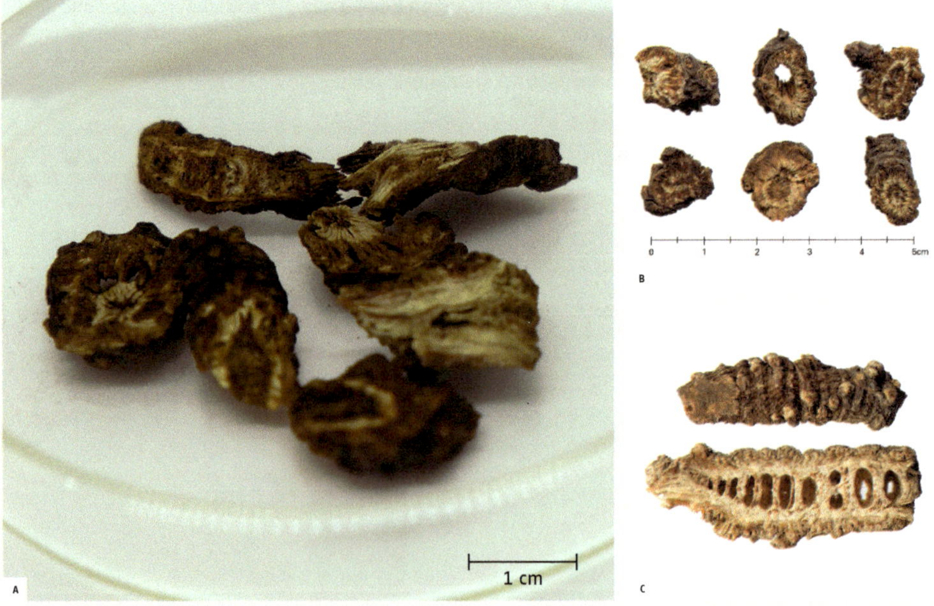


**A** Schnittdroge deutscher Markt, **B** Schnittdroge koreanischer Markt, **C** Droge koreanischer Markt (Querschnitt)

## Identitätsprüfung (DC)

| | |
|---|---|
| Probenvorbereitung | 2 g zerkleinerte Droge in 10 ml Methanol suspendieren, 15 min im Ultraschallbad 1-mal extrahieren und filtrieren |
| Referenzlösung | 1 mg Notopterol in 10 ml Methanol<br>1 mg Isoimperatorin in 10 ml Methanol |
| DC-Plattentyp | Kieselgel 60 $F_{254}$, Trennbedingungen ▶ Kap. 8.1, unkonditioniert |
| Auftragung | Je 10 µl punktförmig, anschließend abblasen und trocknen |
| Fließmittel | Toluol/Ethylacetat (4:1) |
| Derivatisierung | – |
| Detektion | Mit UV-Licht bei 254 nm |
| Auswertung | Vergleichbarkeit der Substanzzonen bezüglich Farbe, Intensität und Lage |

## Reinheit

| | | | |
|---|---|---|---|
| Trocknungsverlust | ≤ 13,0 % (6 h) | Asche | ≤ 10,0 % |
| Extrahierbarer Anteil | ≥ 20 % in Ethanol | Säureunlösliche Asche | ≤ 2,0 % |
| Fremdbestandteile | ≤ 5,0 % | – | |

## Gehaltsbestimmung (HPLC)

| | | | |
|---|---|---|---|
| Probenvorbereitung | 0,2 g zerkleinerte Droge in 20 ml Methanol suspendieren, 60 min im Ultraschallbad 1-mal extrahieren, Extrakt wieder auf 20 ml mit Methanol ergänzen und filtrieren | | |
| Referenzlösung | 1 mg Notopterol in 10 ml Methanol<br>1 mg Isoimperatorin in 10 ml Methanol | | |
| Stationäre Phase | C18-Säule<br>25 cm/4–6 mm/5 µm | UV-VIS 310 nm | Temperatur 25 °C |
| Mobile Phase | Zeit (min) | A Acetonitril | B 0,05 % $H_3PO_4$ |
| Gradient | 0 | 50 | 50 |
| | 30 | 70 | 30 |
| Injektionsvolumen | Probe 10 µl | Referenz 10 µl | Flussrate 1 ml/min |
| Auswertung | Gehalt an Referenzkomponente | | |
| Soll-Gehalt | Notopterol | $C_{21}H_{22}O_5$ | 354,40 |
| | Isoimperatorin | $C_{16}H_{14}O_4$ | 270,28 |

## 7.39 Paeoniae moutan cortex (牧丹皮 / 목단피)

Synonyme: Moutan Root Bark, Strauchpäonienwurzelrinde (Ph. Eur.)
Stammpflanze: *Paeonia suffruticosa* ANDREWS

### Drogenbeschreibung

| | | |
|---|---|---|
| **Makroskopie** | Wurzelrinde, zylindrisch bis halbzylindrisch, leicht nach innen gebogen oder in Längsrichtung offen, wenn sie vertikal geteilt wird; 5–20 cm lang, 0,5–1,2 cm im Durchmesser und 0,1–0,4 cm dick; Außenfläche graubraun bis gelbbraun mit mehreren quer verlaufenden Lentizellen und Wurzelnarben; ohne äußere Rinde außen rosa; inneres hellgraugelb oder bräunlich, meist mit glänzenden Kristallen; Textur fest und leicht zu schneiden; Schnittfläche blassrosa und puderig | |
| **Mikroskopie** | Keine Angabe | |
| **Organoleptik** | Geruch charakteristisch | Geschmack schwach scharf, bitter |

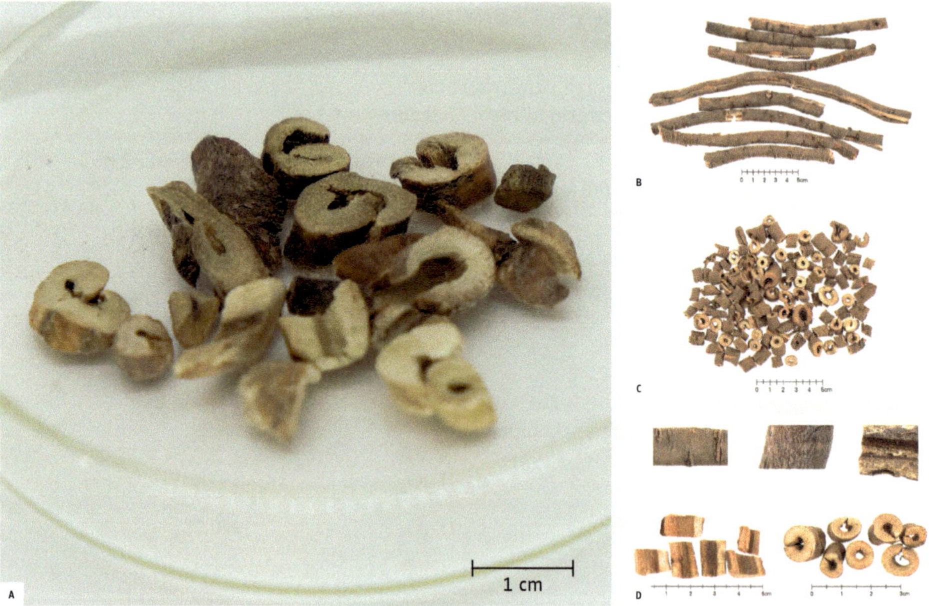


**A** Schnittdroge deutscher Markt, **B** Droge koreanischer Markt, **C** Schnittdroge koreanischer Markt, **D** Schnittdroge koreanischer Markt (Detailansicht)

## Identitätsprüfung (DC)

| | |
|---|---|
| Probenvorbereitung | 2 g zerkleinerte Droge in 10 ml Methanol suspendieren, 15 min im Ultraschallbad 1-mal extrahieren und filtrieren |
| Referenzlösung | 1 mg Paeonol in 10 ml Methanol |
| DC-Plattentyp | Kieselgel 60 $F_{254}$, Trennbedingungen ▶ Kap. 8.1, unkonditioniert |
| Auftragung | Je 5 µl punktförmig, anschließend abblasen und trocknen |
| Fließmittel | Ethylacetat/Essigsäure/Ameisensäure/Wasser (100:11:11:27) |
| Derivatisierung | Mit Anisaldehyd-Schwefelsäure-Reagenz besprühen und bei 105 °C entwickeln |
| Detektion | Mit sichtbarem Licht |
| Auswertung | Vergleichbarkeit der Substanzzonen bezüglich Farbe, Intensität und Lage |

## Reinheit

| | | | |
|---|---|---|---|
| Trocknungsverlust | – | Asche | ≤ 6,0 % |
| Extrahierbarer Anteil | – | Säureunlösliche Asche | ≤ 1,0 % |
| Fremdbestandteile (Xylem) | ≤ 5,0 % | Fremdbestandteile (sonstige) | ≤ 1,0 % |

## Gehaltsbestimmung (HPLC)

| | | | |
|---|---|---|---|
| Probenvorbereitung | 0,2 g zerkleinerte Droge in 10 ml Methanol suspendieren, 15 min im Ultraschall-bad 1-mal extrahieren und filtrieren | | |
| Referenzlösung | 1 mg Paeonol in 10 ml Methanol | | |
| Stationäre Phase | C18-Säule 25 cm/4–6 mm/5 µm | UV-VIS 254 nm | Temperatur 25 °C |
| Mobile Phase | Zeit (min) | A Acetonitril | B 0,05 % $H_3PO_4$ |
| Gradient | 0 | 5 | 95 |
| | 20 | 20 | 80 |
| | 40 | 30 | 70 |
| | 60 | 50 | 50 |
| | 60,1 | 100 | 0 |
| | 70 | 100 | 0 |
| Injektionsvolumen | Probe 5 µl | Referenz 5 µl | Flussrate 1 ml/min |
| Auswertung | Gehalt an Referenzkomponente | | |
| Soll-Gehalt | Paeonol | $C_9H_{10}O_3$ | 166,17 (≥ 1,0 %) |

7

## 7.40 Paeoniae radix alba ((白) 芍藥 / (백) 작약)

Synonyme: Pfingstrosenwurzel, Peony Root, Weiße Pfingstrosenwurzel (Ph. Eur.)
Stammpflanze: *Paeonia lactiflora* PALL.

### Drogenbeschreibung

| | | |
|---|---|---|
| **Makroskopie** | Wurzel, zylindrisch, manchmal gebogen, 5–20 cm lang und 10–25 mm im Durchmesser; große Wurzeln in Längsrichtung geschnitten; Außenfläche weiß oder braun, mit ausgeprägten langen Falten, oft mit Narben von Seitenwurzeln und mit seitlich verlängerten Lentizellen; oberer Teil der Wurzel oft mit Narben von Stielen und nicht entferntem braunen Kortex bedeckt; Textur hart, schwer zu brechen; Querschnitt körnig und sehr dicht | |
| **Mikroskopie** | Kambium ausgeprägt, milchig weiß oder braun, mit radialem Markraum | |
| **Organoleptik** | Geruch charakteristisch | Geschmack schwach süß, anschließend schwach bitter und adstringierend |

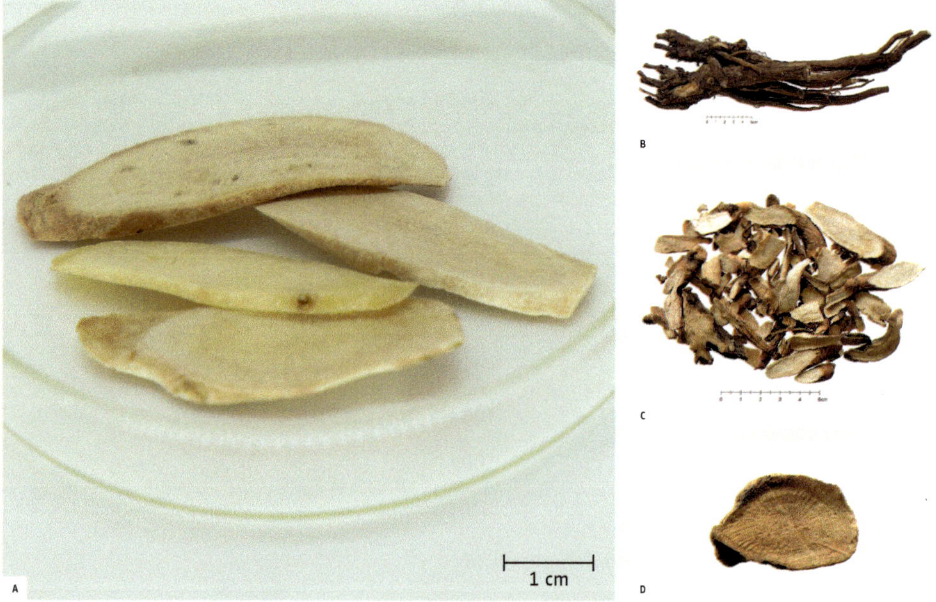


**A** Schnittdroge deutscher Markt, **B** Droge koreanischer Markt, **C** Schnittdroge koreanischer Markt, **D** Schnittdroge koreanischer Markt (Detailansicht)

## Identitätsprüfung (DC)

| | |
|---|---|
| Probenvorbereitung | 2 g zerkleinerte Droge in 10 ml Methanol suspendieren, 15 min im Ultraschallbad 1-mal extrahieren und filtrieren |
| Referenzlösung | 1 mg Paeoniflorin in 10 ml Methanol |
| DC-Plattentyp | Kieselgel 60 $F_{254}$, Trennbedingungen ▶ Kap. 8.1, unkonditioniert |
| Auftragung | Je 10 µl punktförmig, anschließend abblasen und trocknen |
| Fließmittel | Ethylacetat/Essigsäure/Ameisensäure/Wasser (100:11:11:27) |
| Derivatisierung | Mit Anisaldehyd-Schwefelsäure-Reagenz besprühen und bei 105 °C entwickeln |
| Detektion | Mit sichtbarem Licht |
| Auswertung | Vergleichbarkeit der Substanzzonen bezüglich Farbe, Intensität und Lage |

## Reinheit

| | | | |
|---|---|---|---|
| Trocknungsverlust | ≤ 14,0 % (6 h) | Asche | ≤ 6,5 % |
| Extrahierbarer Anteil | – | Säureunlösliche Asche | – |
| Fremdbestandteile | – | | |

## Gehaltsbestimmung (HPLC)

| | | | |
|---|---|---|---|
| Probenvorbereitung | 0,5 g zerkleinerte Droge in 50 ml Methanol suspendieren, 15 min im Ultraschallbad 1-mal extrahieren und filtrieren; Rückstand mit 30 ml Methanol 15 min im Ultraschallbad 1-mal extrahieren und filtrieren; Extrakte vereinigen und auf 100 ml mit Methanol auffüllen | | |
| Referenzlösung | 1 mg Paeoniflorin in 10 ml Methanol<br>1 mg Albiflorin in 10 ml Methanol | | |
| Stationäre Phase | C18-Säule<br>25 cm/4–6 mm/5 µm | UV-VIS 230 nm | Temperatur 25 °C |
| Mobile Phase | Zeit (min) | A Acetonitril | B 0,05 % $H_3PO_4$ |
| Gradient | 0 | 10 | 90 |
| | 15 | 10 | 90 |
| | 30 | 20 | 80 |
| | 45 | 35 | 65 |
| | 48 | 50 | 50 |
| | 55 | 50 | 50 |
| Injektionsvolumen | Probe 20 µl | Referenz 20 µl | Flussrate 1 ml/min |
| Auswertung | Gehalt an Referenzkomponente | | |
| Soll-Gehalt | Paeoniflorin | $C_{23}H_{28}O_{11}$ | 480,46 |
| | Albiflorin | $C_{23}H_{28}O_{11}$ | 480,46 (Σ ≥ 2,3 %) |
| Systemeignung | Trennung zwischen Albiflorin und Paeoniflorin ist ausreichend | | |

7

## 7.41 Perillae folium (紫蘇葉 / 자소엽)

Synonyme: Schwarznesselblätter (Sesamblätter), Perilla Leaf
Stammpflanze: *Perilla frutescens* (L.) BRITTON var. *acuta* KUDO oder *P. frutescens* (L.) BRITTON var. *crispa* DECNE.

### Drogenbeschreibung

| | | |
|---|---|---|
| **Makroskopie** | Blätter und Zweige; Blattoberflächen bräunlich-violett oder die obere Oberfläche ist graugrün bis bräunlich grün und die untere Oberfläche ist bräunlich-violett; beim Glätten durch Eintauchen in Wasser ist sie eiförmig, 5–12 cm lang und 5-cm breit; Scheitelpunkt spitz zulaufend und der Rand gezahnt; Basis breit und hat einen Stiel von 3–5 cm Länge | |
| **Mikroskopie** | Querschnitt: Stiel ist quadratisch; unter der Lupe: Haare auf beiden Oberflächen des Blatts, aber reichlich auf der Ader und in der Mitte, spärlich an anderen Teilen; kleine Drüsenhaare auf der Unterseite | |
| **Organoleptik** | Geruch charakteristisch | Geschmack schwach bitter |

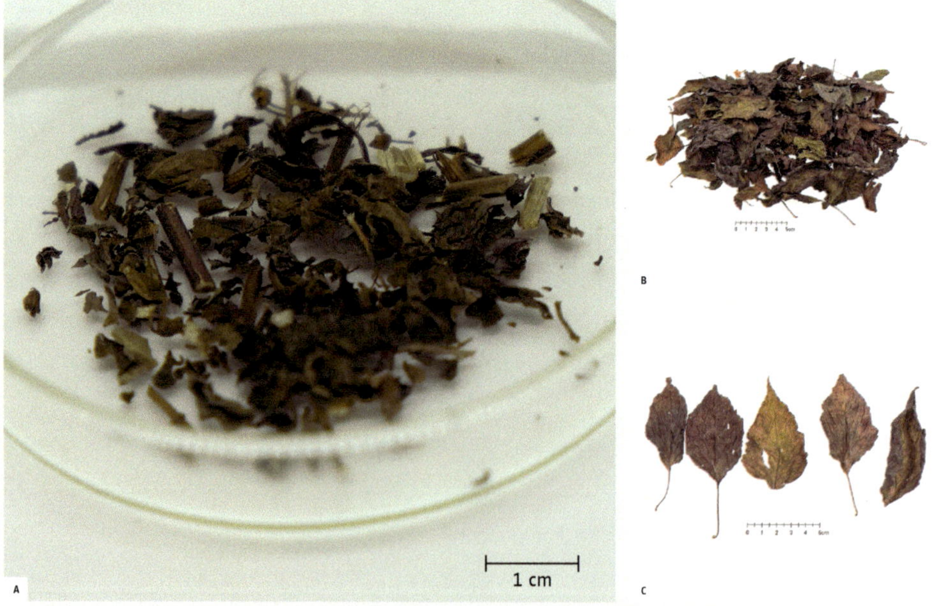


A Droge deutscher Markt, B Droge koreanischer Markt, C Droge koreanischer Markt (Detailansicht)

## Identitätsprüfung (DC)

| | |
|---|---|
| Probenvorbereitung | 2 g zerkleinerte Droge in 20 ml Methanol suspendieren, 15 min im Ultraschallbad 1-mal extrahieren und filtrieren |
| Referenzlösung | 1 mg Rosmarinsäure in 10 ml Methanol |
| DC-Plattentyp | Kieselgel 60 $F_{254}$, Trennbedingungen ▶ Kap. 8.1, unkonditioniert |
| Auftragung | Je 10 µl punktförmig, anschließend abblasen und trocknen |
| Fließmittel | Ethylacetat/Essigsäure/Ameisensäure/Wasser (100:11:11:27) |
| Derivatisierung | – |
| Detektion | Mit UV-Licht bei 366 nm |
| Auswertung | Vergleichbarkeit der Substanzzonen bezüglich Farbe, Intensität und Lage |

## Reinheit

| | | | |
|---|---|---|---|
| Trocknungsverlust | ≤ 13,0 % (6 h) | Asche | ≤ 16,0 % |
| Extrahierbarer Anteil | – | Säureunlösliche Asche | ≤ 2,5 % |
| Fremdbestandteile | ≤ 3,0 % | Ätherischöl-Gehalt | ≥ 0,2 ml (50 g) |

## Gehaltsbestimmung (HPLC)

| | | | |
|---|---|---|---|
| Probenvorbereitung | 1 g zerkleinerte Droge in 20 ml Methanol suspendieren, 15 min im Ultraschallbad 1-mal extrahieren und filtrieren; Rückstand 1-mal mit 20 ml Methanol 15 min im Ultraschallbad 1-mal extrahieren und filtrieren; Extrakte vereinigen und auf 50 ml mit Methanol auffüllen | | |
| Referenzlösung | 1 mg Rosmarinsäure in 10 ml Methanol | | |
| Stationäre Phase | C18-Säule 25 cm/4–6 mm/5 µm | UV-VIS 254 nm | Temperatur 25 °C |
| Mobile Phase | Zeit (min) | A Acetonitril | B 0,05 % $H_3PO_4$ |
| Gradient | 0 | 12 | 88 |
| | 30 | 30 | 70 |
| | 60 | 60 | 40 |
| Injektionsvolumen | Probe 20 µl | Referenz 20 µl | Flussrate 1 ml/min |
| Auswertung | Gehalt an Referenzkomponente | | |
| Soll-Gehalt | Rosmarinsäure | $C_{18}H_{16}O_8$ | 360,31 |

7

# 7.42 Persicae semen (桃仁 / 도인)

Synonyme: Pfirsichsamen, Amygdalus persicae semen, Peach Kernel
Stammpflanze: *Prunus persica* (L.) Batsch oder *P. davidiana* Franch.

## Drogenbeschreibung

| | |
|---|---|
| **Makroskopie** | Abgeflachter, asymmetrischer, eiförmiger Samen, 12–20 mm lang, 6–12 mm breit und 3–7 mm dick; Samen an einem Ende etwas scharf und am anderen Ende rund; Samenschicht rotbraun bis hellbraun, Oberfläche pulverartig und leicht abziehbar Steinzellen in der Epidermis; Längsfalten auf der Samenschale; 2 weiße Keimblätter, sehr ölig |
| **Mikroskopie** | Außenfläche der Samenschicht mit hervorstehenden Steinzellen, polygonal oder stumpf dreieckig, Membranen nahezu gleichmäßig verdickt |
| **Organoleptik** | Geruch schwach charakteristisch — Geschmack bitter |

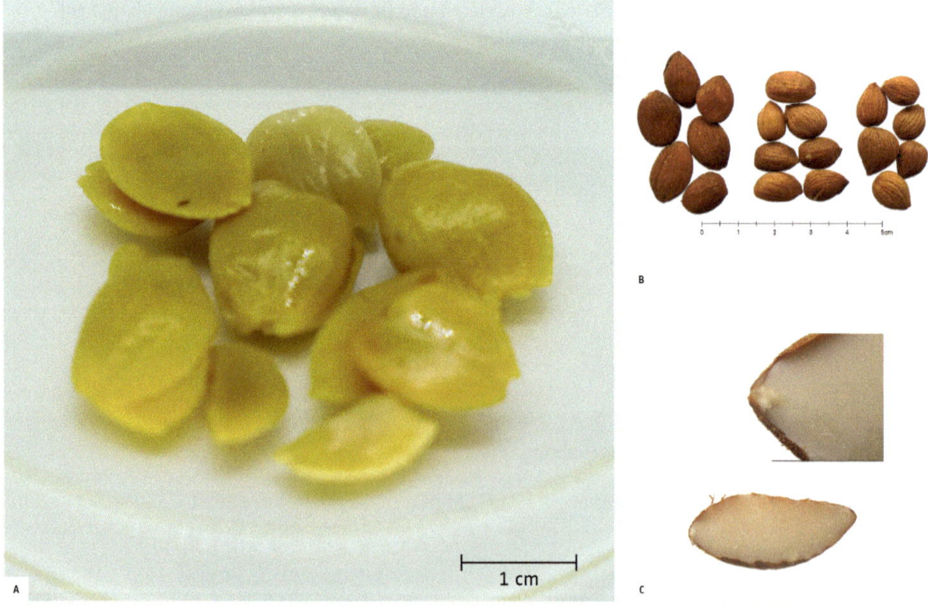


**A** Schnittdroge deutscher Markt, **B** Droge koreanischer Markt, **C** Schnittdroge koreanischer Markt

## Identitätsprüfung (DC)

| | |
|---|---|
| Probenvorbereitung | 1 g zerkleinerte Droge in 10 ml Methanol suspendieren, 10 min im Ultraschallbad 1-mal extrahieren und filtrieren |
| Referenzlösung | 2 mg Amygdalin in 1 ml Methanol |
| DC-Plattentyp | Kieselgel 60 $F_{254}$, Trennbedingungen ▶ Kap. 8.1, unkonditioniert |
| Auftragung | Je 10 µl punktförmig, anschließend abblasen und trocknen |
| Fließmittel | Ethylacetat/Methanol/Wasser (12:2:1) |
| Derivatisierung | Mit Schwefelsäure 10 % besprühen und bei 105 °C 10 min entwickeln |
| Detektion | Mit sichtbarem Licht |
| Auswertung | Vergleichbarkeit der Substanzzonen bezüglich Farbe, Intensität und Lage |

## Reinheit

| | | | |
|---|---|---|---|
| Trocknungsverlust | – | Asche | – |
| Extrahierbarer Anteil | – | Säureunlösliche Asche | – |
| Fremdbestandteile | kein Endokarp | | |

## Gehaltsbestimmung (HPLC)

| | | | |
|---|---|---|---|
| Probenvorbereitung | 0,3 g zerkleinerte Droge in 50 ml Petrolether (60–90 °C) suspendieren, 60 min im Ultraschallbad 1-mal extrahieren und filtrieren; den abgetrennten Petrolether verwerfen; Rückstand trocknen, anschließend in 50 ml Methanol suspendieren, 60 min im Ultraschallbad 1-mal extrahieren und filtrieren; Extrakt auf 50 ml mit Methanol auffüllen; wenn nötig, Probelösung entsprechend verdünnen | | |
| Referenzlösung | 1 mg Amygdalin in 10 ml Methanol | | |
| Stationäre Phase | C18-Säule 25 cm/4–6 mm/5 µm | UV-VIS 214 nm | Temperatur 25 °C |
| Mobile Phase | Zeit (min) | A Methanol | B 0,05 % $H_3PO_4$ |
| Gradient | 0 | 20 | 80 |
| | 30 | 20 | 80 |
| Injektionsvolumen | Probe 10 µl | Referenz 10 µl | Flussrate 1 ml/min |
| Auswertung | Gehalt an Referenzkomponente | | |
| Soll-Gehalt | Amygdalin | $C_{20}H_{27}NO_{11}$ | 457,43 (≥ 0,5 %) |

# 7.43 Peucedani radix (前胡/전호)

Synonyme: Haarstrangwurzel, Hogfennel Root
Stammpflanze: *Peucedanum praeruptorum* DUNN

## Drogenbeschreibung

| | |
|---|---|
| **Makroskopie** | Unregelmäßig zylindrisch, konisch oder fusiform, leicht verdreht, unterer Teil häufig verzweigt, 3–15 cm lang, 1–2 cm im Durchmesser; äußerlich schwarzbraun oder graugrün, häufig mit Stammnarben und faserigen Überresten am Wurzelstock, mit zahlreichen feinen ringförmigen Streifen am oberen Ende, sowie Längsfurchen oder Falten und transzendierenden lentizellenartigen Narben im unteren Teil; Textur relativ flexibel, trocken, hart, leicht zerbrechlich; Bruch uneben, hellgelblich weiß, zahlreiche bräunlich gelbe Ölflecken in der Rinde verstreut, Kambiumring braun mit Strahlen |
| **Mikroskopie** | Querschnitt: Kork bestehend aus 10–20 oder mehr Schichten; Phloem breit, mit vielen Rissen, mit variabler Größe an der Außenseite; Phloemstrahlen, oft kurvenreich in der Nähe vom Phelloderm; Kambiumring; Xylemgefäße mit großen und kleinen Xylemstrahlen 2–10 Zellen breit; Xylemfasern nur selten sichtbar; Parenchymzellen mit Stärkegranulaten |
| **Organoleptik** | Geruch aromatisch Geschmack schwach bitter und scharf |

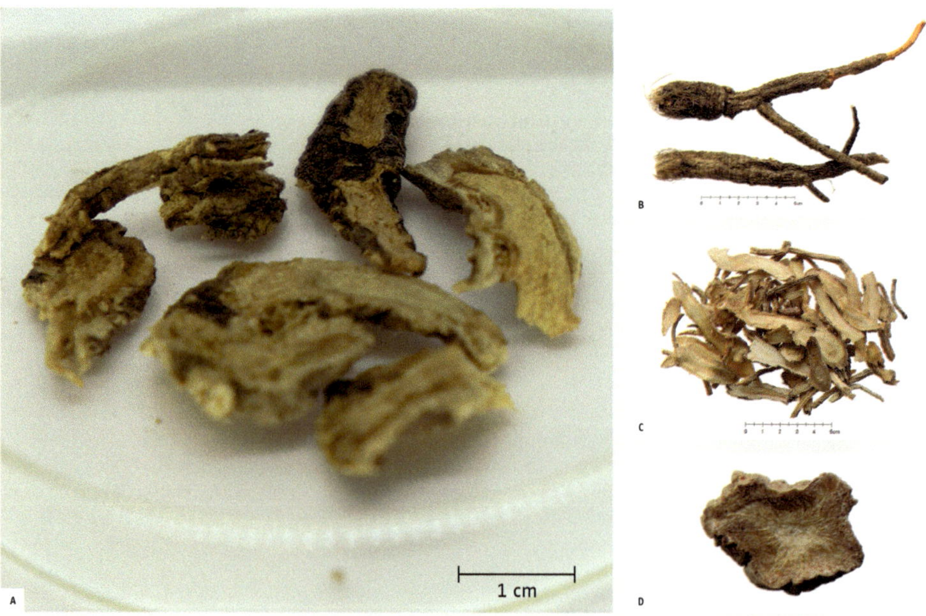


**A** Schnittdroge deutscher Markt, **B** Droge koreanischer Markt, **C** Schnittdroge koreanischer Markt, **D** Schnittdroge koreanischer Markt (Detailansicht)

## Identitätsprüfung (DC)

| | |
|---|---|
| Probenvorbereitung | 1 g zerkleinerte Droge in 10 ml Methanol suspendieren, 15 min im Ultraschallbad 1-mal extrahieren und filtrieren |
| Referenzlösung | 1 mg Praeruptorin A in 10 ml Methanol<br>1 mg Praeruptorin B in 10 ml Methanol |
| DC-Plattentyp | Kieselgel 60 $F_{254}$, Trennbedingungen ▶ Kap. 8.1, unkonditioniert |
| Auftragung | Je 10 µl punktförmig, anschließend abblasen und trocknen |
| Fließmittel | Petrolether (60–95 °C)/Ethylacetat (3:1) |
| Derivatisierung | – |
| Detektion | Mit UV-Licht bei 366 nm |
| Auswertung | Vergleichbarkeit der Substanzzonen bezüglich Farbe, Intensität und Lage |

## Reinheit

| | | | |
|---|---|---|---|
| Trocknungsverlust | – | Asche | – |
| Extrahierbarer Anteil | – | Säureunlösliche Asche | – |
| Fremdbestandteile | – | | |

## Gehaltsbestimmung (HPLC)

| | | | |
|---|---|---|---|
| Probenvorbereitung | 0,1 g zerkleinerte Droge in 50 ml Methanol suspendieren, 15 min im Ultraschallbad 1-mal extrahieren und filtrieren | | |
| Referenzlösung | 1 mg Praeruptorin A in 10 ml Methanol<br>1 mg Praeruptorin B in 10 ml Methanol | | |
| Stationäre Phase | C18-Säule<br>25 cm/4–6 mm/5 µm | UV-VIS 321 nm | Temperatur 25 °C |
| Mobile Phase | Zeit (min) | A Acetonitril | B 0,05 % $H_3PO_4$ |
| Gradient | 0 | 75 | 25 |
| | 30 | 75 | 25 |
| Injektionsvolumen | Probe 10 µl | Referenz 10 µl | Flussrate 1 ml/min |
| Auswertung | Gehalt an Referenzkomponente | | |
| Soll-Gehalt | Praeruptorin A | $C_{21}H_{22}O_7$ | 386,40 |
| | Praeruptorin B | $C_{24}H_{26}O_7$ | 426,46 |

7

# 7.44 Phellodendri cortex (黃柏 / 황백)

Synonyme: Amur-Korkbaumrinde, Phellodendron Bark
Stammpflanze: *Phellodendron amurense* RUPR. oder *P. chinense* C. K. SCHNEID.

## Drogenbeschreibung

| | | |
|---|---|---|
| **Makroskopie** | Rinde plattenförmig bis halbzylindrisch, 2–4 mm dick, 5–15 cm breit und 20–40 cm lang, manchmal auch Bruchstücke; Außenfläche braun bis graubraun, mit zahlreichen Spuren von Lentikeln; Innenfläche gelblich bis dunkelgelbbraun, mit 5 vertikalen Linien und glatt; Bruchfläche faserig und hellgelb | |
| **Mikroskopie** | Querschnitt: dünner gelber äußerer Kortex, mit verstreuten Steinzellen (als gelbbraune Punkte); innerer Kortex dick; primäre Markstrahlen zum äußeren Ende hin erweitert; Phloem dreieckförmig zwischen Markstrahlen im sekundären Kortex und vielen sekundären Markstrahlen; braune Phloemfaserbündel, die in tangentialer Richtung ausgekleidet sind, überlagern die sekundären Markstrahlen und bilden ein Gitterwerk | |
| **Organoleptik** | Geruch schwach charakteristisch | Geschmack sehr bitter |

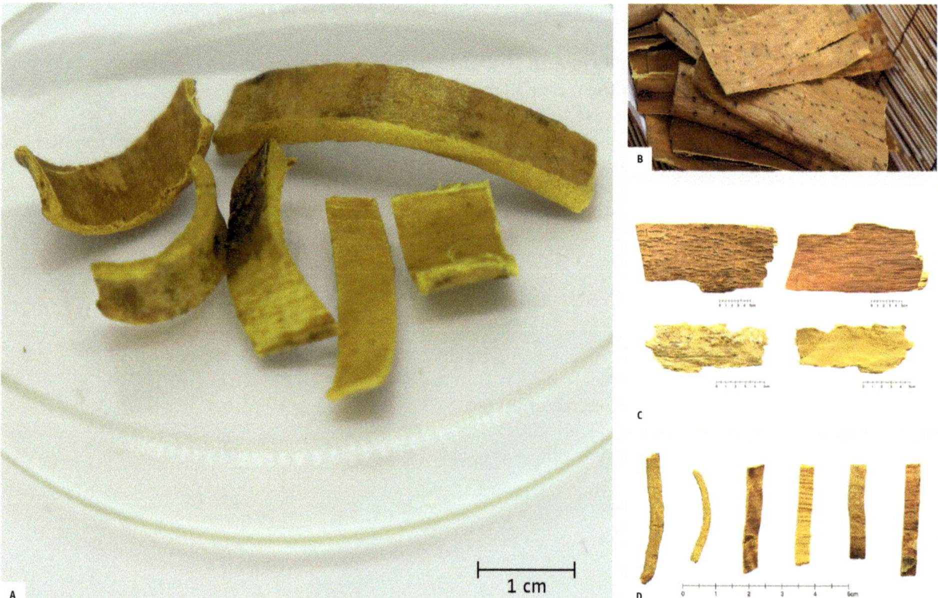


**A** Schnittdroge deutscher Markt, **B** Droge koreanischer Markt, **C** Schnittdroge koreanischer Markt, **D** Schnittdroge koreanischer Markt (Detailansicht)

## Identitätsprüfung (DC)

| | |
|---|---|
| Probenvorbereitung | 1 g zerkleinerte Droge in 20 ml Methanol und 0,1 ml konz; Salzäure suspendieren, 30 min im Ultraschallbad 1-mal extrahieren und filtrieren |
| Referenzlösung | 1 mg Berberinchlorid in 10 ml Methanol |
| DC-Plattentyp | Kieselgel 60 $F_{254}$, Trennbedingungen ▶ Kap. 8.1, unkonditioniert |
| Auftragung | Je 5 µl punktförmig, anschließend abblasen und trocknen |
| Fließmittel | Ethylaceat/Essigsäure/Ameisensäure/Wasser (100:11:11:27) |
| Derivatisierung | – |
| Detektion | Mit UV-Licht bei 365 nm |
| Auswertung | Vergleichbarkeit der Substanzzonen bezüglich Farbe, Intensität und Lage |

## Reinheit

| | | | |
|---|---|---|---|
| Trocknungsverlust | ≤ 11,0 % (6 h) | Asche | ≤ 7,5 % |
| Extrahierbarer Anteil | – | Säureunlösliche Asche | – |
| Fremdbestandteile | – | | |

## Gehaltsbestimmung (HPLC)

| | | | |
|---|---|---|---|
| Probenvorbereitung | 0,5 g zerkleinerte Droge in 50 ml einer Mischung aus Methanol und verdünnter Salzsäure (100:1) suspendieren, 30 min im Ultraschallbad 1-mal extrahieren; Extrakt, wenn nötig, auf 50 ml mit Methanol auffüllen | | |
| Referenzlösung | 1 mg Berberinchlorid in 10 ml Methanol | | |
| Stationäre Phase | C18-Polymersäule (25 cm/4–6 mm/5 µm) | UV-VIS 345 nm | Temperatur 25 °C |
| Mobile Phase | Zeit (min) | A Acetonitril | B 0,05 % $H_3PO_4$ |
| Gradient | 0 | 35 | 65 |
| | 30 | 35 | 65 |
| Injektionsvolumen | Probe 10 µl | Referenz 10 µl | Flussrate 0,8 ml/min |
| Auswertung | Gehalt an Referenzkomponente | | |
| Soll-Gehalt | Berberinchlorid | $C_{20}H_{18}ClNO_4$ | 371,81 (≥ 0,6 %) |
| Systemeignung | Trennung zwischen Palmatinchlorid und Berberinchlorid ist ausreichend | | |

7

## 7.45 Pinelliae tuber (半夏 / 반하)

Synonyme: Mitsommerkraut-Knolle, Pinellia Tuber
Stammpflanze: *Pinellia ternata* BREITENB.

### Drogenbeschreibung

| | |
|---|---|
| **Makroskopie** | Knolle, ohne Periderm, leicht abgeflacht kugelförmig bis unregelmäßig kugelförmig, 7–25 mm im Durchmesser und 7–15 mm in der Höhe; Außenfläche weiß bis grauweißgelb; oberes Ende eingedellt, wo der Stiel entfernt wurde; Wurzelnarben dicht eingedellt, bilden zahlreiche kleine Flecken im Umfang; Textur dicht und schwer zu schneiden; der Querschnitt weiß und pulverförmig |
| **Mikroskopie** | Korkzellen auf der Außenseite; 10–12 Schichten Parenchymzellen in der Nähe der Korkzellen enthalten eine relativ geringe Menge an Stärkekörnern oder manchmal keine; Parenchymzellen im Inneren sind mit Stärkekörnern gefüllt; die Parenchymzellen enthalten Raphiden von Calciumoxalat und Schleim; Gefäßbündel seitlich bzw. amphivasal, quer und längs verteilt; Spiralgefäße, teilweise mit ringförmigen Behältern |
| **Organoleptik** | Geruch fast geruchlos    Geschmack schwach, später stark charakteristisch |

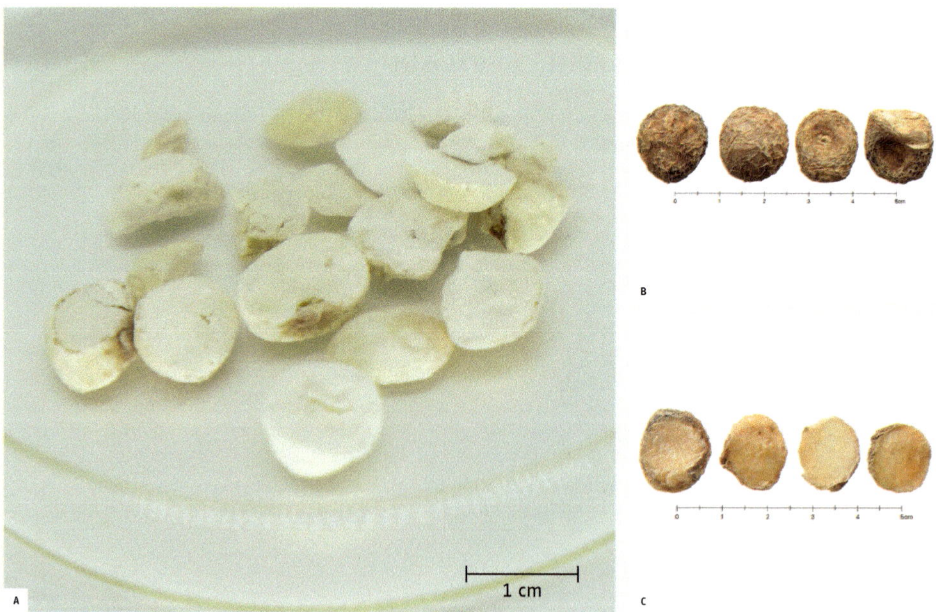


**A** Schnittdroge deutscher Markt, **B** Droge koreanischer Markt, **C** Schnittdroge koreanischer Markt

## Identitätsprüfung (DC)

| | |
|---|---|
| Probenvorbereitung | 5 g zerkleinerte Droge in 50 ml Methanol suspendieren, 15 min im Ultraschallbad 1-mal extrahieren und filtrieren; Extrakt auf 10 ml einengen |
| Referenzlösung | 5 g zerkleinerte Referenzdroge in 50 ml Methanol suspendieren, 15 min im Ultraschallbad 1-mal extrahieren und filtrieren; Extrakt auf 10 ml einengen |
| DC-Plattentyp | Kieselgel 60 $F_{254}$, Trennbedingungen ▶ Kap. 8.1, unkonditioniert |
| Auftragung | Je 10 µl punktförmig, anschließend abblasen und trocknen |
| Fließmittel | Chloroform/Methanol/Wasser (64:50:10) |
| Derivatisierung | Mit Anisaldehy-Schwefelsäure-Reagenz besprühen und bei 105 °C entwickeln |
| Detektion | Mit sichtbarem Licht |
| Auswertung | Vergleichbarkeit der Substanzzonen bezüglich Farbe, Intensität und Lage |

## Reinheit

| | | | |
|---|---|---|---|
| Trocknungsverlust | ≤ 14,0 % (6 h) | Asche | ≤ 3,5 % |
| Extrahierbarer Anteil | – | Säureunlösliche Asche | – |
| Fremdbestandteile | – | | |

## Qualitätsbestimmung (HPLC)

| | | | |
|---|---|---|---|
| Probenvorbereitung | 5 g zerkleinerte Droge in 50 ml Methanol suspendieren, 15 min im Ultraschallbad 1-mal extrahieren und filtrieren; Extrakt auf 10 ml einengen | | |
| Referenzlösung | 5 g zerkleinerte Referenzdroge in 50 ml Methanol suspendieren, 15 min im Ultraschallbad 1-mal extrahieren und filtrieren; Extrakt auf 10 ml einengen | | |
| Stationäre Phase | C8-Säule (25 cm/4–6 mm/5 µm) | UV-VIS 210 nm | Temperatur 25 °C |
| Mobile Phase | Zeit (min) | A Acetonitril | B 0,05 % $H_3PO_4$ |
| Gradient | 0 | 0 | 100 |
| | 25 | 20 | 80 |
| | 50 | 95 | 5 |
| | 55 | 95 | 5 |
| Injektionsvolumen | Probe 10 µl | Referenz 10 µl | Flussrate 1 ml/min |
| Auswertung | Fingerprint der Droge mit der Referenzdroge vergleichen | | |

# 7.46 Platycodonis radix (桔梗 / 길경)

Synonyme: Platycodon Root, Ballonblumenwurzel (Ph. Eur.)
Stammpflanze: *Platycodon grandiflorus* A. DC

## Drogenbeschreibung

| | |
|---|---|
| **Makroskopie** | Wurzel dünn, lang, fusiform, konisch, oft verzweigt; Hauptwurzel 10–15 cm lang und hat einen Durchmesser von 1–3 cm; Außenfläche graubraun, hellbraun oder weiß; oberes Ende der Wurzel mit Narben von entfernten Stielen; Nachbarschaft der Wurzel weist feine seitliche Falten und Längsfalten auf; größter Teil der Wurzel, mit Ausnahme der Krone, ist mit groben Längsfalten, seitlichen Furchen und linsenartigen Seitenlinien bedeckt; Textur hart, aber leicht zu brechen; Querschnitt nicht faserig; Kortex, etwas dünner als das Xylem, fast weiß mit verstreuten Rissen; die Nachbarschaft des Kambiums braun; Xylem weiß bis hellbraun und das Gewebe etwas dichter als der Kortex |
| **Mikroskopie** | Querschnitt: gelbbraune, meist entfernte Korkoberfläche; Phloem breit, Phloemstrahlen an der Außenseite gebogen und Phloembündel meist komprimiert und degeneriert; Milchröhren in Bündeln verstreut, enthalten eine gelbbraune granulierte Substanz; im Innenphloem sind Bündel von Milchröhren zusammen mit Siebschläuchen angeordnet; Kambium bildet einen Ring; Xylem hat breite Markstrahlen und polygonale Gefäße (einzeln oder mehrere versammelt) |
| **Organoleptik** | Geruch schwach charakteristisch     Geschmack schwach, dann streng bitter |

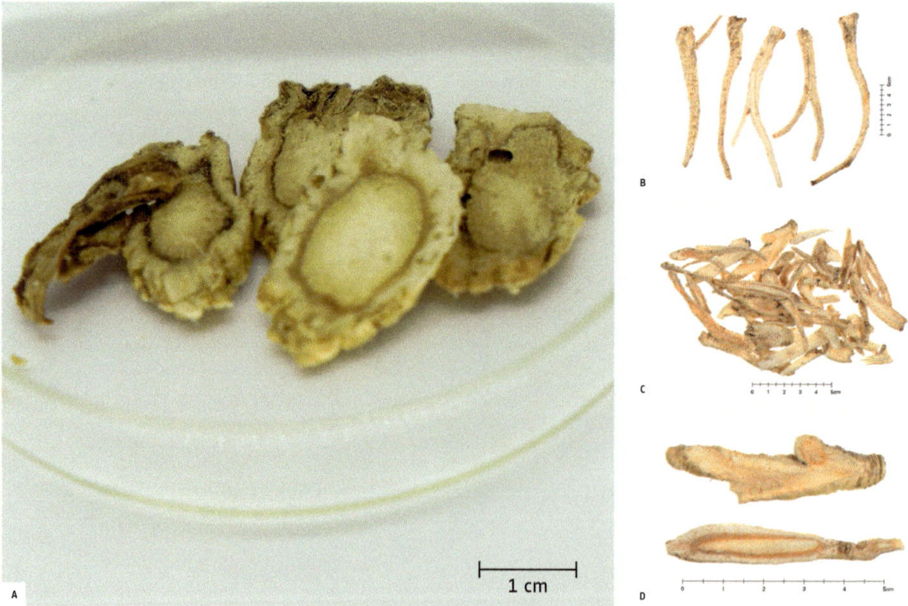


A Schnittdroge deutscher Markt, B Droge koreanischer Markt, C Schnittdroge koreanischer Markt, D Schnittdroge koreanischer Markt (Detailansicht)

## Identitätsprüfung (DC)

| | |
|---|---|
| Probenvorbereitung | 1 g zerkleinerte Droge in 10 ml Methanol suspendieren, 60 min im Ultraschallbad 1-mal extrahieren und filtrieren; Extrakt auf 2 ml einengen |
| Referenzlösung | 1 mg Platycodin D in 1 ml Methanol |
| DC-Plattentyp | Kieselgel 60 $F_{254}$, Trennbedingungen ▶ Kap. 8.1, unkonditioniert |
| Auftragung | Je 10 µl punktförmig, anschließend abblasen und trocknen |
| Fließmittel | Chloroform/Methanol/Essigsäure/Wasser (14:16:1:4) |
| Derivatisierung | Mit Anisaldehyd-Schwefelsäure-Reagenz besprühen und bei 105 °C entwickeln |
| Detektion | Mit sichtbarem Licht |
| Auswertung | Vergleichbarkeit der Substanzzonen bezüglich Farbe, Intensität und Lage |

## Reinheit

| | | | |
|---|---|---|---|
| Trocknungsverlust | – | Asche | ≤ 6,0 % |
| Extrahierbarer Anteil | ≥ 25,0 % in Ethanol | Säureunlösliche Asche | – |
| Fremdbestandteile | – | | |

## Qualitätsbestimmung (HPLC)

| | | | |
|---|---|---|---|
| Probenvorbereitung | 1 g zerkleinerte Droge in 10 ml Methanol suspendieren, 60 min im Ultraschallbad 1-mal extrahieren und filtrieren; Extrakt auf 2 ml einengen | | |
| Referenzlösung | 1 g zerkleinerte Referenzdroge in 10 ml Methanol suspendieren, 60 min im Ultraschallbad 1-mal extrahieren und filtrieren; Extrakt auf 2 ml einengen | | |
| Stationäre Phase | C18-Säule 25 cm/4–6 mm/5 µm | UV-VIS 201 nm | Temperatur 25 °C |
| Mobile Phase | Zeit (min) | A Acetonitril | B 0,05 % $H_3PO_4$ |
| Gradient | 0 | 10 | 90 |
| | 5 | 10 | 90 |
| | 10 | 20 | 80 |
| | 30 | 30 | 70 |
| | 40 | 80 | 20 |
| | 65 | 95 | 5 |
| Injektionsvolumen | Probe 50 µl | Referenz 50 µl | Flussrate 1 ml/min |
| Auswertung | Fingerprint der Droge mit der Referenzdroge vergleichen | | |

# 7.47 Pogostemonis herba ((廣) 藿香 / (광) 곽향)

Synonyme: Cablins-Patchulikraut, Cablin's Patchouli Herb, Pogostemon Herb
Stammpflanze: *Pogostemon cablin* (BLANCO) BENTH.

## Drogenbeschreibung

| | | |
|---|---|---|
| **Makroskopie** | Oberirdischer Teil, aus dem Stamm und den gegenüberliegenden Blättern; Stängel quadratisch zylindrisch, häufig verzweigt, 30–60 cm lang und 0,2–0,7 cm im Durchmesser; Außenfläche mit weichen Haaren bedeckt; Textur zerbrechlich; Zentrum der gebrochenen Oberfläche zeigt das Mark; Blätter zu Massen zerknittert, ganz eiförmig oder elliptisch, 4–9 cm lang und 3–7 cm breit; Blätter auf beiden Seiten grauweiß behaart; Stiele schlank, 2–5 cm lang und mit weichen Haaren besetzt | |
| **Mikroskopie** | Keine Angabe | |
| **Organoleptik** | Geruch charakteristisch | Geschmack schwach bitter |

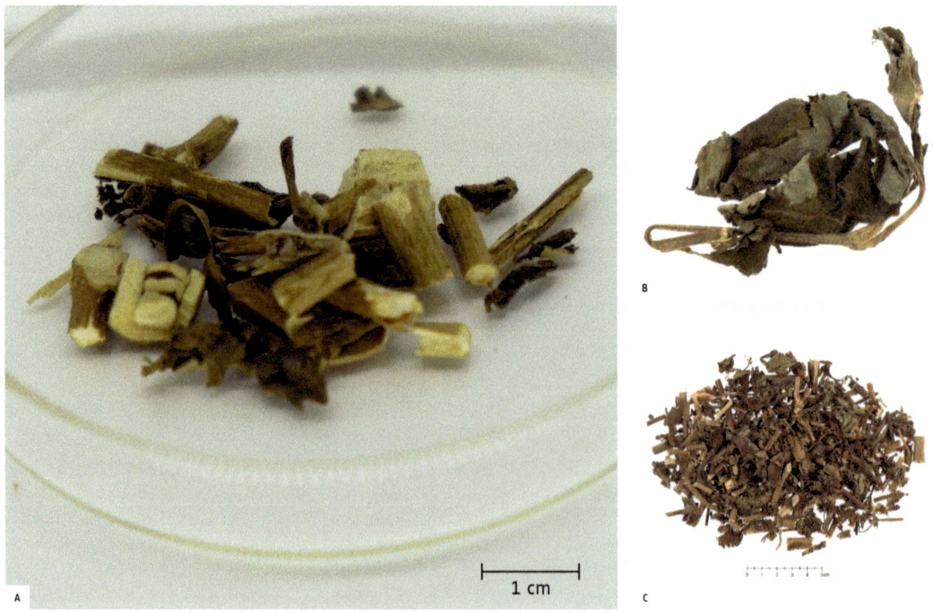


A Schnittdroge deutscher Markt, B Droge koreanischer Markt, C Schnittdroge koreanischer Markt

## Identitätsprüfung (DC)

| | |
|---|---|
| Probenvorbereitung | 2 g zerkleinerte Droge in 20 ml Methanol suspendieren, 15 min im Ultraschallbad 1-mal extrahieren und filtrieren |
| Referenzlösung | 1 mg Verbascosid in 10 ml Methanol |
| DC-Plattentyp | Kieselgel 60 $F_{254}$, Trennbedingungen ▶ Kap. 8.1, unkonditioniert |
| Auftragung | Je 10 µl punktförmig, anschließend abblasen und trocknen |
| Fließmittel | Ethylacetat/Ameisensäure/Essigsäure/Wasser (100:11:11:27) |
| Derivatisierung | – |
| Detektion | Mit UV-Licht bei 366 nm |
| Auswertung | Vergleichbarkeit der Substanzzonen bezüglich Farbe, Intensität und Lage |

## Reinheit

| | | | |
|---|---|---|---|
| Trocknungsverlust | ≤ 13,0 % (6 h) | Asche | ≤ 13,0 % |
| Extrahierbarer Anteil | – | Säureunlösliche Asche | – |
| Fremdbestandteile | – | Ätherischöl-Gehalt | ≥ 0,3 ml (50 g) |

## Gehaltsbestimmung (HPLC)

| | | | |
|---|---|---|---|
| Probenvorbereitung | 1 g zerkleinerte Droge in 20 ml Methanol suspendieren, 30 min im Ultraschallbad 1-mal extrahieren und filtrieren; Rückstand 2-mal mit je 10 ml Methanol 30 min im Ultraschallbad 1-mal extrahieren und filtrieren; Extrakte vereinigen und auf 50 ml mit Methanol auffüllen | | |
| Referenzlösung | 1 mg Verbascosid in 10 ml Methanol | | |
| Stationäre Phase | C18-Säule 25 cm/4–6 mm/5 µm | UV-VIS 330 nm | Temperatur 25 °C |
| Mobile Phase | Zeit (min) | A Acetonitril | B 0,05 % $H_3PO_4$ |
| Gradient | 0 | 20 | 80 |
| | 30 | 20 | 80 |
| Injektionsvolumen | Probe 10 µl | Referenz 10 µl | Flussrate 1 ml/min |
| Auswertung | Gehalt an Referenzkomponente | | |
| Soll-Gehalt | Verbascosid | $C_{29}H_{36}O_{15}$ | 624,59 |

7

# 7.48 Ponciri fructus immaturus (枳實 / 지실)

Synonyme: Unreife Bitterorange (Bitterzitrone), Unripened Trifoliate Orange Fruit, Poncirus Immature Fruit
Stammpflanze: *Poncirus trifoliata* (L.) RAF.

## Drogenbeschreibung

| | | |
|---|---|---|
| **Makroskopie** | Fast kugelförmige, unreife Frucht mit einem Durchmesser von 1–2 cm; Außenfläche braun bis dunkelbraun, grob besitzt viele Ölbehälter und Beulen; epidermale Seite des Querschnitts gelblich braun; Innenseite hellgraubraun; Zentrum aus etwa 8 kleinen gelblich braunen Zellen; manchmal sind verbeulte unreife Samen enthalten | |
| **Mikroskopie** | Keine Angabe | |
| **Organoleptik** | Geruch charakteristisch | Geschmack bitter |

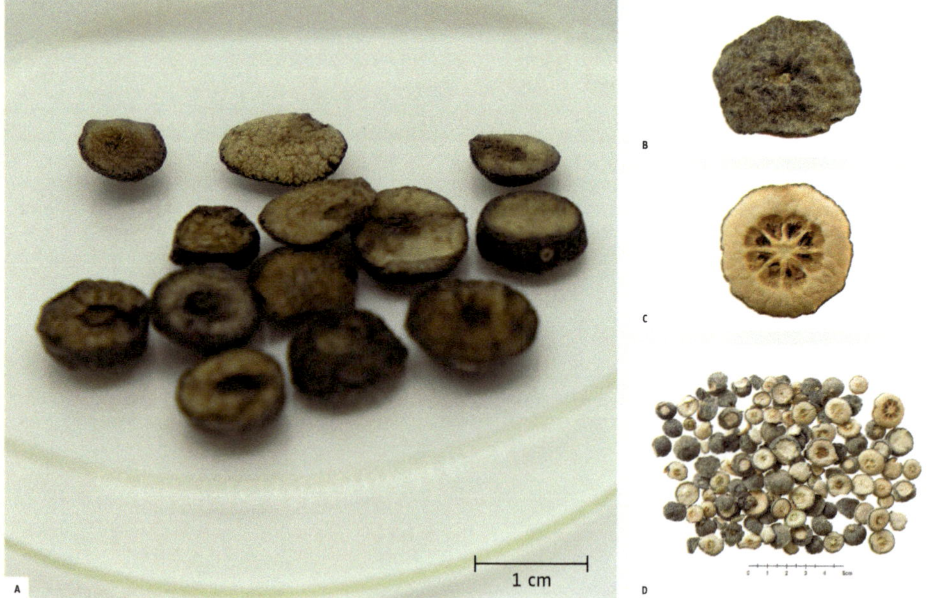


A Schnittdroge deutscher Markt, B Schnittdroge koreanischer Markt (Detailansicht), C Schnittdroge koreanischer Markt (Detailansicht), D Schnittdroge koreanischer Markt

## Identitätsprüfung (DC)

| | |
|---|---|
| Probenvorbereitung | 1 g zerkleinerte Droge in 10 ml Methanol suspendieren, 15 min im Ultraschallbad 1-mal extrahieren und filtrieren |
| Referenzlösung | 1 mg Naringin in 10 ml Methanol |
| DC-Plattentyp | Kieselgel 60 $F_{254}$, Trennbedingungen ▶ Kap. 8.1, unkonditioniert |
| Auftragung | Je 10 µl punktförmig, anschließend abblasen und trocknen |
| Fließmittel | Ethylacetat/Essigsäure/Ameisensäure/Wasser (100:11:11:27) |
| Derivatisierung | Mit ethanolischer $AlCl_3$-Lsg. 1 % besprühen und bei 105 °C entwickeln |
| Detektion | Mit UV-Licht bei 366 nm |
| Auswertung | Vergleichbarkeit der Substanzzonen bezüglich Farbe, Intensität und Lage |

## Reinheit

| | | | |
|---|---|---|---|
| Trocknungsverlust | – | Asche | ≤ 7,0 % |
| Extrahierbarer Anteil | – | Säureunlösliche Asche | – |
| Fremdbestandteile | – | | |

## Gehaltsbestimmung (HPLC)

| | | | |
|---|---|---|---|
| Probenvorbereitung | 0,1 g zerkleinerte Droge in 50 ml 70 % Methanol suspendieren, 60 min im Ultraschallbad 1-mal extrahieren und filtrieren; Filtrat mit Methanol auf 50 ml auffüllen | | |
| Referenzlösung | 10 mg Poncirin in 50 ml 70 % Methanol<br>10 mg Naringin in 50 ml 70 % Methanol | | |
| Stationäre Phase | C18-Säule<br>25 cm/4–6 mm/5 µm | UV-VIS 313 nm | Temperatur 25 °C |
| Mobile Phase | Zeit (min) | A Acetonitril | B 0,05 % $H_3PO_4$ |
| Gradient | 0 | 10 | 90 |
| | 30 | 65 | 35 |
| | 35 | 90 | 10 |
| | 40 | 90 | 10 |
| | 45 | 10 | 90 |
| Injektionsvolumen | Probe 10 µl | Referenz 10 µl | Flussrate 1 ml/min |
| Auswertung | Gehalt an Referenzkomponente | | |
| Soll-Gehalt | Poncirin $C_{28}H_{34}O_{14}$ | 594,28 (≥ 2,0 %) | |
| | Naringin $C_{27}H_{32}O_{14}$ | 580,55 (≥ 0,7 %) | |

7

## 7.49 Poria sclerotium (茯苓 / 복령)

Synonyme: Kokospilz, Indian Bread, Poria, Poria-cocos-Fruchtkörper (Ph. Eur.)
Stammpflanze: *Poria cocos* WOLF

### Drogenbeschreibung

| | | |
|---|---|---|
| **Makroskopie** | Sklerotium, in Massen, üblicherweise als Bruch- oder Splitterstücke, ungebrochene Stücke sind 10–30 cm im Durchmesser und 0,1 kg bis 2 kg in der Masse; verbleibende Außenschicht dunkelbraun bis dunkelrotbraun, grob, mit Rissen; Innenseite weiß oder hellrotweiß; Textur hart, aber spröde | |
| **Mikroskopie** | Keine Angabe | |
| **Organoleptik** | Geruch nahezu geruchlos | Geschmack schwach, leicht schleimig |

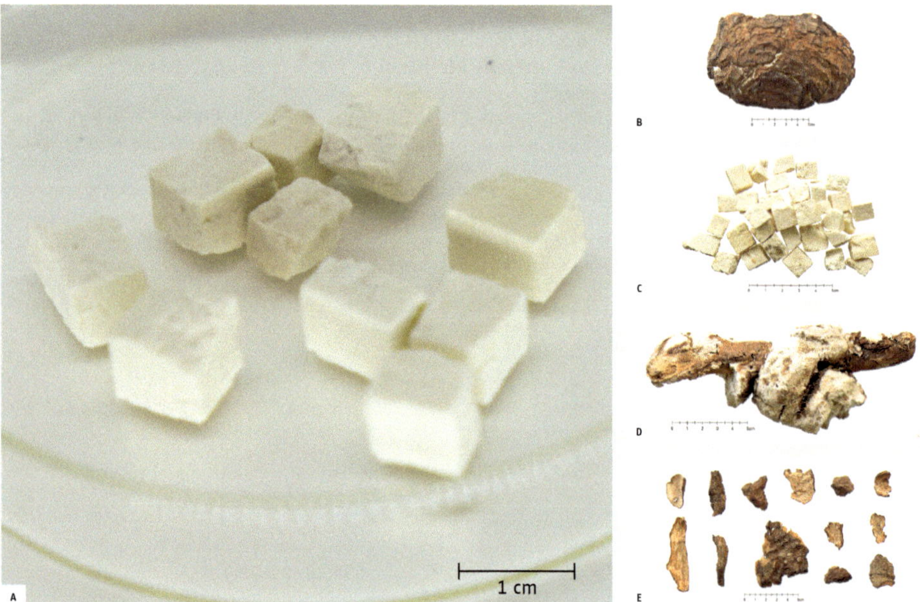


**A** Schnittdroge deutscher Markt, **B** Droge (Poria sclerotium) koreanischer Markt, **C** Schnittdroge (Poria sclerotium) koreanischer Markt, **D** Droge (Pini radix obsitus Poriae) koreanischer Markt, **E** Schnittdroge (Pini radix obsitus Poriae) koreanischer Markt

## Identitätsprüfung (DC)

| | |
|---|---|
| Probenvorbereitung | 1 g zerkleinerte Droge in 10 ml Methanol suspendieren, 15 min im Ultraschallbad 1-mal extrahieren und filtrieren; Extrakt auf 5 ml einengen |
| Referenzlösung | 1 g zerkleinerte Referenzdroge in 10 ml Methanol suspendieren, 15 min im Ultraschallbad 1-mal extrahieren und filtrieren; Extrakt auf 5 ml einengen |
| DC-Plattentyp | Kieselgel 60 $F_{254}$, Trennbedingungen ▶ Kap. 8.1, unkonditioniert |
| Auftragung | Je 10 µl punktförmig, anschließend abblasen und trocknen |
| Fließmittel | Chloroform/Methanol (9:1) |
| Derivatisierung | Mit Anisaldehyd-Schwefelsäure-Reagenz besprühen und bei 105 °C entwickeln |
| Detektion | Mit sichtbarem Licht |
| Auswertung | Vergleichbarkeit der Substanzzonen bezüglich Farbe, Intensität und Lage |

## Reinheit

| | | | |
|---|---|---|---|
| Trocknungsverlust | – | Asche | ≤ 1,0 % |
| Extrahierbarer Anteil | – | Säureunlösliche Asche | – |
| Fremdbestandteile | – | | |

## Qualitätsbestimmung (HPLC)

| | | | |
|---|---|---|---|
| Probenvorbereitung | 1 g zerkleinerte Droge in 20 ml Methanol suspendieren, 30 min im Ultraschallbad 1-mal extrahieren und filtrieren; Rückstand 2-mal mit je 10 ml Methanol 30 min im Ultraschallbad 1-mal extrahieren und filtrieren; Extrakte vereinigen und auf 5 ml einengen | | |
| Referenzlösung | 1 g zerkleinerte Referenzdroge in 20 ml Methanol suspendieren, 30 min im Ultraschallbad 1-mal extrahieren und filtrieren; Rückstand 2-mal mit je 10 ml Methanol 30 min im Ultraschallbad 1-mal extrahieren und filtrieren; Extrakte vereinigen und auf 5 ml einengen | | |
| Stationäre Phase | C18-Säule 12,5 cm/4–6 mm/5 µm | UV-VIS 240 nm | Temperatur 25 °C |
| Mobile Phase | Zeit (min) | A Acetonitril | B 0,05 % $H_3PO_4$ |
| Gradient | 0 | 50 | 50 |
| | 20 | 100 | 0 |
| | 30 | 100 | 0 |
| Injektionsvolumen | Probe 10 µl | Referenz 10 µl | Flussrate 1 ml/min |
| Auswertung | Fingerprint der Droge mit der Referenzdroge vergleichen | | |

7

## 7.50 Puerariae radix (葛根 / 갈근)

Synonyme: Kudzuvine Root, Pueraria Root, Kopoubohnenwurzel (Ph. Eur.)
Stammpflanze: *Pueraria lobata* (WILLD.) OHWI

### Drogenbeschreibung

| | |
|---|---|
| **Makroskopie** | Wurzel in dicke rechteckige Stücke geschnitten oder vertikal kleingeschnitten; die ersteren 20–30 cm etwa 1 cm dick, annähernd sechseckig und unregelmäßigen; Außenfläche grauweiß bis hellbraun, längsgerichtet faltig und grob; in Längsrichtung leicht brechbar; Querschnitt faserig, zeigt einen konzentrischen Ring oder einen Teil davon, der durch abnormales Wachstum gebildet wird; Phloem hellgraugelb, Xylem mit zahlreichen Gefäßen, die als kleine Punkte erscheinen; Markstrahlen hellgraugelb und leicht verbeult |
| **Mikroskopie** | Kortex weitgehend entfernt; im Xylem bestehen die Markstrahlen aus 3–8 Zellreihen; mehrere Gefäße bilden Gruppen in wechselnder Anordnung mit Xylemfasern ohne Bündel; viele Faserbündel, meist mit mehreren Dutzenden ringförmig angeordneten Bündeln; Parenchymzellen des Xylems enthalten Calciumoxalateinzelkristalle und wenig Stärkekörner |
| **Organoleptik** | Geruch schwach — Geschmack leicht süß |

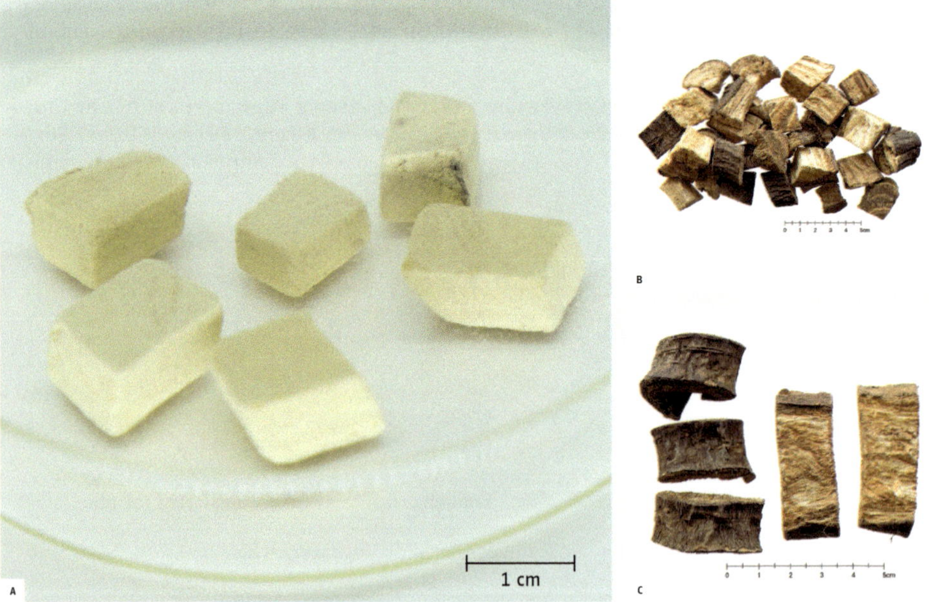


**A** Schnittdroge deutscher Markt, **B** Schnittdroge koreanischer Markt, **C** Schnittdroge koreanischer Markt (Detailansicht)

## Identitätsprüfung (DC)

| | |
|---|---|
| Probenvorbereitung | 2 g zerkleinerte Droge in 20 ml Methanol suspendieren, 15 min im Ultraschallbad 1-mal extrahieren und filtrieren |
| Referenzlösung | 1 mg Puerarin in 10 ml Methanol<br>1 mg Daidzin in 10 ml Methanol |
| DC-Plattentyp | Kieselgel 60 $F_{254}$, Trennbedingungen ▶ Kap. 8.1, unkonditioniert |
| Auftragung | Je 5 µl punktförmig, anschließend abblasen und trocknen |
| Fließmittel | Ethylacetat/Methanol/Wasser (100:17:13) |
| Derivatisierung | – |
| Detektion | Mit UV-Licht bei 254 nm |
| Auswertung | Vergleichbarkeit der Substanzzonen bezüglich Farbe, Intensität und Lage |

## Reinheit

| | | | |
|---|---|---|---|
| Trocknungsverlust | ≤ 13,0 % (6 h) | Asche | ≤ 6,0 % |
| Extrahierbarer Anteil | – | Säureunlösliche Asche | – |
| Fremdbestandteile | – | | |

## Gehaltsbestimmung (HPLC)

| | | | |
|---|---|---|---|
| Probenvorbereitung | 2 g zerkleinerte Droge in 60 ml Methanol suspendieren, 15 min im Ultraschallbad 1-mal extrahieren und filtrieren; Rückstand mit 30 ml Methanol 15 min im Ultraschallbad 1-mal extrahieren und filtrieren; Extrakte vereinigen und auf 100 ml mit Methanol auffüllen | | |
| Referenzlösung | 1 mg Puerarin in 10 ml Methanol<br>1 mg Daidzin in 10 ml Methanol | | |
| Stationäre Phase | C18-Säule<br>25 cm/4–6 mm/5 µm | UV-VIS 254 nm | Temperatur 25 °C |
| Mobile Phase | Zeit (min) | A Acetonitril | B 0,05 % $H_3PO_4$ |
| Gradient | 0 | 10 | 90 |
| | 40 | 35 | 65 |
| Injektionsvolumen | Probe 10 µl | Referenz 10 µl | Flussrate 1 ml/min |
| Auswertung | Gehalt an Referenzkomponente | | |
| Soll-Gehalt | Puerarin | $C_{21}H_{20}O_9$ | 416,38 (≥ 2,0 %) |
| | Daidzin | $C_{21}H_{20}O_9$ | 416,38 (≥ 0,3 %) |
| Systemeignung | Trennung zwischen Puerarin und Daidzin ist ausreichend | | |

7

## 7.51 Rehmanniae radix (地黃 / 지황)

Synonyme: Rehmanniawurzelknolle, Rehmannia Root, Rehmanniawurzel (Ph. Eur.)
Stammpflanze: *Rehmannia glutinosa* LIBOSCHITZ ex STEUD.

### Drogenbeschreibung

| | |
|---|---|
| **Makroskopie** | Wurzel zylindrisch bis fusiform, 5–15 cm lang, 5–15 mm im Durchmesser und oft gebrochen oder stark verformt; Außenfläche gelbbraun bis schwarzbraun mit tiefen, länglichen Falten, seitlichen Narben der Seitenwurzeln und Lentizellen; Textur weich und zerbrechlich; Querschnitt gelblich braune bis schwarzbraune, kortikale Färbung dunkler als das Xylem, kaum wahrnehmbares Mark |
| **Mikroskopie** | Querschnitt: Korkschicht aus mehreren Reihen von Korkzellen; Kortex hat eine spärliche Anordnung von Parenchymzellen und ist mit zahlreichen sekretierenden Zellen verstreut, die orangene Öltropfen enthalten; oberer Teil der Wurzel mit fast runden Steinzellen; Phloem mit relativ wenigen sekretierenden Zellen; Kambiumring; Xylemstrahlen breit und in 2–4 Reihen angeordnet; Gefäße selten |
| **Organoleptik** | Geruch charakteristisch Geschmack schwach süß, anschließend leicht bitter |

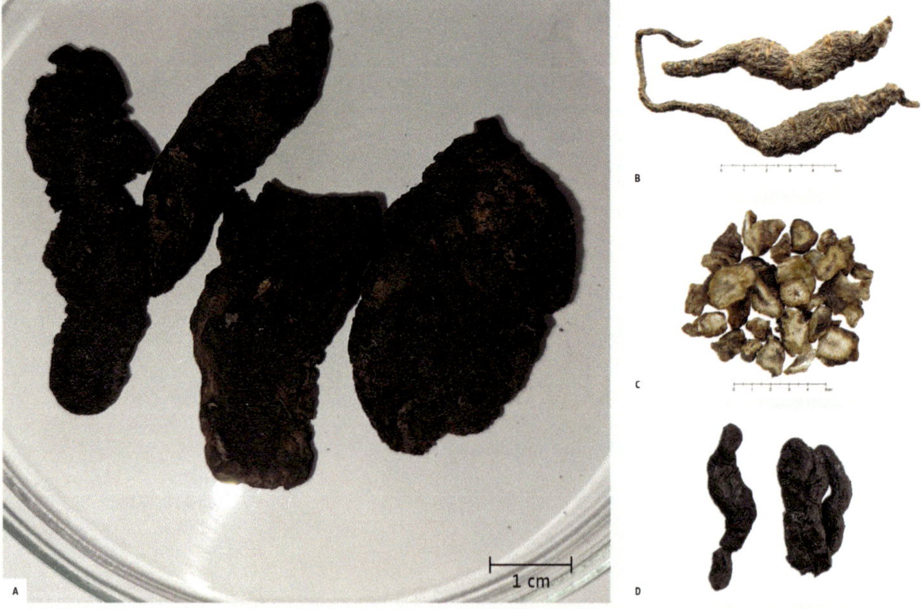


**A** Schnittdroge deutscher Markt, **B** Droge koreanischer Markt, **C** Schnittdroge koreanischer Markt, **D** verarbeitete Droge koreanischer Markt

## Identitätsprüfung (DC)

| | |
|---|---|
| Probenvorbereitung | 2 g zerkleinerte Droge in 20 ml Methanol suspendieren, 15 min im Ultraschallbad 1-mal extrahieren und filtrieren |
| Referenzlösung | 2 mg Catalpol in 10 ml Methanol |
| DC-Plattentyp | Kieselgel 60 $F_{254}$, Trennbedingungen ▶ Kap. 8.1, unkonditioniert |
| Auftragung | Je 10 µl punktförmig, anschließend abblasen und trocknen |
| Fließmittel | Chloroform/Methanol/Wasser (14:6:1) |
| Derivatisierung | Mit Anisaldehyd-Schwefelsäure-Reagenz besprühen und bei 105 °C entwickeln |
| Detektion | Mit sichtbarem Licht |
| Auswertung | Vergleichbarkeit der Substanzzonen bezüglich Farbe, Intensität und Lage |

## Reinheit

| | | | |
|---|---|---|---|
| Trocknungsverlust | – | Asche | ≤ 6,0 % |
| Extrahierbarer Anteil | – | Säureunlösliche Asche | ≤ 2,0 % |
| Fremdbestandteile | – | | |

## Gehaltsbestimmung (HPLC)

| | | | |
|---|---|---|---|
| Probenvorbereitung | 2 g zerkleinerte Droge in 20 ml Methanol suspendieren, 15 min im Ultraschallbad 1-mal extrahieren und filtrieren; Rückstand 2-mal mit je 10 ml Methanol 15 min im Ultraschallbad 1-mal extrahieren und filtrieren; Extrakte vereinigen und auf 5 ml einengen | | |
| Referenzlösung | 1 mg Verbascosid in 10 ml Methanol | | |
| Stationäre Phase | C18-Säule 25 cm/4–6 mm/5 µm | UV-VIS 334 nm | Temperatur 25 °C |
| Mobile Phase | Zeit (min) | A Acetonitril | B 0,05 % $H_3PO_4$ |
| Gradient | 0 | 18 | 82 |
| | 30 | 18 | 82 |
| Injektionsvolumen | Probe 10 µl | Referenz 10 µl | Flussrate 1 ml/min |
| Auswertung | Gehalt an Referenzkomponente | | |
| Soll-Gehalt | Verbascosid | $C_{29}H_{36}O_{15}$ | 624,59 |

7

## 7.52 Rhei radix (大黃 / 대황)

Synonyme: Medizinal-Rhabarberwurzelstock, Rhubarb, Rhabarberwurzel (Ph. Eur.)
Stammpflanze: *Rheum palmatum* L., *R. tanguticum* Maxim. ex Balf. oder *R. officinale* Baill.

### Drogenbeschreibung

**Makroskopie**

Wurzel und Rhizom eiförmig, länglich-ovoid oder zylindrisch, oft quer oder längs geschnitten, 5–15 cm lang, 4–10 cm im Durchmesser; Außenseite ohne den größten Teil der Rinde; Geschält: Außenfläche gelbbraun bis hellbraun mit weißer, feiner Netzstruktur; Textur dick und hart; Korküberzug: außen dunkelbraun oder schwarzrot mit groben Falten, Textur rau und spröde; Querschnitt nicht faserig, hellgraubraun oder braun, mit Mustern aus schwarzbraunem Gewebe, ergänzt mit weißem und hellbraunem Gewebe; Mark: kleiner brauner Kreis mit einem Durchmesser von 1–3 mm mit Strahlen

**Mikroskopie**

Querschnitt: *Rheum palmatum*: Phloemstrahlen in 3–4 Reihen, relativ linear mit braunem Inhalt; Kambium flache Zellen; Xylemstrahlen relativ dicht, aus 2–4 Zellreihen mit braunem Inhalt; Gefäße selten, zur Mitte hin angeordnet; Mark breit, aus Parenchymzellen mit mehreren komplexen Gefäßbündeln, mit ringförmigen Kambium und Phloem in der Mitte, manchmal mit Schleimbehältern; außerhalb: Xylem mit Markstrahlen, sternförmig mit braunem Inhalt; Parenchymzellen mit Stärkekörnern und große Calciumoxalat-Kristalldrußen; *R. tanguticum*: Phloemstrahlen des Rhizoms, aus 2–3 gekrümmten Reihen; Phloem mit vielen Schleimbehältern, in konzentrischen Ringen; keine Xylemstrahlen und viele Schleimbehälter im Inneren des Sternflecks; *R. officinale*: Phloemstrahlen des Rhizoms, aus 1–2 Reihen, linear, ohne Schleimbehälter im Xylem, ohne Xylemstrahlen und ohne Schleimbehälter im Sternpunkt

**Organoleptik**

Geruch charakteristisch — Geschmack adstringierend und bitter

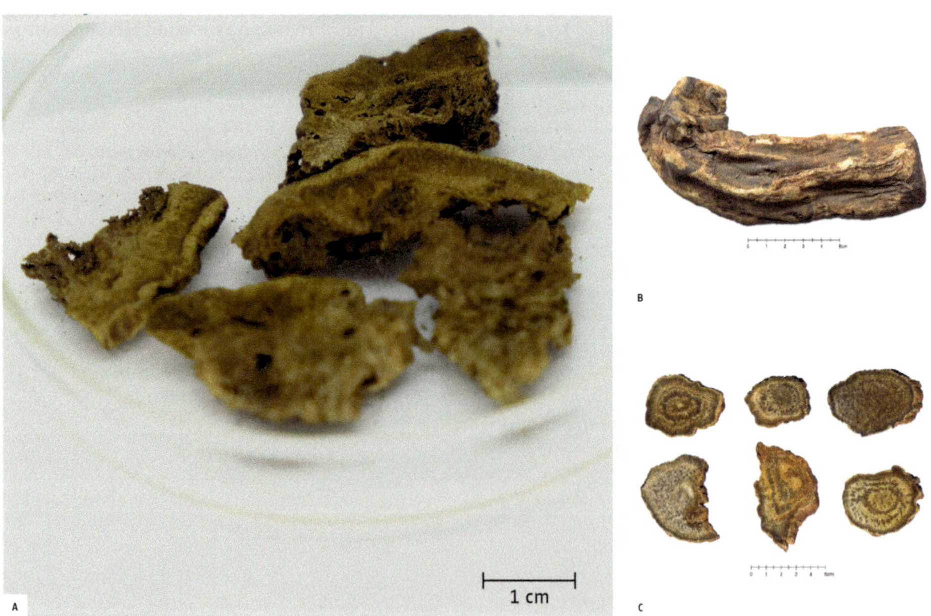


**A** Schnittdroge deutscher Markt, **B** Droge koreanischer Markt, **C** Schnittdroge koreanischer Markt

## Identitätsprüfung (DC)

| | |
|---|---|
| Probenvorbereitung | 2 g zerkleinerte Droge in 10 ml Methanol suspendieren, 15 min im Ultraschallbad 1-mal extrahieren und filtrieren |
| Referenzlösung | 1 mg Rhein in 10 ml Methanol |
| DC-Plattentyp | Kieselgel 60 $F_{254}$, Trennbedingungen ▶ Kap. 8.1, unkonditioniert |
| Auftragung | Je 10 µl punktförmig, anschließend abblasen und trocknen |
| Fließmittel | Ethylacetat/Essigsäure/Ameisensäure/Wasser (100:11:11:27) |
| Derivatisierung | Mit ethanolischer $AlCl_3$-Lsg. 1 % besprühen und bei 105 °C entwickeln |
| Detektion | Mit UV-Licht bei 366 nm |
| Auswertung | Vergleichbarkeit der Substanzzonen bezüglich Farbe, Intensität und Lage |

## Reinheit

| | | | |
|---|---|---|---|
| Trocknungsverlust | ≤ 13,0 % (6 h) | Asche | ≤ 13,0 % |
| Extrahierbarer Anteil | – | Säureunlösliche Asche | ≤ 2,0 % |
| Fremdbestandteile | – | | |

## Gehaltsbestimmung (HPLC)

| | | | |
|---|---|---|---|
| Probenvorbereitung | 0,5 g zerkleinerte Droge in 15 ml Methanol suspendieren, 30 min im Ultraschallbad 1-mal extrahieren und filtrieren; Rückstand 2-mal mit je 10 ml Methanol 30 min im Ultraschallbad 1-mal extrahieren und filtrieren; Extrakte vereinigen und auf 50 ml mit Methanol auffüllen | | |
| Referenzlösung | Je 1 mg Aloe-Emodin, Rhein, Emodin, Chrysophanol und Physcion in je 10 ml Methanol (Gesamtanthrachinone) | | |
| Stationäre Phase | C18-Säule 25 cm/4–6 mm/5 µm | UV-VIS 425 nm | Temperatur 25 °C |
| Mobile Phase | Zeit (min) | A Acetonitril | B 0,05 % $H_3PO_4$ |
| Gradient | 0 | 35 | 65 |
| | 45 | 90 | 10 |
| Injektionsvolumen | Probe 10 µl | Referenz 10 µl | Flussrate 1 ml/min |
| Auswertung | Gehalt an Gesamtanthrachinonen | | |
| Soll-Gehalt | Gesamtanthrachinone | | ≥ 1,5 % |

## 7.53 Saposhnikoviae radix (防風 / 방풍)

Synonyme: Windschutzwurzel, Saposhnikovia Root
Stammpflanze: *Saposhnikovia divaricata* (Turcz.) Schischk.

### Drogenbeschreibung

| | | |
|---|---|---|
| **Makroskopie** | Wurzel dünn, lang konisch, verjüngend, 15–20 cm lang, 7–15 mm im Durchmesser; Außenseite hellbraun; Längsfalten und Wurzelnarben; der Körper leicht, Textur weich, leicht zu schneiden; Schnittfläche: hellbrauner Kortex, Xylem hellgelb | |
| **Mikroskopie** | Querschnitt: Korkschicht aus mehreren Korkzell-Reihen, enges Phelloderm; Kortex mit unregelmäßigen und relativ großen elliptischen Milchkanälen; Phloem relativ breit mit mehreren Milchröhren, mit 4–8 sekretierenden Zellen in der Nähe und mit goldgelber, ölartiger Substanz gefüllt; Markstrahlen gekrümmt, meist vom Phloem getrennt; Kambium ringförmig und ausgeprägt; Xylem mit vielen Gefäßen, einzeln oder in Gruppen von 2–3; Markstrahlen des Xylems aus 1–2 Reihen von Zellen mit mehreren Hohlräumen; Mitte der Krone mit Mark | |
| **Organoleptik** | Geruch charakteristisch | Geschmack leicht süß |

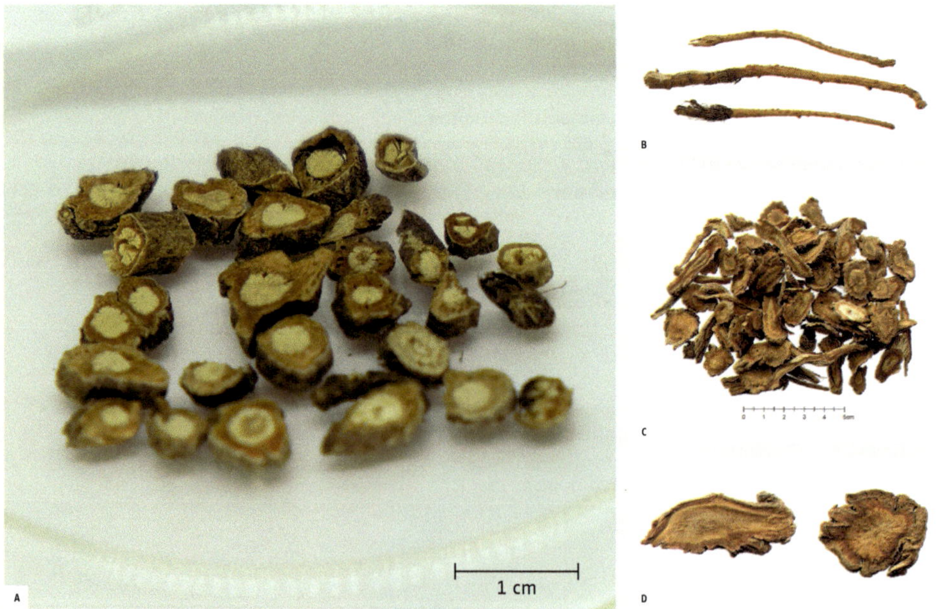


A Schnittdroge deutscher Markt, B Droge koreanischer Markt, C Schnittdroge koreanischer Markt, D Detailansicht

## Identitätsprüfung (DC)

| | |
|---|---|
| Probenvorbereitung | 1 g zerkleinerte Droge in 10 ml Methanol suspendieren, 15 min im Ultraschallbad 1-mal extrahieren und filtrieren |
| Referenzlösung | 1 mg Prim-O-glucosylcimifugin in 10 ml Methanol<br>1 mg 5-Methylvisamminosid in 10 ml Methanol |
| DC-Plattentyp | Kieselgel 60 $F_{254}$, Trennbedingungen ▶ Kap. 8.1, unkonditioniert |
| Auftragung | Je 10 µl punktförmig, anschließend abblasen und trocknen |
| Fließmittel | Chloroform/Methanol (4:1) |
| Derivatisierung | – |
| Detektion | Mit UV-Licht bei 254 nm |
| Auswertung | Vergleichbarkeit der Substanzzonen bezüglich Farbe, Intensität und Lage |

## Reinheit

| | | | |
|---|---|---|---|
| Trocknungsverlust | – | Asche | ≤ 7,0 % |
| Extrahierbarer Anteil | ≥ 20,0 % in Ethanol 50 % | Säureunlösliche Asche | ≤ 1,5 % |
| Fremdbestandteile | ≤ 2,0 % | | |

## Gehaltsbestimmung (HPLC)

| | | | |
|---|---|---|---|
| Probenvorbereitung | 0,5 g zerkleinerte Droge in 10 ml Methanol suspendieren, 30 min im Ultraschallbad 1-mal extrahieren und filtrieren | | |
| Referenzlösung | 1 mg Prim-O-glucosylcimifugin in 10 ml Methanol<br>1 mg 5-Methylvisamminosid in 10 ml Methanol | | |
| Stationäre Phase | C18-Säule<br>25 cm/4–6 mm/5 µm | UV-VIS 294 nm | Temperatur 25 °C |
| Mobile Phase | Zeit (min) | A Acetonitril | B 0,05 % $H_3PO_4$ |
| Gradient | 0 | 10 | 90 |
| | 10 | 10 | 90 |
| | 20 | 60 | 40 |
| | 20,1 | 10 | 90 |
| | 35 | 10 | 90 |
| Injektionsvolumen | Probe 4 µl | Referenz 2 µl | Flussrate 1 ml/min |
| Auswertung | Gehalt an Referenzkomponente | | |
| Soll-Gehalt | Prim-O-glucosylcimifugin | $C_{22}H_{28}O_{11}$ | 468,45 |
| | 5-Methylvisamminosid | $C_{22}H_{28}O_{10}$ | 452,45 |

# 7.54 Schisandrae fructus (五味子 / 오미자)

Synonyme: Chinese Magnoliavine Fruit, Schisandra Fruit, Schisandrafrüchte (Ph. Eur.)
Stammpflanze: *Schisandra chinensis* (TURCZ.) BAILL.

## Drogenbeschreibung

| | |
|---|---|
| **Makroskopie** | Safthaltige Frucht unregelmäßig kugelförmig oder sphäroid mit einem Durchmesser von etwa 6 mm; Außenfläche dunkelrot bis schwarzbraun, faltenreich und gelegentlich mit weißem Puder; Fleisch geschmeidig mit 1–2 Samen; Samen 2–5 mm lang, nierenförmig, außen gelbbraun bis dunkelrotbraun, glänzend, mit ausgeprägtem Grat auf der dorsalen Seite |
| **Mikroskopie** | Keine Angabe |
| **Organoleptik** | Geruch nahezu geruchlos    Geschmack sauer, später adstringierend und bitter |

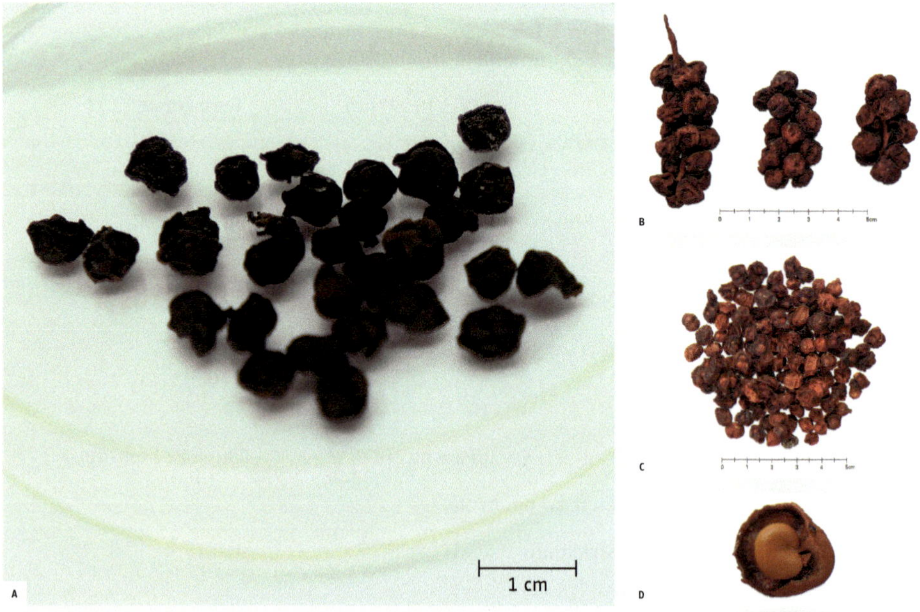


A Droge deutscher Markt, B Droge koreanischer Markt, C Droge koreanischer Markt, D Droge koreanischer Markt (Querschnitt)

## Identitätsprüfung (DC)

| | |
|---|---|
| Probenvorbereitung | 2 g zerkleinerte Droge in 10 ml Methanol suspendieren, 15 min im Ultraschallbad 1-mal extrahieren und filtrieren |
| Referenzlösung | 1 mg Schisandrin in 10 ml Methanol<br>1 mg Gomisin A in 10 ml Methanol<br>1 mg Gomisin N in 10 ml Methanol |
| DC-Plattentyp | Kieselgel 60 $F_{254}$, Trennbedingungen ▶ Kap. 8.1, unkonditioniert |
| Auftragung | Je 5 µl punktförmig, anschließend abblasen und trocknen |
| Fließmittel | Petrolether (60–95 °C)/Ethylacetat/Ameisensäure (15:5:1) |
| Derivatisierung | – |
| Detektion | Mit UV-Licht bei 254 nm |
| Auswertung | Vergleichbarkeit der Substanzzonen bezüglich Farbe, Intensität und Lage |

## Reinheit

| | | | |
|---|---|---|---|
| Trocknungsverlust | – | Asche | ≤ 5,0 % |
| Extrahierbarer Anteil | – | Säureunlösliche Asche | – |
| Fremdbestandteile | ≤ 1,0 % | | |

## Gehaltsbestimmung (HPLC)

| | | | |
|---|---|---|---|
| Probenvorbereitung | 0,5 g zerkleinerte Droge in 20 ml Methanol suspendieren, 20 min im Ultraschallbad 1-mal extrahieren und filtrieren; Rückstand mit 20 ml Methanol 20 min im Ultraschallbad 1-mal extrahieren und filtrieren; Extrakte vereinigen und auf 50 ml mit Methanol auffüllen | | |
| Referenzlösung | 1 mg Schisandrin in 10 ml Methanol<br>1 mg Gomisin A in 10 ml Methanol<br>1 mg Gomisin N in 10 ml Methanol | | |
| Stationäre Phase | C18-Säule<br>25 cm/4–6 mm/5 µm | UV-VIS 254 nm | Temperatur 25 °C |
| Mobile Phase | Zeit (min) | A Acetonitril | B 0,5 % $H_3PO_4$ |
| Gradient | 0 | 70 | 30 |
| | 30 | 70 | 30 |
| Injektionsvolumen | Probe 10 µl | Referenz 5 µl | Flussrate 0,6 ml/min |
| Auswertung | Gehalt an Referenzkomponente | | |
| Soll-Gehalt | Schisandrin | $C_{24}H_{32}O_7$ | 432,51 |
| | Gomisin A | $C_{23}H_{28}O_7$ | 416,46 |
| | Gomisin N | $C_{23}H_{28}O_6$ | 400,47 (Σ ≥ 0,7 %) |
| Systemeignung | Trennung zwischen Schisandrin, Gomisin A und Gomisin N ist ausreichend | | |

# 7.55 Schizonepetae spica (荊芥 / 형개)

Katzenminzekraut, Fineleaf Schizonepeta Herb, Schizonepeta Herb
Stammpflanze: *Schizonepeta tenuifolia* BRIQ.

## Drogenbeschreibung

| | |
|---|---|
| **Makroskopie** | Stängel quadratisch, im oberen Teil verzweigt, 50–80 cm lang, 2–4 mm im Durchmesser; außen gelblich grün oder hellviolettrot, behaart; Textur leicht und zerbrechlich; Bruch fast weiß; Blätter gegenständig, meist abgefallen; Lamina 3–5 mit schlanken Lappen; Ende 2–9 cm lang, ca. 7 mm im Durchmesser: meistens abgefallene Blumenkrone, Kelch glockenförmig, am Scheitelpunkt 5-zählig, hellbraun oder gelblich grün, behaart; Nüsschen bräunlich schwarz |
| **Mikroskopie** | Pulver gelblich braun; epidermale Zellen des persistierenden Kelchs mit tief gewundenen antiklinalen Wänden; Drüsenschuppen mit einem 8-zelligen Kopf, 96–112 µm Durchmesser und einem einzelligen Stiel, bräunlich gelb; kleine Drüsenhaare mit einem 1–2-zelligen Kopf und einem einzelligen Stiel; nicht drüsige Haare 1–6 zellig, meist mit warzenartigen Wänden; polygonale Exokarpzellen in der Oberflächenansicht, mit schleimigen Wänden und braunen Bestandteilen; Steinzellen im Endokarp hellbraun, mit tief gewundenen antiklinalen Wänden und Vertiefungen; Fasern 14–43 µm Durchmesser mit geraden oder leicht gewundenen Wänden |
| **Organoleptik** | Geruch charakteristisch Geschmack schwach adstringierend und kühlend |

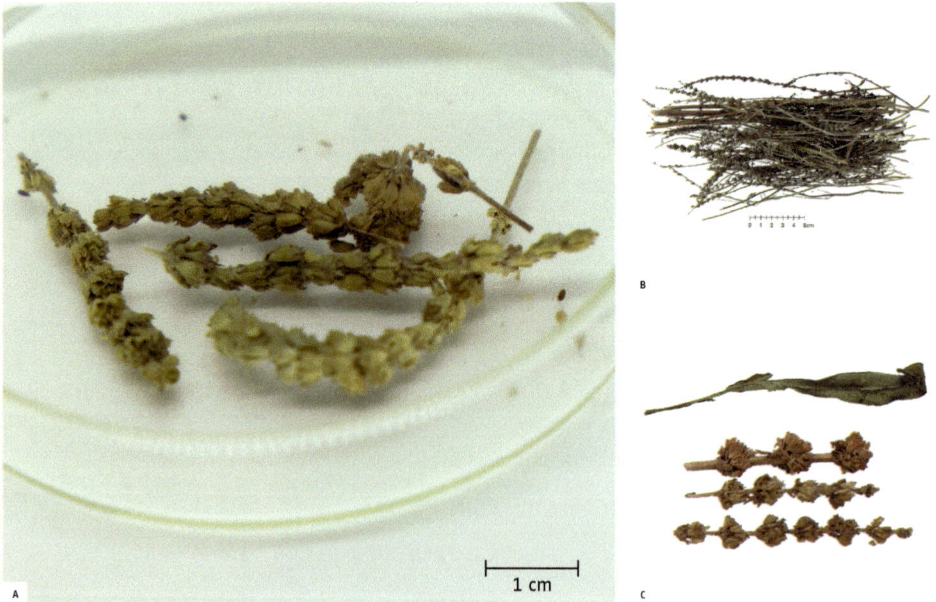


**A** Droge deutscher Markt, **B** Droge koreanischer Markt, **C** Droge koreanischer Markt (Detailansicht)

## Identitätsprüfung (DC)

| | |
|---|---|
| Probenvorbereitung | 2 g zerkleinerte Droge in 10 ml Methanol suspendieren, 15 min im Ultraschallbad 1-mal extrahieren und filtrieren |
| Referenzlösung | 1 mg Pulegon in 5 ml Methanol |
| DC-Plattentyp | Kieselgel 60 $F_{254}$, Trennbedingungen ▶ Kap. 8.1, unkonditioniert |
| Auftragung | Je 2 µl punktförmig, anschließend abblasen und trocknen |
| Fließmittel | n-Hexan/Ethylacetat (17:3) |
| Derivatisierung | Mit Anisaldehyd-Schwefelsäure-Reagenz besprühen und bei 105 °C entwickeln |
| Detektion | Mit sichtbarem Licht |
| Auswertung | Vergleichbarkeit der Substanzzonen bezüglich Farbe, Intensität und Lage |

## Reinheit

| | | | |
|---|---|---|---|
| Trocknungsverlust | – | Asche | ≤ 11,0 % |
| Extrahierbarer Anteil | – | Säureunlösliche Asche | ≤ 3,0 % |
| Fremdbestandteile | – | | |

## Gehaltsbestimmung (HPLC)

| | | | |
|---|---|---|---|
| Probenvorbereitung | 0,5 g zerkleinerte Droge in 10 ml Methanol suspendieren, 20 min im Ultraschallbad 1-mal extrahieren und filtrieren; Rückstand mit 10 ml Methanol 20 min im Ultraschallbad 1-mal extrahieren und filtrieren; Extrakte vereinigen und auf 25 ml mit Methanol auffüllen | | |
| Referenzlösung | 1 mg Pulegon in 10 ml Methanol | | |
| Stationäre Phase | C18-Säule 25 cm/4–6 mm/5 µm | UV-VIS 254 nm | Temperatur 25 °C |
| Mobile Phase | Zeit (min) | A Acetonitril | B 0,05 % $H_3PO_4$ |
| Gradient | 0 | 30 | 70 |
| | 12 | 40 | 80 |
| | 30 | 95 | 5 |
| Injektionsvolumen | Probe 10 µl | Referenz 10 µl | Flussrate 1 ml/min |
| Auswertung | Gehalt an Referenzkomponente | | |
| Soll-Gehalt | Pulegon $C_{10}H_{16}O$ | 152,23 | |

# 7.56 Scutellariae radix (黃芩 / 황금)

Synonyme: Baikal-Helmkraut, Baikal Skullcap, Scutelaria Root
Stammpflanze: *Scutellaria baicalensis* GEORGI

## Drogenbeschreibung

| | | |
|---|---|---|
| **Makroskopie** | Konische Wurzel, gedreht und gebogen, 8–25 cm lang und 1–3 cm im Durchmesser; Außenfläche gelbbraun oder tiefgelb, selten krause Wurzelnarben; der obere Teil weist relativ grobe, verdrehte, gekrümmte Längsfalten oder eine unregelmäßige Retikulation auf; Textur hart, aber spröde und leicht zu schneiden; Schnittfläche gelb und Mittelteil rotbraun; ältere Wurzeln sind in der Mitte verfallen oder hohl und dunkelbraun oder rotbraun gefärbt | |
| **Mikroskopie** | Keine Angabe | |
| **Organoleptik** | Geruch nahezu geruchlos | Geschmack schwach bitter |

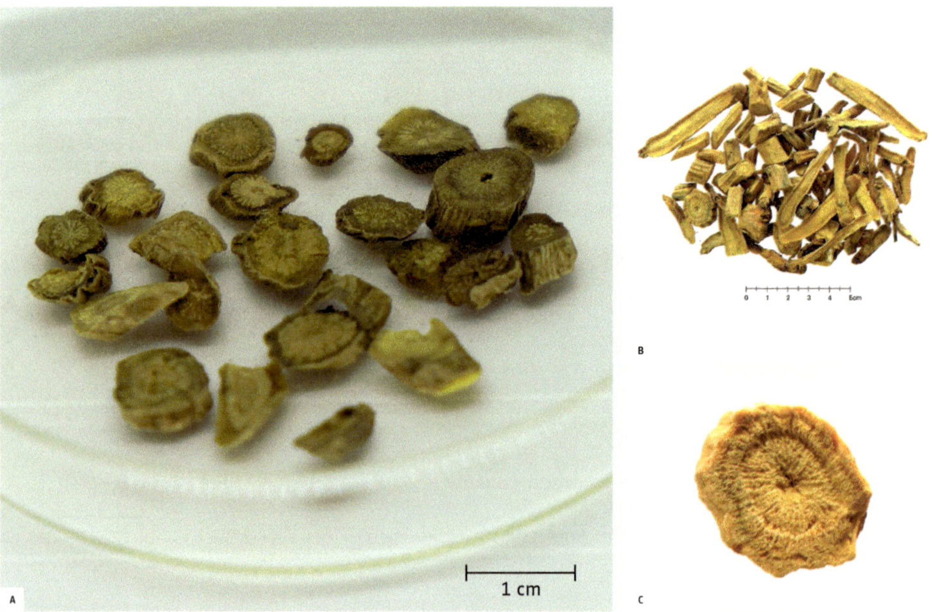


A Schnittdroge deutscher Markt, B Schnittdroge koreanischer Markt, C Schnittdroge koreanischer Markt (Detailansicht)

## Identitätsprüfung (DC)

| | |
|---|---|
| Probenvorbereitung | 2 g zerkleinerte Droge in 10 ml Methanol suspendieren, 15 min im Ultraschallbad 1-mal extrahieren und filtrieren |
| Referenzlösung | 1 mg Baicalin in 10 ml Methanol<br>1 mg Baicalein in 10 ml Methanol<br>1 mg Wogonin in 10 ml Methanol |
| DC-Plattentyp | Kieselgel 60 $F_{254}$, Trennbedingungen ▶ Kap. 8.1, unkonditioniert |
| Auftragung | Je 10 µl punktförmig, anschließend abblasen und trocknen |
| Fließmittel | 1-Butanol/Wasser/Essigsäure (12:6:3) |
| Derivatisierung | Mit ethanolischer $FeCl_3$-Lsg. 1 % besprühen und bei 105 °C entwickeln |
| Detektion | Mit sichtbarem Licht |
| Auswertung | Vergleichbarkeit der Substanzzonen bezüglich Farbe, Intensität und Lage |

## Reinheit

| | | | |
|---|---|---|---|
| Trocknungsverlust | ≤ 15,0 % (6 h) | Asche | ≤ 6,0 % |
| Extrahierbarer Anteil | – | Säureunlösliche Asche | ≤ 1,0 % |
| Fremdbestandteile | – | | |

## Gehaltsbestimmung (HPLC)

| | | | |
|---|---|---|---|
| Probenvorbereitung | 0,1 g zerkleinerte Droge in 40 ml Ethanol 70 % suspendieren, 15 min im Ultraschallbad 1-mal extrahieren und filtrieren; Rückstand mit 40 ml Ethanol 70 % 15 min im Ultraschallbad 1-mal extrahieren und filtrieren; Extrakte vereinigen und auf 100 ml mit Ethanol 70 % auffüllen | | |
| Referenzlösung | 1 mg Baicalin in 10 ml Methanol<br>1 mg Baicalein in 10 ml Methanol | 1 mg Wogonin in 10 ml Methanol | |
| Stationäre Phase | C18-Säule<br>25 cm/4–6 mm/5 µm | UV-VIS 277 nm | Temperatur 25 °C |
| Mobile Phase | Zeit (min) | A Acetonitril | B 0,05 % $H_3PO_4$ |
| Gradient | 0 | 25 | 75 |
| | 10 | 32 | 68 |
| | 20 | 45 | 55 |
| | 24 | 45 | 55 |
| | 35 | 48 | 52 |
| | 40 | 25 | 75 |
| | 45 | 25 | 75 |
| Injektionsvolumen | Probe 10 µl | Referenz 10 µl | Flussrate 1 ml/min |
| Auswertung | Gehalt an Referenzkomponente | | |
| Soll-Gehalt | Baicalin | $C_{21}H_{18}O_{11}$ | 446,37 |
| | Baicalein | $C_{15}H_{10}O_5$ | 270,24 |
| | Wogonin | $C_{16}H_{12}O_5$ | 284,28 (Σ ≥ 10 %) |

7

# 7.57 Viticis fructus (蔓荊子 / 만형자)

Synonyme: Vitexfrüchte, Vitex Fruit
Stammpflanze: *Vitex rotundifolia* L. oder *V. trifolia* L.

## Drogenbeschreibung

| | | |
|---|---|---|
| **Makroskopie** | Frucht, kugelförmig Durchmesser von 4–6 mm; Außenfläche graubraun bis schwarzbraun, bedeckt mit grauweißen Haaren, die 4 flache Längsfurchen tragen; der Scheitelpunkt ist leicht konkav, mit grauweißem anhaltendem Kelch und kurzem Stiel am Ansatz; der Kelch ist ⅓ bis ⅔ der Länge der Frucht mit 5 Zinnen von denen 2 relativ tief und dicht behaart sind; Textur leicht, rau und unregelmäßig gebrochen; Querschnitt zeigt 4 Räume mit jeweils einem weißen Samen | |
| **Mikroskopie** | Keine Angabe | |
| **Organoleptik** | Geruch charakteristisch | Geschmack schwach und leicht scharf |

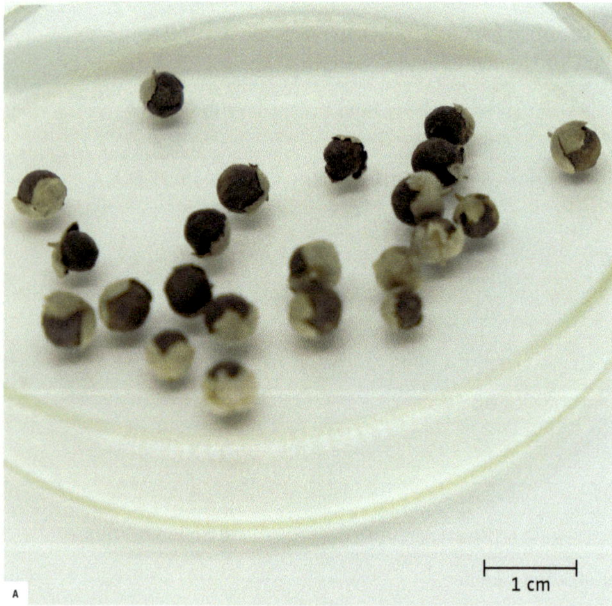


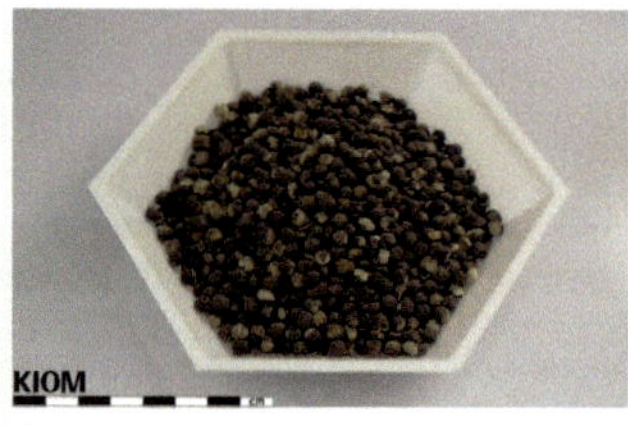


A Droge deutscher Markt, B Droge koreanischer Markt

## Identitätsprüfung (DC)

| | |
|---|---|
| Probenvorbereitung | 1 g zerkleinerte Droge in 10 ml Methanol suspendieren, 15 min im Ultraschallbad 1-mal extrahieren und filtrieren |
| Referenzlösung | 1 mg Casticin in 10 ml Methanol |
| DC-Plattentyp | Kieselgel 60 $F_{254}$, Trennbedingungen ▶ Kap. 8.1, unkonditioniert |
| Auftragung | Je 5 µl punktförmig, anschließend abblasen und trocknen |
| Fließmittel | Ethylacetat/Essigsäure/Ameisensäure/Wasser (100:11:11:27) |
| Derivatisierung | Mit ethanolischer $AlCl_3$-Lsg. 1 % besprühen und bei 105 °C entwickeln |
| Detektion | Mit UV-Licht bei 366 nm |
| Auswertung | Vergleichbarkeit der Substanzzonen bezüglich Farbe, Intensität und Lage |

## Reinheit

| | | | |
|---|---|---|---|
| Trocknungsverlust | ≤ 12,0 % (6 h | Asche | ≤ 9,0 % |
| Extrahierbarer Anteil | ≥ 8,0 % in Ethanol 50 % | Säureunlösliche Asche | ≤ 3,5 % |
| Fremdbestandteile (Stiel und Blätter) | < 4,0 % | Fremdbestandteile (sonstige) | < 1,0 % |

## Gehaltsbestimmung (HPLC)

| | | | |
|---|---|---|---|
| Probenvorbereitung | 2 g zerkleinerte Droge in 50 ml Methanol suspendieren, 60 min im Ultraschallbad 1-mal extrahieren und filtrieren; Extrakt, falls nötig, wieder auf 50 ml mit Methanol auffüllen | | |
| Referenzlösung | 1 mg Casticin in 10 ml Methanol | | |
| Stationäre Phase | C18-Säule 25 cm/4–6 mm/5 µm | UV-VIS 258 nm | Temperatur 25 °C |
| Mobile Phase | Zeit (min) | A Acetonitril | B 0,05 % $H_3PO_4$ |
| Gradient | 0 | 60 | 40 |
| | 30 | 60 | 40 |
| Injektionsvolumen | Probe 10 µl | Referenz 10 µl | Flussrate 1 ml/min |
| Auswertung | Gehalt an Referenzkomponente | | |
| Soll-Gehalt | Casticin | $C_{19}H_{18}O_8$ | 374,34 |

7

# 7.58 Zingiberis rhizoma (生薑 / 생강)

Synonyme: Ginger Rhizome, Ginger, Ingwerwurzelstock (Ph. Eur.)
Stammpflanze: *Zingiber officinale* ROSCOE

## Drogenbeschreibung

| | | |
|---|---|---|
| **Makroskopie** | Rhizom flach, unregelmäßig mit fingerförmigen Zweigen; Ingwer ist 2–4 cm lang und einen Durchmesser von 1–2 cm; Außenfläche grauweiß bis hellgraubraun mit weißem Pulver und mit oder ohne das hellgraugelbe Periderm; verzweigte Teile leicht komprimiert und leicht geschwungen eiförmig, manchmal mit angehängten Knospen an beiden Enden, warzig angeschwollen; Textur fest; Schnittfläche leicht faserig, pulverig und gelblich weiß oder gräulich weiß; Transversalschnitt zeigt ein ausgeprägtes Ringmuster in der Endodermis mit verstreuten Gefäßbündeln und gelben Ölflecken | |
| **Mikroskopie** | Querschnitt: Korkschicht aus mehreren Reihen von flachen Korkzellen; Kortex mit mehreren Blattgefäßbündeln mit sichtbaren verstreut liegenden Parenchymzellen; Endodermis ausgeprägt und zeigt einen Kasparistreifen; eine Stele nimmt den größten Teil der unterirdischen Stängel ein und zeigt seitliche Gefäßbündel; diese in der Nähe der Stele sind klein und relativ dicht angeordnet; unverholzte Faser- und Parenchymzellen sind im und um das Xylem; Parenchym mit Stärkekörnern | |
| **Organoleptik** | Geruch charakteristisch | Geschmack Extrem scharf |

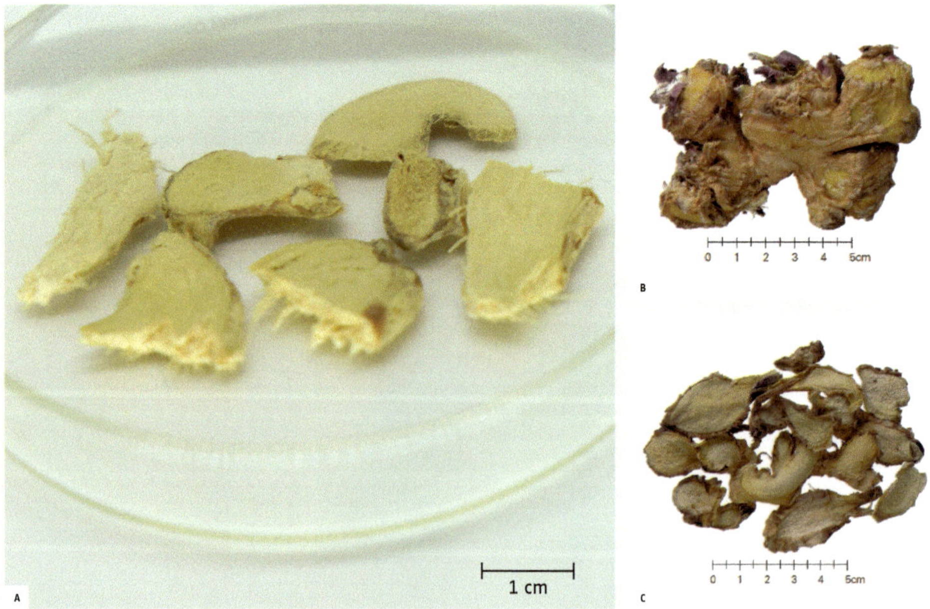


**A** Schnittdroge deutscher Markt, **B** Droge koreanischer Markt, **C** Schnittdroge koreanischer Markt

## Identitätsprüfung (DC)

| | |
|---|---|
| Probenvorbereitung | 2 g zerkleinerte Droge in 10 ml Methanol suspendieren, 15 min im Ultraschallbad 1-mal extrahieren und filtrieren |
| Referenzlösung | 1 mg 6-Gingerol in 10 ml Methanol |
| DC-Plattentyp | Kieselgel 60 $F_{254}$, Trennbedingungen ▶ Kap. 8.1, unkonditioniert |
| Auftragung | Je 5 µl punktförmig, anschließend abblasen und trocknen |
| Fließmittel | Petrolether (60–95 °C)/Ethylacetat/Chloroform (6:3:3) |
| Derivatisierung | Mit Anisaldehyd-Schwefelsäure-Reagenz besprühen und bei 105 °C entwickeln |
| Detektion | Mit sichtbarem Licht |
| Auswertung | Vergleichbarkeit der Substanzzonen bezüglich Farbe, Intensität und Lage |

## Reinheit

| | | | |
|---|---|---|---|
| Trocknungsverlust | – | Asche | ≤ 8,0 % |
| Extrahierbarer Anteil | – | Säureunlösliche Asche | – |
| Fremdbestandteile | – | | |

## Gehaltsbestimmung (HPLC)

| | | | |
|---|---|---|---|
| Probenvorbereitung | 2 g zerkleinerte Droge in 50 ml Methanol suspendieren, 15 min im Ultraschallbad 1-mal extrahieren und filtrieren; Rückstand 2-mal mit je 20 ml Methanol 15 min im Ultraschallbad 1-mal extrahieren und filtrieren; Extrakte vereinigen und auf 100 ml mit Methanol auffüllen | | |
| Referenzlösung | 1 mg 6-Gingerol in 10 ml Methanol | | |
| Stationäre Phase | C18-Säule 25 cm/4–6 mm/5 µm | UV-VIS 280 nm | Temperatur 25 °C |
| Mobile Phase | Zeit (min) | A Acetonitril | B 0,05 % $H_3PO_4$ |
| Gradient | 0 | 45 | 55 |
| | 30 | 45 | 55 |
| Injektionsvolumen | Probe 10 µl | Referenz 10 µl | Flussrate 1 ml/min |
| Auswertung | Gehalt an Referenzkomponente | | |
| Soll-Gehalt | 6-Gingerol | $C_{17}H_{26}O_4$ | 294,39 (≥ 0,4 %) |

## 7.59 Ziziphi spinosae semen (酸棗仁 / 산조인)

Synonyme: Stacheljujubensamen, Chinesische Dattelsamen, Jujubensamen, Spine Date Seed, Ziziphus Seed
Stammpflanze: *Ziziphus jujuba* MILL. var. *spinosa* (BUNGE) HU ex H. F. CHOU

### Drogenbeschreibung

| | | |
|---|---|---|
| **Makroskopie** | Samen abgeflacht kreisförmig oder abgeflacht elliptisch, 5–9 mm lang, 5–7 mm breit und 3 mm dick; äußere Oberfläche rotviolett oder violettbraun, glatt, glänzend, manchmal mit offenen Mustern; eine Seite relativ eben und die andere Seite leicht uneben mit einer erhöhten Längslinie in der Mitte; ein Ende mit einem konkaven, linearen Hilum und das andere Ende hat eine kleine vorstehende Chalaza; Testa relativ flexibel und mit gräulichem Endosperm, blassgelbe Kotyledonen | |
| **Mikroskopie** | Keine Angabe | |
| **Organoleptik** | Geruch leicht ölig | Geschmack schwach |

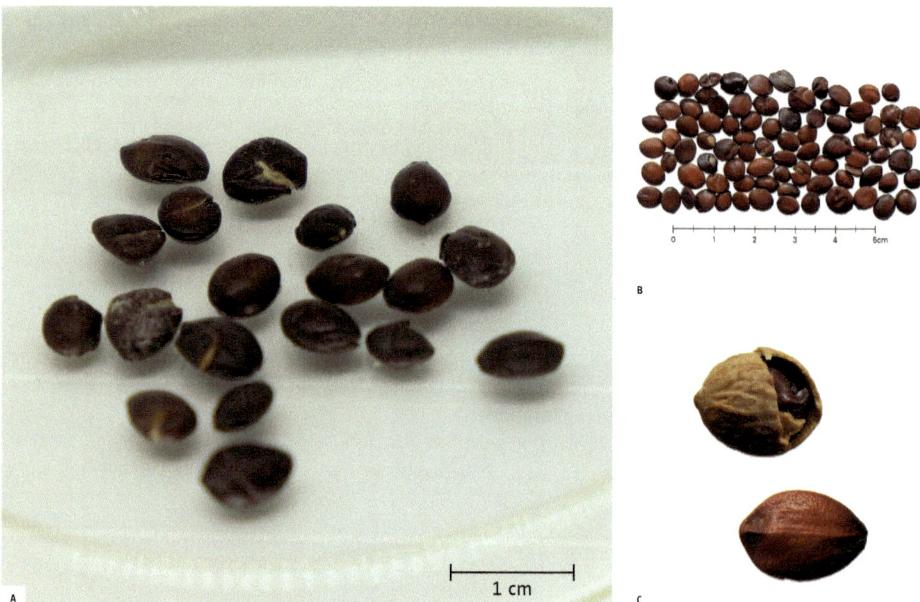


A Droge deutscher Markt, B Droge koreanischer Markt, C Droge koreanischer Markt (Detailansicht)

## Identitätsprüfung (DC)

| | |
|---|---|
| Probenvorbereitung | 2 g zerkleinerte Droge in 20 ml Methanol suspendieren, 15 min im Ultraschallbad 1-mal extrahieren und filtrieren |
| Referenzlösung | 1 mg Jujubosid A in 10 ml Methanol<br>1 mg Jujubosid B in 10 ml Methanol |
| DC-Plattentyp | Kieselgel 60 $F_{254}$, Trennbedingungen ▶ Kap. 8.1, unkonditioniert |
| Auftragung | Je 5 µl punktförmig, anschließend abblasen und trocknen |
| Fließmittel | Chloroform/Essigsäure/Methanol/Wasser (64:32:12:8) |
| Derivatisierung | Mit Anisaldehyd-Schwefelsäure-Reagenz besprühen und bei 105 °C entwickeln |
| Detektion | Mit sichtbarem Licht |
| Auswertung | Vergleichbarkeit der Substanzzonen bezüglich Farbe, Intensität und Lage |

## Reinheit

| | | | |
|---|---|---|---|
| Trocknungsverlust | – | Asche | ≤ 7,0 % |
| Extrahierbarer Anteil | – | Säureunlösliche Asche | – |
| Fremdbestandteile | ≤ 3,0 % | | |

## Gehaltsbestimmung (HPLC)

| | | | |
|---|---|---|---|
| Probenvorbereitung | 2 g zerkleinerte Droge in 15 ml Methanol suspendieren, 30 min im Ultraschallbad 1-mal extrahieren und filtrieren; Rückstand 2-mal mit je 10 ml Methanol 30 min im Ultraschallbad 1-mal extrahieren und filtrieren; Extrakte vereinigen und auf 50 ml mit Methanol auffüllen | | |
| Referenzlösung | 1 mg Jujubosid A in 10 ml Methanol<br>1 mg Jujubosid B in 10 ml Methanol | | |
| Stationäre Phase | C18-Säule<br>25 cm/4–6 mm/5 µm | UV-VIS 254 nm | Temperatur 25 °C |
| Mobile Phase | Zeit (min) | A Acetonitril | B 0,05 % $H_3PO_4$ |
| Gradient | 0 | 20 | 80 |
| | 15 | 40 | 60 |
| | 28 | 40 | 60 |
| | 30 | 100 | 0 |
| Injektionsvolumen | Probe 10 µl | Referenz 10 µl | Flussrate 1 ml/min |
| Auswertung | Gehalt an Referenzkomponente | | |
| Soll-Gehalt | Jujubosid A | $C_{58}H_{94}O_{26}$ | 1207,35 |
| | Jujubosid B | $C_{52}H_{64}O_{21}$ | 1045,21 |

# 7.60 Massa medicata fermentata (神穀 oder 神迪 /신곡)

Synonyme: Heil-Sauerteig, Medicated Leaven

## Drogenbeschreibung

| | |
|---|---|
| **Beschreibung** | Hellbraune bis dunkelbraune Agglomerate aus kleinkörnigem Material in einer fast kubischen Form von 0,8–1,2 cm Kantenlänge; durch Lagerung und Transport geht die Form in Richtung Kugel durch Abrieb über; sie besteht aus einer in der Sonne getrockneten und in Würfel geteilte Fermentationssuspension aus typischerweise Weizenmehl sowie mehreren Pulvern von Arzneipflanzen, z. B. *Xanthium*, *Polygonum*, *Artemisia*, Armeniacae semen. |
| **Organoleptik** | Geruch schwach charakteristisch Geschmack schwach süß, schleimig |

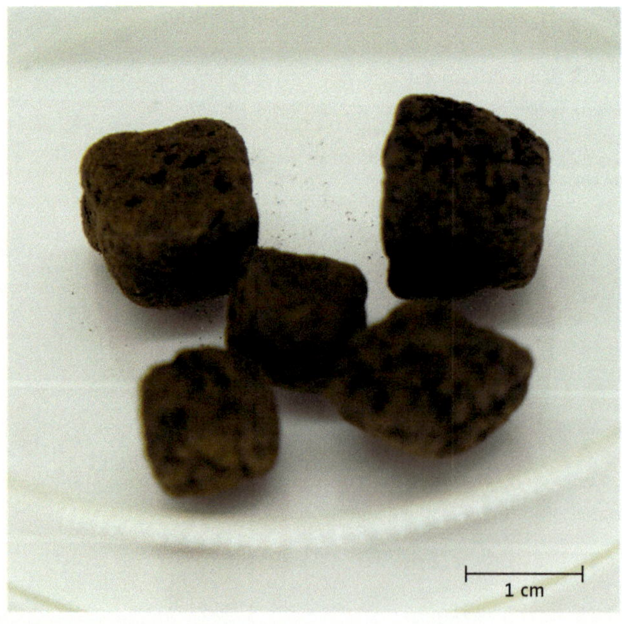


Droge deutscher Markt

## Identitätsprüfung (DC)

| | |
|---|---|
| Probenvorbereitung | 2 g zerkleinerte Droge in 10 ml Methanol suspendieren, 15 min im Ultraschallbad 1-mal extrahieren und filtrieren; Extrakt auf 2 ml einengen |
| Referenzlösung | 2 g zerkleinerte Referenzdroge in 10 ml Methanol suspendieren, 15 min im Ultraschallbad 1-mal extrahieren und filtrieren; Extrakt auf 2 ml einengen |
| DC-Plattentyp | Kieselgel 60 $F_{254}$, Trennbedingungen ▶ Kap. 8.1, unkonditioniert |
| Auftragung | Je 10 µl punktförmig, anschließend abblasen und trocknen |
| Fließmittel | Chloroform/Methanol/Wasser (64:50:10) |
| Derivatisierung | Mit Anisaldehyd-Schwefelsäure-Reagenz besprühen und bei 105 °C entwickeln |
| Detektion | Mit sichtbarem Licht |
| Auswertung | Vergleichbarkeit der Substanzzonen bezüglich Farbe, Intensität und Lage |

## Reinheit

| | | | |
|---|---|---|---|
| Trocknungsverlust | – | Asche | |
| Extrahierbarer Anteil | – | Säureunlösliche Asche | – |
| Fremdbestandteile | – | | |

## Qualitätsbestimmung (HPLC)

| | | | |
|---|---|---|---|
| Probenvorbereitung | 2 g zerkleinerte Droge in 10 ml Methanol suspendieren, 15 min im Ultraschallbad 1-mal extrahieren und filtrieren; Extrakt auf 2 ml einengen | | |
| Referenzlösung | 2 g zerkleinerte Referenzdroge in 10 ml Methanol suspendieren, 15 min im Ultraschallbad 1-mal extrahieren und filtrieren; Extrakt auf 2 ml einengen | | |
| Stationäre Phase | C18-Säule 25 cm/4–6 mm/5 µm | UV-VIS 210 nm | Temperatur 25 °C |
| Mobile Phase | Zeit (min) | A Acetonitril | B 0,05 % $H_3PO_4$ |
| Gradient | 0 | 20 | 80 |
| | 25 | 70 | 30 |
| | 35 | 70 | 30 |
| Injektionsvolumen | Probe 10 µl | Referenz 10 µl | Flussrate 1 ml/min |
| Auswertung | Fingerprint der Droge mit der Referenzdroge vergleichen | | |

7

## 7.61 Gypsum (石膏 / 석고)

Synonyme: Gips, Exsiccated Gypsum, Calciumsulfat-Dihydrat (Ph. Eur.)
Summenformel: $CaSO_4 \cdot 2\ H_2O$

### Drogenbeschreibung

| | | |
|---|---|---|
| **Makroskopie** | Weißes bis grauweißes Pulver | |
| **Mikroskopie** | Keine Angabe | |
| **Organoleptik** | Geruch geruchlos | Geschmack geschmacklos |

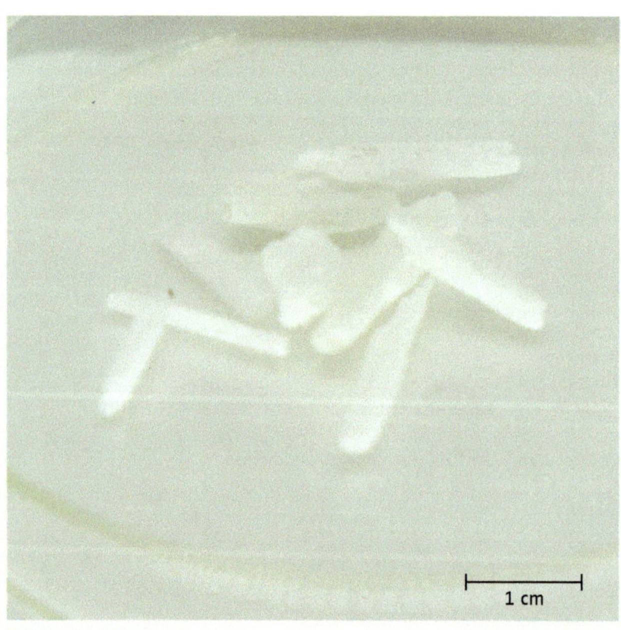


Droge deutscher Markt

## Identitätsprüfung

1 g Gipspulver in 20 ml Wasser suspendieren, 5 min schütteln und filtrieren; das Filtrat mit 1 Tropfen Ammoniumcarbonat-Reagenz (2 g Ammoniumcarbonat in 2 ml Ammoniak 10 %, auf 100 ml mit Wasser verdünnt) versetzen; es entsteht ein weißer Niederschlag

1 g Gipspulver in 20 ml Wasser suspendieren, 5 min schütteln und filtrieren; das Filtrat mit 1 Tropfen Ammoniumoxalat-Reagenz (3,5 g Ammoniumoxalat Monohydrat in 100 ml) versetzen; es entsteht ein weißer Niederschlag; der abgetrennte Niederschlag löst sich nicht in verdünnter Essigsäure (1 mol/l); der Niederschlag löst sich jedoch in verdünnter Salzsäure (10 %)

1 g Gipspulver in 20 ml Wasser suspendieren, 5 min schütteln und filtrieren; das Filtrat mit 1 Tropfen Bariumchlorid-Reagenz (1,2 g Bariumchlorid in 10 ml Wasser) versetzen; der entstandene Niederschlag löst sich nach längerem Stehen nicht mehr nach der Zugabe von verdünnter Salpetersäure (10 %)

1 g Gipspulver in 20 ml Wasser suspendieren, 5 min schütteln und filtrieren; das neutrale Filtrat mit 1 Tropfen Bleiacetat-Reagenz (9,5 g Blei(II)-acetat in 100 ml Wasser) versetzen; es entsteht ein weißer Niederschlag; der Niederschlag löst sich wieder bei der Zugabe von Ammoniumacetat-Reagenz (1 g Ammoniumacetat in 10 ml Wasser)

1 g Gipspulver in 20 ml Wasser suspendieren, 5 min schütteln und filtrieren; das neutrale Filtrat mit einem gleichen Volumen verdünnter Salzsäure (10 %) versetzen; es entsteht keine Trübung (Test auf Thiosulfate) und kein Geruch nach Schwefeldioxid (Test auf Sulfite)

## Reinheit

| | |
|---|---|
| Fremdbestandteile (Alkalien) | 3,0 g Gipspulver in 10 ml Wasser suspendieren, 1 Tropfen Phenolphthalein-Reagenz zugeben und schütteln; es entsteht keine rote Färbung wie bei alkalischen Lösungen |

# 7.62 Natrii sulfas (芒硝/망초)

Synonyme: Glaubersalz, Glauber's Salt, Natriumsulfat-Decahydrat (Ph. Eur.)
Summenformel: $Na_2SO_4 \cdot 10\ H_2O$

## Drogenbeschreibung

| | | |
|---|---|---|
| **Makroskopie** | Prismatische, rechteckige oder unregelmäßige leicht zu brechende Kristalle und Granulate; farblos und transparent bis fast weiß und lichtdurchlässig | |
| **Mikroskopie** | Keine Angabe | |
| **Organoleptik** | Geruch geruchlos | Geschmack salzig |

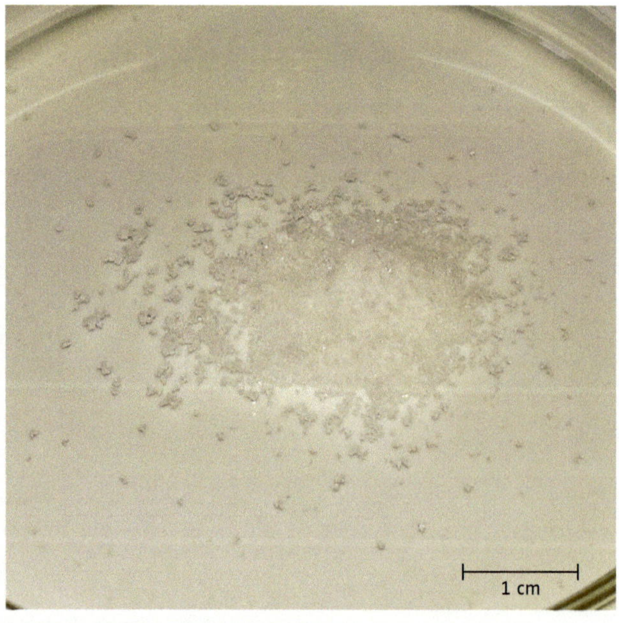


Droge deutscher Markt

## Identitätsprüfung

Glaubersalz in die Flamme eines Bunsenbrenners halten; es entsteht eine gelbe Färbung der Flamme

1 g Glaubersalz in 20 ml Wasser lösen und filtrieren; das Filtrat mit 1 Tropfen Bariumchlorid-Reagenz (1,2 g Bariumchlorid in 10 ml Wasser) versetzen; der entstandene Niederschlag löst sich nach längerem Stehen nicht mehr nach der Zugabe von verdünnter Salpetersäure (10 %)

1 g Glaubersalz in 20 ml Wasser lösen und filtrieren; das neutrale Filtrat mit 1 Tropfen Bleiacetat-Reagenz (9,5 g Blei(II)-acetat in 100 ml Wasser) versetzen; es entsteht ein weißer Niederschlag; Niederschlag löst sich wieder bei der Zugabe von Ammoniumacetat-Reagenz (1 g Ammoniumacetat in 10 ml Wasser)

1 g Glaubersalz in 20 ml Wasser lösen und filtrieren; das neutrale Filtrat mit einem gleichen Volumen verdünnter Salzsäure (10 %) versetzen; es entsteht keine Trübung (Test auf Thiosulfate) und kein Geruch nach Schwefeldioxid (Test auf Sulfite)

## Reinheit

| | |
|---|---|
| Fremdbestandteile (Magnesiumsulfat) | 2 g Glaubersalz in 20 ml Wasser lösen, 1 ml verdünnter Ammoniak (10 %) und 1 ml Dinatriumhydrogenphosophat-Reagenz (1,2 g Dinatriumhyrogenphosphat in 10 ml Wasser) zugeben; innerhalb von 5 min entsteht keine Trübung |

7

# 8 Anhang

## 8.1 Dünnschichtchromatographische Bedingungen

| **Trennsystem** | |
|---|---|
| Apparatur | Chromatographie-Tanksystem |
| | Entwicklung vertikal |
| Bedingungen | 15–30 min Kammersättigung |
| | geschützt vor direktem Sonnenlicht |
| | Temperatur etwa 25 °C |

| **Stationäre Phase** | |
|---|---|
| DC-Platte | Kieselgel 60 $_{F254}$ |
| Höhe | mindestens 100 mm |
| Breite | bedarfsorientiert |

| **Mobile Phase** | |
|---|---|
| Fließmittel-System | siehe jeweilige Monographie |
| | frisch zubereitet |

| **Auftragung** | |
|---|---|
| Auftragelinie | ca. 8 mm vom unteren Rand |
| Abstand Plattenrand | mindestens 12 mm |
| Abstand Proben | mindestens 10 mm, alternativ wenn bandenförmig aufgetragen weniger |
| Probenapplikation | Mehrfachapplikation von Teilmengen |
| | permanent unter Luftstrom abblasen |
| | manuell mit Glaskapillare |
| | alternativ mit Auftragegerät |
| Probengröße | punktförmig ≥ 3 mm, alternativ bandenförmig ca. 10 mm |
| Auftragevolumen | siehe jeweilige Monographie |
| Trocknung | mindestens 2 min in einem Luftstrom |

8

| **Entwicklung** | |
|---|---|
| Fließmittel | siehe entsprechende Monographie |
| Trennstrecke | mindestens 80 mm |
| Trocknung | in einem Luftstrom |
| Trocknungsdauer | lösungsmittelabhängig 3–15 min |

| **Derivatisierung** | |
|---|---|
| Reagenz | siehe entsprechende Monographie |
| Applikation | besprühen oder tauchen |
| Entwicklung | wenn erforderlich im Trockenschrank bei 105 °C ± 5 °C |
| Entwicklungsdauer | mindestens 5 min bei Bedarf länger |

**Detektion**

siehe jeweilige Monographie

**Technische Anforderungen**

Tauchkammer oder Sprühkabinett für Derivatisierung

Trockenschrank für 100–110 °C

UV-Lampe oder UV-Kabinett mit oder ohne digitale Aufnahme und oder Bildbearbeitung

## 8.2 Derivatisierungsreagenzien für dünnschichtchromatographische Identifikation

| Derivatisierungsreagenz | Herstellung |
|---|---|
| Anisaldehyd-Schwefelsäure | 0,5 ml Anisaldehyd mit 10 ml Eisessig (Essigsäure 98 %), 85 ml Methanol und 5 ml konz. Schwefelsäure in angegebener Reihenfolge mischen |
| Ethanolische $AlCl_3$-Lösung 1 % (m/v) | 1 g $AlCl_3$ in 100 ml Ethanol lösen |
| Ethanolische $FeCl_3$-Lösung 1 % (m/v) | 1 g $FeCl_3$ in 100 ml Ethanol lösen |
| 2,4-Dinitrophenylhydrazin-Lösung | 0,1 g 2,4-Dinitrophenylhydrazin in 100 ml Methanol lösen und 1 ml konz. Salzsäure zugeben und mischen |
| Ninhydrin-Lösung | 0,1 g Ninhydrin in 50 ml Ethanol lösen |
| Schwefelsäure-Lösung 10 % | 10 ml konz. Schwefelsäure auf 100 ml mit Wasser verdünnen |

## 8.3 Technische Anforderungen an die HPLC

| | | |
|---|---|---|
| Gradientenfähigkeit | mindestens binär bis quartenär | |
| Gradientenmischung | Nieder- oder Hochdruckmischung | |
| Säulenofen | mit oder ohne | Temperatur 25 °C |
| Detektor | variabler UV-VIS-Detektor | 200–600 nm |
| | alternativ Dioden-Array-Detektor | 200–600 nm |
| Probenapplikation | manuell oder automatisch mit Autosampler | |

## 8.4 Koreanische Maßeinheiten

Bei der Niederschrift des Donguibogam verwendete Heo Jun traditionelle koreanische Maßeinheiten zur Festlegung von Gewichten und Volumina. Die Basiseinheit für Gewichte ist das Gwan (관 / 貫), welches 3,75 kg im metrischen System entspricht. Die koreanischen Volumeneinheiten beziehen sich auf die Basiseinheit Doe (되 / 升) zu 1,8 Liter. Heute verwendet man in Korea in allen Lebensbereichen offiziell ausschließlich das metrische System. Im Apothekenalltag haben sich jedoch insbesondere bei der Rezeptierung nach ärztlicher Einzelverschreibung die traditionellen Maßeinheiten bis heute erhalten. Zur Umrechnung der einzelnen Einheiten ins metrische System, siehe die folgenden Tabellen.

| **Koreanische Maßeinheit (Gewicht)** | | | **Äquivalent in** | |
|---|---|---|---|---|
| **Latein** | **Hangul** | **Hanja** | **Gwan** | **Metrisch** |
| Ho | 호 | 毫 | 1 ÷ 1 000 000 | 3,75 mg |
| Mo | 모 | 毛 | 1 ÷ 1 000 000 | 3,75 mg |
| Ri | 리 | 釐 / 厘 | 1 ÷ 100 000 | 37,5 mg |
| Pun | 푼 | 分 | 1 ÷ 10 000 | 0,375 g |
| Bun | 분 | 分 | 1 ÷ 10 000 | 0,375 g |
| Don | 돈 | 錢 | 1 ÷ 1000 | 3,75 g |
| Nyang | 냥 | 兩 | 1 ÷ 100 | 37,5 g |
| Geun* | 근 | 斤 | 1 ÷ 10 | 375 g |
| Gwan | 관 | 貫 | 1 | 3,75 kg |

* Während der Zeit der japanischen Besatzung (1910–1945) wurde von den japanischen Behörden ein „neues Geun" zu 600 g eingeführt, das man ebenfalls von Zeit zu Zeit noch antrifft.

| **Koreanische Maßeinheit (Volumen)** | | | **Äquivalent in** | |
|---|---|---|---|---|
| **Latein** | **Hangul** | **Hanja** | **Doe** | **Metrisch** |
| Jak | 작 | 勺 | 1 ÷ 100 | 18 ml |
| Hop | 홉 | 合 | 1 ÷ 10 | 180 ml |
| Doe | 되 | 升 | 1 | 1,8 L |
| Seung | 승 | 升 | 1 | 1,8 L |
| Mal | 말 | 斗 | 10 | 18 L |
| Du | 두 | 斗 | 10 | 18 L |
| Seok | 석 | 石 | 100 | 180 L |
| Seom | 섬 | 苫 | 100 | 180 L |
| Jeom | 점 | 苫 | 100 | 180 L |
| Sogok | 소곡 | 小斛 | 150 | 270 L |
| Pyeongseok | 평석 | 平石 | 150 | 270 L |
| Daegok | 대곡 | 大斛 | 200 | 360 L |
| Jeonseok | 전석 | 全石 | 200 | 360 L |

## 8.5 Allgemeine Literatur

Deutsches Arzneibuch DAB 2022. Amtliche Ausgabe, Hrsg.: Geschäftsstelle der Arzneibuch-Kommission, Bonn. Deutscher Apotheker Verlag, Stuttgart und Avoxa – Mediengruppe Deutscher Apotheker, Eschborn 2022

Dongyi Bogam. Engl. Version. Hrsg.: Chin Young, Ministry of Health and Welfare. Autor: Heo Jun (1539–1615)

ESCOP Monographien. Hrsg.: European Scientific Cooperative on Phytotherapy

Europäisches Arzneibuch. 10 Ausgabe (Stand 7. Nachtrag), Amtliche deutsche Ausgabe (Ph. Eur. 10.7). Hrsg.: Bundesinstitut für Arzneimittel und Medizinprodukte, Bonn. Deutscher Apotheker Verlag, Stuttgart und Avoxa – Mediengruppe Deutscher Apotheker, Eschborn 2022

Hong Kong Chinese Materia Medica Standards. Engl. Version, Hrsg.: Chinese Medicine Division, Department of Health, 2008

ISO-19609 Quality and Safety of natural materials and manufacturing products

ISO-23419 General Requirements of Manufacturing Procedures and its Quality Assurance for Granules

ISO-TC 249 (TCM), Consultationen 2009–2019, vertreten durch den stellvertretenden Convenor der Working Group 2 und Experten der Working Group 1 Hans Rausch

Japanese Pharmakopoeia, 17th Edition. Engl. Internet-Version. Hrsg.: The Ministry of Health, Labour and Welfare, 2016

Pharmacopoeia of the People‘s Republic of China. Engl. Version. Hrsg.: China Medical Science Press, 2015

The Korean Pharmakopoeia, 11th Edition. Engl. Internet-Version. Monographie Amomum Fruit. Hrsg.: Ministry of Food and Drug Safety, 2018

Wagner H, Bauer R, Melchart D et al. Chromatographic Fingerprint Analysis of Herbal Medicines. Springer Science & Business Media, 2011

WHO monographs on selected medicinal plants, 1999–2019



## 8.6 Bildnachweis

Seite XIII: Joon-Shik Shin

Kapitel 1.1: Heo Jun Museum, http://m.heojunmuseum.com, Seoul

Kapitel 4.34: Prof. Dr. Sanjae Lee, Pusan National University, School of Korean Medicine

Kapitel 4.57: Forest Starr and Kim Starr, Makawao, HI 96768 USA, https://de.wikipedia.org/wiki/Vitex_rotundifolia

Kapitel 4.1 bis 4.59 (alle übrigen Bilder): Korean Medicinal Materials I–III (본초감별도감 I–III), Boncho Gambyeol Dogam (本草鑑別圖鑑) I: 2015, II: 2016, III: 2018, Korea Institute of Oriental Medicine (KIOM), https://oasis.kiom.re.kr/herblib/hminfo/kmdmt/kmdmtList.do

Kapitel 7.1 bis 7.62, Schnittdrogen deutscher Markt, Bild A: Hans Rausch und Marius Konrad

Kapitel 7.1 bis 7.62 (alle übrigen Bilder): Korean Medicinal Materials I–III (본초감별도감 I–III), Boncho Gambyeol Dogam (本草鑑別圖鑑) I: 2015, II: 2016, III: 2018, Korea Institute of Oriental Medicine (KIOM), https://oasis.kiom.re.kr/herblib/hminfo/kmdmt/kmdmtList.do

# Indikationsverzeichnis

# Sachregister

## B



## C

**D**

## N



## O



## P

COMPA FARM
BEST PRACTICE IN TCM RESOURCES
HOCHWERTIGE PFLANZENEXTRAKTE IN MODERNER DARREICHUNGSFORM

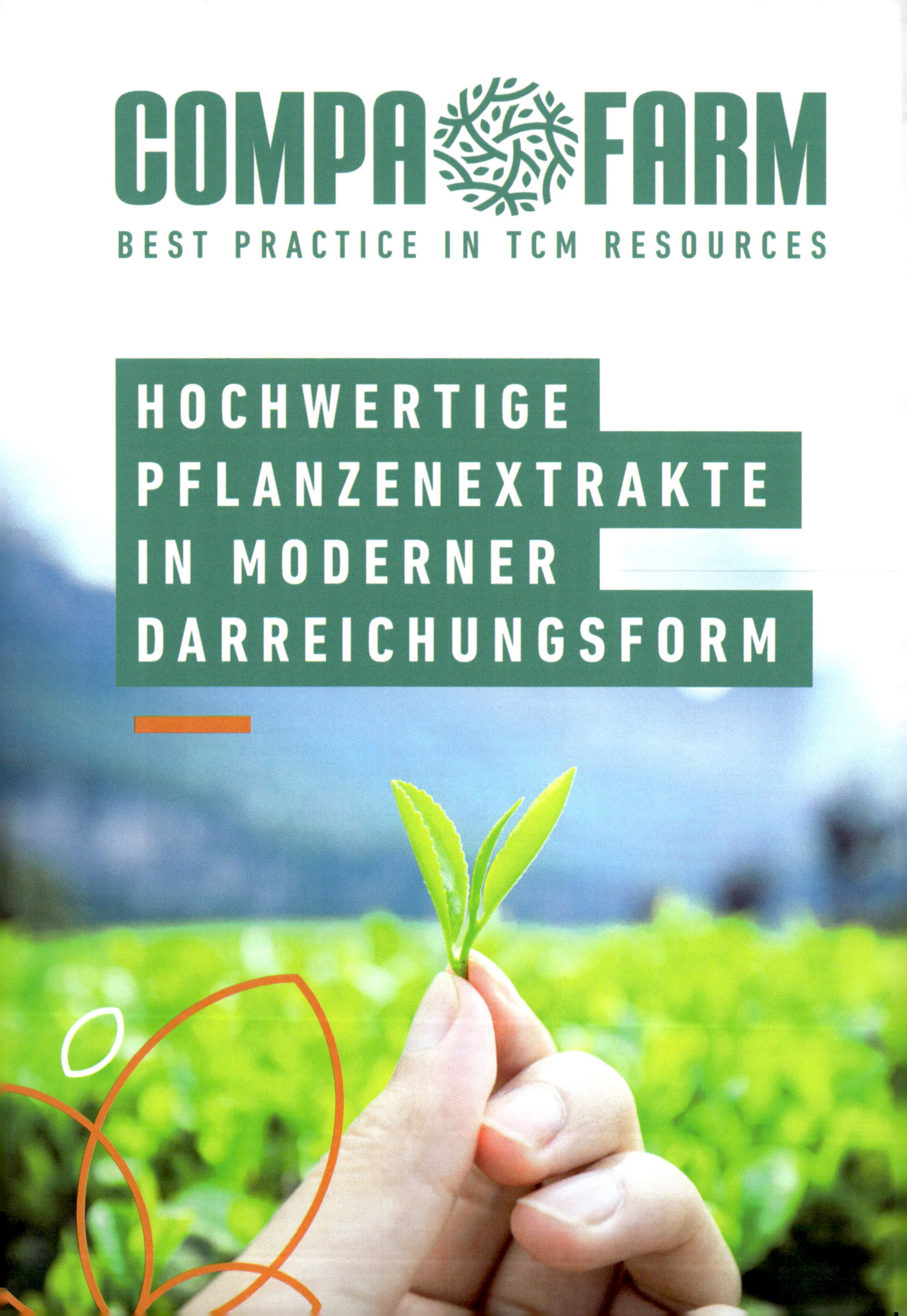

# COMPASAN COMPAKTATE

# NEUE SICHERHEIT IN DER THERAPIE

## WAS SIND COMPAKTATE?

Die Compasan Compaktate wurden vor einigen Jahren in China entwickelt und sind in Europa neu und einmalig. Sie bestehen aus hochwertigen Pflanzenextrakten mit einem exakten therapeutischen Verhältnis von Extrakt und Pflanze. Die Menge der pflanzlichen Inhaltsstoffe im Compaktat entspricht genau der Menge an Inhaltsstoffen, die man bei der Auskochung der Arzneipflanzen erhalten würde, aber die Anwendung des Compaktats ist viel einfacher als das lange, sonst übliche Kochen.

In einem Compaktat sind Pflanzenextrakte in konzentrierter Form enthalten, die in einem modernen Herstellungsverfahren und schonender Trocknung mit Malzzucker in einer neuen und angenehmen Darreichungsform vorliegen. Durch das besondere Herstellungsverfahren werden hohe therapeutische Wirksamkeit, Qualität und Produktsicherheit gewährleistet. Sie entsprechen auch den neusten chinesischen Qualitätsnormen für derartige Produkte.

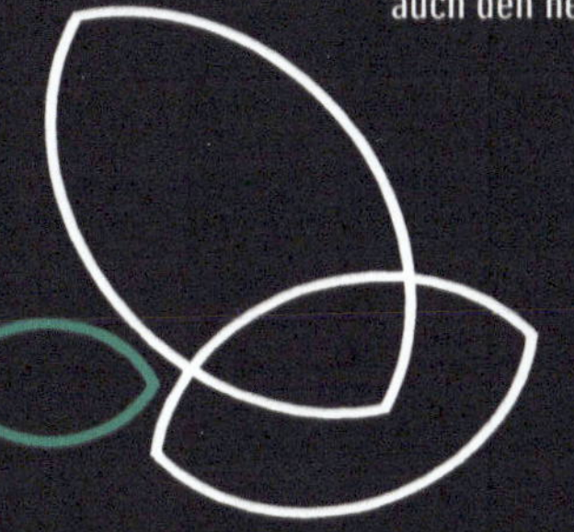

## HERSTELLUNGSPROZESSE

Zur Herstellung der Compasan Compaktate werden die Pflanzen getrocknet, geschnitten und mit heißem Wasser extrahiert. Durch die anschließende schonende Trocknung im Vakuum unter Zusatz von Malzzucker, bleiben die wertvollen ätherischen Öle erhalten.

## PRÜFUNGEN UND ZERTIFIKATE

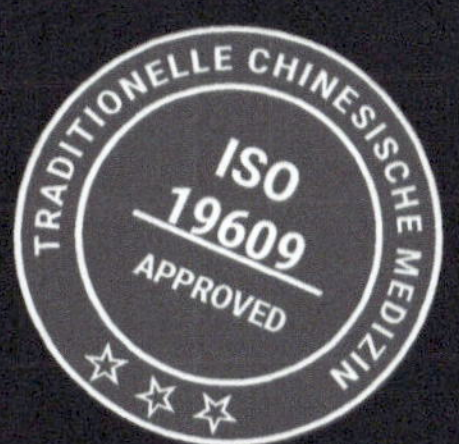


- alle Compasan Compaktate haben Pharmaqualität
- die Herstellung erfolgt unter europäischen GMP-Bedingungen
- jede einzelne Lieferung wird durch ein zertifiziertes deutsches Labor auf Schwermetalle, Pestizide, Aflatoxine, Mikroorganismen und andere Schadstoffe untersucht.
- die Qualität aller enthaltenen Pflanzen wird vom Saatgut über den Anbau, die Ernte bis zur Verarbeitung überwacht
- jede Komponente wird nach strengen Vorgaben des europäischen & chinesischen Arzneibuches hergestellt, vor Ort kontrolliert und dokumentiert

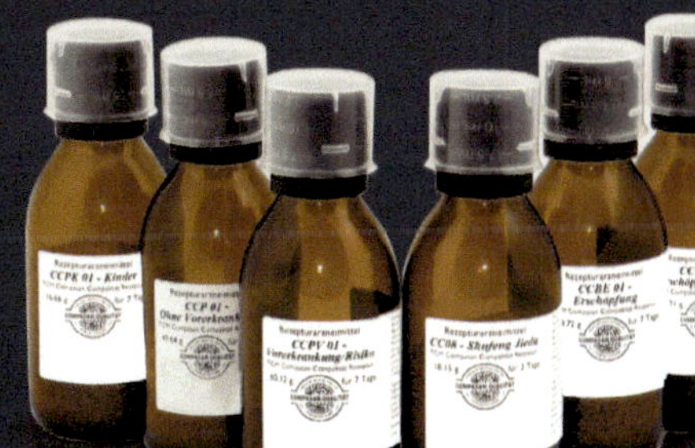

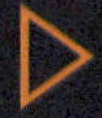

Mehr Informationen unter www.compafarm.de

# NATURWERK NAHRUNGSERGÄNZUNGSMITTEL

Die Nahrungsergänzungsmittel wurden von Professor* Hans Rausch auf rein pflanzlicher Basis entwickelt. Für die manufakturelle Herstellung werden nur hochwertigste natürliche Inhaltsstoffe verwendet, die von einem unabhängigen Prüflabor geprüft und danach für die Produktion freigegeben werden. Das Label "SENSO CHECK" wurde von Hans Rausch speziell für die Prüfung und Qualifizierung von pflanzlichen Substanzen und Produkten entwickelt und garantiert höchste Qualitätsstandards.

NATURWERK hat für ihre neu konzipierte Art von Nahrungsergänzungsmitteln, aus hierfür speziell entwickelten Pflanzen-Konzentrat-Mischungen, die bislang nicht etablierte Bezeichnung "Functional Supplements" eingeführt. Derartige qualitativ hochwertige Naturprodukte sind auf dem Markt bisher einzigartig.

Auf der Basis von tradiertem pflanzenkundlichen Erfahrungswissen kombiniert mit modernsten biochemisch-pharmakologischen Forschungsergebnissen, wurden Rezepturen entwickelt, wie aus speziell ausgewählten Heilpflanzen bzw. deren Pflanzenteilen durch gezielte Extraktion die gewünschten Inhaltsstoffanteile selektiv angereichert werden können.

Dadurch kann mit diesen Produkten eine optimierte physiologische Wirkung im menschlichen Körper erzielt werden, die nicht durch die einzelnen Inhaltsstoffe erreicht wird, sondern vor allem auf sich ergänzende biochemisch-physiologische Effekte durch die Kombination einer Vielzahl synergistisch wirkender Einzelkomponenten der zugrundeliegenden Pflanzen in ihrer natürlichen Extrakt-Matrix zurückzuführen sind. Perfekt für eine Ergänzung.

*Visiting Professor University Nan Chang, China

WIR BRINGEN DEN KÖRPER UND GEIST WIEDER INS GLEICHGEWICHT

Dies manifestiert sich in guter Laune und Wohlgefühl, schafft positive Emotionen und reduziert Stress und Nervosität. Ein ausgewogener Serotoninspiegel bringt auch neuen Antrieb und erhöht sowohl geistige als auch körperliche Leistungsfähigkeit.

HEPA FIVE

NEPHRO FIVE

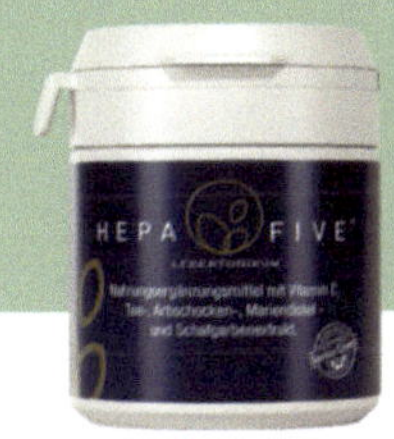

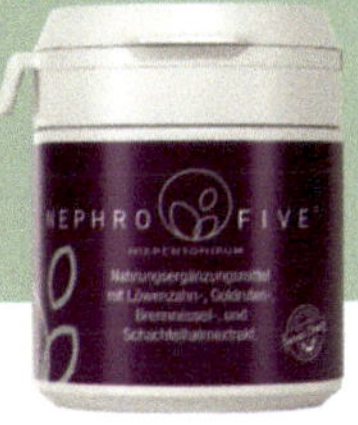

SEROFIVE sorgt für diesen ausreichenden Serotoninspiegel im Körper. Dieses Glückshormon reguliert vielfältigste Prozesse im Körper und in der geistigen Leistungsfähigkeit und schafft einen harmonischen Schlaf-Wach-Rhythmus.

Wertvolle Pflanzenextrakte z.B. aus dem Feigenkaktus, dem grünen Tee und der Griffonia Pflanze in Kombination mit der essentiellen Aminosäure L-Tryptophan, dem Vitamin D3 und Selen, sorgen in einer ausgewogenen Kombination für eine natürliche Serotoninbildung im Gehirn.

HEPAFIVE stellt eine sich gegenseitig ergänzende Mischung aus vier Arzneipflanzen der traditionellen europäischen Phytomedizin dar.

Dieses Nahrungsergänzungsmittel enthält Extrakte der Schafgarbe und der Artischocke, deren choleretische Wirkung wissenschaftlich beschrieben sind. Der Extrakt aus grünem Tee ergänzt mit seiner antioxidativen Wirkung den Extrakt aus der Mariendistel, von dem die Wissenschaft eine erhöhte Regenerationsfähigkeit der Leber postuliert.

NEPHROFIVE ist ebenfalls eine synergistische Kombination aus vier Extrakten europäischer Heilpflanzen.

Dieses Nahrungsergänzungsmittel enthält Extrakte des Löwenzahns und der Brennnessel, sowie des Schachtelhalms, die zusammen mit dem Goldrutenkrautextrakt eine Erhöhung des Wasserstoffwechsels und damit eine verstärkte Ausscheidung von Harn durch die Niere erzeugt.

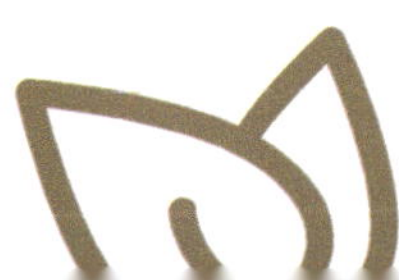